ABOLITION
DES LAZARETS

OU

L'ANTICONTAGIONISME ABSOLU,

DOCTRINE NOUVELLE

QUI TEND A PROUVER

QUE LES PESTES DITES CONTAGIEUSES, LE CHOLÉRA D'ASIE, ETC.,
SONT DES FAUX APERÇUS DE LA SCIENCE, ET QUE LA TERREUR
RÉPANDUE ET INAPPRÉCIÉE JUSQU'ICI DANS SES FUNESTES
EFFETS, AGGRAVE NOS MALADIES, ET CAUSE SEULE
L'EXCESSIVE MORTALITÉ ATTRIBUÉE A CES
FLÉAUX IMAGINAIRES.

PAR DELAGRANGE,

DOCTEUR EN MÉDECINE.

Audendum, et veritas investiganda.
GALILÉE.

Rien de si vain que la gloire au-delà du tombeau,
à moins qu'elle n'ait été secourable au malheur, ou
qu'il ne soit donné de jouir, dans le ciel, d'une idée
consolante et généreuse laissée après nous sur la terre.

DE CHATEAUBRIANT.

PARIS,

COMON ET Cie,

AU COMPTOIR DES IMPRIMEURS-UNIS,
Quai Malaquais, 15.

—

1846

ABOLITION
DES LAZARETS.

DE L'IMPRIMERIE DE BEAU,
à Saint-Germain-en-Laye.

ABOLITION
DES LAZARETS

OU

L'ANTICONTAGIONISME ABSOLU,

DOCTRINE NOUVELLE

QUI TEND A PROUVER

QUE LES PESTES DITES CONTAGIEUSES, LE CHOLÉRA D'ASIE, ETC.,
SONT DES FAUX APERÇUS DE LA SCIENCE, ET QUE LA TERREUR
RÉPANDUE ET INAPPRÉCIÉE JUSQU'ICI DANS SES FUNESTES
EFFETS, AGGRAVE NOS MALADIES, ET CAUSE SEULE
L'EXCESSIVE MORTALITÉ ATTRIBUÉE A CES
FLÉAUX IMAGINAIRES.

PAR DELAGRANGE,

DOCTEUR EN MÉDECINE.

Audendum, et veritas investiganda.
GALIEN.

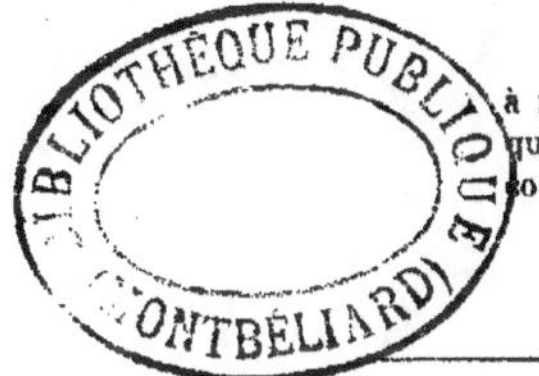

Rien de si vain que la gloire au-delà du tombeau,
à moins qu'elle n'ait été secourable au malheur, ou
qu'il ne soit donné de jouir, dans le ciel, d'une idée
consolante et généreuse laissée après nous sur la terre.

DE CHATEAUBRIANT.

PARIS,

COMON ET Cⁱᵉ,

AU COMPTOIR DES IMPRIMEURS-UNIS,

Quai Malaquais, 15.

1846

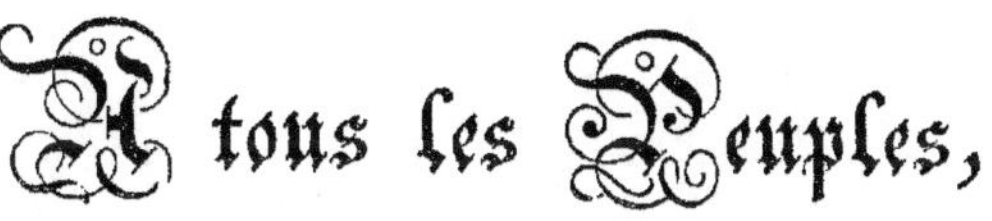

A tous les Peuples,

A toutes les Familles,

HOMMAGE D'UNE PENSÉE LIBÉRATRICE.

ABOLITION DES LAZARETS,

ou

L'ANTICONTAGIONISME ABSOLU.

PROLÉGOMÈNES.

Nous croyons entreprendre un ouvrage qui n'a jamais paru dans les domaines de la médecine. Nous y apportons les essais d'une pensée neuve, généreuse et hardie. Comme sujet philosophique, nous le soumettons non-seulement à nos honorables confrères, mais encore au jury universel des savants et des intelligences éclairées. Nous venons affranchir l'humanité de tous les fléaux pestilentiels dont elle a été victime jusqu'à présent, indiquer la cause réelle de ces malheurs, et tenter de bannir ces honteux et funestes préjugés qui déshonorent la science et nos codes de législation.

Jusqu'ici on a pu compter quelques anticontagionistes. Nous avons eu des sceptiques qui ont lancé des épigrammes à nos adversaires ; ils ont signalé des exagérations, de mauvais raisonnements, des contradictions, des absurdités impardonnables ; mais ces timides défenseurs de la vie des hommes n'ont osé secouer le joug d'une vieille doctrine qu'ils trouvaient consacrée dans l'opinion publique et protégée malheureusement par les lois. Sur le chemin du doute qui devait aboutir à sa juste déconsidération, et tout en flagellant ses erreurs grossières, ils lui ont conservé plus ou moins de respect. Malgré sa date fort peu recommandable du xve siècle, tous lui ont gardé assez de foi pour laisser subsister le mal

1*

dans ses racines et rendre, par cette raison, leur critique in-
fructueuse. Nul d'entre eux, que je sache, n'a dit formellement : La contagion exotique et transmissible est un mensonge absurde ; tous les fléaux épidémiques voyageurs sont
de faux aperçus de la science médicale.

Voilà notre conviction profonde. Il est besoin de léguer
au monde une doctrine consolante, qui soit *absolue* et s'appuie de démonstrations péremptoires. C'est le but que nous
nous proposons. Les millions de victimes qu'a frappées le choléra asiatique nous défendent de garder le silence.

En vain on nous parlera des améliorations et adoucissements apportés depuis peu dans nos institutions sanitaires.
Si nous avions la faiblesse de nous contenter de ces concessions captieuses , ne devrions-nous pas pressentir qu'elles
prêteraient assistance au fait malheureux que nous voulons
détruire, et qu'elles tendraient indubitablement à le faire
revivre un jour et à le rendre plus difficile à combattre ?
Delenda est Carthago. Que les dissidences s'effacent habilement, que nos adversaires s'accordent maintenant, peu nous
importe, il est trop tard ; ils ne peuvent plus être admis à se
prévaloir d'un accord universel. Nous avons recueilli leurs
aveux et tout ce que les savants ont publié. C'est dans l'examen du dossier fidèle des pièces, que le public, l'homme sensé
et surtout le littérateur pourront devenir nos auxiliaires, et
juger avec nous définitivement le procès.

On a donc beau nous rassurer contre les dangers de la
peste d'Orient, et nous la montrer désormais impossible, au
moyen des changements opérés dans le ministère ottoman ,
qui aurait, nous dit-on, approprié à son pays les méthodes
d'administration sanitaire européenne ; on a beau expédier
des missions sur tous les points, établir des plans uniformes,
proposer un congrès général, faire croire que des expérien-

ces nouvelles vont éclairer bientôt et juger *sans appel* la question si controversée et si obscure de la contagion ; s'arrêter enfin à une doctrine qui, limitant l'incubation du principe hypothétique de la peste à quelques jours , s'accommoderait complaisamment aux modifications déjà établies dans nos lazarets, et se concerter pour faire bénir des mesures qui mériteront, comme on le dit, les acclamations reconnaissantes du commerce et de tous les peuples ; nous ne voyons dans ces dispositions adroites de nos adversaires que des moyens de sauver leurs principes et de réduire nos travaux à l'état de hors-d'œuvre inutile.

Ce qui rend recommandables les diverses branches des connaissances humaines, ce sont les vérités salutaires qu'elles découvrent, répandent et consacrent au bien-être de la famille. Cependant, malgré la prudence des législateurs, malgré la vigilance de la critique, il se glissera toujours quelque part des principes mauvais, des systèmes erronés, des imperfections plus ou moins graves qu'introduisent la vanité, l'ignorance des temps, l'irréflexion, les préjugés, l'inconstance des esprits et l'ambition des sectaires. Le monde intellectuel est la proie immense des controverses ; c'est un mal qu'a signalé une sainte autorité ; il faut donc le souffrir.

Tant qu'il ne porte aucun préjudice au bonheur de l'homme, tant que l'œil de l'observateur n'y découvre rien de dangereux, ce mal peut rester et régner inoffensif. Les taches légères de la science ne la déshonorent pas. Ainsi nous laissons volontiers subsister ces innocents systèmes, qui ont égaré des talents distingués en médecine, ces jeux de l'imagination qui ne compromettent ni la morale, ni notre charte hippocratique, ni la santé des peuples. Mais si l'ignorance ou l'erreur viennent à introduire dans la pratique une maladie nouvelle, une hérésie monstrueuse, n'est-il pas du devoir de l'honnête homme de signaler l'ennemi et d'appeler aux armes ? L'Ecriture ne redemande-t-elle pas le sang à la sentinelle qui, voyant l'épée venir, ne sonne pas la trompette d'avertissement et laisse périr le peuple ?

Voilà donc l'objet de nos travaux bien à découvert. Que l'on ne cherche pas à faire prévaloir contre nous la puissance du respect et de la tradition ; nous ne devons nous soumettre qu'à la foi, quand c'est la religion qui commande, et à la raison seule, quand nous luttons contre les doctrines des hommes. Ce n'est pas une vaine critique qui nous occupe, c'est le sentiment profond d'un grand bien à opérer qui nous presse ; c'est une certitude de vaincre qui veut se faire écouter. Nous n'écrivons pas pour le plaisir de faire le procès à nos contemporains ; nous n'avons que le sincère désir de les éclairer et d'inviter de meilleurs écrivains que nous à traiter la matière et à poursuivre notre entreprise, si toutefois nos efforts ont été inutiles. Nous rendrons à la vérité un hommage libre et sans déguisement. Nous ne voulons offenser personne. Si quelquefois nous avons à nommer et à condamner sévèrement, c'est sur des écrits que nous avons sous les yeux, et notre juge sera le public. Nous repoussons dans cette lutte pénible toute hostilité calomnieuse, toute voie, en un mot, où l'on puisse soupçonner la prévarication.

Notre entreprise, nous dit-on, va devenir une satire générale, une condamnation téméraire et irritante de ce qui s'est passé. Ah ! la justice des hommes ne lui trouvera-t-elle pas son honorable motif ? Sommes-nous donc dans le meilleur des siècles possibles ? Avons-nous atteint, dans les sciences, le *summum* de la perfection ? La critique n'a-t-elle plus qu'à dormir ? N'y a-t-il plus de mouvements dans une direction fausse ? Faut-il laisser subsister des plaies qu'on peut guérir ? Non, sans doute. Nous voulons bien que la transformation du passé, qu'on doit souvent respecter, ne s'opère pas par des destructions subites, mais par une série de modifications calculées, d'études faites sur l'humanité et de concessions données à temps. C'est très-bien pour tout changement politique, mais pour ce qui regarde la vie, attendrez-vous que des millions d'hommes aient encore été victimes pour songer à leur rédemption? Nous n'avons pas malheureusement, avec nos adversaires, la ressource des condescendances et d'un *mezzo-termine*. Encore une fois, *delenda est Carthago*. Nous ne pouvons donc leur épargner les mortelles blessures que nous leur porterons. Nous voyons toutes les difficultés qui vont résulter de tant d'amours-propres roidis contre une doctrine qui demande une victoire absolue et ne souffre aucun accommodement. Au surplus, la critique n'a rien à redouter quand elle reste sous les ordres de la justice; et si nous convenons qu'il ne faut pas désoler la société et lui montrer à nu ses côtés hideux, nous sentons aussi qu'il est des points sur lesquels on ne peut dissimuler, ni être indulgent sans être mal avec sa conscience.

Le contagionisme, nous le savons, s'est incarné dans le Pouvoir. A l'aide de la force d'un vieux préjugé et de quelques textes de l'Ecriture, faussement interprétés, et sous le voile d'une hypocrite humanité qui stipule au nom de la santé publique, il est devenu lui-même un pouvoir immense et universel. Dès qu'il parle, il commande; l'autorité marche à ses ordres, elle obéit et croit aller à la conquête d'un bienfait. Il n'y a pas d'opinion qu'il redoute; revêtu de la robe du Samaritain, il s'insinue partout et jouit hardiment de ses séductions. Le savant et l'ignorant; le riche et le pauvre, l'homme de bien, l'homme sans principes, le séculier, le laïque, le légitimiste, le républicain, les rois, les peuples, les académies, les littérateurs, les journaux les plus indépendants, tous fascinés par un *consensus* général, suivent consciencieusement et même avec une certaine reconnaissance le char triomphant de sa funeste doctrine! Quelle gloire doit donc l'enivrer! Quelles raisons n'a-t-il pas d'être fier d'une telle clientèle! Voilà pourtant le colosse que nous ne craignons pas de combattre et que nous espérons renverser! Le courage ne nous manquera pas. Nous le sentons avec confiance sous l'inspiration d'une puissance qui n'a pas de maître. — « La charité, c'est Dieu! »

La vérité est-elle faite pour les hommes? Leur serait-elle utile ou nuisible? Doit-elle sortir de son puits ou doit-on l'y tenir soigneusement renfermée? Voilà ce que nous nous sommes demandé, et dans notre incertitude, nous n'avons pu nous défendre de la rechercher et de la produire, comme l'humanité nous le commandait.

Nos préjugés et nos croyances, si mal fondés qu'ils puissent être, sont comme une partie de nous-mêmes; y toucher, c'est nous faire souffrir; c'est humilier notre esprit, en lui montrant des faiblesses de laisser-aller, ou des fautes de jugement. Aussi l'ouvrage que nous avons conçu trouvera difficilement grâce aujourd'hui, devant des convictions arrêtées depuis si longtemps. Nous attaquons, dans leur foi, tous les degrés de l'échelle sociale, depuis les sommités jusqu'aux rangs inférieurs. Nous accusons l'irréflexion du non-savoir, l'empressement de l'imprudence, la crédulité des esprits faibles, l'aveuglement des hommes sensés et des administrations, la fascination universelle sans défense sous une sorte de mystification. Nous poursuivons enfin le charlatanisme sans ménagement, et nous attachons trop de grelots retentissants au cou des défenseurs des préjugés, pour oser espérer des succès immédiats. Cependant un écrivain nous encourage et a dit : « Dès qu'une idée nouvelle apparaît, elle est d'abord mal comprise ; elle entre en lutte avec les préjugés et les intérêts qu'elle blesse. Peu à peu, elle les renverse, ou les efface. Elle gagne tous les esprits, et règne dans la persuasion, avant de régner dans la loi. » Aurons-nous tout ce bonheur? Avec la pensée la plus charitable et la plus importante qui ait jamais occupé la médecine, nous aurons peut-être l'air de faire la guerre au genre humain, tant nous mécontenterons les esprits. On repoussera notre amour du bien, comme si nous demandions une chose abominable. « Nous n'avons plus de choléra, s'écriera-t-on ; nous n'avons plus de pestes à redouter; à quoi bon susciter des questions brûlantes? » c'est très-beau à dire ; mais nous n'avons pas oublié les affirmations de nos adversaires. Nous avons suivi avec un œil observateur les arguments obstinés de leur doctrine. Pendant plusieurs années n'ont-ils pas écrit? « Le choléra a ravagé les populations de l'Inde.... il a reparu plusieurs fois dans les mêmes villes.... il est impatronisé parmi nous.... il revient visiter des peuples, qui se croyaient à l'abri de ce cruel fléau.... il vient tout récemment d'éclater à Chusan et dans l'Inde, où il fait de grands ravages. Il est plus formidable aux Anglais que la guerre des Chinois.... La contagion de la peste est un fait démontré... les maladies typhoïdes, la suette miliaire, les dyssenteries, la morve toujours mortelle, et la plupart de nos épidémies prennent le caractère contagieux.... etc. » Voilà ce qu'ils n'ont cessé de publier, et cela peut-il en conscience tranquilliser la santé publique? Ils nous ont appris aussi, à la vérité, que l'administration s'occupait sans relâche de tous les moyens d'assainissement capables de détruire ces fléaux ; que nous étions parvenus à faire adopter dans l'Orient ces heureuses méthodes, etc., etc. Mais à qui oserait-on faire accroire que l'éloignement et même la destruction des causes primitives ou secondaires, qu'on attache aux fléaux contagieux, résident dans le curage des égouts, la propreté des rues, la salubrité des maisons? Et puis, quelle serait donc une sécurité qui ne reposerait que sur l'exactitude des mesures sanitaires qu'on demande au peuple le plus fataliste et le plus négligent qu'on connaisse? Il est aisé de voir que tant d'assertions sont loin d'être rassurantes; que toutes les concessions qu'on nous a déjà faites, relativement au choléra, à la peste d'Orient et à la fièvre jaune, seraient illusoires, et qu'au moyen de cet artifice, la doctrine de la contagion des divers fléaux pestilentiels serait acquise à nos adversaires et consacrerait le crime de lèse-humanité que nous poursuivons.

Que les intérêts particuliers ordinairement acharnés à s'entre-détruire, se réunissent contre nous, et nous signalent à la déconsidération, à la défiance, à l'indignation publique; que notre thèse semble même hostile aux gouvernements, qui, arrêtés par des scrupules honorables dans leur principe, se sont laissé compromettre; hostile aux docteurs de bonne foi, qui ont cru voir un fait matériel, qui ont négligé de le considérer sous son point de vue moral, et ont juré sur la parole académique; hostile enfin aux croyants innombrables, à presque tous nos lecteurs: nous avons reçu l'ordre de notre conscience, et nous publierons ses convictions. Le gant est jeté. Nous avons trop de foi dans la bonté et le sens droit de l'homme, pour redouter l'issue du combat; l'humanité ne manquera pas d'avocats, dès que l'affaire sera au rôle, et que les esprits auront un peu secoué le joug des préjugés.

Nous concevons que nos vues peuvent paraître hardies et tranchantes. Nos sollicitations sont pressantes à gêner; nous encourrons toutes les apparences d'une prétention mal-

intentionnée ou d'une vanité ridicule; mais qu'on songe donc
à tous ceux qu'une heureuse idée a enthousiasmés. Si notre
doctrine n'est pas fondée; si, après une longue publicité,
nos propositions sont jugées généralement mauvaises ou
fausses; si elles succombent sous les raisons de nos adversaires, elles auront du moins le mérite d'avoir vidé la question,
et d'avoir donné du poids et de la consistance à leur thèse :
alors leurs principes, qui n'auraient été qu'ébranlés dans les
débats, ressortiraient mieux constatés et assurés d'être observés plus religieusement par la suite.

Si, au contraire, notre doctrine est bonne, et parvient à
détruire de vieilles traditions et la funeste invention de nos
fléaux modernes; si elle reçoit un accueil universel, à mesure que le temps aura mûri ses fruits salutaires, n'aurait-
on pas à regretter de lui avoir refusé des encouragements?
n'aurait-on pas à se reprocher un empêchement obstiné,
qui tuait la raison et laissait la santé publique en deuil? Il
faut donc qu'il y ait une lutte solennelle, devant toutes les
intelligences ; que la logique y ait tous ses droits et sa liberté; qu'elle porte ses lumières dans les points difficiles,
avant de permettre à nos adversaires ces assertions, sans
preuves, avec lesquelles ils prétendent faire décider la question en leur faveur, et surtout ces expériences fallacieuses ,
qu'ils ont proposées , et au moyen desquelles ils seraient les
maîtres de les faire tourner au bénéfice d'une évidente partialité.

S'il n'y a rien de vrai, de positif et de fixe dans les connaissances humaines; si tout y est de circonstance et d'application éphémère; si l'on ne peut y démontrer le vice et
l'erreur ; si toutes les productions du génie ne sont que relativement bonnes, ou mauvaises; si elles n'ont qu'une valeur
d'opinion passagère et peuvent braver impunément la raison,

le bon sens et l'équité, que devient donc la gloire de la littérature? Alors il importera peu d'avoir des vues consciencieuses, pleines de force persuasive, et d'y trouver le bonheur des hommes. Il vaudra mieux étudier le goût de son siècle, songer à l'appui des puissances du jour, et suivre, avant tout, le chemin de la fortune. Mais si, au contraire, il y a encore des vérités inaperçues, indépendantes des folles préoccupations et des événements, l'honnête écrivain ne doit-il pas braver la direction des esprits et les préjugés dominants? ne doit-il pas s'abandonner à son impulsion généreuse? et si elle ne trouve pas justice chez ses contemporains, dédier ses pensées à l'avenir.

La question des fléaux contagieux se rattache nécessairement aux mesures de la politique; aussi n'est-il pas possible de la traiter sans être conduit à blâmer non-seulement ses institutions sanitaires, mais encore ses dispositions partiales envers nos adversaires. Nous ne croyons pas en cela attaquer les intentions des gouvernements, nous disons seulement qu'entraînés par la puissance des lois et institutions anciennes, ils ont dû naturellement s'efforcer de propager dans l'opinion publique une doctrine qui se disait protectrice de la vie des hommes?

Nous aurions donc bien voulu éviter de rencontrer sur notre chemin MM. les ministres du commerce, et n'avoir point à critiquer leur administration sous le rapport médical. Malheureusement nous les trouvons trop souvent dans nos domaines, et nous avons eu à remarquer qu'ils y portent une influence dangereuse. Ce ne sont point des statistiques trompeuses, des articles d'une presse complaisante, des sollicitations vagues ou commandées qui peuvent servir d'autorités suffisantes pour créer des lois qui regardent la santé ou la vie de l'homme; il n'y a qu'un concours régulier de toutes les lumières médicales qui puisse en décider la nécessité et la valeur; encore ne pourrait-on y asservir la postérité, car on sait que l'état de nos connaissances est essentiellement progressif.

On nous dira que MM. les ministres ne font qu'exécuter les décisions d'un comité sanitaire, d'une académie; qu'ils suivent d'anciens réglements et ne font qu'obéir à des usages. Il nous restera toujours à demander pourquoi on s'obstine à respecter de vieilles routines? Qui a investi de pouvoirs cette académie? qui nous a légué ces lois, ces réglements? N'est-il pas permis d'en solliciter l'abrogation? Depuis quand les hommes, surtout en médecine, ne se trompent-ils plus?

Dans un siècle de progrès, devons-nous marcher sur les traces des traditions de l'ignorance et copier les rêves du sommeil des lettres, surtout quand il s'agit de prononcer sur une question de vie ou de mort? Qui a le droit de décider que nous avons la peste, le choléra ou la fièvre jaune? M. le ministre n'a-t-il pas son docteur? Ne peut-il avoir des déférences pour son opinion et une tendance naturelle à la faire prévaloir? Ne peut-il avoir des préjugés qui la favorisent? Est-il bien dans ses attributions, dans une compétence irréprochable, quand il sollicite une académie ou qu'il lui laisse seulement deviner ses vues particulières ou celles d'un pouvoir étranger à la médecine? (*Voyez* la lettre de M. Montalivet, page 1re du Rapport de Double à l'Académie, en 1831.) Un ministre ne peut-il se tromper ou se trouver compromis dans un système erroné de la science? Les mesures sanitaires qu'il provoque ne jettent-elles pas partout les semences de la terreur? Cette passion ne sera-t-elle pas la compagne funeste de toutes les mesures solennelles de l'administration?

Les meilleures intentions ne suffisent pas, quand il s'agit de prononcer sur l'état de la santé publique, et la décision est

par trop grave dans une telle circonstance, pour qu'un ministre puisse assumer la responsabilité de tous ses actes, sans
nous montrer sur quoi ils reposent. Nous ne pensons pas
qu'il dût, par exemple, statuer sur le fait inouï et insolite
du choléra avant de lui avoir fait subir le débat des académies. Nous n'aurions pas voulu qu'il prît sur lui une décision
qui n'appartenait même à nos corps savants, dans la circonstance grave où nous nous trouvions, qu'après l'épreuve d'un
concours, et qu'on pût lui reprocher d'avoir exprimé sur
ce point une doctrine qui leur avait en quelque sorte forcé
la main. « La raison, a-t-on dit, ne trouve pas étrange qu'on
la soumette à l'autorité dans les sciences qui traitent des
choses qui sont au-dessus de la raison ; mais il semble qu'elle
soit bien fondée à ne pas souffrir que, dans les sciences humaines qui font profession de ne s'appuyer que sur la raison, on l'asservisse à l'autorité, contre la raison, et qu'on
l'oblige de croire les choses les plus absurdes. » Il est donc
à craindre qu'en médecine politique la loi ne puisse devenir
l'expression despotique de la volonté du Pouvoir, car n'ayant
d'autre fondement que la force, elle n'aurait non plus d'autre garantie. Il faut donc longuement consulter les savants
avant de lancer des ordonnances administratives concernan
nos santés ; autrement la sécurité publique n'aurait de protecteur que le bourreau, et, comme il arrive dans un temps
de peste, on courrait risque de proclamer des mesures de
salut au nom de la mort pour n'avoir pas songé à les prendre
au nom du consentement universel de la science. Que l'Administration s'étende sur tous les produits littéraires qui
tiennent à la morale et à la politique ; qu'elle favorise tous
les développements du commerce, rien de mieux ; mais
peut-elle, doit-elle administrer notre santé, notre vie ? Tous
les corps savants, même réunis en majorité, auraient-ils

ce droit? M. d'Argout a dit avec raison à la tribune :
« Nous ne voulons pas que l'Administration inspire aux
penseurs ses allures, ses réglements sous le prétexte de
régler les mouvements de l'industrie. Nous voulons que le
gouvernement se borne à éclairer, à avertir, à protéger, à
encourager, au lieu de gêner et d'entraver de toutes manières. » Si l'on peut appliquer ces vérités à l'industrie,
quelle force n'ont-elles pas à l'égard de la médecine !

Les plus grands philosophes de l'antiquité ont passé pour
fous quand ils ont présenté au monde quelques pensées
neuves qui froissaient des préjugés reçus. Dans tous les siècles, fort peu d'hommes ont échappé à cette diffamation.
« *Nil tam firmum in humanis, quod a stultitiæ opinione sit
tutum* ; Il faut s'en émouvoir plus la rate que la bile, dit
Lamotte Levayer, dont nous empruntons les expressions.
Comment donc reconnaître ce qui est vrai? Vous trouvez
dans les classiques et les meilleurs auteurs de quoi rendre
probables les plus grandes absurdités. Toujours la multitude
sera séduite par ceux qui profitent de sa crédulité, et parmi
cette multitude, vous compterez des savants et des rois.
L'homme est un animal si crédule, qu'il ne faut, pour établir
les plus grandes faussetés, qu'avoir la hardiesse de les dire
ou de les écrire. Le mensonge ne manque jamais de secta-
teurs, parce que, outre l'adresse de beaucoup de personnes
à le débiter, il semble que nous nous trahissions nous-mêmes
pour le recevoir, et que jamais nous ne soyons plus spirituels
et plus ingénieux qu'en sa faveur et quand il est question de
nous tromper. Cependant gardons-nous de déférer à l'autorité de ceux qui nous ont rapporté tant de merveilleux prodiges. Souvenons-nous que les plus grands personnages
peuvent être surpris, et qu'il faudrait admettre pour vraies

cent impostures dont tant d'historiens grecs et latins ont rempli leurs ouvrages. »

Dans celui que nous offrons à nos lecteurs, nous demandons qu'ils ne reçoivent comme vérité que ce qui pénétrera leur intelligence d'un jour vif et clair. Nous ne voulons pas qu'ils aient à nous reprocher des arguments d'ergoteurs; nous ne leur présenterons que ceux qui ont une force réelle et une valeur positive et facilement sentie.

Tout nous avait paru si louche dans cette malheureuse incursion du choléra d'Asie en Europe, que la méfiance nous mit en garde contre tout ce qui s'écrivait sur ce sujet. Voilà un phénomène, disions-nous, voilà un fait apparent, mais ne peut-il avoir une cause morale inétudiée? En effet, nous aperçûmes bientôt que nos corps savants, loin de tenir compte de cette saillante considération, acceptaient le fait matériel trop légèrement et avec un empressement qui nous parut impardonnable, puisqu'il compromettait la santé publique. Nous voulûmes connaître les conditions de ce fait pour le juger pertinemment, et dans tous les ouvrages publiés sur ce sujet, nous n'eûmes qu'à déplorer le plus triste chaos. Nous interrogeâmes le passé, et le passé nous répondit qu'on ne le connaissait pas. Nous nous attachâmes ensuite à tout ce que nous rapportaient les feuilles officielles et semi-officielles. En notre qualité de docteur, pouvions-nous souscrire à leurs décisions tranchantes et par trop problématiques? Fallait-il courber la tête devant les plus étranges délires, devant des notices fabuleuses qui préparaient les maux incalculables de la consternation, et croire aveuglément avec la multitude? Dès les premiers articles des journaux, le pressentiment du mal qui allait se faire nous porta à tenir note de nos observations cri-

tiques sur tout ce qu'ils racontaient du choléra. Nous fûmes
conduit à faire des recherches sur les pestes en général, et,
scandalisé de la confusion que nous présentait cette matière,
nous y puisâmes des raisons de nier non-seulement le fléau
moderne qui allait nous décimer, mais encore de tenter la
destruction de la doctrine des contagions, empruntée aux
temps du moyen âge, doctrine qui faisait dépendre la santé
publique de la décision d'une Intendance intéressée, d'un
comité sanitaire mal informé, quelquefois même d'une prévention malheureuse, d'une supposition gratuite, d'une indiscrétion et peut-être de l'idée mal conçue d'un ignorant
ou d'un malhonnête homme. Plus nous suivions le fil de ces
tristes matières, plus nos convictions devenaient brûlantes.
Alarmé de l'étendue de l'erreur et de ses conséquences homicides, notre conscience mettait tout bas en cause et appelait
au tribunal de la raison et la presse, et la science médicale,
et même les administrations trop crédules.

Où sont vos consolantes perspectives, dans la calamité
qui nous menaçait, avions-nous à nous écrier contre l'imprudence de certains journaux? quelles espérances nous avez-
vous données? vos doléances même n'étaient-elles pas faites
pour briser nos cœurs, et nous rendre incapables de supporter l'assaut du malheur? Vous ne pouviez plus nous
affliger chaque jour avec les mêmes phrases déchirantes;
car la répétition des mêmes descriptions, des mêmes images
de notre misère, eût émoussé la curiosité publique, et fût
restée fastidieuse et sans force. Il semblerait que vous avez
cherché follement un moyen plus sûr d'impressionner
nos esprits, une allure plus capable de les frapper fortement, celle des chiffres! La conviction arithmétique
sera là; elle embrassera tout le mal en un clin d'œil; on
évitera même au lecteur la peine des additions; les totaux

homicides seront tout faits ; on n'aura plus à lire des articles
sujets à contradiction , où l'esprit puisse découvrir l'exagération ou le mensonge : l'imagination ne sera plus sous le couteau émoussé des caquets vagues. Elle sera désormais percée
à mort par cette logique cruelle : 1835 ; 60 cas, 65 morts...
20 juillet, du 13 au 14, 59 cas, 68 décès.. Le chiffre des
décès journaliers reste supérieur à celui des cas... 25 juillet,
33 cas, 60 morts... le jour suivant 37 cas , 38 morts. La décroissance continue... les cadavres gisent pêle mêle sans sépulture, sont entassés dans des citernes , d'autres sous de la
chaux... L'administration déclare qu'elle n'a ni la volonté
ni le pouvoir de cacher la vérité , quelque fâcheuse qu'elle
puisse être... les fossoyeurs ne peuvent suffire... les parents
sont obligés de porter les morts, etc., etc., etc. Quelle organisation pouvait résister à une telle peinture de la calamité?
pouvait-on porter aux populations une perturbation plus
profonde, un poison plus subtil? L'alarme ainsi répandue
au loin ne devait-elle pas prendre des forces plus destructives , et la mort ne trouvait-elle pas alors toutes les imaginations disposées à faciliter ses épouvantables ravages? Oui, en
lisant certains articles désolants de nos journaux , on aurait
cru entendre Satan dire au choléra : « Va, œuvre de mensonge et de mort , vas avec audace. J'enverrai la terreur
marcher devant toi, et je tuerai tout le peuple. »

Nous savons bien que tous ces maux, vous les avez consommés consciencieusement et sans mauvais vouloir ; dès
l'invasion, vous nous avez déclaré effectivement que vous ne
nous dissimuleriez rien de nos misères, comme si cette singulière résolution était un bienfait, et jusqu'à la fin , vous
avez voulu tenir à votre déplorable système, malgré de charitables avertissements. Hélas! le temps et les événements
vous ont - ils donné raison ? n'avez - vous pas quelques

regrets de n'avoir pas suivi une philosophie meilleure?

Nous pourrions dire aux administrations : Pourquoi, dans l'état de doute où se trouvaient nos académies, n'avoir pas encouragé, provoqué des débats contradictoires, avant de vous engager dans la publication et la sévérité effrayantes des lois et règlements sanitaires? Comment se fait-il que depuis tant de siècles, vous vous teniez renfermés dans un *statu quo* imperturbable, quand évidemment vous ne lui devez que des désastres; quand vous voyez partout la mort couronner vos mesures? Tentez donc de nouvelles voies. Dans le pouvoir le plus paternel, dans l'académie la plus savante, ne peut-il donc se glisser une erreur? La médecine, si versatile dans ses systèmes, ne serait-elle donc stable et infaillible que dans ses conceptions sur la peste, que dans son respect pour une rêverie monstrueuse? Ce n'est pas notre amour-propre blessé qui s'est offensé de n'être pas compris; c'est notre cœur de vieillard qui demandait grâce pour la vie de nos frères traqués sans pitié par l'imprudence de certains journaux. Animé de tels sentiments, n'avions-nous pas quelques droits de faire entendre notre prière? Les actes officiels, les ouvrages des auteurs qu'on croit répréhensibles, ne sont-ils pas du domaine de la critique? peut-on s'abstenir d'exposer aux yeux du public tout ce dont un grand intérêt peut exiger la révélation? n'est-ce pas même un devoir? car des consciences très-loyales peuvent avoir été profondément dupes; nous ne devions donc pas nous rebuter d'une injustice, mais suivre cette grande leçon : « Ecrivez ceci dans un livre, afin qu'il soit un monument pour l'avenir. » La publication, a-t-on dit, est le recours à la conscience des peuples. Toutes les intentions ont été pures, nous aimons à le croire; mais pouvons-nous être privés, par le respect qu'elles méritent, du droit d'examiner si elles n'ont pas produit des choses nuisibles et renfermant des vices essentiels ? Le choléra n'est pas pour nous une loi sacrée qui commande la soumission, et assurés que nos adversaires s'étaient fourvoyés, ne devions-nous pas songer à les combattre sans aucun ménagement, et à chercher des encouragements et un appui où l'opposition ne puisse pénétrer ? Ne nous dites pas que vos mesures ont adouci le fléau ; ennoblissez vos actes par les motifs de sollicitude, de prévoyance paternelle, de charité. Nous respectons vos intentions consciencieuses ; mais nous devons faire la guerre à la doctrine qui les dirige, et signaler tout le mal que le zèle même a pu faire. Vous-mêmes n'avez-vous pas reconnu et avoué l'action funeste de la terreur sur la santé publique ? Personne n'oserait contester une telle vérité. Or nous demandons si tout ce qu'on a fait, pendant et même avant le choléra, si tout ce qu'on a publié à cet égard, si toutes les mesures et investigations administratives n'ont pas été des conducteurs infaillibles de cette funeste passion ? Chacun chez soi ; chacun son droit. Encore une fois, la médecine ne peut sans danger recevoir des influences étrangères. Il ne peut y avoir de médecine publique. Le docteur est un homme de confiance, on ne peut nous l'imposer. Les consultations que nous appelons, pour nos maladies ordinaires, indiqueraient clairement l'esprit dans lequel devrait se faire une consultation publique, si elle pouvait jamais devenir nécessaire. C'est à celui qui souffre et qui a un intérêt grave à rechercher des secours éclairés, qu'appartient le choix des consultants ; nul maître ne peut dire à une cité : « Voilà le médecin que je vous envoie, voilà ses ordonnances que vous aurez à suivre. » Les émeutes et les révoltes qui ont accompagné généralement l'envoi de docteurs, d'ailleurs très-instruits, dans les lieux frappés de la peste, viendraient à l'appui de notre pensée. Garnier Pagès a dit

avec raison qu'une erreur de médecine politique pouvait
non-seulement produire de grands maux dans le présent, en
poussant à faire une chose funeste, mais encore en produire
de plus déplorables dans l'avenir, par cela seul qu'elle a
été répandue et accréditée. C'est presque toujours par des
abus de mots, que les hommes du pouvoir entraînent les
assemblées à faire des choses fâcheuses et trompent l'o-
pinion.

Il ne peut donc y avoir des Hippocrates au nom de la loi.
Ce qu'une administration peut commander, ce que tout le
monde comprend aisément, c'est l'hygiène publique res-
treinte toutefois aux réglements habituels et journaliers
de la police générale. Hors de ces attributions, elle devient
un contre-sens dangereux, et ses charités mêmes nous semblent des violences funestes, puisqu'elles jettent l'alarme,
confirment l'idée d'un fléau qui n'est souvent que conjecturé,
et que d'ailleurs les mesures qu'elle prend ne reposent que
sur une doctrine en litige. Par exemple, dans le choléra,
l'ordonnance, assise sur un principe vague et contesté,
peut-elle obliger toutes les poitrines à respirer l'odeur infecte
et délétère du chlore? La loi peut-elle prononcer la mort sur
l'hypothèse d'une science déjà accusée tant de fois par ses
maîtres mêmes d'être conjecturale ? *Summum jus, summa
injuria.* Le droit rigoureux ne peut donc être qu'une source
d'injustice dans ces temps de peste où s'exercent des lois
si sévères et si terribles, et où le despotisme le plus funeste
est armé d'un pouvoir légal mal conçu. Que le Pouvoir
ne prenne pas en mauvaise part le contrôle sévère que
nous portons sur sesactes; nous excusons volontiers les
erreurs de nos ministres, de nos académies et de nos écrivains ; nous ne maudissons que le contagionisme qui les
a tous fascinés et entraînés à commettre le mal au nom

d'une doctrine qu'ils croyaient salutaire et respectable.

Nous disions enfin à notre Académie, à nos confrères, séduits par de trompeuses apparences : Qu'avez-vous fait de votre devoir le plus sacré, de la discrétion, de la parole consolante; de l'espérance, de cette divine messagère confiée spécialement à votre ministère pour adoucir les maux des malheureux? Dans une maladie où deux systèmes étaient en présence pour expliquer sa bizarre nature, pourquoi avoir penché vers le plus dévastateur, et prêché souvent le deuil de la contagion? Le zèle empressé et la crédulité des académies d'une nation aussi civilisée et influente que la France, n'ont-ils pas dû être un dangereux entraînement pour le reste de l'Europe? Des correspondances engagées dans les vues de la prévention n'ont-elles pas pu donner lieu à l'erreur que nous signalons ? Est-il une maladie un peu grave ou singulière qui n'ait pas joué son rôle dans la santé publique, au dire des écrivains, et n'ait eu une importance plus ou moins fâcheuse sous la plume des docteurs à théorie? Dès qu'on apprit que l'armée russe avait rapporté avec elle le choléra asiatique, on ne se demanda pas ce que les corps savants du nord pensaient de cela. Nous ne trouvons dans les articles de leurs journaux aucun de ces rapports politiques ou académiques semblables aux nôtres. On ne chercha point à imiter leur sage silence ; on ne songea point à savoir si on peut transporter au loin une maladie endémique ; si on ne pouvait expliquer les ravages qu'on remarquait chez les Russes par toutes les causes qui accompagnent la condition militaire, telles que les fatigues, la misère, etc., et qui produisent si souvent ces maladies dites typhoïdes, si analogues aux diverses formes du choléra ?

Il n'y a pas un seul dogme du christianisme qui n'ait été

nié par quelques hérétiques : on a nié le mouvement, l'âme et
Dieu même ! et le doute qui a ébranlé toutes les vérités les
plus certaines et les plus sacrées, n'a pas osé interroger la
folle existence du choléra ! On a cru avec une sorte de religion à cette inconcevable déception sans lui demander
une seule raison d'y croire.

Dès que notre académie, sur la simple lecture d'une lettre
d'un consul de Tiflis, eut accepté sans façon cette fable, et
que les journaux eurent publié qu'elle envoyait en Russie
une commission pour y étudier le fléau, n'est-il pas tout simple de penser que partout les chefs de clinique, les professeurs et les écrivains, amis des investigations nouvelles, ont
dû se tenir en observation, et se faire à l'envi un mérite de
publier, dans leur correspondance, ce qu'ils avaient découvert sur le compte du phénomène ? C'est si vrai qu'en 1832 nous
lisons que, dès le mois de janvier, avant que le choléra ne
fût parmi nous, des médecins déjà prétendaient l'avoir observé à Paris. Ces nouvelles répandues avec éclat, n'ont-elles
pas dû enfin exciter partout l'attention des docteurs, les mettre en quelque sorte à l'affût du mal, et donner bientôt de la
consistance à cet être imaginaire ? Comment voulait-on que
nos jeunes observateurs, envoyés dans le nord, fussent libres
de juger selon leurs propres lumières, quand ils partaient
déjà façonnés par la puissance d'une prévention magistrale ?
L'écolier n'a pas le droit de contrôler sa leçon. Une fois la
science égarée, n'a t-elle pas dû faire partager son erreur aux
diverses écoles médicales ? N'est-ce pas ce qui s'est passé
autrefois dans l'histoire de la fameuse dent d'or de singulière
mémoire ? N'est-ce pas, avec la même crédulité et la même
promptitude, que successivement la pathologie de la lèpre et
de la syphilis s'est répandue autrefois en Europe ? N'est-ce pas
ce que nous voyons encore tous les jours ? Faut-il rappeler les

prétentions du somnambulisme, de l'homœopathie, etc., etc.?
Le solidisme enfin, professé dans une Académie remarquable,
pendant le dernier siècle, n'est-il pas devenu une doctrine
générale en peu de temps dans les écoles européennes?
Quelle est la plus sotte des innovations pathologiques qui
n'ait pas occupé plus ou moins longtemps l'esprit et la plume
des savants? Chaque âge n'apporte-t-il pas un triste tribut
de ses folles préoccupations? Pourquoi le nôtre serait-il
exempt de cette faiblesse? Pourquoi le choléra n'aurait-il
pu prendre son tour de créance, comme tant d'autres erreurs
dont le temps a fait justice?

Au surplus, que la science se défende par tels moyens qu'il
lui plaira, que nos adversaires nous soutiennent qu'ils ont
vu tels symptômes, qu'ils ont reconnu telle maladie; ils res-
teront toujours, avant tout, comptables des symptômes et des
effets de la terreur, qui sont précisément ceux du fléau que
nous contestons, et avec raison absolue, nous leur dirons :
Dans chaque saison de l'année, il y a, dans la pratique médicale
une maladie qui domine sur les autres, et qui forme l'épidémie
courante. Or, telle maladie commune que vous avez qualifiée
du nom de choléra, parce qu'elle vous rappelait quelques-uns
de ces signes, a effrayé les populations, et a jeté la préoccupation dans l'esprit des docteurs. Tous ont voulu avoir observé
aussi, dans la moindre affection un peu grave, les caractères
essentiels et convenus du fléau ; tous se sont empressés de
prononcer, comme on l'avait recommandé, et tous nous ont
donné, sous cette dénomination, le mal incurable de l'inquiétude. Les petits maux mêmes auxquels chaque malade est
accoutumé, sont devenus pour lui un sujet d'alarmes et de
sérieuse attention. Tous débutent par quelques troubles dans
les fonctions : il y a malaise général, insomnie, manque
d'appétit, légers frissons, selles plus abondantes, ou constipa-

tion, abattement, irritation intestinale, maux de tête, envie de vomir, etc. : or, qu'un seul de ces symptômes survienne, il se rappellera qu'il est un de ceux qui caractérisent le choléra, et le voilà, dans l'esprit même de son docteur, sous le coup du fléau.

Ainsi donc l'état de nos indispositions journalières, de nos maux habituels, aggravé par la terreur qui saisit l'imagination à la nouvelle qu'il règne entre nous ou dans l'atmosphère une cause étrangère communicable et promptement mortelle ; aggravé par la perturbation physique que cette croyance jette dans notre organisation ; aggravé enfin, tant par les publications indiscretes des médecins, que par les mesures sévères des administrations et leurs instances confirmatives d'un événement redoutable : voilà ce qui constitue la peste, le choléra, la fièvre jaune et les divers fléaux mensongers dont on a effrayé les peuples jusqu'à ce jour !

Docteurs, cachez donc la gravité du mal, si votre pratique est affligée de quelque mortalité insolite. Cachez donc la singularité de vos remèdes, le nombre des victimes. Flétrissez donc les mensonges répandus contre la santé publique. Rejetez des interventions téméraires et effrayantes. Niez le nom épouvantable que les alarmistes se plaisent à donner à la maladie régnante. Alors vous pourrez approcher votre malade, vous emparer de son imagination si elle est attristée, et vous allez être bientôt les témoins heureux de ce que peuvent la confiance et les consolations persuasives. Voyez, dans les consultations, le pauvre malade qui s'était résigné à la mort, et que raniment les espérances que lui donne votre vieille et sage expérience ! On n'est point encore allé chez le pharmacien ; rien de ce que vous avez prescrit n'a encore agi sur les organes physiques du moribond : mais son âme, touchée par quelques mots rassurants, lui dit d'espérer, et déjà il est rendu à la vie, ou au mieux-être ; la parole amie l'a sauvé.

Ah ! venez à notre secours, généreux défenseurs de l'humanité ; il n'est pas possible que vous nous abandonniez et que vous nous laissiez arracher les applaudissements et l'affection reconnaissante des honnêtes gens ! Si nous avons mis en cause les alarmistes, les brouillons, les amants d'une funeste perturbation et les journaux qui se faisaient une sorte de vertu, pendant notre calamité, de nous révéler les horreurs des plus absurdes nouvelles, nous comptons au moins sur la justice de tous ceux dont nous avons reconnu la noble indépendance et la sage prudence. On n'en est pas venu au point d'être assez personnel, assez affamé de son bien-être positif, pour penser qu'il n'y a plus rien chez nous qui rappelle ces vieux sentiments de droiture et de franchise dont on s'honorait autrefois ! Malgré l'état de notre sociéte si usée et si fausse, les médecins dupes du choléra, ne seront pas longtemps comme les augures de l'antiquité qui ne pouvaient se regarder sans rire. Ils seront peut-être bientôt les premiers à s'étonner de leur longue erreur et à désabuser le public. Il ne faut pas croire que la médecine, cet arbre séculaire et majestueux, ne s'élèverait plus que pour produire des fruits sauvages et mortels ; il faudra que tôt ou tard la raison intervienne et juge les insidieuses manœuvres de nos adversaires. La destruction des hommes n'est pas une chose si désirable, et nous n'entendrons peut être pas toujours dire à nos oreilles : « Voilà cet insensé qui ne veut pas que nous ayons le choléra !

Au surplus, la doctrine qui nie la peste, ainsi que tous les fléaux exotiques contagieux, qui condamne par conséquent toutes les mesures sanitaires de l'Administration, ne touche, ce nous semble, ni à la foi ni au respect qu'on doit aux gouvernements. C'est ce qui nous rassure et nous encourage. La

science a pu se tromper pendant des siècles, mais ce qui est
vrai ne peut être longtemps disputé comme ce qui est faux,
et le contagionisme doit tomber sous la discussion. Nos per-
sévérantes réclamations à cet égard ne seront pas vaines ;
à moins que le Pouvoir n'intervienne dans les débats avec
ses mille moyens d'entraînement, nous ne désespérons pas
de la puissance de la vérité sur l'esprit de nos confrères,
surtout quand le temps aura modifié l'actualité par la réflexion. Encore une fois, nous sommes loin, bien loin de les
accuser, même dans le secret de nos intentions. Nous savons
trop quelle est la force des habitudes d'école, pour hésiter
de croire à une pleine bonne foi de la part du plus grand
nombre , qui n'a pu se défendre des préoccupations du
jour, d'une croyance établie magistralement et de toutes les
apparences entraînantes. Leurs sens effrayés et trompés n'ont
sans doute rien osé demander à la sévérité de leur jugement, et ils n'ont eu le tort, en général, que de jurer d'a-
près des précédents téméraires.

Nous aimons donc à le croire, les nobles appuis de la
sage médecine confesseront, s'il le faut, qu'ils ont été induits
en erreur, et ils ne déshonoreront pas leur belle science par
une obstination criminelle à défendre une mystification inconcevable. La postérité les maudirait, et ils ne sont faits
que pour recevoir dans leur ministère les bénédictions de
la reconnaissance.

Voilà les griefs qui nous apparaissaient de toutes parts.
Nous sentions que notre pensée secrète appartenait à la
publicité, et qu'il fallait apprendre aux générations dans
quel écart fatal peut tomber la science, si loyale et si éclairée
qu'elle soit, quand elle se laisse entraîner aux illusions. Ah!
nous avons eu besoin d'une résolution et d'une grâce bien
puissantes, pour tenter une conquête aussi périlleuse que

celle de tant d'intérêts armés contre nous. Il faut donc approuver une courageuse résolution qui nous pousse à oser seul avoir raison contre les idées de tous. Fol entêtement pour une idée, si l'on veut, mais nous sentons que nous aurons le courage de témoigner de notre ferme croyance par le sacrifice même de notre tranquillité.

Nous empruntons à M. de Lamartine presque toutes les belles paroles qui suivent, pour les appliquer à notre cause : « Nous avons pesé le retentissement des rapports publiés par les diverses commissions, et cette considération n'a pu nous imposer silence. Ici la discussion peut-elle être nuisible ou dangereuse? Il a fallu quarante-trois ans pour que l'esclavage mis en discussion en Angleterre, tombât sous l'indignation d'un peuple libre. Voilà à quoi servent les discussions. Il y a deux manières de repousser une vérité, la nier ou l'ajourner (nous ajouterions : ou l'affaiblir par quelques misérables et insidieuses concessions). C'est ce qui se passe aujourd'hui : on recule par là l'heure des réparations les plus urgentes et les plus saintes, parce qu'il est plus facile de laisser souffrir et laisser le mal s'invétérer. Pourquoi refouler nos espérances et nous condamner à ne jamais tenter la rédemption absolue de nos frères? N'est-il pas temps de laver la science la plus honorable et pleine de charité de sa nature, d'une tache honteuse de la barbarie, et de pouvoir présenter son code nosographique à sa conscience et à Dieu sans craindre le remords? Une réflexion me frappe à l'instant ; cette pensée m'a donné le courage et la confiance d'apporter une vérité qu'on appellera idéale ou peut-être perturbatrice et qui, selon nous, est conservatrice ; car nous ne connaissons rien de si révolutionnaire qu'un abus qu'on laisse subsister, qu'une iniquité qu'on laisse consacrer. Nous conjurons les commissions sanitaires, les académies, **MM.** les ministres et tous nos honorables adversaires, de songer à ce que nous pourrions répondre à notre conscience quand elle nous dirait : Tu as été médecin, juge et maître d'étudier une matière grave ; on a soulevé devant toi la grande question des fléaux pestilentiels ; tu as eu entre tes mains le sort des hommes, et ta main est restée fermée ! Tu aurais pu faire répudier une monstruosité, et tu as quitté le monde en laissant cette question à débattre à tes descendants ! A cette interrogation de notre conscience, lecteurs, quelle serait notre réponse? Ne devons-nous pas la prévenir? »

Nous avons un gouvernement très-paternel ; mais supposons que le choléra ou tel autre fléau soit chez une nation gouvernée par un mauvais prince, et voyez quelles armes on lui laisse contre la vie des hommes au moyen du préjugé de la contagion ! Qui peut nous dire que les mystères des pestes, manœuvrés un jour par un affreux machiavélisme, ne puissent devenir des causes et des moyens d'extermination? Il n'y a rien de pire qu'un pouvoir tyrannique, exercé sous le couvert d'un faux savoir, d'une apparente vérité, de la justice, de la loi et même de la charité. Un prince barbare ne pourrait-il exploiter un fléau d'une façon exécrable, et faire passer à volonté la faulx de la mort partout où il lui plairait? Cela nous rappelle celui qui, inquiété par les troubles qui agitaient ses Etats, faisait le vœu que ses plus belles provinces fussent seulement vingt-quatre heures au fond des mers.

Nous avons dit ailleurs que la terreur seule était capable de faire naître une disposition fatale parmi les faibles constitutions et les santés équivoques, dans une saison mauvaise proclamée solennellement pestilentielle. Imaginez donc ce que cette passion pourrait produire de funeste, quand elle serait à la merci d'un pouvoir malintentionné, et concevez l'effet des mesures violentes et vexatoires qu'il serait le maître d'exagérer à son caprice, sous le prétexte de servir la santé publique, dans une ville où la peste serait déclarée? Là il n'y a plus de lois qui vous protégent; vous ne pouvez plus faire un pas sans être entre une condamnation à mort ou les galères à perpétuité. Voyez les lois sanitaires de 1821, à l'occasion de la fièvre jaune en Espagne. Vous êtes, pour ainsi dire, dans un état de siége, jugés militairement. Quel ravage pourraient donc causer cette terreur et ces maux dans les contrées où règne une superstition aveugle, crédule, et où l'art de guérir n'est qu'un charlatanisme dégoûtant? Ne peut-il arriver que, dans ces moments de misère fallacieuse, ce charlatanisme ne prenne droit de vie et de mort sur tout ce qu'il subjugue si facilement?

On nous dira : Vous pensez peut-être juste, mais vous êtes seul au milieu des passions et des intérêts plus forts que vous. Ne puis-je donc répondre avec un grand politique : « Mais qui êtes-vous donc, lecteurs? que sont donc tous les gens honnêtes, éclairés et indépendants? Oui, on est seul quelques années quand on est avec la vérité; bientôt une force supérieure, le temps, travaille à notre insu pour nous, et il viendra un jour où nos convictions seront multipliées par celles de tous ceux qui aiment à s'éclairer par la raison. »

Puisque nous nous adressons à toutes les intelligences, nous ne demandons pas grâce pour nos conceptions : si on ne nous comprend pas, qu'on nous condamne sans retour; mais si nous jetons du jour dans les esprits, si nous faisons naître des réflexions, des doutes, la vérité ne tardera pas à leur apparaître pleine de force, et nous aurons d'ardents et charitables apôtres. Si notre ouvrage, sorte de consultation consolante sur des maladies qui ont jusqu'ici désespéré la médecine, ne peut encore démontrer d'une manière décisive qu'elles ne sont que des chimères, nous voulons du moins que dans le malheur d'un nouveau fléau qui viendrait à nous atteindre, le public puisse raisonner; qu'il ne soit plus dupe des nouvelles et des allégations mensongères de la presse, ni victime des angoisses de la terreur. Nous voulons qu'à la première question qui n'aura pas sa solution claire et satisfaisante auprès des médecins, il puisse se servir victorieusement de nos armes logiques contre eux. Ces armes, comme on le verra, ne seront pas des arguties scolastiques, mais des vérités que la science a constatées et dont tout le monde convient; des vérités d'ordre de foi, qui ne permettent plus de douter ; car tous les esprits s'empressent de croire que la raison est là où ils aperçoivent l'accord du jugement et des preuves. Nous ne serons plus alors un croyant isolé, et toutes les voix seront unanimes pour prêcher avec nous le salut général, surtout quand on aura comparé la clarté de nos raisonnements à la logique embarrassée de nos adversaires. Il serait bien malheureux si la raison, ce présent de Dieu, ne fournissait pas plus d'arguments pour la conservation et le bonheur des hommes que pour les enseignements qui préparent leur misère et leur ruine. En comparant enfin notre but providentiel aux conclusions fatales des contagionistes, tous les esprits finiront par juger où est le mal, l'erreur ou la mauvaise foi, et si quelques-uns hésitaient encore à adopter toute notre doctrine, ils ne pourront du moins s'empêcher d'absoudre la droiture de nos intentions.

Nous diviserons notre travail en deux parties. Dans la première, nous traiterons le côté philosophique de la question ; dans la seconde nous agiterons la question purement médicale, mais de manière à être saisie par tout le monde ;

nous saperons les bases du contagionisme, et de nos démonstrations découlera, comme conséquence inévitable,
l'abolition des lazarets et de toutes les mesures sanitaires :
innovation heureuse qui amènera la pleine liberté des relations commerciales en supprimant les entraves des cordons
et quarantaines, et qui sauvera la santé publique, en dés-
armant pour toujours la terreur, cette cause inobservée de
la peste, ce poison décimateur du genre humain.

Dans ce long mémoire, qui nous a nécessité des recherches innombrables, il a pu arriver souvent que nous nous
soyons servi de pensées qui ne nous appartiennent pas, et
que nous ayons oublié de les placer entre des guillemets ;
nous prions le lecteur de nous pardonner des fautes qu'il
nous serait trop difficile de corriger maintenant.

PREMIÈRE PARTIE.

CONSIDÉRATIONS PHYSIOLOGIQUES.

DE L'IMAGINATION.

L'imagination, sous son point de vue médical, est cette faculté de l'âme qui a le pouvoir de créer des images auxquelles elle donne en quelque sorte la vie et un corps, et qui souvent produisent sur l'économie vivante les mêmes effets que la réalité : c'est l'âme en travail, la procréation mentale, l'enfantement de l'intelligence : *Fortis imaginatio creat casum.* Nous verrons la puissance de l'imagination appeler subitement chez l'homme sain une maladie qui n'y paraissait pas menaçante avant cela, créer dans l'organisation le bien ou le mal, selon telle excitation reçue ou spontanée ; en un mot, déterminer instantanément la santé ou la mort.

C'est par l'entremise de l'imagination que l'art de guérir assure ses plus merveilleux bienfaits ; mais aussi c'est en la troublant par l'effroi qu'il peut en faire une furie qui tourne ses armes contre nous-mêmes. C'est en caressant la panique, en ne l'étouffant pas à sa naissance, qu'il a souvent compromis la santé publique. On finit par avoir un mal qu'on redoute long-temps ; comme aussi l'âme, vivement frappée du désir de la santé et l'embrassant avec confiance, peut la faire naître du sein même de la douleur et du désespoir, quand il n'y a pas impossibilité matérielle. On est presque guéri quand on croit fermement qu'on va l'être.

Si l'imagination est active et ne forme ses croyances sous l'influence d'aucune passion aveugle, qu'elle ne les arrête enfin que quand la raison, le doute et la prudence les ont adoptées, elle n'a sur le physique qu'un pouvoir normal et n'y produit point ces effets extraordinaires que nous allons observer quand elle est passive, et qu'à la merci des mauvaises directions ou des préjugés, elle trouble notre raison et tend à fausser notre jugement. Un homme, par exemple, est mordu par un chien hargneux qu'on lui dit être enragé; persuadé de son malheur, assuré que sa blessure est incurable, et qu'il aura, ainsi qu'il l'a entendu dire dans sa jeunesse, le sort de ceux que la science ne peut guérir, et qu'on est obligé d'étouffer entre deux matelas, il est bientôt saisi des symtpômes de la rage et meurt. Cependant l'animal surveillé n'a éprouvé rien de suspect; il vit et prouve que la mort qu'il a causée n'est évidemment due qu'à la puissance de l'imagination troublée qui a créé une maladie qui dans le fait n'existait pas.

La commission, chargée de l'examen du magnétisme animal, rapporte qu'une dame à qui on présenta une tasse non magnétisée, entra en crise à l'attouchement de cette tasse qu'elle croyait magnétisée, tandis qu'au milieu de la crise elle but, sans s'en apercevoir, dans la tasse réellement magnétisée. Donc, dit l'auteur, il n'y a aucun fluide qui passe d'un individu à l'autre, et l'imagination frappée doit expliquer toutes les merveilles qu'on raconte à ce sujet. « Il suffisait, dit-il ailleurs, de former le désir de la guérison pour qu'elle ait lieu, sans qu'on ait apporté aux convulsionnaires un peu de terre du tombeau du bienheureux Pâris. »

Ne serait-il donc pas permis de dire aussi que pendant notre choléra il suffisait de la crainte de la maladie pour en appeler les symptômes? Dans notre sommeil, si nous rêvons que le feu est à notre maison ne nous réveillons-nous pas en sursaut avec anxiété, palpitations et les premiers symptômes de la terreur, comme si le fait était réel? L'imagination n'a-t-elle pas créé cette situation maladive? Dans ces cas, que la pathologie compterait par millions, il est impossible de méconnaître le pouvoir de cette faculté qui, au milieu même de la santé, appelle un état morbide susceptible de devenir funeste. Souvent même une simple prévention suffit pour le déterminer. C'est ainsi que notre foi trop facile donne naissance aux fléaux pestilentiels. L'empressement de recevoir un fait insolite, et surtout les récits indiscrets qui le proclament, s'accordent pour consommer le mal. La science hésite encore et n'est pas sûre de ses décisions ; et pendant qu'elle doute l'imagination travaille l'esprit public et forme le cas. *Nos anxius omnia cogit, quæ possunt fieri, facta putare, timor.* La crainte et l'anxiété obligent à penser que tout le mal qu'on peut redouter est advenu ; il s'établit rapidement de funestes prédispositions. Les santés faibles succombent les premières, et bientôt on déclare que tous ceux qui viennent de payer leur tribut à la terreur régnante sont morts de la peste.

La médecine, dans ses erreurs et l'inconstance de ses systèmes, a non-seulement laissé des armes faciles aux Molières, mais son imprudence a eu souvent à se reprocher d'avoir lancé dans le public des maladies imaginaires qui, à sa honte, ont acquis une célébrité de mode aux dépens de notre santé. Quel crédit n'ont pas eu dans le temps les pestes noires, bleues, jaunes, les lèpres, les démonomanies, le prétendu virus qu'on a dit avoir été apporté par les matelots de Colomb, etc.? Nos siècles éclairés ont fait justice des idées de revenants, de magie, d'alchimie, des folies du magnétisme et de toute cette thaumaturgie médicale qui a déshonoré tant d'écoles. Ils ont levé les voiles qui cachaient de honteuses déceptions ; ils ont couvert d'une juste réprobation les ruses de tous ceux qui exploitent la crédulité publique à leur profit et se plaisent à expliquer, par des causes merveilleuses, des effets qui ne dépendent que de causes purement physiques ou morales.

A quoi auraient donc servi tant de leçons si sages? Un choléra inouï, une fable incroyable, sans précédents authentiques, un fait qui veut échapper au contrôle de la discussion et qui n'a l'appui ni de la raison, ni du passé, ni de l'expérience, est jeté parmi nous, et nous y croyons avec cette foi aveugle que nous reprochons aux nations superstitieuses et abruties!

De l'Imagination saisie par la crainte et surtout par la terreur.

La peine, le chagrin, la tristesse, le découragement, la crainte, la peur, l'épouvante, la consternation et la terreur, qui est le *summum* de toutes ces passions, nous causent à la longue un sentiment d'anxiété qui porte une atteinte profonde à la vie. Après une série de malaises dont on évite de se rendre compte, après divers troubles dans la santé, l'épigastre devient le foyer d'une souffrance insolite. Nos causes morbifiques habituelles, nos humeurs enfin s'y donnent rendez-vous et répondent à l'appel sourd de la douleur. Le principe vital semble abandonner les organes qui président à toutes nos fonctions ; elles ne se font plus que passivement ; il y a diarrhée incessante, vomissements, comme nous l'avons vu dans le choléra. « La circulation

et la respiration se ralentissent, le malade soupire ou suf-
foque, son sang se glace dans ses veines, sa figure se dé-
colore, ses traits s'altèrent, ses yeux se cavent et sont
ternes ; ses regards obliques sont douloureux ; il est in-
sensible à tout ce qui se passe autour de lui : il marche
vers la tombe. Plus son imagination appréhende le mal qui
l'occupe, plus il presse son terme fatal. Le médecin qui
méconnaît sa souffrance morale et lui offre des médicaments
pharmaceutiques achève de le perdre. » Qui ne reconnaît
dans ces symptômes, que nous copions presque littéralement
dans les traitements de physiologie, l'image de ceux qu'on
a assignés à notre fléau moderne?

Il faudrait que dans les traités de pathologie, on con-
sidérât plus soigneusement les causes affectives. Nos vices
et la plupart de nos tourmentes morales sont la source de
presque toutes nos maladies. Nous supportons sans peine de
petits dérangements intérieurs, les vicissitudes de l'atmosphère et la succession des saisons, si notre âme n'a point
à obéir à cent 'directions mauvaises, et si ses plaies trouvent toujours, pour les adoucir, un docteur bon et clairvoyant; mais une simple contradiction persistante, un chagrin soutenu que [nous prenons à cœur et qui n'est
pas consolé, ne suffisent-ils pas pour troubler l'harmonie
nécessaire à notre santé? Nous mourons presque tous avec
un état moral, une cause de tristesse déguisée ou méconnue qui a compliqué une légère affection organique
et lui a donné de la gravité. L'Ecriture Sainte nous dit :
« La tristesse dessèche les os... elle appelle la mort
et la hâte... elle accable toute force, et l'accablement
du cœur fait baisser la tête... La tristesse peut nous perdre; c'est le ver rongeur du cœur de l'homme. » Le livre
de la Sagesse nous dit aussi : « La crainte n'est autre chose

que le trouble de l'âme qui se croit abandonnée de tout
secours, et moins elle attend le soulagement au dedans
d'elle, plus elle grossit, sans les bien connaître, les sujets
qu'elle a de se tourmenter. » Quelle peinture, quelle image
vraie de ce que nous éprouvons pendant les transes d'un
fléau redoutable quand on n'y entend la voix d'aucun consolateur! Quel ravage ne détermine pas ce trouble inquiet
et douloureux causé par l'appréhension d'un mal dont nous
croyons être prochainement atteints! De toutes les craintes,
celle de la mort est celle qu'il faut combattre le plus soigneusement. M. Virey recommande surtout « qu'on ne parle
pas de dangers devant un malade; on éveille par là ses craintes et on aigrit ses maux. » Quelle leçon pour ces alarmistes
qui, en 1832, se faisaient une vertu de leur indiscrétion!

Dans les temps d'épidémies graves, ce n'est pas l'action
du principe morbifique qui est le plus à craindre, c'est sa
puissance morale; c'est l'idée que le malade y attache; c'est
l'appréhension de l'image qui le saisit; c'est le trouble mortel qu'on lui cause; c'est la terreur, en un mot, cette ennemie invisible qu'on lui jette au cœur et qui le tue cent fois plus
vite que le mal même. *Terror in his major solet esse periclo.*

Ai-je besoin d'autre chose que du bon sens pour savoir
qu'un docteur qui, dans une famille affligée, répandrait la
terreur de ses pronostics, fussent-ils vrais, y sème la désolation et y apporte la mort? car que peut faire alors l'âme
frappée et paralysée dans ses moyens conservateurs? Que devient ce principe vital et sauveur au milieu du trouble que lui
a causé l'imprudence du nouvelliste? Moi qui écrivais contre
le choléra; moi qui avais la conviction mille fois acquise et
confirmée qu'il n'est qu'une fable, j'avais peur de lui, j'avais
peur d'avoir peur, j'avais peur d'avoir à compter des victimes dans ma famille et parmi mes amis; j'avais peur que

les images désolantes dont on était accablé n'influassent sur
mes souffrances habituelles et ne me fissent payer d'autant
plus chèrement mon tribut à la calamité publique, que mes
efforts philanthropiques avaient été repoussés de toutes parts.
Cette contrariété inattendue m'avait affligé profondément, et
concourait, en effet, à rendre ma peur plus inquiétante
pour ma santé, déjà affaiblie par le travail et les veilles.

La terreur est donc l'état de l'âme frappée à mort, ou par
des images saisissantes qu'on lui met sous les yeux, ou par
ses propres illusions ; plus sa durée est longue, plus elle est
funeste. C'est ici que nous appelons toute l'attention des lecteurs, car ce n'est point une opinion que nous voulons faire
prévaloir, mais un principe, une vérité consentie par tout le
monde. Si nous parvenons à les convaincre de l'extrême puissance de cette passion et de l'étendue sans bornes de ses effets
dévastateurs avant et pendant notre choléra, il ne leur sera plus
possible d'accepter les cause fabuleuses des fléaux pestilentiels; la terreur leur dira le chiffre des victimes qu'elle peut
terrasser à elle seule ; et par ce témoignage irrécusable, elle
leur prouvera qu'elle n'a pas besoin de complices étrangers
pour former les totaux nécrologiques que nous avons à déplorer pendant ces calamités factices. « Telle est l'influence
des démonstrations d'une extrême clarté ; elles convainquent
plus puissamment que toutes les assertions que ne justifie pas
le raisonnement. »

Si une émotion douloureuse peut aggraver singulièrement
l'état d'une plaie, si un simple accès de colère, une nouvelle
subite et fâcheuse , une frayeur inopinée , peuvent nous
porter sur-le-champ le coup mortel de la balle du pistolet ;
si une seule impression pénible et fugitive, par une étrange
métamorphose, peut changer en poison subtil le lait si sucré et
si doux de la nourrice, mesurons donc, s'il se peut, les ravages

de la passion qui nous tient sans cesse en présence de la mort et nous rend nécessairement les artisans de notre perte. « J'ose bien hardiment dire et assurer, nous dit Plutarque, que les passions demeurant longtemps en l'âme y impriment des habitudes mauvaises, lesquelles, après y avoir, avec le temps, pris racine et force de nature, s'émeuvent pour la moindre occasion du monde, et bien souvent tuent les hommes malgré eux en leur propre et accoutumée passion. » Une fois la terreur établie, la moindre vue d'un corbillard a dû causer les impressions les plus mortelles.

Considérons dans le choléra quelle force l'imprudence a donnée à cet arc formidable en le tendant chaque jour avec une sorte d'adresse plus meurtrière. Comme la calomnie de Basile, le fléau n'est d'abord qu'un bruit léger qu'on rapporte sans importance ; ce n'est qu'un malheur éloigné ; peu à peu on fait approcher l'ennemi, on récite ses ravages au loin , on montre la rapidité de ses progrès, on avance des conjectures fâcheuses, on vient à les convertir en menaces prochaines : on inonde bientôt les feuilles publiques de récits épouvantables dont le tableau nous touche de près, de très-près ; on en sature nos conversations, nos repas, nos plai-sirs de tous les jours : la mort voisine est la pensée qui domine toutes les autres. On nous dit enfin, dans une confidence inconsidérée, que nous n'échapperons pas aux étreintes impitoyables du fléau. Tout semble bien préparé ; l'aveuglement peut jeter le brûlot infernal parmi nous. Le choléra est à Paris !!! Voilà aussitôt les commissions sanitaires qui , tout en s'abandonnant au zèle des bonnes âmes, ouvrent les portes au génie de la destruction, en signalant les plus légers symptômes de malaise, comme des précurseurs de la maladie, en nous y prédisposant d'ailleurs par une hygiène inaccoutumée, en troublant les santés les plus irréprochables par des prescriptions qui ne pouvaient que hâter la mort. Comment voulait-on qu'une population occupée de tant d'idées funestes et surtout environnée de médecins fasciués, pût surmonter le plus simple accident morbifique, quand ceux-ci s'empressaient d'en faire un signe pestilentiel?

Dans Paris on compte à peu près un million d'âmes et mille médecins qui ont, tant dans leur clinique que dans leurs consultations, une quarantaine de malades à observer. Il faut ajouter à ce nombre de souffrants les pauvres honteux qui n'ont pas le moyen d'appeler un docteur ou qui ne sont pas assez affectés pour aller dans un hospice. Il faut en sus compter tous ceux qui n'ont qu'un dérangement physique ou moral qui ne les arrête pas au lit ; car quelle santé n'a pas à se plaindre de temps en temps ou d'une mauvaise nuit, ou d'une indigestion, ou enfin de quelque chagrin inattendu, qui obligent à des ménagements de quelques jours, pour lesquels on n'appelle pas le médecin, mais qui augmentent néanmoins le nombre des prédispositions à contracter le mal? Toutes ces catégories réunies aux masses qui arrivent chaque jour aux hôpitaux, vont présenter un total de près de soixante mille habitants travaillés par une maladie quelconque ou par quelque malaise plus ou moins fâcheux.

Dans la calamité dont on nous a fait de si noires descriptions, où on nous laisse si peu d'espérance, songeons aux chances malheureuses que doit courir la santé publique sous l'influence des alarmes, indépendamment de l'hypothèse du choléra. Notre indisposition ne sera plus alors une chose passagère qu'avant cela nous ne prenions pas même la peine de soigner ; notre indisposition aujourd'hui, cent médecins célèbres nous l'ont déclaré consciencieusement, c'est la menace de la mort ! La presse a annoncé aux

pauvres qu'ils tardaient trop à se rendre dans les hospices.
Les rapports et les notices sanitaires ont pressé les riches
de se soumettre à un traitement dès l'indice du moindre
symptôme, et les symptômes dont on nous faisait peur
étaient la colique, la diarrhée, un frisson, une crampe, un
mal d'estomac, etc., tout ce qu'enfin la meilleure santé pouvait encourir chaque jour et qu'on supportait naguère sans
y songer avec inquiétude.

Quelle énorme quantité d'individus prêts à figurer au
chiffre de la mortalité imminente ! Cependant n'en comptons que quarante pour chacun des mille médecins de Paris ;
voilà donc quarante mille personnes, plus ou moins affec-
tées, qui reçoivent les secours de l'art !

Si des émotions fortes, par exemple, ou des chagrins
subits venaient à troubler vivement nos malades pendant
leur traitement, abstraction faite de la présence du choléra ;
si on leur annonçait indiscrètement des nouvelles désespérantes, il est incontestable que plusieurs en périraient.
Mais il ne s'agit pas seulement ici de déterminer quelle
serait la mortalité que produiraient ces causes passagères ; il
faut qu'on nous donne le chiffre des décès qu'a pu faire la
longue et douloureuse consternation dont nous avons parlé
plus haut ; nous accepterons la réponse la plus modérée.
Eh bien ! une seule victime sur *quatre cents* va fournir un
total de cent par jour, l'un dans l'autre. Or le choléra a
duré officiellement cent quatre-vingts jours, et on verra
que ce calcul donne dix-huit mille morts, pour le compte
seul de la terreur, ce qui est précisément le total des victimes qu'on attribue au choléra.

Nous avons lu, dans l'ouvrage de M. Brayer, que la
terreur pouvait quadrupler la mortalité dans un temps de
peste. En admettant cela, on aurait eu à peu près deux cents

décès chaque jour à Paris pendant notre choléra. Multipliez seulement ce chiffre par cent jours au lieu de cent quatre-vingts qu'a duré le fléau (nous pouvons faire cette concession), et vous aurez encore un produit bien supérieur à celui qui a été déclaré officiellement. Cela ne donne-t-il pas encore une satisfaction complète à notre doctrine? Où se trouve donc la part du choléra? Ne doit-on pas nous tenir compte d'abord des décès qu'a produits une passion dont personne ne nie la funeste puissance, avant d'estimer le chiffre nécrologique d'une maladie idéale, inconnue, bizarre sous tous les rapports et que rien ne démontre? On conçoit que la conséquence logique de notre raisonnement et de notre arithmétique est accablante pour nos adversaires ; elle tue leur fléau et le rejette comme une superfétation monstrueuse.

A cette immense quantité de décès causés par la terreur du choléra imaginaire qui est venu aggraver nos plus simples maladies en leur donnant son nom funeste, joignons encore ceux que doivent déterminer incontestablement les états morbides à principe mobile et déplaçable, comme les rhumatismes aigus ou chroniques, la goutte, la menstruation, l'état de nourrice, de femmes en couches, etc. Calculons ce que peuvent apporter une violente révolution, un trouble profond chez toutes les personnes qui se trouvent dans cette situation. Voyons tout le mal que peut leur causer ici une nouvelle affreuse, ailleurs la perspective d'un hôpital, là l'image d'un père, d'un époux, d'une femme, enlevés presque subitement par un fléau qui n'épargne personne. Estimons le nombre de ces cas si fréquents et si graves, et comptons toutes les victimes qu'ils ont dû conduire à la mort, indépendamment même de la présence du choléra.

Ah! mes honorables confrères, et vous, bons lecteurs,

cédez à notre prière ; faites vous-mêmes ce calcul selon votre jugement et votre conscience ; vous reconnaîtrez bientôt une monstrueuse erreur. Une vérité saisissante vous apparaîtra, vous n'hésiterez plus à lui sacrifier avec joie une triste préoccupation, et vous direz avec nous : Le choléra est un faux !

Une preuve nouvelle que les décès nombreux qu'on observe pendant les fléaux dits pestilentiels doivent être attribués au pouvoir de l'imagination saisie par la panique, c'est que dans les histoires de peste on ne voit pas figurer les enfants. En vain nos adversaires, avertis et embarrassés par cette forte objection, ont cherché à rapporter quelques notices tardives pour nous prouver que tous les âges ont partagé les malheurs de la calamité. Il est aisé de démontrer que cela n'est pas ; on peut lire les premiers bulletins nominatifs du *Moniteur* et consulter les registres de l'Etat civil. D'ailleurs, ce ne sont pas des cas rares et suspects qu'il faudrait présenter pour nous convaincre ; c'est une masse proportionnellement plus considérable de victimes qui devrait être notée parmi les enfants, puisque ceux-ci sont en général plus nombreux que les pères et mères ; et jamais les auteurs n'ont cité rien de semblable.

Nous dirons ailleurs les changements miraculeux que les impressions joyeuses produisent sur nos maux actuels. Nous indiquerons seulement ici ce qui arrive quand des autorités puissantes veulent faire taire la terreur et anéantir son action malheureuse. Un personnage grave apparaît au milieu de la désolation générale ; il n'a dit que ces simples mots consolateurs : « Ce n'est rien, » et déjà le fléau a disparu. Nous ne citerons que quelques exemples remarquables de cette médecine morale. Hippocrate voit, dit-on, les Athéniens moissonnés par la peste ; il comprend le mal de la ter-

reur et sauve ses concitoyens en leur prescrivant de joyeuses
distractions. Napoléon touche un bubon pestilentiel à l'hospice de Jaffa : les esprits rassurés par cette démonstration
muette , mais convaincante, ne croient plus à la contagion,
dont l'idée effrayante tendait à décimer son armée, et la
mort bientôt ne trouve plus de prédispositions à saisir.
M. de Broglie ne nie pas le choléra; il offre seulement
des consolations aux affligés, et le mal n'attaque plus personne. A Varsovie, M. Brière de Boismont nous dit qu'on a
calmé les imaginations et que le fléau a cessé tout à coup.
Fodéré rapporte plusieurs exemples des effets heureux de
la rassurance dans une ville frappée de la peste. Jamais en
effet la voix amie qui tranquillise notre esprit n'a manqué
de faire des prodiges. On ferait des volumes avec des citations semblables, et toutes trouveraient leur application
dans la médecine morale qu'appelait le choléra et qu'on a
méconnue. N'est-il donc pas évident que si les pestes étaient
des maladies réelles, si elles avaient une cause matérielle,
les consolations, les espérances données aux malades, les
charités les plus touchantes, tout cela échouerait devant leur
poison mortel ? Que Fénélon lui-même vienne apporter ses
paroles évangéliques près d'un malheureux qui recélerait
dans son estomac une once d'eau-forte ou dans ses poumons un gaz délétère, verrez-vous les douleurs se taire
seulement une minute à sa voix consolante? Ici la cause
qui ravage la vie est sensible, matérielle, connue, et la
médecine morale n'a pas de prise salutaire sur elle. Pourquoi donc, dans les pestes, tant d'exemples de miracles
opérés par la seule guérison d'un cœur malade, par un
simple mot d'encouragement venu de haut et solennellement? C'est qu'il n'y avait là qu'une maladie de l'âme;
et si ces miracles ne sont pas plus communs, c'est que la

médecine, dans sa sotte bonne foi, n'est occupée que de ses préventions scientifiques, d'un danger imaginaire, et qu'elle n'apporte à son malade que quelques rares et machinales consolations, et avec un air consterné qui les dément. C'est qu'enfin les Hippocrate et les Napoléon sont rares.

. Il est à remarquer que personne ne veut confesser sa peur. C'est une sorte de honte qu'on n'ose avouer, parce qu'on craint d'encourir je ne sais quelle déconsidération, faute de se demander en quoi consiste la bravoure qu'on prétend afficher ici : expliquons ce mystère.

Contre les douleurs, contre l'adversité, contre l'épée de la guerre, oui, vous serez brave. Oui, vous défierez la souffrance d'abattre votre courage. Oui, vous supporterez avec fermeté le regard du tyran qui vous menace. Oui, vous exposerez vos jours pour sauver ceux d'un ami qui va périr. Oui, vous offrirez votre poitrine généreuse aux batteries formidables d'un ennemi qui s'avance contre votre patrie. Mais verrez-vous de sang-froid la misère, la consternation, le deuil universel? Non, non; vous ne serez plus brave, en voyant passer les cercueils de vos concitoyens, de vos parents, de tout ce qui vous est cher! Non, votre cœur vous défendra cette bravoure insultante et cruelle, et vous serez homme malgré vous! Vous serez sensible, affecté, malade peut-être. Ne vous en défendez pas. Il n'y aurait pas d'honneur pour vous à le tenter. *Homo es.* Il n'y a plus de stoïciens quand tout souffre autour de nous.

L'Écriture Sainte nous décrit parfaitement les effets de la terreur. « Hémath et Arphad sont dans la confusion et l'épouvante, parce qu'une nouvelle fâcheuse les a étonnées..... l'inquiétude a empêché de dormir.,... L'habitant de Damas, anéanti dans la consternation, a pris la fuite; la terreur et l'angoisse l'ont saisi.... Il a éprouvé des tremblements comme

la femme qui accouche.... Tous les courages faiblissaient ;
toutes les figures exprimaient la confusion.... tous les cœurs
étaient brisés et semblaient privés de vie.... le peuple
était tremblant et se laissait aller comme l'eau qui s'é-
coule. '» En lisant ces passages, rappelons-nous les jours du
choléra. Si la tristesse seule *accable les forces* et *conduit à
la mort*, que ne fera donc pas la terreur longtemps soutenue?
« La vie de l'homme dépend de l'état de son cœur; c'est la joie
et le contentement qui constituent sa santé. » Or, dans quel
état étaient nos esprits au mois d'avril 1832 à Paris? « L'épée
qui nous tuait n'était pas l'épée d'un homme; mais nos forces
disparaissaient dans la frayeur. » C'est toujours cette passion
qui figure en première ligne dans les calamités dont Dieu
menace les rois ennemis d'Israël; partout elle est le précurseur
des fléaux. « Que l'épouvante tombe sur eux.... que la terreur les saisisse. » C'est la terreur qui prépare les défaites
de l'ennemi. « Vous avez rempli de frayeur la forteresse....
vous avez ôté toute force à son épée.... J'ai frappé les villes
d'une terreur soudaine.... elle est une épée vengeresse comme
celle de la guerre.... L'épée les percera au dehors, et la terreur au dedans.... Nous ne voyons qu'affliction, que ténèbres,
qu'abattement, que serrements de cœur, et qu'une nuit sombre qui nous poursuit, sans que nous puissions échapper à
cet abîme de maux.... L'épée, oui l'épée est aiguisée pour
tuer les victimes; que cette épée meurtrière double et triple
sa violence; c'est là cette épée qui doit faire un si grand car-
nage, qui frappera les esprits d'étonnement, qui fera sécher
les cœurs, qui multipliera les ruines.... Je jetterai l'épouvante à toutes les portes devant cette épée perçante et affilée
pour tuer.... O épée! aiguisez votre pointe; allez à droite, à
gauche, partout où le désir du meurtre vous appellera. » On
ne peut peindre avec plus de force les effets de la terreur.

Nous citerons encore les exemples suivants: « Gédéon a 30,000 hommes pour vaincre ses ennemis, il réduit son armée à 300 par ordre de Dieu ; mais quelle sera donc sa force pour réduire, dans une seule rencontre, 35,000 combattants, que forment les Amalécites, les Madianites et tous les peuples d'Orient étendus dans la vallée comme une nuée de sauterelles ? Sa puissance sera l'arme seule de la terreur. En effet, il ordonne à sa petite troupe de faire un bruit épouvantable, surprenant, au moyen des cris et du son des trompettes. Aussitôt les ennemis s'effraient, sont en désordre, et le Seigneur tournant leurs épées les uns contre les autres, ils se tuèrent mutuellement.... Judas fit sa prière au Seigneur et lui dit : Frappez-les de crainte ; faites-les sécher de frayeur en abattant cette audace qui leur inspire leur force.... Le combat fut livré en même temps, et 5,000 hommes de l'armée de Lysias furent taillés en pièces.... »

C'est la terreur qui commence l'extermination du peuple. — « Voilà que je vais amener la terreur parmi vous.... Je frapperai d'effroi tous les habitants de cette ville, et tous les hommes et les bêtes mourront de pestilence très-grande. » — Ici nous voyons encore que c'est l'effroi qui donne naissance au fléau morbifique.

Et vous, mânes de Waterloo, ne viendrez-vous pas nous apporter aussi votre imposant et douloureux témoignage ? Dans cette journée effroyable, que sont devenus tant de courageux Français, tant de soldats naguère invincibles ? Est-ce le fer de l'étranger qui a fait fuir 300,000 de vos compagnons d'armes ? Non, « une épée invisible, une épée qui n'est pas celle des hommes, » a percé vos cœurs et désolé votre vieille gloire ! Des traîtres, salariés peut-être, ont crié un funeste sauve-qui-peut ! Les faibles et la jeune milice ont suivi un fatal entraînement. Il n'est resté que les braves qui, dans leur consternation, ont regardé de sang-froid l'abandon et la mort, sans songer même à se défendre! Ah! soldats de la malheureuse France, déclarez donc avec nous que ce n'est pas l'ennemi qui vous a vaincus! Non, Waterloo n'a pas été un champ de bataille! Il n'a été qu'une vaste boucherie sous le fer de la terreur!

Repoussez donc cet agent de la peste, médecins des hommes; ne touchez pas aux armes du Seigneur. Dans nos maladies, ne nous envoyez pas la terreur; reconnaissez ses homicides effets; évitez nous-les, et les peuples reconnaissants n'auront plus à subir les étranges calamités des fléaux pestilentiels.

Les contagionistes, pour favoriser leur système, semblent, par un aveu tacite, reconnaître le besoin qu'ils ont de la terreur. Ce qu'ils ont fait quelquefois 'pour nous consoler, ne nous a jamais consolés, au contraire, « leurs consolations étaient toujours fausses; elles étaient la garantie de plus grands malheurs. » Nous ne les voyons jamais s'élever contre les dangers de cette passion, et consacrer de longs chapitres à la description de ses funestes effets. Nous avons remarqué, au contraire, qu'ils glissent avec soin sur ces considérations si graves, et qu'ils mettent une complaisance singulière à repaître à-satiété nos esprits de pronostics fâcheux et de désolantes images. Par cette réticence malicieuse, ne suppriment-ils pas la preuve essentielle à la connaissance du mal? David jouait des airs touchants devant les tourmentes de Saül; mais lisons les historiens de la peste, et voyons, chez ces tristes musiciens de la mort, quels hymnes de consolation ils offraient aux affligés! Est-ce en frappant sans cesse leurs oreilles de tous les modes qui expriment la douleur, qu'ils pouvaient leur inspirer cet espoir si nécessaire à la vie? Les notices de certains journaux, pendant notre choléra, ne justifieraient-elles pas cette vive apostrophe contre nos adversaires! Ni nos modernes, ni les anciens n'ont reconnu les bienfaits de la discrétion ou de la rassurance. Ouvrons Diemerbroeck ; nous y verrons que cette *anxiété*, qu'il note lui-même chez tous ses malades, ne le met nullement sur la voie de la médecine morale. Il n'a à cœur que de les saturer de cent drogues pharmaceutiques.

Dieu conduit notre existence et les événements qui nous amènent alternativement le bien ou le mal. Il commande aux éléments et peut nous les rendre salutaires ou funestes. C'est le bras de sa sage providence qui nous frappe quelquefois, pour nous tenir plus près de lui. *Immittam vobis terrorem.* Oui, Dieu peut nous envoyer cette cause de destruction ; il peut affliger telle localité d'une fâcheuse saison, d'une mauvaise récolte, etc., etc.; mais faut-il exposer un jour la science égarée à fournir des armes aux usurpateurs de sa puissance toujours juste? La Bible sera-t-elle le chaperon du crime? L'Europe ne peut-elle retomber dans le deuil de la barbarie? Qui empêcherait alors de mauvais vouloirs de s'emparer d'une arme divine, et de décimer notre postérité au moyen de la funeste doctrine des pestes? Les bras du pouvoir humain ne peuvent heureusement s'étendre sur les météores dévastateurs, leur dire : Allez! et les faire descendre sur nous. Arrachons-lui donc l'épée facile de la terreur, si jamais ce pouvoir la tournait contre notre vie, et que le peuple observateur puisse toujours reconnaître, à des signes certains, que nos maladies graves et épidémiques n'ont pas une source suspecte, mais qu'elles proviennent de causes explicables et d'une puissance à laquelle tout doit se soumettre! Nous renouvelons ici une pensée, que nous croyons avoir émise ailleurs, c'est que jamais le peuple n'a murmuré dans aucun temps contre les diverses calamités dont la cause est évidente. Nous supportons les épidémies successives qu'amènent les saisons. Nous voyons notre famille moissonnée par la petite vérole ou la rougeole, pendant certaines constitutions atmosphériques. La guerre nous apporte les fièvres de mauvais caractère, la dévastation, la famine, sans que nous nous plaiguions avec révolte. Pendant la durée de ces fléaux, nous accueillons avec reconnaissance tous les secours de la charité. Pourquoi donc partout où s'est introduit le choléra, le soupçon et l'émeute se sont-ils constamment établis? Pourquoi repoussait-on jusqu'au ministère de ceux qui venaient offrir leur dévouement? C'est que là on pouvait soupçonner quelque erreur de la science. C'est que Dieu n'était pas là!

Voyons maintenant les effets de l'imagination occupée par de consolantes espérances. Si elle a le pouvoir de conduire la douleur, ou tel agent morbifique, vers telle région de notre corps, vers telle de ses fonctions, par la seule force de notre attention dirigée vers ces points ; si elle s'enchante elle-même dans ses croyances et ses terreurs; si toutes choses lui obéissent, jusqu'à créer instantanément des actes morbides où il n'y en avait pas, nous allons aussi admirer avec quelle puissance elle commande au bien-être et aux plaisirs ; avec quelle rapidité elle change les mouvements vicieux des organes et ramène la santé, dès qu'elle espère vivement et croit qu'elle peut guérir. C'est sur elle que reposent principalement les succès de la médecine morale. C'est là que l'indiscrétion que nous reprochons à nos adversaires, va trouver sa condamnation inévitable.

Hippocrate nous dit que « si les médecins veulent bien établir la cure des maladies, ils ne doivent pas cesser d'encourager le malade, et qu'ils commettent une grande faute, s'ils lui laissent quelque inquiétude dans l'esprit, car il perd toute espérance et meurt bientôt. » En effet, si la vie de l'homme est tourmentée par les inquiétudes de l'âme, il appartient à la sagesse du médecin d'écarter ces angoisses, ces terreurs et ces fausses opinions qui nous affligent. « Car c'est une grande sagesse celle qui chasse la tristesse de notre cœur, qui ne permet pas que nous soyons effrayés par quelques dangers, car les troubles de l'âme séparent les hommes, et nuisent aux intérêts de la cité. »

Les Amphyctions, inquiets sur le sort d'une guerre, consultent les Dieux ; ceux-ci ordonnent d'aller à Cos, où les Athéniens trouveront des secours contre la maladie qui les afflige. Nébrus, de la famille des Asclépiades, fut indiqué et partit sur un vaisseau. A peine son équipage est-il arrivé au camp où régnait la mort, que la santé générale reparaît avec la confiance. *Cùm igitur ad castrorum locum hi pervenissent, Deus lætatus est, nam et militum mortes cessârunt.* Voilà les heureux résultats d'une véritable rassurance dans nos maladies. On a bien voulu singer ce mérite, pendant notre choléra, en envoyant des médecins de côtés et d'autres ; mais, hélas ! la mort s'arrêtait-elle à leur arrivée ?

L'espérance qu'embrasse l'imagination est donc le contrepoison de la terreur. Que ne doit-on pas attendre des talents, de la sagesse et de l'expérience d'un docteur ami qui nous promet un événement heureux sur le mal qui nous affecte, qui nous console et ne nous a jamais trompés, quand nous voyons les succès que le charlatanisme, même sans instruction, arrache à la crédulité de ses dupes ? Il est certain que l'espérance enchaînée à une foi vive ne peut que produire des miracles. Dans les temps de calamité, voilà le mérite qu'auraient assurément des médecins célèbres et aimés du public, qui répandraient des notices propres à dissiper les craintes et à combattre surtout les maux d'une publicité indiscrète et menteuse ! Le sort d'une population tient à l'opinion qu'on laisse courir et percer dans les esprits. Elle va porter l'espérance qui sauve, ou l'inquiétude qui

tue. *Pasce fame morientem*, disent nos Ecritures sacrées :
*si non pavisti, occidisti, et idem de quocumque alio corporis
necessario.* Or le corps n'est-il pas le serviteur d'une âme
qui a aussi ses besoins indispensables ; et ne peut-on dire que
celui-là de même nous laisse périr, qui nous refuse une
rassurance salutaire ? Qu'on nous pardonne d'emprunter aussi
souvent des textes à la Bible. Il n'y a pas un seul passage,
une seule parabole, une seule maxime, qui n'ait fourni aux
auteurs diverses applications morales, par un sens plus ou
moins détourné. « Pourquoi négligerions-nous de belles et
fortes armes contre les vices de nos adversaires ? pourquoi
ne nous servirions-nous pas, de tout notre pouvoir, de l'é-
pée spirituelle pour défendre la vérité ? pourquoi ne rempli-
rions-nous pas la tâche que nous nous sommes imposée, avec
toute la hardiesse que nous devons, dans la vue de donner
plus de force à notre travail, sans esprit de vanité, et sans
autre égard que le grand intérêt que nous défendons ? »

Nous concevons bien qu'il est difficile au médecin praticien
de faire avec succès la médecine du cœur, dans les temps de
peste ; tout s'y oppose. Comment en effet peut-il rassurer son
malade, quand tout sonne l'alarme dans les mesures administratives, dans les bulletins, ou les rapports des commissions sanitaires, dans leur empressement, dans ces défenses menaçantes qui donnent précisément un démenti au consolateur ?

Ajoutons encore à nos citations quelques maximes admi-
rables sur les consolations et les espérances. « Heureux
celui qui n'a pas l'âme attristée et n'est pas sans espérance...
N'y a-t-il donc pas de baume dans Galaad ? Ne s'y trouve-t-il
pas des médecins ? Pourquoi donc la blessure de mon peuple
n'a-t-elle pas été fermée ?.... Vous n'avez pas rassuré les in-
firmes, dit Ezéchiel ; vous n'avez pas guéri ceux qui étaient malades ; vous n'avez pas raffermi ce qui était brisé ; vous n'avez

pas relevé ce qui succombait, et vous n'avez pas recherché
ceux qui allaient périr ; mais vous commandiez avec aus-
térité et avec la violence du pouvoir... Que votre charité pour
vos frères ne soit point comme un airain sonore.. parlez-leur
d'une manière qui relève le cœur... Dites aux faibles : Ayez
bon courage ; rassurez-vous ; ils trouveront la joie, et les gémissements s'enfuiront. »

Voilà les leçons qu'on pourrait adresser aux auteurs de
tous nos ouvrages sur les pestes, ainsi qu'à plusieurs de nos
ournaux, pendant les ravages du fléau asiatique.

Il résulte de nos citations, qui pourraient être innombrables,
que la confiance, les consolations et l'espérance sont les pro-
tectrices de la santé publique dans les temps de calamité,
et que « les magistrats et prééminences, comme dit Plutarque,
ont puissance de nous attrister, ou de nous réjouir, et sont
bien coupables s'ils méconnaissent leur devoir de charité, et
embrassent les mauvaises voies de la terreur. » C'est pourquoi nous nous étions permis d'indiquer à M. le ministre
cet article du Dictionnaire des Sciences médicales, hygiène
militaire, page 72 : « On doit bien se garder de prononcer
les mots de *peste*, de *contagion*, d'*épidémie*, qui répandent
l'épouvante et la mortalité. Les hommes sur qui repose le salut d'une population nombreuse, doivent garder pour eux
seuls la connaissance du danger auquel elle peut être exposée, et tout, dans leurs paroles comme dans leurs actes,
doit annoncer la sécurité.... »

Ignoti nulla formido. En vain on nous dira qu'il est impossible de cacher aux yeux du public un fait patent, une mortalité qui parle ; nous répondrons toujours : N'affectez pas
péniblement nos âmes un an d'avance ; ne publiez pas la
mauvaise nouvelle. « Pourquoi courir, ô mon fils? tu ne
seras pas porteur d'un bon message, nous dit Joab des

Rois. » Brûlez vos rapports effrayants ; cachez ce qui se
passe dans vos hôpitaux et dans les cimetières ; n'accourez pas
avec le récit de vos sinistres exagérés ; et si les maladies ré-
gnantes sont plus mortelles que de coutume ; si même, (ce que
nous ne pouvons vous accorder), il existe quelque mal qu'on
doive appeler pestilentiel, laissez la médecine pratique remplir seule son honorable mission, et sous le prétexte d'empêcher la propagation d'une maladie imaginaire et de servir la
santé publique, (ce qui vous a laissé une excuse respectable
jusqu'ici), ne répandez plus les alarmes , ni par vos écrits,
ni par les mesures que vous dictez aux administrations. Ce
n'est pas assurément le docteur familier qui fera de telles
fautes. Quel client voudrait jamais pour son médecin celui
qui viendrait l'entretenir des images terribles d'une calamité
menaçante, et des cruelles sévérités des lois sanitaires ?

Nous accordons à la pharmacie toutes les vertus de ses
préparations salutaires, leurs succès, leurs merveilles ; mais
la médecine n'a-t-elle à ses ordres que ces agents, pour nous
rendre la vie ? lui refuserez-vous les miracles de la parole,
de la consolation, de la certitude de guérir, qu'elle nous
apporte, en s'adressant à notre âme ? C'est la médecine du
cœur bien ordonnée qui fait les plus grands miracles de
notre ministère. Qui donc a causé ces changements heureux
et inespérés, dans la situation du malade, après un voyage
au loin, après une scène de bonheur, après un don de la Providence ou une faveur de la fortune, en un mot, après ces
effets si remarquables du pouvoir moral sur le physique ?
est-ce le matériel médicinal ? n'est-ce pas plutôt la force de
l'âme favorablement dirigée ? La pharmacie même n'est-elle
pas nulle et souvent dangereuse, quand la confiance n'a pas
préparé la voie au mieux-être qu'elle tente ? Il faut donc,
avant tout, croire vivement à la vie, espérer et sentir les

doux encouragements de la charité des hommes. Eh bien!
venez avec nous, docteurs; considérez ce qui se passe dans
les jours effrayants de la peste, et dites-nous, où se trouvent
la foi, l'espérance et la charité. Toutes ces portes de salut
ne sont-elles pas fermées aux malheureux? La foi! mais elle
est morte! la terreur répandue partout, la déclaration des
médecins, la vue des cadavres de ceux qui nous étaient
chers, mille convictions déchirantes l'ont tuée! L'espérance!
hélas! vit-elle sans sa divine compagne? dans ces jours de
deuil n'avons-nous pas désappris son langage rédempteur?
au milieu de tant de mesures inquisitoriales, sa voix même
ne serait-elle pas une sorte de persifflage insultant à la misère
publique? pouvons-nous espérer la vie devant la mort, devant les brutalités de la loi, devant l'attitude désespérante du
docteur sombre qui vient pour nous offrir la santé, et ne
peut nous raconter que ses revers? Nous n'entendons plus
que des gémissements sourds et le bruit des chars mortuaires,
qui roulent lentement. Nous ne rencontrons que des douleurs
muettes; nous ne voyons que les maux profonds et incurables
de la stupeur et de la consternation. Tu ne verras plus ta
femme, nous crie une ordonnance impitoyable; on l'a sé-
questrée de ses enfants! reste dans la prison, dans la tombe
que t'a désignée une mesure barbare. La vie, si elle tient bon
quelque part, n'est-ce pas celle des damnés? partout ne
faut-il pas lire cette affiche terrible clouée à la porte des
enfers? « Ici plus d'espérance! » Il n'échappera à la mort que
les corps de bronze, les cœurs égoïstes et sans pitié, ou les
croyants religieux qui attendent avec résignation les grâ-
ces et les secours de la Providence. Pouvons-nous espérer
dans la prison tendue de noir, que des geoliers inflexibles
nous rendent encore plus fatale que le fléau lui-même?

La charité! hélas! ma chère Sœur, je n'ai plus besoin de

vos dons , j'ai le cœur contristé , serré, j'étouffe ; je languis
d'effroi , de désespoir, et vous m'apportez de la nourriture ,
des flanelles ! c'est de l'espérance que je vous demande ; c'est
le Paraclet, le consolateur que j'appelle ! votre bouillon, vos
douceurs, tous vos soins sont superflus ; on a paralysé votre
saint ministère. La charité ! où est-elle , mon Dieu ! ailleurs
que dans votre zèle , devenu aujourd'hui impuissant ? sont-
ce les barricades, les menaces , les sommations de mourir
dans le cercle abominable qu'on m'a tracé ? Sont-ce les coups
de fusil qui m'attendent et me guettent , si j'ai le malheur de
suivre ma famille qui s'est enfuie éperdue , pour échapper
à une mort certaine ? Ah ! lecteurs, nous ne vous offrons pas
des images fantastiques ; lisez les historiens des pestes, le
code des lois sanitaires, et vous verrez que nous avons plutôt adouci que chargé la couleur d'une déplorable vérité.

PARTIE MÉDICALE.

De l'Endémie.

La définition seule de ce mot détruit de fond en comble la
vieille pathologie des pestes exotiques ; car si l'endémie *est
une maladie spéciale attachée à telle localité, sous l'action de
certaines causes ou conditions* , il est évident que l'effet ne
peut être séparé de sa cause, et que nous ne pouvons su-
·bir chez nous les fléaux qui désolent l'Egypte, les bords du
Gange, ou quelques contrées de l'Amérique. Jamais l'endémie des marais Pontins, bien que dans le voisinage de Rome,
n'a inquiété cette capitale du monde. Jamais le goître du Va-
lais, la plique de Pologne, etc., etc., ne sont allés envahir des
pays soumis à des conditions différentes.

Depuis que nous avons fait part de ces idées à l'administration , nous pouvons remarquer, que les journaux nous

vantent beaucoup les larges modifications faites au régime
sanitaire, ainsi que les travaux qu'on assure avoir été entrepris dans l'Orient, *pour assainir les pays infectés*, et tarir les
sources de la peste. Il faudrait être bien crédule, pour ne pas
sentir la portée de ces agencements. Est-ce que l'Egypte,
occupée de la guerre, depuis quelques années, aurait eu
assez de temps et de fonds disponibles pour exécuter de
telles opérations? est-ce que les causes éternelles des débordements du Nil peuvent être écartées? Quelque chose que l'on
fasse, est-ce qu'on pourrait empêcher la crue de ce fleuve,
les marécages qu'il forme et leurs émanations morbifiques?
Comment d'ailleurs vaincre le fatalisme et l'insouciance d'un
peuple qui ne croit pas à la contagion, et se soucie fort peu
de la communiquer à ses voisins? n'est-il pas même étonnant que Méhémet-Ali, profitant des craintes de l'Europe,
à l'égard de la peste, n'ait pas cherché à faire reculer et à
vaincre les Puissances coalisées contre lui, au moyen de
chiffons empoisonnés? Cette armée, de nouvelle invention,
n'eût-elle pas imposé à ses ennemis, en jetant la mort parmi
eux? et s'il n'a pas usé de ce procédé destructeur, c'est sans
doute que la peste ne fait pas peur à tout le monde.

Les contagionistes ont donc été heureux de trouver le prétexte des mesures nouvelles que l'Orient, nous disent-ils,
vient d'emprunter à notre civilisation, pour parer aux objections insurmontables que nous leur faisons, quand nous
leur montrons surtout les communications si étendues, si
rapides et si fréquentes aujourd'hui, par les bateaux à vapeur,
entre tous les peuples, sans qu'il en soit résulté le moindre
accident. Pour justifier leurs idées sur l'importation et la
contagion de certains fléaux exotiques, ils nous disent que la
variole est une endémie, qui s'est impatronisée parmi nous,
et que la syphilis aussi nous a été apportée par les matelots

de Christophe Colomb. Ils savent pourtant que ces assertions
ont été combattues victorieusement par de nombreux et sages
auteurs. A l'égard de la variole, comment pourrait-on concevoir que des négociants, des voyageurs aient pu rapporter à leurs enfants, après une longue traversée, un germe,
une maladie par procuration, et qu'ils n'avaient pas eux-
mêmes ? N'y-a-t-il pas ici quelque chose qui est tout près de
la mauvaise foi, ou de l'absurdité? La petite vérole et la
rougeole en général sont des maladies dépuratoires de l'enfance, qui n'ont pas toujours été fidèlement décrites, mais
qui ont été observées de tout temps. L'inoculation, telle
disposition du jeune âge ou de l'atmosphère décident le développement du mal, et il n'a absolument aucun rapport
avec celui de la peste, qu'on *s'inocule impunément.* Ce n'est
donc point la contagion, mais tel état de la saison, ou d'une
prédisposition du malade, qui amène les épidémies de variole. La même cause qui atteint le premier, doit nécessairement agir sur les masses ; et il serait ridicule d'imaginer
que c'est le miasme de Pierre qui a infecté Paul ; car en
effet, quelque soin que prissent autrefois les grands et
les rois eux-mêmes, avant la découverte de l'inoculation
et de la vaccine, ne fallait-il pas que leurs enfants payassent
ce tribut commun, et qu'ils subissent les conditions épidémiques de l'atmosphère, et de cette maladie dépuratoire ?
Quant à l'importation de la syphilis, il suffit de consulter la
Bible, Hippocrate et ses successeurs, pour s'assurer que,
de tout temps, les organes de la génération ont été sujets à
diverses affections, telles que celles attribuées au mal qu'on
nous dit avoir été importé de l'Amérique. Nous en parlerons
ailleurs, et nous n'insisterons pas plus longtemps ici sur les
pauvres allegations qui ont été apportées en faveur des endémies étrangères, devenues des contagions parmi nous.

De l'Epidémie.

Ce mot a reçu deux significations. Hippocrate et nos plus célèbres observateurs, après lui, ont décrit des épidémies et n'ont attaché à cette expression que l'idée des maladies qui nous attaquent transitoirement dans les diverses saisons de l'année; ce sont les cas saillants qu'observe la pratique journalière. Ces épidémies sont circonscrites, plus ou moins graves, et sont les conséquences des variations de l'atmosphère, des événements particuliers, etc.; de sorte que la description de ces maladies chez les auteurs, comme nous le voyons dans les sept livres d'Hippocrate, n'est que l'histoire de celles qui, dans chaque saison de l'année, ont régné dans tel pays. Elles n'ont généralement rien de remarquable ni de très-inquiétant; mais parfois cependant elles sont accompagnées de caractères de gravité, comme, par exemple, celle dont parle Hippocrate au livre iiie, section 3, sous le nom de *status pestilens*. Il suffit de jeter un coup d'œil sur ce chapitre pour être assuré qu'il y a simplement décrit les maladies qui ont eu lieu dans cette constitution atmosphérique, et qu'il n'a jamais voulu y indiquer une peste exotique et contagieuse. On y remarque un grand nombre d'affections diverses qui se sont prolongées quelquefois jusqu'à plusieurs mois, ce qui exclut toute espèce de rapprochement avec la peste d'Egypte, qui tue si promptement et ne laisse régner avec elle aucune autre maladie.

Certains auteurs ont appliqué à l'épidémie un autre sens que nous sommes loin d'approuver. Ils appellent ainsi la maladie saillante et insolite qui attaque un grand nombre d'individus pendant certaines mauvaises conditions atmosphériques, et à laquelle ils ajoutent la gravité funeste de la

terreur en la déclarant pestilentielle, en disant qu'il règne
telle mauvaise maladie, (la fièvre typhoïde de nos modernes,
par exemple), et qu'il meurt beaucoup de monde. Nous
trouvons qu'avec cette doctrine ils affligent la santé publique
et laissent dans les esprits l'idée d'un fléau, surtout si
l'indiscrétion lui a donné de l'éclat, si l'administration supérieure intervient avec ses mesures et ses lois sanitaires, et
si la science n'a pas expliqué la nature du mal d'une manière sage et rassurante. Nous repousserons donc cette distinction très-dangereuse admise par quelques écrivains, parce
qu'elle n'a rien d'essentiel, qu'elle ne repose que sur des
préventions condamnables, parce qu'il faut toujours se garder d'inquiéter les imaginations ; parce qu'il faut, à l'imitation des prudents praticiens et de Chirac surtout, ne donner
aucun éclat aux épidémies, les guérir en silence et ne pas
les baptiser d'un nom alarmant, comme on le fait de nos
jours ; mais leur donner pour cause la succession inévitable des saisons et non une origine mystérieuse ; car c'est
ainsi que nous serions justement accusés d'effrayer les populations et de créer un fléau.

Quant à ces épidémies qu'on nous dit voyager et avoir
fait le tour du monde, présentant partout les mêmes phénomènes et les mêmes ravages, le bon sens les rejette parmi
ces événements imaginaires, inventés dans quelque vue secrète et intéressée. Les historiens ont pu nous rapporter de
tristes absurdités sur ce sujet, mais la science honorable ne
les a jamais acceptées. Ce n'est point à quelques subalternes
ou étrangers à l'art de guérir, à nous commander une foi
qui a des conséquences aussi périlleuses. Des millions d'autorités médicales respectables auraient-elles manqué de nous
parler de choses aussi graves, si elles eussent été réelles ?

De la Contagion.

La contagion est une honteuse et déplorable extravagance, un fléau inventé dans un siècle d'ignorance et de superstition qui n'a d'incontestable, dans l'histoire des fléaux dits pestilentiels, que le malheureux pouvoir de décimer les peuples au moyen de la terreur qu'il inspire. Il ne faudrait que la considération de l'extrême obscurité qui règne sur cette matière pour nous convaincre que la vérité ne peut être au milieu de tant d'opinions divergentes, et qu'il est besoin d'une étude nouvelle et philanthropique qui la découvre enfin et l'apprenne au monde entier. Cette étude est celle de l'influence du moral sur le physique. Elle expliquera seule, de la manière la plus satisfaisante, cette mortalité qui accompagne ce que l'on a nommé des fléaux pestilentiels.

L'application d'un pus, d'une humeur morbifique avec lesquels nous nous trouvons en contact immédiat, et que les absorbants de la peau peuvent entraîner dans la circulation, un miasme, un gaz délétère portés dans les poumons, une inoculation quelconque, tout cela se comprend. Nous concevons dans ces cas un partage morbifique possible; mais où est donc la contagion, la transmission d'une cause matérielle et sensible dans l'approche d'un ballot de marchandises, dans la carcasse d'un vaisseau qu'on nous ramène de l'Orient? Vous avez absorbé, nous disent les contagionistes, un principe mortel qui reste en incubation dans votre organisation pendant un temps limité, qui ensuite se développe comme un germe et produit les mêmes symptômes, la même maladie que celle qui vient d'être importée et que vous allez bientôt communiquer à tous ceux qui vous approcheront, sous les mêmes conditions et d'une manière illimitée.

Nous répondons : Mais ce principe mortel, respiré dans un lieu pestiféré, n'est-il pas déjà affaibli, décomposé, anéanti, dès qu'il s'échappe d'un corps malade, avant d'entrer dans celui d'un homme sain? Supposons le miasme, le gaz le plus empoisonnant qu'on puisse imaginer, n'est il pas évident que, s'il n'a pas porté sur-le-champ une action funeste sur les poumons, le jeu de la respiration, dans un air pur auquel on expose le malade, va, à l'aide du principe conservateur de la vie, chasser le poison absorbé, le décomposer à chaque nouvelle inspiration, et réparer bientôt le désordre porté dans ses organes? Osera-t-on dire que ce poison élaboré, modifié par l'air nouveau qui pénètre continuellement dans les poumons, qui a permis au malade de conserver sa santé ordinaire, peut néanmoins, après un laps de temps indéterminé, aller encore infecter par le contact médiat de l'atmosphère, un second, un troisième individu, sans perdre de ses propriétés délétères? ne serait-ce pas arriver à l'absurde? Pourquoi d'ailleurs les organes de la respiration, frappés plus particulièrement, restent-ils impassibles? Le miasme pestilentiel qui les a traversés, sans les offenser, pour aller produire ailleurs, selon vous, des bubons et tous les signes typhoïdes, peut-il demeurer tout ce temps dans les mêmes conditions? peut-il rester encore transmissible après toutes ces métamorphoses? Au reste, nous n'admettons aucune espèce d'analogie entre la peste des auteurs et les diverses maladies qu'on a nommées contagieuses, telles que la syphilis, la gale, etc.

Si le mot de contagion a été employé par quelques auteurs anciens ; si l'on veut absolument que ceux de *miasmata, inquinamenta* d'Hippocrate veuillent exprimer une cause

qui atteint un grand nombre d'individus dans le même temps,
nous répondrons qu'il n'y a pas de doute, mais que cela n'a
aucun rapport avec notre contagion qui les attaque successivement, et qui a créé le séquestre et la folle sévérité des lois
sanitaires, comme moyens préservatifs. Oui, dans telle circonstance, où règne un état fâcheux de l'atmosphère, nous
sommes en contact avec elle; nous y respirons, si l'on
veut, un air qui peut présenter des conditions fâcheuses; mais ce mal est commun à tous, et nulle précaution
autre que la fuite, ou un régime approprié, ne sauraient
nous y soustraire. Le zèle et l'intervention de la police
administrative ne feraient ici que jeter le trouble dans la population qui subit cette influence, en lui faisant redouter
une mortalité excessive. Oui, nous touchons par la respiration,
par tous les points de notre corps les principes de la chaleur,
du froid, de l'humidité, un *aliquid divinum*, si l'on veut, caché dans la masse atmosphérique; mais toujours nous dirons
que cet état est borné à telle latitude. Nous pouvons fuir le
froid, en voyageant vers des climats plus chauds; éviter une
excessive humidité, en habitant des pays de montagnes : nous
pouvons quitter une région d'où la terre laisse échapper
quelque émanation étrange et nuisible; mais il répugnera
toujours à la raison de penser que l'individu, l'atome, pour
ainsi dire, qui habite cette région, puisse aller reporter au
loin ces causes locales.

Les œuvres de nos respectables maîtres ne traitent nulle
part de la contagion. Nos vieux historiens, superstitieux et
sujets à l'exagération, n'ont pu nous en laisser le véritable
sens. Thucydide, qui nous a décrit ce qu'il a vu pendant la
peste d'Athènes, nous fait croire à sa transmission par les
contacts; mais pouvait-il être un juge compétent sur cette
matière? ne la traite-t-il pas d'une manière extravagante et

fabuleuse? les peuples avaient-ils alors entre eux des communications promptes et faciles? où Thucydide avait-il pu prendre des nouvelles de l'Éthiopie et ses documents sur la haute Égypte, d'où il fait venir le fléau? tout ce qu'il rapporte sur l'origine du mal, sa nature et ses symptômes, n'est-il pas du romanesque à l'excès? Son histoire n'a servi évidemment qu'à établir un précédent malheureux, sur lequel se sont appuyés les amants du merveilleux et les crédules écrivains qui sont venus après lui. C'est sur sa description, qu'ils n'ont cessé de calquer bien servilement leurs faits épidémiques et les plus incroyables singularités dont ils les accompagnaient. Mais tous leurs faits sont de l'histoire profane. Le code d'Hippocrate et de ses glorieux successeurs ne rapporte rien de semblable. Quelle foi la science médicale peut-elle donc accorder à des auteurs étrangers à l'art de guérir?

S'attachera-t-on aux citations que les contagionistes osent emprunter à la Bible, pour confirmer leur doctrine? Non, sans doute. Ils n'ont pu que les appliquer faussement. *Aer corruptus, ventus pestilens,* ces mots employés, en parlant de la peste, ne font-ils pas supposer avec raison que cette maladie doit être regardée comme une épidémie, qui a sa cause dans l'atmosphère, et n'est point transmissible d'homme à homme; car dans Jérémie, quand le Seigneur dit : « Je susciterai un *vent pestilentiel* contre Babylone, » on ne peut voir là qu'une cause épidémique qu'il répandra sur tous ses habitants.

On parle très-souvent de famine et de guerres dans les Saintes Écritures. Le plus simple événement y est rapporté très au long; mais la peste n'y est mentionnée que comme une menace. La seule qui soit arrivée aux hommes, est celle qui frappa le peuple de David pendant trois jours. Elle fit périr 70 mille hommes, *septuaginta millia virorum,* et notons bien que ce mot *virorum* exclut de cette mortalité les femmes et les enfants. Ajoutons encore que Dieu avait donné à David le choix entre trois fléaux, la famine, la guerre ou la peste, et qu'aimant mieux *tomber entre les mains de Dieu qu'entre celles des hommes*, il préféra la peste. Il nous semble que cette préférence milite en faveur de notre doctrine, et marque encore que ce fléau ne peut être considéré que comme une épidémie soumise aux lois des météores, où les hommes ne peuvent intervenir.

Il est à remarquer aussi que les quatre évangélistes, en parlant de Jésus-Christ qui a vécu trente-trois ans parmi les Juifs et qui a guéri toutes sortes de maladies, ne disent pas un seul mot de la peste, qu'on regarde cependant comme une endémie éternelle de l'Égypte; que la chronologie sacrée énumère tous les faits qui se sont passés pendant 4,000 ans, et ne cite que celle dont nous venons de parler. Comment se fait-il, au contraire, que l'histoire profane, depuis Jésus-Christ, ne cesse de nous citer des centaines de pestes meurtrières? Ne nous dit-elle pas en effet que le genre humain fut presque détruit sous Marc-Aurèle; que 300,000 hommes périrent dans Constantinople; que la moitié de la terre fut ravagée en 1348; que le quart du genre humain périt sous Clément VI; que sous Nicéphore une peste extermina presque le monde entier; que 24,000 hommes périrent en vingt-quatre heures; que telle peste détruisit toute la noblesse de France, et telle autre tous les paysans? L'histoire enfin nous raconte les pestes de Nimègue, de Florence, de Venise, de Moscou, de Londres, de Marseille, etc., etc., et dans ces récits nous comptons plusieurs milliards de victimes. Ajoutons à ces tristes et épouvantables sacrifices, celui de plus de soixante millions d'hommes que vient de faire notre choléra, et nous demanderons si nos réflexions, amères quelquefois, ne nous sont pas bien permises, et si nous ne sommes pas

mille fois plus autorisés que Louis XV à montrer à nos adversaires le tableau affreux des hécatombes dressées au nom de
la peste contre l'espèce humaine? On sait que ce prince, pour
inspirer l'horreur de la guerre à son fils, le conduisit, le lendemain de la bataille de Fontenoi, sur le terrain où gisaient
encore des milliers de cadavres, et lui fit sentir ainsi tout ce
que coûte la guerre même la plus juste. Eh bien! en mettant
sous les yeux des contagionistes l'image de l'extermination
des hommes par le fait de la doctrine la plus folle qu'ait jamais conçue la science, aurons-nous le bonheur de frapper
leur raison, et de les faire rêver sur ses épouvantables conséquences? On condamne aujourd'hui la traite des nègres par
les blancs; mais la peste n'est-elle pas une sorte de traite
des hommes par les contagionistes? Le blanc, du moins, ménage très-soigneusement la vie et la santé de ses nègres, et ne
commet que le crime de les priver de leur liberté; mais le
contagioniste, comme un insensé, tue, sans profit pour lui,
ses victimes. Au surplus, quand même la peste contagieuse
serait une vérité, ne serait-il pas sage et charitable de tenir
ses douloureux mystères sous silence et d'expliquer les ravages de ce fléau d'une manière rassurante plutôt que de les publier avec éclat, avec cet empressement et cet appareil de
mesures qui jettent la consternation et répandent les germes
infaillibles de la mort?

Réfléchissons un peu sur les conséquences de ce contagionisme. Partout ses renseignements et ses exigences font
naître la crainte de porter ou de recevoir une maladie funeste. N'est-ce donc pas briser tous les liens de la famille et
de l'amitié? Oui, c'est tuer la charité! c'est tuer Dieu : *Deus
charitas est*. Car cette charité comment pouvez-vous l'exercer sous l'impression accablante de la terreur, sous des lois
et des ordres cruels? Tout cela ne vous empêche-t-il pas de

servir le malade à son lit de souffrance? Comment vous exposer à secourir celui qui va porter atteinte à votre vie pour prix de votre dévouement? Ah! quand nous n'aurions que ce crime à reprocher à cette doctrine sans pitié, il n'est pas possible que les ministres de notre religion nous refusent leurs sympathies.

C'est la femme, dit M. de Cormenin, qui entretiendra la source de la Foi. Est-ce qu'elle ne serait pas digne aussi d'entretenir le feu sacré de l'humanité, de sentir le prix d'une doctrine qui doit assurer la vie de tout ce qui compose sa famille? Est-ce que son cœur si sensible et si bon ne partagera pas nos sentiments de charité et ne comprendra pas le mal funeste que lui causeraient ces angoisses qu'elle a à dévorer pendant les fléaux pestilentiels, quand on lui parle de se séparer de ce qui lui est le plus cher; quand on lui recommande de refuser ses services à son époux, à ses enfants, aux pauvres qu'elle a l'habitude de consoler ; quand on lui dit, au nom de la loi, que la mort marche près de son zèle? Oui, la charité sublime que l'homme même ne pratiquerait pas, la femme voudra l'exercer, quand il y aura des souffrances à adoucir, et nous aimons à penser que sa raison, d'accord avec son cœur, la portera à partager nos convictions.

Si dans la Bible, où Dieu lui-même réglait la plume de ses écrivains sacrés ; si, dans nos vieux modèles de littérature médicale, on ne trouve pas un seul mot sur la contagion, telle qu'on nous l'a donné à comprendre depuis quelques siècles; si dans l'antiquité nous trouvons seulement Thucydide qui, sans titre, sans mission scientifique, nous a laissé les premières idées de cette absurde doctrine et la description épouvantable d'une peste, dont Hippocrate son contemporain n'a rien dit, ne devons-nous pas vouer à l'exécration l'historien d'un mensonge qui a fait dans la suite tant de victimes, et nous tenir en garde contre les erreurs qui en ont été les suites?

Le contagionisme classique date à peu près du siècle qui a vu naître Machiavel et l'Inquisition. Indépendamment de la barbarie et de la superstition de ces temps-là, on conviendra qu'ils ne sont pas une recommandation pour la moralité de la doctrine que nous poursuivons, et que si le préjugé est quelquefois imposant et respectable, la raison et la justice, qui le combattent, doivent être encore de plus grands et de plus puissants maîtres. Il faut aussi remarquer qu'à cette époque, chaque auteur se livrait à son imagination et à ses préventions. Il ne trouvait, au milieu de la superstition dominante, aucune opposition. La saine critique et l'esprit philosophique étaient inconnus ou très-rares.

M. Brayer, dans son ouvrage sur la peste, dit que Fracastor est un des plus anciens écrivains *ex professo* sur la peste contagieuse, et que pour plaire au pape Paul III qui désirait la translation du concile de Trente à Bologne, il *métamorphosa* une *épidémie* en contagion très-dangereuse. Nous lisons même dans le Dictionnaire de Moreri qu'il fut forcé à cette déclaration odieuse par les ordres du pontife. Quel sujet de tristes réflexions! De quoi est donc capable la science aux ordres d'un pouvoir prévenu ou malintentionné! Voilà donc la source première et honteuse du contagionisme; et les gouvernements les plus civilisés, et nos académies si savantes n'ont pas encore ouvert les yeux sur une doctrine qui a de tels antécédents! Cette doctrine même, ajoute M. Brayer, fut sanctionnée par le pape, appuyée par la terreur de l'Inquisition et reçue en Europe comme article de foi. Nous saisirons avec plaisir cette assertion, pour montrer avec quelle facilité et quelle promptitude les absurdités les plus manifestes prennent créance et se répandent au loin.

Si le typhus des camps, des hôpitaux, etc., etc., est regardé
comme contagieux, c'est que le foyer du mal est là ; et on aurait tort de croire que cette maladie est communicable d'individu à individu. Elle ne frappe que ceux qui vivent dans sa
sphère d'activité meurtrière. Ce n'est pas l'homme qui donne
la contagion ou plutôt la maladie à l'homme ; c'est le lieu où
règne une cause quelconque ; c'est le dénûment, la nourriture
défectueuse, et surtout l'image effrayante d'un danger qu'on
nous met sous les yeux, qui peuvent expliquer tout le mal
qu'on attribue à la contagion. En effet, disséminez les malades, et vous pourrez ensuite les approcher et les soigner sans
crainte, comme nous le voyons dans les fièvres putrides et
malignes de la pratique journalière.

Tous les médecins, en Egypte, sur le théâtre même de la
peste, l'ont attribuée aux fatigues, aux privations, à l'habitation des lieux malsains, plutôt qu'à la contagion prise aux
habitants et tout cela est très-rationnel. M. Assalini a nié la
contagion. Desgenètes, en s'inoculant le pus d'un bubon,
n'a-t-il pas eu la même pensée et donné un démenti à la doctrine qui admet un virus pestilentiel? M. Larrey, tout contagioniste qu'il est, semble confesser lui-même que la peste
se montre sous la forme épidémique, ce qui assimile sa cause
à celle de nos fièvres de mauvais caractère ; et cet aveu nous
suffit. Napoléon enfin, cet aigle observateur, croyait-il à la
contagion, quand il touchait les bubons des pestiférés de
Jaffa? peut-on supposer que celui de qui dépendait le sort
d'une armée, se soit exposé à visiter un ieu infect, un sé-
pulcre vivant, et à braver, sans profit, les dangers d'une
contagion, s'il eût été assuré qu'elle était mortelle, s'il n'eût
été convaincu, au contraire, que la terreur qu'elle inspire
en constitue toute la gravité et les conséquences malheureuses?

Des miasmes, dit-on, s'élèvent des eaux marécageuses du Nil, et s'insinuent dans nos corps. C'est possible, l'odorat semble en reconnaître la présence; mais ce phénomène est remarquable dans tous les pays où de grandes surfaces sont couvertes d'eaux qui croupissent, et jamais on n'a dit que ces miasmes se propagent, par contagion, de Pierre à Paul. Pourquoi donc l'Egypte aurait-elle seule ce singulier et funeste privilége? Nous accordons même, si l'on veut, l'introduction morbifique d'un miasme respiré sur les lieux aquatiques et malsains; mais aussi les lois de la physique ne nous apprennent-elles pas que l'air anéantit bientôt ce miasme, à mesure qu'il s'éloigne de son foyer; et puis d'ailleurs le principe vital qui nous anime ne s'en empare-t-il pas immédiatement, pour l'annihiler de manière à ne plus nuire aux fonctions de l'économie? Comment alors concevoir qu'il reste inoffensif, en incubation, chez le voyageur étranger, pendant cinq à six mois, comme il est arrivé dans notre peste de Marseille, sans témoigner sa présence par aucun symptôme; et que tout à coup ce soient les habitants de la ville où débarque le vaisseau dit porteur de la contagion, qui tombent et fassent des victimes innombrables? Eh quoi! ne voyons-nous pas tous les jours nos ouvriers absorber, par la respiration et les pores de la peau, les émanations les plus délétères, les vapeurs mercurielles, arsénicales, etc., les gaz hydrogènes sulfureux et les plus hostiles à la vie, sans pour cela en éprouver généralement des maladies mortelles (tout en confessant cependant que chaque profession est sujette à telle ou telle maladie)? Ne voyons-nous pas les vidangeurs et tous ceux qui préparent des matières animales, jouir d'une bonne santé, et n'être pas plus gravement affectés que ceux qui exercent un autre métier? L'infection, dont on nous effraie, n'est donc qu'une chimère, et on aurait tort d'induire de la répugnance que nous causent les émanations puantes, que leur introduction dans nos humeurs est mortelle, et surtout que ces principes morbifiques sont transmissibles. Si on nous objecte que le miasme de la peste contagieuse se reproduit à la manière des êtres animés, nous répondrons que Dieu n'a pas fait deux créations. « *Creavit omnia simul;* » que d'ailleurs, en admettant même l'hypothèse, ces *miasmes animés* auraient dû manifester leur présence depuis que le monde existe, et qu'une fois nés ils n'auraient plus cessé d'être et de détruire l'espèce humaine; et pourtant, pendant cinq à six mille ans, on ne se doutait pas de leur propagation par contagion, et on ne connaissait aucune mesure à prendre contre leurs ravages. Et puis, comment expliquer la vie et la perpétuité d'un miasme animé, loin du climat, des conditions et des causes qui lui ont donné naissance? avec quelle peine on acclimate une plante, un animal étrangers, malgré tous les soins qu'on prend pour réussir, et les faire vivre à peine quelque temps parmi nous? Par quel privilége donc un miasme aériforme, soumis à la puissance destructive de l'air, peut-il venir, à travers tant de causes d'anéantissement, donner encore des témoignages de son activité funeste?

« Pendant la peste de Marseille, les médecins, nous dit-on, essayèrent longtemps de cacher au public la contagion, la véritable nature du mal. » Pourquoi la lui avoir révélée? où est le profit qu'il a pu tirer de cette indiscrétion? Le médecin est-il dans l'habitude de mettre ses clients dans la confidence de leur situation morbide et fâcheuse? n'est-ce pas au contraire au mensonge officieux qu'il emprunte toujours cette belle médecine du cœur qui sauve avant tout, ou qui prépare du moins l'action salutaire du médicament? Doit-on traiter la santé générale autrement que la santé individuelle? Nous pensons que si ces médecins eussent été mus par les

sentiments les plus perfides et les plus malintentionnés, ils n'auraient pas agi autrement. En effet, qui pouvait échapper, quand, après avoir subi si longtemps les graves conséquences d'une épidémie, ils venaient encore charger la misère publique, et déclarer que la maladie qui avait déjà fait de si nombreuses victimes, était la peste? Avant cette imprudente annonce, l'ignorance absolue de la cause funeste n'empêchait pas certaine mortalité remarquable, nous le voulons bien ; mais qu'arriva-t-il, quand la terreur de la contagion fut répandue par une coupable indiscrétion? Ecoutons ce que dit l'histoire sous la plume même de nos adversaires : « C'est alors que la mort fit ses horribles ra-
» vages. »

Le triomphe de l'anticontagionisme est donc, comme on le voit, essentiellement lié au triomphe de la raison et de l'humanité. Nous avons dans nos codes, des lois qui punissent les troubles portés à la sûreté, à la tranquillité et à l'ordre publics, qui demandent la réparation de tout dommage causé à autrui ; est-ce que l'atteinte flagrante que portent à la santé et à la paix de tous les citoyens la nouvelle et la déclaration d'un mal affreux et mortel , que rien ne justifie, ne trouverait pas, dans divers articles du Code pénal, une juste application des peines infligées à cette sorte de crime?

L'histoire médicale de l'armée d'Orient nous dit, « qu'il est absurde de faire voyager la contagion dans une lettre, dans un ballot, dans un habit, etc.; qu'on ne l'a jamais vue se propager dans les lazarets, où elle vient tous les ans , à ce que disent les administrations. On ne pourrait citer, continue l'historien Desgenètes, aucun exemple de la communication de la maladie aux hommes qui ouvrent et ventilent ces ballots venus des pays où règne la peste. Il faut laisser les rêveries de la contagion à des administrateurs de lazarets ou à des gardes de santé ; ces idées les font vivre et leur donnent de l'importance. Ne voyez-vous pas qu'ils n'existeraient pas longtemps , et que le monde serait bientôt dépeuplé, si les maladies contagieuses étaient communicables, comme ils l'imaginent? » (*Journal général de Médecine*, avril 1830 , page 281.) Remarquons bien que ces pensées nous sont données par les médecins les plus distingués de l'époque, par des docteurs qui venaient d'habiter la terre d'Egypte, le foyer de la peste. M. Burdin, dans le même Journal, dit « qu'il faut prouver, et non pas supposer que la contagion se fait par les vêtements ; que M. Pariset n'a fait qu'accumuler tout ce que les Orientaux racontent de merveilleux et de tragique sur la contagion ; qu'il avait fait un tableau effrayant de la fièvre jaune en Espagne, et que parmi ceux qu'il avait enterrés à Barcelone, à Tortose, à Séville et à Cadix , un grand nombre se portent bien ; plusieurs même n'avaient pas été atteints de la maladie. M. Pariset était si persuadé qu'on ne pouvait approcher les malades sans un danger mortel, qu'il fit mourir à Barcelone, dans son rapport, trois médecins qui ont assuré, trois ans après, qu'ils n'avaient jamais été malades. M. Pariset ne sera pas pri au dépourvu pour la peste d'Egypte, car il ne nomme plus personne. » « Les juifs et contrebandiers, très-connus et très-heureux dans les temps de peste, ne cessent de démontrer l'innocuité des effets qui ont appartenu aux pestiférés. »

Jamais tous les gouvernements réunis dans les meilleures intentions du monde, pour détruire, par les lois les plus sévères, la peste supposée contagieuse , ne pourraient, on le voit, empêcher la contrebande, la piraterie, ni les communications clandestines ; et ces considérations seules montrent à la fois l'inutilité des mesures sanitaires et la chimère qu'elles combattent.

« L'enlèvement des cadavres au charnier des Innocents n'a causé aucune maladie dans ce quartier, pendant trois ans que cela a duré. Après les batailles, il en est de même. Il est impossible de croire à un virus qui s'endort pendant plusieurs mois, qui disparaît tout à fait après les pestes les plus désastreuses, quoique des milliers d'objets aient été infectés par le contact des morts, et qu'on n'ait pris aucune précaution pour les détruire et les empêcher d'entrer dans le commerce. Assalini et Mac-Léou ne croieutpas à la contagion ; aussi M. Pariset dit que l'un est un contradicteur, et l'autre quelque chose de plus. On ne croit pas à la contagion en Angleterre. Pourquoi défendre opiniâtrément un système qui n'est plus en harmonie avec les connaissances médicales actuelles ? Les Anciens ont pu ne pas bien concevoir l'action épidémique et croire facilement à la contagion ; mais ce serait tomber dans le vague que de dire, dans un temps de peste, qu'un homme a eu la peste parce qu'il a eu mal à la tête, à l'estomac, etc., etc. S'ensuit-il, parce que je serais mort même de l'inoculation du pus d'un bubon, qu'un virus s'attachera désormais aux divers objets que j'aurai touchés, et qu'il conservera son action mortelle et la portera indéfiniment au loin ? Il faut espérer qu'on ne verra plus les funestes conséquences du système des contagionistes ; on n'établira plus de cordons pour empêcher les habitants de fuir... M. Pariset avait dit que la fièvre jaune ne sortirait plus de l'Espagne ; il s'est trompé. » (Même Journal.) On en a dit autant du choléra ; il devait s'impatroniser parmi nous, et nous espérons bien pourtant que nos longues sollicitations l'ont chassé à jamais de l'Europe.

On a beau s'obstiner encore aujourd'hui à nous entretenir du caractère contagieux, non-seulement de la peste, mais même de diverses maladies qui nous sont habituelles ; on a beau tracer des routes idéales à nos dyssenteries (*Journal thérapeutique*, 1835), pour établir des données favorables à nos fléaux modernes, il restera toujours évident, pour tout homme de bonne foi, que, dans une épidémie, il suffit, pour en être atteint, d'être plongé dans l'atmosphère où elle réside et d'y recevoir son influence morbifique, sans recourir à l'hypothèse des contagionistes, sans être obligé d'admettre qu'il passe quelque chose de Pierre malade à Paul qui est sain ; et nous resterons toujours surpris qu'une doctrine aussi folle trouve encore des enthousiastes et des approbateurs, même parmi les ministres de notre religion. Nous pensons, pour expliquer cela, que les idées de peste et de séquestre se trouvant dans l'Ecriture Sainte, les contagionistes s'en sont emparés faussement, et que les autorités ecclésiastiques qui sont venues ensuite n'ont pas manqué d'accepter une doctrine qui se mettait à couvert sous des textes sacrés. C'est ainsi que de malheureux enseignements ont trouvé un appui facile dans le clergé.

Nous sommes assuré que si on en appelait aux villes qu'on a cernées de doubles et triples cordons sanitaires, on y puiserait des renseignements odieux sur les violences et l'inutilité des mesures. D'ailleurs il ne peut entrer dans l'esprit et la raison qu'elles soient sollicitées par les populations, comme l'a dit M. Duchatel à la tribune. Nos auteurs ne nous déclarent-ils pas que la recette la plus sage contre la peste, c'est la fuite? Dans la Bible ne lit-on pas ces mots, qui expriment la même pensée : *Et salvabuntur qui fugerint ex eis (urbibus). — Hæc tria tabificam pellunt adverbia pestem. Mox, longè, tardè, cede, recede, redi*, nous dit aussi Diemerbroek. N'est-ce donc pas insulter les autorités les plus saintes et le bon sens lui-même, que d'ordonner à des soldats de faire feu, au nom de la loi, sur des fugitifs qui

n'ont songé qu'à sauver leur vie et celle de leur famille?
Est-il possible de croire qu'une telle barbarie ait pu être ré-
clamée soit par les habitants des villes contagionnées, soit
par les voisins menacés? D'ailleurs, malgré l'exactitude la
plus rigoureuse dans la disposition des cordons, ne voit-on
pas l'impossibilité d'éviter les contacts entre les hommes
d'une ville dite pestiférée et ceux du dehors? Pouvez-vous
empêcher l'approvisionnement? Toutes ces nouvelles que vous
nous donnez en si grands détails sur ce qui se passe dans les
villes cernées, ne supposent-elles pas que des communications ont eu lieu? Si vous nous objectez que l'homme par la
respiration absorbe les miasmes dangereux, et peut les aller
répandre au loin, nous vous répondrons : Empêchez donc
vos chats d'aller courir et de franchir pendant la nuit vos
cordons ; empêchez donc les moineaux, les hirondelles, d'aller empoisonner l'atmosphère du voisinage ; empêchez donc
l'air de sortir de la ville, d'obéir à l'impulsion des vents, et
de conduire à travers vos triples cordons les miasmes que
vous consignez si ridiculement à des soldats. Empêchez donc
la contrebande si lucrative dans ces moments de deuil, la
vente des effets contagionnés, l'avidité des héritiers intéressés, toutes les ruses et les besoins du commerce, etc. Et quand
même nous admettrions le contagionisme, ne serions-nous
pas toujours autorisé à demander quel bien en retirent les
populations depuis 400 ans que les intendances sanitaires
sont en vigueur? Ont-elles empêché les divers fléaux qui ont
ravagé l'Europe? Ont-elles empêché et la peste de Marseille,
et l'introduction et la propagation de la fièvre jaune dans
les principales villes de l'Espagne, et l'invasion du choléra
asiatique dans toutes les parties de l'Europe? Le contagionisme ne remplit donc pas ses promesses trompeuses? Ses
partisans inquiétés par la lumière qui a été jetée dans leur

sanctuaire, confessent eux-mêmes aujourd'hui qu'il y a contradiction et cent absurdités dans leur doctrine et surtout dans les lois sanitaires ; mais ils défendent à outrance le principe sur lequel repose leur fol édifice, et repoussent avec aigreur toute hostilité à cet égard, comme si elle était un attentat. Nous voyons pourtant toutes les gloires médicales disparaître successivement ; et l'enfant seul des temps du vandalisme serait éternel ! Il n'aurait besoin que d'une restauration ! Il n'y aurait de durée que pour une conception de la brutalité ! Personne n'acceptera cela.

L'hygiène publique, s'il doit en exister une, ne doit pas être l'exécution servile d'un préjugé barbare, mais bien l'application des connaissances actuelles, débattues par toutes les vertus de l'esprit humain, par le droit de discussion et la force de la pensée. Ecoutons ce que nous recommandent nos adversaires à ce sujet : « Il faut que le public supporte patiemment toutes les mesures de rigueur qu'on peut exercer contre lui pour son bien ; les cordons sanitaires, les menaces d'être fusillé si on les dépasse, les séquestrations, les privations, etc. Le bureau de santé a seul le droit de constituer le caractère de la maladie, son traitement, les hôpitaux, le transport des malades, etc. Les communes des lieux infectés établiront leurs bureaux, leurs cordons, leurs maisons d'observation, et une double barrière aux avenues. Si un malade ne veut pas aller à l'hospice, sa maison sera gardée à vue et signalée ; aucun étranger ne pourra entrer, sans un certificat du bureau, et sans quitter ses habits; on fera fermer les théâtres, les églises, les cafés, les écoles, et les bons esprits s'empresseront d'accepter ces précautions. C'est un moyen d'animer le courage. »

Pourra-t-on croire que nous copions textuellement? N'est-ce pas en rapportant ces violences d'un système destructif que nous ferons aimer l'anticontagionisme absolu comme une conquête de charité et de salut général? En considérant le contagionisme, même à son origine, on le trouve déjà si enclin à s'environner de l'assentiment du pouvoir, qu'on serait disposé à le regarder comme une œuvre de supercherie. Tout ce que les écrivains professaient alors ne semblerait que la misérable justification d'une fourberie; et sans le vouloir, sans s'en douter, la science des siècles suivants est venue consacrer le préjugé traditionnel, et en faire une malheureuse doctrine. Aujourd'hui encore, ne voyons-nous pas ses partisans essayer de faire valoir le respect dû à une chose jugée, disent-ils, par tous les peuples? Heureusement que jamais l'erreur ne prescrira contre la vérité?

Nous n'irons pas plus loin ; nous en avons dit assez pour montrer quel mal on a pu faire, pendant le choléra, avec les rigueurs sanitaires. Nous ne pouvons qu'applaudir aux dispositions nouvelles, adoptées en faveur de ce fléau ; mais nos adversaires ne voient pas qu'ils aiguisent eux-mêmes les armes que nous dirigeons contre leur doctrine. Il est évident que si l'on reconnaît maintenant que les cordons et quarantaines contre l'endémie asiatique sont inutiles, il doit en être de même pour les autres endémies exotiques. A quel titre, en effet, la peste d'Orient viendrait-elle demander le triste privilége des mesures contre la contagion ? si l'une et l'autre sont causées par des miasmes transportables, toutes deux doivent avoir la même vertu de transmission ; et si aujourd'hui on entre en arrangement et qu'on refuse au choléra le droit de se répandre par les contacts, pourquoi laisser ce droit absurde à la peste ?

Nous sommes sur la voie que nous avons indiquée. Nous espérons que la science ne reculera pas devant l'évidence nouvelle qui se présente, et qu'on arrivera à la destruction absolue

du contagionisme; car nos lois sanitaires, auxquelles le public
ne songe pas, parce qu'il est loin du danger, sont, tout adou-
cies qu'on nous les présente aujourd'hui, des piéges trompeurs qui, au premier jour, peuvent le surprendre. Elles
sont évidemment fausses et contraires à leur but. En définitive, pourrait-on nous dire explicitement en quoi consistent
toutes ces mesures si bien vantées, par exemple, dans notre
choléra? A quel heureux résultat ont-elles abouti? Nous
voyons bien des empressements et des airs de bon vouloir;
« on a envoyé monsieur un tel pour étudier la maladie.... un
» élève est parti pour soigner les cholériques.... on a pris des
» précautions... on a pourvu à tous les moyens de salubrité...
» on a établi des ambulances.... un célèbre chirurgien des ar-
» mées est allé au secours des malheureux..... nous sommes
» en garde partout... » etc. Mais est-ce avec ces inconcevables
niaiseries qu'on penserait nous convaincre et arrêter notre
critique? Si nos adversaires savent maintenant guérir ou
combattre victorieusement le mal, qu'ils ne cachent donc pas
la lumière sous le boisseau! qu'ils ne désignent pas sous des
termes vagues le bien qu'ils prétendent faire! qu'ils expliquent catégoriquement en quoi consistent leurs mesures! Indépendamment de leurs fausses assurances, il faut considérer
que tous les médecins persuadés de l'empressement qu'on
doit apporter dès les premiers signes de la maladie, ne se
donnent pas la peine d'observer le pour et le contre. Il n'y a
plus alors pour eux cette sage médecine expectante. Au moindre symptôme, le docteur alarmé croit reconnaître le fléau
qu'ont signalé les notices publiques; viennent ensuite les remèdes hasardeux et téméraires qui achèvent le mal, ou plutôt
qui le provoquent et le constituent. Voyez dans le choléra,
quel bouleversement funeste vont causer dans la situation
d'un pauvre malade, les brosses, les bassinoires, les essais

pharmaceutiques et les mille et un contresens du docteur.
J'ai la gorge brûlante et sèche, je tousse, j'ai besoin d'un
look adoucissant et d'une boisson calmante... — C'est le choléra que vous avez, me crie la science égarée, et l'on m'ad-
ministre l'huile de Cajeput! Deux gouttes de plus que la
prescription, et me voilà empoisonné! J'ai besoin d'un re-
confort généreux ; je suis alité par suite de fatigues, de privations, de chagrins peut-être, et le zèle précipité m'apporte
des sangsues et de la glace! Nous n'exagérons pas, nous écrivons de l'histoire incontestable. Est-il possible qu'au milieu
de tant d'incertitudes et de tant de fautes, tout ce qui souffre
pendant ces fléaux contagieux ou épidémiques, puisse échapper à la mort? N'y a-t-il pas là, encore une fois, de quoi expliquer avec les effets de la terreur ces grandes mortalités
qu'on attribue à l'être imaginaire de la contagion? « Quoi !
presque toutes les nations combinent leurs efforts en faveur
d'une cause qui n'intéresse ni leurs familles ni leurs concitoyens, et se consacrent à la régénération d'une race d'hommes qu'elles ne connaissent pas, qu'elles n'ont jamais vue,
qu'elles ne verront jamais, et dont la reconnaissance ne les
atteindra point ici-bas, comme le dit M. de Lamartine, dont
nous empruntons les belles et fortes expressions ; et personne
ne s'intéressera à la plus sainte cause de l'humanité, à une
doctrine qui plaide en faveur de la santé publique, qui af-
franchit la vie des hommes, au nom d'une logique irréprochable ! On versera même de l'odieux sur ses essais généreux ;
des interpellations malveillantes, des insinuations méchantes,
des clameurs intéressées s'empareront de nos paroles, de nos
sentiments et jetteront sur tout cela de fausses couleurs et le
ridicule, premier supplice de toute vérité! Il faut s'y attendre, mais il faut les braver. La philanthropie serait trop facile
et trop belle à pratiquer, s'il n'y avait pas contre elle la main

intéressée de la routine et les pointes acérées de la calomnie.
On dira que nous sommes un réformateur dangereux , un révolutionnaire, un tribun d'humanité, un agitateur qui lance
des principes absolus , chargés de désordres et de catastro-
phes. Non, le bien général est le premier objet de notre désir
et de notre affection. Nous voulons du moins qu'on examine
un vieux préjugé, qu'on oblige ses partisans à déduire les
raisonnements dont ils prétendent l'appuyer. Nous voulons
exposer à tous les yeux le vide et l'absurdité de leurs prétentions. Si l'on appelle cela de la révolution , oui , nous sommes révolutionnaire , comme l'ordre , comme la loi , comme
les religions , comme les progrès naturels de toutes les sciences. Nous sommes révolutionnaire comme tous ceux qui ont
eu le bonheur de découvrir quelques bienfaits en faveur des
hommes ; qui, trouvant une vérite sociale arrivée à l'état d'é-
vidence et de sentiment dans les esprits cultivés , l'apportent
hardiment dans le domaine des faits. Que Dieu nous donne
beaucoup de révolutions de cette espèce , et les révolutions
subversives attendront longtemps. »

Aujourd'hui, nous dit-on, M. le ministre est occupé d'un
travail sur les intendances sanitaires, et envoie des agents auprès des différents souverains pour faire adopter une législation universelle, sous le rapport de la santé publique. Qu'a-t-
il besoin d'aller solliciter les cours étrangères en faveur d'une
doctrine qu'il sait en litige? Nous sommes heureux que ce
soit de la France que partent les bienfaits qui honorent l'humanité; mais nous voudrions que M. le ministre se fût rap-
pelé que nous le sollicitons depuis 1832, et particulièrement
depuis 1835 ; que nous nions l'existence de tous les fléaux
pestilentiels , et que les adoucissements qu'il projette dans
les mesures ultérieures à prendre à l'égard des bâtiments
suspects de la marine, ne sont pas les vœux exprimés dans

notre correspondance avec lui; que c'est la liberté absolue des relations commerciales que nous demandons.

« Quand une loi est reconnue mauvaise, nuisible aux intérêts gé-
» néraux, et qu'elle n'est, de l'aveu de tout le monde, qu'un
» sujet de doute et de vexation, la jurisprudence en réclame la
» nullité, comme le bon sens et la justice qui veulent qu'il en soit
» ainsi. »

Or, le jour où il sera démontré que les lois sur les quarantaines sont aussi absurdes qu'inutilement gênantes, il faudra bien qu'elles tombent.

Afin de signaler les manœuvres et les ruses que les contagionistes emploient aujourd'hui pour égarer l'opinion publique, la prévenir contre nous et la tourner en leur faveur, par la modération qu'ils affectent, nous allons rapporter quelques notices extraites du *Journal des Débats*, auxquelles nous mêlerons nos réflexions.

29 janvier 1839. « Il me tient à cœur, dit Clot-Bey au docteur
» Chervin, que la cause anticontagioniste finisse par triompher. »

Est-ce possible, tant qu'elle aura contre elle l'animadversion du Pouvoir? Dans nos écoles, il est naturel que les célébrités naissantes se tournent vers les doctrines accréditées. Voilà ce qui a multiplié le nombre des auteurs qui ont écrit en faveur des fléaux contagieux : ils trouvent que tout y est garanti par des lois ; ils s'attachent donc à ce parti fortifié, et sont nécessairement disposés à repousser tout adversaire qui songerait à les inquiéter. Or, quels écrivains ne se rangeraient pas du côté où sont les avantages de la haute protection, et d'un préjugé privilégié qu'ils regardent comme assuré à perpétuité? « L'opinion, disent-ils, a prononcé; elle est la reine du monde. »— Oui, mais est-elle respectable et méritante, quand elle ne règne qu'en usant de la force ?

« J'ai de plus des motifs de me déclarer contre les absurdes
» théories que quelques hommes encroûtés et de mauvaise foi
» soutiennent. Je fais des vœux pour que l'Égypte soit à jamais
» préservée de la peste. »

Comment détruire une endémie qui tient, de l'aveu général, à une cause éternelle et inamovible? Est-ce qu'il est
possible d'empêcher le débordement annuel du Nil? Nous
aimons à penser que nos académies ne voudront pas partager le rêve insensé qui fait remonter la peste à l'époque
où les Egyptiens ont cessé d'embaumer leurs morts; rêve
insensé, mais calculé adroitement pour faire rouler tous les
ravages des fléaux pestilentiels passés, présents et futurs,
sur la puanteur, et justifier ainsi les mesures administratives, dont l'objet principal est de faire la guerre à des miasmes et odeurs infectes.

« Je pense, comme vous, que c'est loin des localités où le mal se
» déclare qu'il faudrait expérimenter. »

Cette lettre ne nous semble qu'une préparation du terrain où veut se placer Bulard, dont nous aurons occasion
d'analyser bientôt le plan d'un congrès européen qu'il a
imaginé.

« Les administrations sont remplies d'hommes encroûtés et en-
» tichés de vieilles traditions, et que le nom seul de peste fait trem-
» bler. »

Ne jurerait-on pas que Clot-Bey est anticontagioniste et
qu'il regarde la peste comme une chose fort innocente? C'est
en singeant une critique amère de nos institutions sanitaires et
en faisant l'éloge de leurs nouvelles dispositions, qu'il conduira les choses de manière à rendre la médecine future
cent fois plus contagioniste qu'aujourd'hui. Est-il possible
que l'on soit longtemps dupe de cette tactique? Des méde

cins qui prétendent ne pas croire à la contagion iraient-ils aider à combiner le plan le plus absurde qui se puisse imaginer, et favoriser une doctrine qui, sous un travestissement adroit, ne manquerait pas d'envelopper dans ses filets les générations futures?

Voyons avec quel soin nos adversaires évitent de parler de raisonnements, de concours académiques, de tout ce qui enfin pourrait éclairer la question! Loin de chercher à se montrer *transcendentalement* logiciens, ils se hâtent de partir d'un principe faux qu'ils supposent gratuitement admis partout, pour arriver à la nécessité de faire des expérimentations; mais ils se garderont bien de laisser penser qu'elles ne peuvent être que trompeuses, inutiles, faites dans l'ombre pour usurper une indigne victoire.

« Ainsi nous avons la satisfaction de voir chaque jour diminuer » le nombre des contagionistes. »

On les voit en effet rabattre de leurs prétentions, simuler l'abandon de leur doctrine, mais pour la faire revivre sous de nouvelles conditions.

« J'espère que l'époque n'est pas éloignée, où nous verrons sup- » primer les quarantaines, ou du moins réformer ce qu'elles ont » d'absurde. »

Est-ce positif? Est-ce là un anticontagioniste? A peine a-t-il prononcé le mot de *supprimer* qu'il ajoute celui de *réformer*, ce qui nous semble contradictoire et suspect de perfidie. Cet antagonisme ressemble-t-il au nôtre? En a-t-il la franchise et la clarté?

3 février 1839. « La session prochaine ne s'écoulera pas sans un » plan des ouvrages nécessaires pour assainir le port de Marseille, » aujourd'hui foyer de *miasmes empestés*. »

Il y a longtemps qu'on a abandonné ces idées systématiques.

« Les bateaux à vapeur feront justice de l'abus des régle-
» ments. »

Considérons bien qu'on ne condamne toujours que l'abus,
et qu'on ne dit pas qu'ils feront justice du préjugé.

« C'est le bateau à vapeur qui a soulevé la question de la réforme
» des quarantaines. »

Ce ne sont pas nos réclamations auprès de nos ministres,
qui ont éveillé le besoin de ces concessions qu'on nous
vante aujourd'hui ; nous le voulons bien. C'est le bateau à vapeur qui a produit ce miracle. Mais nous ajouterons aussi : C'est le bateau à vapeur qui donne un démenti formel à la contagion. Cette nouvelle navigation en
effet ne brave-t-elle pas depuis longtemps toutes vos mesures, sans que la peste ait été importée nulle part? Cette
sorte d'expérimentation commerciale, cette preuve cent fois
répétée chaque jour, tout cela ne condamne-t-il pas, sans
retour et d'une manière absolue, les prétentions du contagionisme, et ne rend-il pas tout à fait inutile l'absurde et insidieux congrès du docteur Bulard? Non-seulement la grande
déconsidération que les nouveaux ouvrages sur la peste ont
jetée sur nos institutions sanitaires , ont bien affaibli le crédit du contagionisme ; mais la navigation si rapide des bateaux à vapeur, mais la guerre nouvelle que quatre grandes
puissances viennent de faire à l'Égypte , sans craindre ce
grand foyer de la peste, toutes ces causes ne peuvent, ce nous
semble, qu'embarrasser singulièrement nos adversaires, dans
les explications satisfaisantes qu'elles nécessitent.

Voilà encore une nouvelle difficulté qu'ils auront bientôt à
résoudre. Les Anglais, qui ne croient point à la contagion, qui,
dans leurs innombrables courses maritimes, se soumettent à
peine, et selon leur bon plaisir, à quelque quarantaine illu-

soire, réclament, comme on sait, un droit de visite sur les
bâtiments du commerce; nous prierions les contagionistes de
nous dire ce que deviendra la communication si subtile du
miasme pestilentiel, dans ces contacts réciproques de tant de
vaisseaux qui s'approchent de gré ou de force et qui se visitent?
Cette idée qu'a fait connaître le désir de mettre fin à la traite
des nègres, ne donne-t-elle pas encore un démenti au danger de la contagion, au nom de toutes les puissances maritimes?

Ainsi donc la guerre intentée à l'Égypte par les principales puissances de l'Europe, sans qu'elles aient manifesté la moindre crainte de la peste; l'invention des bateaux
à vapeur, les rapides communications qu'ils établissent entre
toutes les nations, sans qu'elles aient eu à redouter les malheurs de la contagion; l'état d'anarchie, de trouble et de misère qui règne depuis si longtemps dans tout le Liban, sans
que la peste ait obéi à ces causes si déterminantes; le droit
de visite établi depuis 1831, ces mille et mille occasions qu'il
fournit de multiplier à l'infini les contacts pestilentiels, sans
qu'il en soit résulté aucun état fâcheux pour la santé publique chez les divers peuples : tout cela tue sans retour le
contagionisme; tout cela prouve qu'il n'est qu'une fiction, et
doit obliger les gouvernements à ouvrir les yeux sur la futi-
lité de nos institutions sanitaires. On nous objectera peut-
être que les navires croiseurs établis dans les diverses régions, pour la visite des bâtiments qui font la traite, sont
munis d'une patente nette. Mais qu'on songe donc qu'au
moment où l'équipage d'un bâtiment reçoit sa patente nette,
il est peut-être déjà sous l'influence du fléau. Il a (selon
la doctrine du contagionisme) le principe matériel de la
peste en incubation avec lui. Rien encore n'est manifesté, il
est vrai; mais demain, mais ce soir, il peut avoir la peste, et
bientôt visité par dix, vingt, cent bâtiments qui viennent

prendre à son bord l'étincelle contagieuse, il va empoisonner toute l'Europe, d'autant plus infailliblement qu'il est porteur d'une patente nette.

« C'est le bateau à vapeur qui servira d'irrésistible auxiliaire à » notre Gouvernement, à décider les États méditerranéens à orga- » niser un congrès contre la peste. »

Dites-donc *pour* la peste, lisez-donc le plan de Bulard.

« Extirper un fléau, ou l'amoindrir, ce serait un magnifique » fleuron à la couronne de Marseille. »

Quelle flatterie intéressée ! Le système que nous combattons n'est-il pas imperturbable dans ses allures rusées? Est-il permis de ne pas les deviner? Pourquoi engager les Marseillais à être reconnaissants des changements qu'on projette? Qu'entend-on enfin par amoindrir un fléau? Tout cela n'est-il pas embarrassé, obscur? Tout cela ne cache-t-il pas évidemment l'intention de faire prédominer les vues d'une coterie? On amoindrit à la vérité les quarantaines nouvelles jusqu'à des limites puériles, pour faire taire nos prétentions ; on n'ose pas avouer que ces institutions reposent sur un faux ; mais pour le penseur, cela maintenant doit être clair, et lui faire apercevoir bien des choses honteuses, s'il prend la peine de les approfondir avec nous. Quelque nom, quelque déguisement que prennent toutes ces manœuvres, elles soulèveront toujours cette question immense : Qu'est-ce que la contagion? Où est la nécessité de respecter cette doctrine? Ne peut-on la contester, la mettre aux débats? Doit-on s'empresser de servir de dupes et de compères à une ennemie de l'humanité et de la santé publique ; car enfin quels services ont rendu les mesures sanitaires? Y a-t-il, dans cette affaire, un sens politique qui nous échappe? Quelques secrètes raisons en empêchent-elles l'examen ? Craint-on que l'anticontagio-

nisme ne porte de mauvais fruits ? Nous ne pouvons le croire.
Il faut, dit-on, pour le premier besoin d'une société agitée,
garder ses institutions et ses traditions. Mais encore une fois
faut-il respecter même celles qu'on démontre funestes ?

28 mars 1839. « Il faudrait que le ministère nouveau sût ins-
» pirer aux chambres d'accorder à l'Océan, pour les mesures sani-
» taires, ce qui est un droit dans la Méditerranée. »

Le ministère nous a écrit dans les temps qu'il ne pouvait se
prêter à demander aux académies un concours pour éclairer la question des pestes ; comment se ferait-il qu'il osât la
porter dans le sein des chambres , sans s'être assuré si le
principe sur lequel reposent les réglements et les lois sanitaires a une base solide et réelle ? Pourquoi s'exposer à s'appuyer sur un vieux passé, et à bâtir sur des décombres, que
nos adversaires eux-mêmes ont couverts de leur mépris ?

Indépendamment de ces notices qui ne nous paraissent
que des censures indirectes de notre doctrine, ou l'approbation des mesures nouvelles qui se préparent, nous remarquons
sans cesse des allusions amères qui sembleraient vouloir décourager nos travaux. Ainsi, à quoi bon le *Journal des Débats*
nous répète-t-il à satiété :

« Il est besoin de bannir l'esprit de discussion, de ne pas fournir
» des armes aux passions ... Il faut quitter les systèmes de dénigre-
» ment, le goût des paradoxes et des doctrines nouvelles..... Il ne
» faut pas faire dévier la politique de conservation et de stabilité,
» pour la faire entrer dans la politique de changement. Les amé-
» liorations, quand elles vaudraient quelque chose , ne vaudraient
» pas le mal de l'instabilité ? «

Avec de tels enseignements , où trouvera-t-on place
pour tout ce qui est un heureux progrès ; pour la suppression des abus, pour toute pensée grande et libérale ?
On nous dit que le Gouvernement veut être éclairé sur tout

ce qui touche aux intérêts de la société. Comment cela peut-il se concilier avec cette peur qu'on nous fait des réformes indispensables , et même du moindre changement ? si on repousse celui qui propose de simples améliorations dans nos institutions , que peut espérer celui qui y aperçoit un vice grave et qui en demande l'abolition ? tous les progrès seraient-ils donc désorganisateurs ? n'y a-t-il donc pas des destructions qui soient édifiantes et conservatrices ?

Nous allons passer en revue les principaux auteurs qui ont traité de la peste. Indépendamment de nos accusations, tous nos témoins à charge contre nos adversaires seront pris dans leurs propres rangs. Leurs témoins à décharge auraient pu être leurs raisonnements vrais et justes ; nous les avons recherchés soigneusement ; mais malheureusement ils n'en offrent aucun qui ne soit très-répréhensible, et on va bientôt juger si notre critique est partiale ou légitime.

De la peste.

Il a fallu des siècles pour bannir l'effroi que causaient les couteaux sacrés, les bûchers expiatoires, l'arrivée des comètes, les vampires , les sorciers, l'astrologie judiciaire, etc. ; quelle peine s'est donnée la philosophie pour détruire ces misérables préjugés ! Nous pensons que, pour déraciner celui de la peste, nous éprouverons encore plus de difficultés ; tant l'aveugle public aime à caresser le merveilleux et les plus grandes erreurs, tant les opinions accréditées ont d'empire, tant enfin il y a d'intérêts qui voudront défendre cette absurde doctrine !

Si l'on en croit la plupart des contagionistes, la peste serait une maladie spéciale, une endémie de l'Egypte, qui a le privilége de se transmettre jusqu'à nous au moyen des communications commerciales. L'Écriture sainte nous dit cependant : *Messis fluminis fruges ejus, et facta est negotiatio gentium*. Si une nation, qui avait des rapports avec tous les peuples eût été infectée d'une maladie contagieuse, est-ce qu'elle n'aurait pas bientôt été signalée et abandonnée ? est-ce que toute la terre n'eût pas été empoisonnée par le virus de la peste, puisqu'on ne connaissait pas encore les beaux secrets des quarantaines, et l'infaillibilité des mesures sanitaires ? Il est aisé de s'assurer que la signification qu'on a donnée au mot de peste, dans la plus haute antiquité, n'a aucun rapport avec celle que nous y avons attachée depuis. Est-ce aux écrits des immortels professeurs de la science médicale que nous devons la connaissance de cette maladie particulière? Non sans doute ; ils n'ont jamais déshonoré notre pathologie par l'expression de peste contagieuse. Le mot de *peste* est prononcé dans la Bible, dans Hippocrate et ses successeurs, mais rien n'y signale un fléau comme celui de nos adversaires. *Ventus pestilens, aer corruptus*, comme nous l'avons dit, n'expriment, dans les saintes Écritures, qu'une maladie causée par un état fâcheux et local de l'atmosphère, et nullement une contagion. Ce mot ne se trouve dans aucune de ses pages. Hippocrate nous dit de même, que l'air est la cause d'un certain genre de fièvres, *qui sont communes à tous, et qu'on appelle peste*. Ce n'est donc pas une maladie *sui generis*, caractérisée par des symptômes particuliers. *Pestis* n'est qu'un terme générique ne peignant que l'état grave qui peut accompagner telles de nos maladies. Ce n'est qu'une dénomination qui ne convient pas plus à l'endémie d'Egypte qu'à celle des diverses autres contrées aquatiques, marécageuses ou malsaines ; pas plus aux maladies malignes des marais pontins, qu'aux fièvres *pestilentielles*, et aux autres fléaux morbifiques rapportés par les historiens et quelques pathologistes. Par ces raisons nous admettons des endémies attachées à telles localités et par conséquent intransmissibles. Nous croyons aux épidémies plus ou moins graves de la pratique; mais nous ne voulons pas que toutes ces maladies, même les plus funestes, soient appelées du nom de *peste*, comme nous le voyons dans certaines nosographies, parce que ce nom ne désigne rien de spécial, et qu'il n'a que le triste mérite d'épouvanter les populations et d'y porter la mort.

Nous repoussons donc toutes les citations que nos imprudents adversaires ont puisées dans la Bible, et dont ils ont évidemment altéré le sens. La peste même, sur les hommes, ne compte pas parmi les dix plaies de l'Égypte.

Dans nos pérégrinations historiques, nous discuterons, en racontant, en citant les opinions des auteurs, en montrant ce qu'elles ont de faux et de vicieux. Nous les suivrons dans tous les siècles, depuis Hippocrate jusqu'à nos jours. Indignés souvent de l'injustice et de la mauvaise foi des écrivains, et tout en cherchant à éviter l'esprit de scandale, nous mettrons peut-être involontairement de l'émotion dans notre critique; elle pourra donc prendre quelquefois un accent animé, parce que nous devons faire tout au monde pour montrer ce qu'il y a de puissant et de salutaire dans notre doctrine. Nous soumettrons leurs raisonnements à un examen rigoureux et détaillé, et nous espérons ne pas laisser d'excuse à la crédulité qui les a adoptés; nous n'aurons pas même, pour cela, besoin de talent. L'art quelquefois est nécessaire pour revêtir l'erreur d'une apparence de vérité; mais veut-on rendre à celle-ci son éclat, il suffit d'abaisser le voile dont on s'efforçait de la couvrir, et de parler avec la confiance qu'inspire une certitude parfaite. Nous montrerons ensuite que nos confrères, lors du choléra, ont été entraînés à la dérive dans le vaste champ de la préoccupation et du vieux

préjugé des fléaux pestilentiels ; qu'ils ont cru pouvoir fortifier le présent, par les analogies d'un passé menteur, et nous
soulèverons hardiment les voiles séculaires qui cachaient
de tristes et douloureux mystères.

Peste d'Athènes.

Les premiers détails sur la peste contagieuse se lisent dans
Thucydide. C'est à lui que nous devons cet usage de faire
venir ce fléau de l'Égypte. Les contagionistes en effet semblent bien connaître et faire valoir la maxime : *A longinquo
reverentia.* C'est en Éthiopie, c'est au loin qu'ils ont été chercher leurs fléaux. C'est dans des milliers de causes éloignées
qu'ils ont essayé de les signaler. Notre expédition d'Égypte
avait un peu déconsidéré la peste. Desgenètes et plusieurs
autres médecins avaient vu les choses philosophiquement ; ils
avaient attribué celle qu'avait essuyée notre armée aux saisons, à la fatigue, à l'influence d'un climat nouveau pour
elle. Il a bien fallu que nos adversaires trouvassent de nouveaux foyers de contagion transmissible, pour reconforter
leur doctrine déchue. Aussi, en 20 ans, ils nous ont inventé
deux autres endémies contagieuses qu'ils ont fait venir de
l'Amérique et de l'Asie. Ils ne s'aviseraient pas de les amener
de quelques villes d'Europe voisines de nous. On n'est
jamais prophète dans son pays. Une peste dont le foyer par-
tirait de Paris ou de Londres, n'aurait pas seulement un
mois de crédit. Il s'élèverait bientôt des milliers de clairvoyants qui tueraient la déception sous leur logique. Mais,
quand on nous annonce une peste qui vient de l'autre bout
du monde, comment aller vérifier les choses ? Il faut se condamner à croire, ou à passer pour un ennemi de la science.

Parmi les fictions de Thucydide, nous lui avons emprunté,

comme nous l'avons vu dans le choléra, la propriété qu'a un
fléau de sauter par-dessus des distances fort éloignées, son
arrrivée à l'improviste, sa mortalité plus remarquable dans
les lieux bas, l'empoisonnement des puits et les murmures
des habitants. Il nous dit

> « Qu'il laisse les hommes de l'art raisonner d'après ce qu'ils savent
> » de l'origine et de la cause du mal ; que quant à lui, il dira quel
> » il fut et ses symptômes. »

Et c'est sous les yeux du père de la médecine, son contemporain, qu'il se permet une telle hardiesse! Demandez
à nos docteurs ce qu'ils pensent de son roman ! En est-il un
seul qui ose y ajouter foi ?... Thucydide ne se trompe pas ;
il n'a pas même l'excuse des *on dit*, puisqu'il raconte en
son propre nom. Il trompe donc sciemment ; il dit : J'ai vu,
et certes il ne dit pas ce qu'il pense. Un homme tel que lui
devait comprendre qu'il avait besoin de grandes lumières
médicales pour se rendre compte de ce qui s'était passé dans
un événement aussi extraordinaire, et pour ne pas s'exposer
à mentir à la postérité. Sa fable, que d'ailleurs nous soup-
çonnons pseudonyme, n'a pu être publiée du temps et au
su d'Hippocrate, qui, par devoir et par honneur, se fût
trouvé engagé à lui donner un démenti, à reprendre cette
matière et à la traiter en maître. On sait qu'aucune des pages
du divin vieillard n'en fait mention. Pourquoi l'historien
grec, sorti de ses attribntions, ne nomme-t-il pas même
un seul médecin d'Athènes, et ne nous rapporte-t-il pas ce
que la science disait alors généralement, ce qui eût été plus
intéressant que ses folles hyperboles? Il n'a donc pas voulu
instruire la postérité; il n'a songé qu'à l'asservir à un préjugé.
En effet, il nous effraie par ses descriptions, et fait un acte de
témérité très-condamnable, en laissant un exemple et des précédents à d'autres écrivains, en jetant en avant une doctrine

funeste à l'avenir. Nous passons par-dessus sa symptômatolo-
gie monstrueuse. Il ne faut pas même être médecin pour
s'apercevoir de tout ce qu'il y a d'extravagant dans la macédoine des symptômes incohérents qu'il rapporte. Il faut
douter malgré soi et se défier d'un conte qui a eu le malheur de servir de modèle aux écrivains qui sont venus après
lui. Au reste, de sages auteurs en ont fait bonne justice ; et
c'est avec raison, car dans les faits qui regardent la pathologie des cas graves, les historiens étrangers à la médecine ne
peuvent qu'apporter ces images surnaturelles, ces grossisse-
ments chimériques que nous reprochons au visionnaire d'A-
thènes.

« Aucune autre maladie n'affligeait l'humanité ; aucun remède
» ne fut profitable. »

Voilà deux points sur lesquels les auteurs sont généralement d'accord. Nous prenons acte de cet aveu que nous aurons occasion de faire valoir.

« Ce qu'il y avait de plus affreux, c'est le découragement. Bien-
» tôt saisis de désespoir, les malades s'abandonnaient sans résis-
» tance, et en ce qu'ils périssaient par leurs soins mutuels, en se
» communiquant la contagion l'un à l'autre, comme des troupeaux
» de moutons ; ils succombaient encore plus vite, à cause de cette
» idée de la contagion ; ce qui occasionna une grande morta-
» lité. »

C'est donc l'idée de la contagion qui constitue un fléau,
qui accroît prodigieusement la mortalité. Cette abominable
doctrine n'appelle-t-elle pas sa condamnation par ce seul aveu
de l'historien ? N'est-ce pas en portant la terreur dans l'esprit
des Athéniens, au moyen d'une idée désolante, qu'on les a
décimés ?

« En effet, si on ne voulait pas s'approcher entre soi, on mourait
» abandonné. »

C'est incontestable. L'homme, dans quelque situation qu'il
soit, ne peut se passer de communications. Le besoin de
nourriture, de consolations, tout lui en fait une loi. C'est ici
que l'on peut voir tout le mal qu'a pu faire la conception
du contagionisme. Ne semble-t-il pas arracher au malade et
l'espérance et tous les secours de la charité ?

« Bien des familles s'éteignirent, n'ayant personne pour les soi-
» gner. »

Remarquons bien que Thucydide vient de dire qu'il n'y
avait aucun remède au mal !

« Et si on s'approchait, on succombait également. »

Voilà les pensées affreuses **qui ont dû** porter le préjugé
jusque chez les intelligences lettrées. Mais, encore une fois,
si la doctrine de la contagion eût été consacrée dans nos
écoles, du temps de Thucydide ; si nous ne soupçonnions pas,
avec de fortes raisons, que son histoire du fléau d'Athènes
est une fraude littéraire, est-ce qu'Hippocrate eût négligé de
la consigner dans ses écrits ?

« Ceux toutefois qui avaient échappé, éprouvaient le plus de
» compassion pour les malades. Ils avaient de la sécurité, parce
» que le mal n'attaquait pas *deux fois mortellement* la même per-
» sonne. »

On ne mourait pas *deux fois*. Voilà tout ce qu'il y a de
vrai dans cette misérable rapsodie !

« Ce qui affligea fort les Athéniens, ce fut l'affluence de ceux
» qui venaient de la campagne à la ville. »

Comprenez-vous cela, lecteurs de bonne volonté ? on a
donc fait circuler machiavéliquement dans le public deux

opinions contraires. Ici à Athènes, on se fuit, on est persuadé que le contact d'un père, d'une épouse, d'un ami, va donner la mort ; tous les liens sont brisés... Au dehors de la ville, voilà un sentiment et un système tout opposés ! on y vient chercher le mal, on s'y sauve près des pestiférés !! Et là il n'y anrait pas un guet-à-pens, de la fourbe et une combinaison criminelle?

« Les nouveaux venus souffraient particulièrement par le man-
» que de maisons. Ils logeaient dans des cabanes, étouffés, expi-
» rants les uns sur les autres ; la mort était excessive. »

Nous avons vu une partie de ces images, parmi les exilés de Toulon, pendant le choléra. Nous aurions désiré qu'ils trouvassent partout une hospitalité silencieuse, et que, dispersés en divers endroits, on ne pût les montrer au doigt, comme des propagateurs infects du fléau.

« Plusieurs se roulaient à demi morts dans les rues, autour des
» fontaines, pour s'y désaltérer. »

Comment se faire l'idée d'un demi-mort qui se roule dans les rues? et si, dans cette première description de la peste, copiée presque littéralement par tous les auteurs qui ont écrit sur cette matière, nous ne découvrons que l'exagération, le mensonge et les absurdités les plus dégoûtantes, ne devons-nous pas être disposé à juger avec sévérité et défiance tout ce que la médecine et l'histoire nous ont offert dans la suite? Hélas ! nous aurions bien voulu n'avoir à employer contre les erreurs de nos adversaires d'autres termes que ceux-ci : « *Cela n'est pas, cela n'est pas.* » Mais s'il y a chez-eux des fautes légères, des fautes de bonne foi, il y a aussi, comme on le voit, des fautes volontaires et funestes ; et avec toute bonne résolution d'être mo-

déré dans le jugement à leur égard, il ne sera guère possible
de ne pas nous laisser aller parfois à de saintes colères, quand
nous aurons surtout à plaider contre des iniquités flagrantes
et des mensonges à bon escient.

« Les temples, où on allait s'abriter, se remplissaient de morts ;
» on perdit le respect des choses licites et sacrées. Plus de funérail-
» les ; cette maladie occasionna mille iniquités ; on se permettait
» publiquement ce qu'on ne se permettait autrefois qu'en secret ;
» plus de travail ; on ne songeait qu'à s'amuser. »

Est-il possible qu'on s'amuse dans une ville où Périclès
avait eu la cruauté d'accumuler la population des campagnes,
où par conséquent on n'apportait plus de vivres; dans une
ville où tout était l'image de la souffrance et de la mort ?
cela se concilie-t-il avec le désespoir, le *découragement général*, *l'effroi de la contagion*, *le deuil profond des Athéniens*
dont l'auteur vient de parler plus haut ?

« Plus de lois ! on avait si peu de temps à vivre ; on voulait
» jouir. »

Tout cela est d'une fausseté extrême. Tous les hommes
appellent la Providence à leur secours dans le malheur, et ne
l'insultent pas ; et puis, on ne jouit pas des voluptés de la vie,
quand on sait que ce soir même on peut mourir, et que des
milliers d'images saisissantes nous en avertissent. Le physique
a besoin d'un état joyeux de l'âme, pour se livrer au plaisir,
et la consternation générale l'a tué.

« Cette peste commença après l'invasion des Péloponésiens. Elle
» ne pénétra pas chez ce peuple, ce qui est remarquable, et ra-
» vagea seulement Athènes et ses villes les plus populeuses. »

Pourquoi donc cette singulière préférence, que les fléaux
pestilentiels semblent avoir pour les grandes villes, comme
nous avons pu le voir dans notre choléra? Cependant la nourriture pauvre des paysans, la saleté de leurs maisons, l'en-

combrement d'une nombreuse famille autour du même foyer,
les mares, les fumiers nécessaires à la culture, l'hygiène si
mal observée dans les campagnes, tout cela devrait y appeler
plus particulièrement les prétendus germes de la peste. Mais
songeons bien que la grande cause que nous avons signalée,
n'y porterait pas sa mortelle influence, comme à la ville. Le
paysan a fort peu le temps de causer. Ses travaux impérieux
l'occupent toujours. Il n'a pas de médecins savants près de
lui, pour l'endoctriner; il ne les appelle d'ailleurs qu'*in
extremis*, et vit tant qu'il peut, sans leur secours. Enfin les
autorités administratives n'y sont point, comme dans les
villes, fascinées par les systèmes de la science, et empressées
de mettre à exécution leurs mesures effrayantes. Elles sont
aux champs et travaillent. Un fléau, au milieu de ces dispositions, occuperait difficilement les esprits et ne ferait pas de
sensation. La peste mourrait en arrivant dans le village
résigné, et n'irait pas plus loin.

De la Peste dans les livres d'HIPPOCRATE.

Quelle confiance peut-on accorder aux auteurs qui ont
écrit sur la peste d'Egypte, sur cette maladie transmissible
et si merveilleuse dans sa nature, son origine, sa propagation, sa cause, ses caractères et ses effets aussi bizarres qu'inconcevables? C'est vers le xve siècle qu'on trouve les premiers
ouvrages sur cette matière. Mais, en vérité, quelles lumières,
quels documents a-t-on pu recueillir à cette époque chez les
Orientaux, amis des prodiges, et superstitieux à l'excès? Nous-
mêmes, ne vivions-nous pas dans un temps d'ignorance et
de crédulité déplorable, si peu propre à l'examen sévère
d'un fléau extraordinaire? Les sciences étaient alors généralement peu cultivées, et il a dû être très-facile à la préoccu-
7

pation, et peut-être au machiavélisme, d'impatroniser une erreur que la plus simple réflexion eût repoussée avec horreur et dégoût, si, à cette époque, quelque observateur généreux eût soulevé les voiles qui cachent ces turpitudes. Lisez les réglements, les décrets et ordonnances que renferment nos codes sanitaires, depuis leur création ; vous sentirez que les bonnes lois doivent être d'accord avec les progrès des sciences et des lumières. Or, nous demandons si les connaissances médicales de nos jours ressemblent à celles du siècle qui a *inventé* la contagion ?

Remarquons que les premiers ouvrages sur la peste ne nous offrent que des récits fabuleux, des traditions empruntées, et tout le vague qui accompagne les plus folles préventions. Aucun traité n'est sorti de la plume de nos professeurs immortels. Aussi ce n'est pas notre Hippocrate qui a décrit la peste d'Athènes. Ce terrible silence de tant de maîtres illustres sur la contagion et les épidémies voyageuses de nos modernes, n'est-il pas une condamnation sans réplique de ces effroyables inventions? Ce sont ordinairement des historiens ou des docteurs obscurs, qui nous ont légué la description des fléaux. Quelle foi peut-on leur accorder, quand de nos jours, dans un siècle si fier de ses progrès, nous voyons qu'un docteur aussi distingué, aussi instruit que M. Pariset, un docteur dans la force de l'expérience, secrétaire perpétuel de la première académie du monde savant, à même d'être au courant de toutes les vérités et controverses sur cette matière, un docteur, enfin, couvert de toutes les gloires littéraires, de toutes les dignités, titres, distinctions honorifiques, etc., est accusé et convaincu d'inexactitudes flagrantes sur tout ce qu'il a écrit relativement à la fièvre jaune, et voit toutes ses assertions si positivement démenties dans le *Journal général de Médecine,* année 1830, pag. 18?

Comment se fait-il qu'Hippocrate, qui, chez les peuples où
il a voyagé, et dans les temples qu'il a visités, a dû recueillir
tous les cas pathologiques possibles, toutes les traditions merveilleuses, ne parle pas même de la peste d'Egypte, de cette
maladie si étonnante et si digne d'avoir été décrite par un
homme tel que lui ; surtout quand on songe qu'il vivait précisément à l'époque de celle qui a été si fameuse à Athènes ?
Dans l'hypothèse même où il n'aurait vécu que postérieure-
ment à Thucydide, n'aurait-il pas consigné aux héritiers de sa
gloire des notions prises sur cette maladie, de manière à ne
laisser aucun doute sur ses caractères et son authenticité ? Il
est impossible de se méprendre sur le sens de *loimos* qu'il
emploie dans son *Traité des vents. C'est un nom*, dit-il,
qu'on donne à un genre de fièvres communes à tous. Il les attribue à l'état de l'atmosphère : *Horum autem aer author
existit.* Or un air, une constitution de la saison ne voya-
gent pas, et ne peuvent produire une maladie transmissible
à travers des espaces immenses. L'idée d'une maladie épidémique ou commune à tout le monde est absolument contraire
à celle de la contagion qu'on ne dit frapper que ceux qui s'y
exposent. La maladie épidémique ne se communique pas et
n'a pas besoin de Pierre pour la porter à Paul. C'est l'air qui
est sa cause, et cette pensée d'Hippocrate achève de condamner le contagionisme.

Après avoir considéré l'atmosphère comme cause des pes-
tilences épidémiques, et avoir rapporté dans sa *Catastase pestilentielle* (pag. 1083, traduction de Foës), divers accidents
insolites attachés à ces maladies, il dit : *Atque hœc* TERROREM
potiùs quàm PERICULUM *denuntiabant.* C'est le père de la mé
decine qui a parlé. La gravité du mal, c'est la terreur! Rien
dans ses ouvrages ne peut donc s'appliquer à nos absurdes
contagions, à nos fléaux exotiques. Mais ce qu'il nous expli-

que très-clairement, et qui trouverait son heureuse autorité dans la pathologie des pestes anciennes et modernes, c'est la recommandation d'*éviter ces terreurs qui nous saisissent et nous donnent des visions malheureuses; c'est la nécessité de rechercher soigneusement la cause des maladies.* — *Medici falluntur, cùm morbi causam non exactè investigant.* C'est la facilité que le charlatanisme trouve à cacher ses tromperies ; c'est le soin d'épargner aux affligés la mauvaise nouvelle : *Narrationes, rumores, cæteraque id genus quæ ægrum plurimùm afficiunt, quorum etiam maxima ratio habenda.* La médecine du consolateur est prêchée dans tous nos bons ouvrages. Les contagionistes seuls lui ont refusé un hommage explicite et sincère. Il faut envoyer ces docteurs sans pitié à la lecture de la *médecine du cœur,* par Marc-Antoine Petit, de Montpellier.

De la Peste dans HOMÈRE.

Une réflexion qui ne peut manquer d'être faite sur cette première maladie pestilentielle, dont parle l'antiquité, c'est qu'elle fut envoyée par Apollon lui-même, et qu'il n'y a pas ici l'excuse du non-savoir. Ce dieu de la médecine ne décime les troupes qui assiégent Troie que pour obéir à des vues passionnées et puissantes, pour servir des intérêts et une vengeance. Cette peste ne laisse évidemment aucune idée de la contagion; c'est une épidémie, une flèche atmosphérique qu'Apollon lance contre les Grecs. Ce n'est pas successivement que les hommes sont atteints, comme dans une maladie contagieuse, c'est toute l'armée à la fois qui subit l'influence mortelle.

Les poètes qui vinrent après Homère n'imitèrent pas sa sagesse et sa réserve : tous à peu près se sont complu dans des descriptions effrayantes, et n'ont fait que copier le roman de Thucydide. Lucrèce dit qu'un air ennemi peut ram-

per de l'Egypte jusque dans nos climats. Comme tous nos
contagionistes, il s'occupe de remuer notre imagination par
des descriptions désolantes, et ne dit que quelques mots sur
les effets malheureux de la terreur : *Perturbata animi mens
in mœrore metuque.*

Manilius prétend que les comètes, les étoiles filantes et divers autres prodiges sont les signes précurseurs de la peste.
Depuis longtemps nous voyons certains journaux en quête de
tous les phénomènes terrestres et célestes; ils ne manquent
pas surtout de nous en faire part, s'ils sont bien extraordinaires, bien exagérés et bien effrayants.

C'est ainsi qu'on dispose les peuples aux impressions funestes :

> Hinc timidæ mentes, tremebundaque corda creantur,
> Suspensa in trepidis, levibusque obnoxia causis.

Sénèque nous offre les mêmes images que Thucydide, l'éta-
lon de la peste : *Deest terra tumulis..... non ars ulla correp-
tos juvat..... cadunt medentes..... morbus auxilium trahit;*
enfin tout ce qu'on a répété de nos jours. — Symptômes et
traitements : *Torpor incedit per artus..... frigidus coït sanguis;* mais cependant le poète n'ordonne pas de la glace pour
reconforter le malade ; au contraire Ovide a dit :

> In lucem educant Bacchum et Venerem ;....
> Perque dapes mensasque super petulantia corda,
> Et sale mordaci dulces quærentia risus.

Cette médecine horacienne n'eût-elle pas mieux valu, pendant notre choléra, que les jérémiades désespérantes de nos
terroristes?

Virgile nous décrit la peste des animaux; il ne la fait pas
venir des pays lointains :

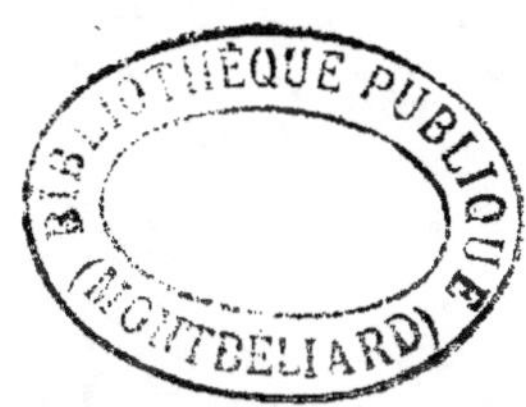

« Le ciel, dit-il, était malade, l'air brûlant ; l'eau des lacs était
» corrompue par la sécheresse ; l'herbe était rare, aride, malfaisante
» et privée de sucs réparateurs. »

Tout cela est accepté très-volontiers par la raison, et explique suffisamment la source du mal qu'il nous dépeint dans ses vers sublimes. C'est ainsi qu'il faut chercher et expliquer les causes de nos épidémies locales. Nous n'abandonnons le poète que quand ses images ne sont plus vraies ; que quand il nous dit que le loup, pendant le fléau, avait des besoins bien plus pressants que de rôder autour des brebis ; surtout quand il nous montre l'immense naufrage des poissons étendus sur le rivage des fleuves. On reconnaît là cet abus de la permission de mentir qu'on a accordée aux amants des Muses. Il n'invoque pas, comme chez nous, les remèdes et l'assistance d'un apprenti d'Esculape : *Cessère magistri*. Le Dieu de la médecine lui-même se retire, et laisse la pâle Tisiphone conduire devant elle la maladie et la terreur : *Morbos agit ante metumque.*

Ecoutons les philosophes et quelques historiens sur les questions de la peste. On ne soupçonnera pas la bonhomie, la droiture et le jugement de ceux que nous allons citer. Nous invitons d'abord nos lecteurs à méditer le IXe ch. du VIIIe livre des *Propos de table* de Plutarque.

« Les maladies de l'âme, comme celles du corps, ont toujours
» été leur grand chemin ordinaire et accoutumé. Il serait aussi ri-
» dicule d'inventer et de découvrir une maladie nouvelle, qu'un
» vice nouveau. »

Nous voudrions bien savoir ce que répondraient à cela les inventeurs de la morve : *Deus creavit omnia simul.*

« Toutes ces étrangetés ne sont que des inventions et subtilités
» de la science. Il n'y a homme au monde qui puisse dire depuis
» quel temps, et d'où est venue une maladie nouvelle au corps,

» ni une moderne passion. Ils font mal, mon ami Philon, ceux qui
» veulent que nature produise des maladies nouvelles, comme des
» monstres, sans inventer cause quelconque ni vraisemblable ni
» croyable d'un tel débauchement, mais prononçant et affirmant
» que le plus ou le moins d'aucune maladie en soient des nouvelle-
» tés et diversités. »

Si Dieu a créé les maladies, il les a créées de tout temps : *Omnia opera vivunt et manent in seculum.* Il ne peut y en avoir de nouvelles. S'il en survient quelques-unes qui nous paraissent étranges, elles ne pourraient être que le produit des vices particuliers de la société. Alors, c'est à la source de ces vices qu'il faut aller pour expliquer ces maladies. C'est à la science à rechercher si elle ne se trompe pas en attribuant leurs causes à un être imaginaire.

Philon répond à Diogénian, mais ses opinions sont embarrassées et défendues par des assertions romanesques plutôt que par de solides raisonnements. On va en juger :

« Les maladies ne coulent pas toutes ensemble, pour venir en
» être, mais l'une après l'autre, queue à queue. Chacune a pris sa
» naissance en quelque temps. »

Cela ne nous semble pas soutenable. Si les *maladies des fautes de nourriture, d'indigence, de délicatesse, de volupté, d'oisiveté, de paresse, d'abondance ; si par leur entrelacement ces diverses causes ont produit,* comme il le prétend, *diverses maladies, et ont amené quelque chose de nouveau ;* c'est donc à la société où vivent actuellement les hommes, aux institutions qui nous prescrivent tel régime, qui nous habituent à telles mœurs, à tels usages, à telle nourriture, qu'il faudrait attribuer nos maux. Au surplus, toutes ces circonstances ont dû se développer très-promptement dans la société parmi les hommes, et ne peuvent justifier la présence de ces cas insolites que la pathologie des fléaux pestilentiels se plaît à inven-

ter. La morve, par exemple, qu'on dit aujourd'hui contagieuse et transmissible du cheval à l'homme, aurait-elle pu
rester pendant plusieurs milliers d'années sans *venir en être,*
comme dit Philon, quand on pense que toutes les causes qu'on
accuse aujourd'hui ont existé de tout temps, et n'ont produit
aucun effet malheureux?

« Il n'est pas étrange que le corps ayant en soi tant de diverses
» facultés, et acquérant tous les jours, par ce qu'il boit et mange,
» tant de diverses qualités, si les complications et entrelassures de
» tant de choses ensemble apportent de nouvelles et inusitées sortes
» de maladies, comme Thucydide écrit que fut la pestilence à Athè-
» nes, conjecturant que ce n'était pas maladie ordinaire. »

Alors chaque peuple, ayant une nourriture différente, aurait ses maladies particulières, et cependant la science nous
dit que, sauf quelques endémies, qui tiennent à des causes locales, l'homme a partout les mêmes maux, puisqu'il a les mêmes organes et les mêmes passions. Si nous comparons les
raisons obscures de Philon avec celles si claires et si naïves
de Diogénian, on ne pourra s'empêcher de préférer la doctrine de celui-ci.

« Laissons aussi les particulières corruptions qui aviennent en
» divers pays, ou par tremblements de terre, ou par ardeur et sé-
» cheresse excessive, ou par pluies extraordinaires, des quelles
» causes il est force que les vents, les rivières et ruisseaux se res-
» sentent, attendu qu'elles naissent de la terre, en deviennent ma-
» lades et s'en altèrent. »

Mais tout cela a eu lieu dès le commencement du monde,
et ne date pas d'aujourd'hui, comme les maladies insolites
qu'on nous amène et qu'on voudrait expliquer de cette absurde manière.

« Nos étuves ont un grand pouvoir d'apporter mutation et en-
» gendrer des maladies extraordinaires, car ceux qui sont dedans
» y sont aux grands sanglots, tant ils halètent et palpitent. »

Comment comprendre que des bains très-chauds engendrent des maladies nouvelles, qui puissent prendre un rang dans nos cadres nosographiques et se perpétuer ?

« Il n'est donc pas besoin, Diogénian, de causes pérégrines ;
» ains sans aller plus loin que nous-mêmes, les changements de
» façon de vivre sont suffisantes causes, pour pouvoir et engendrer
» et faire cesser en nous certaines maladies. »

Nous accorderons cela pour certaines endémies dépendantes de l'hygiène, mais non pour ces maladies étranges et transmissibles que le non-savoir ou la préoccupation voudrait nous faire accepter comme des découvertes et des vérités. Nous nous en tenons aux sages explications de Diogénian.

Dans la vie de César, Plutarque nous dit :

« Depuis qu'il eut pris la ville de Gomphes, non-seulement il re-
» couvra vivres à foison, pour nourrir son armée ; mais aussi la
» garantit et délivra étrangement de maladie de peste, parce
» qu'ayant ses soldats trouvé grande quantité de vins, ils chassè-
» rent la contagion de pestilence à force de boire et de faire bonne
» chère ; car ils ne firent autre chose que de baller, momer et jouer
» les bacchanales, partout le chemin, tant qu'ils se guéri-
» rent de cette maladie par ivrogner, et se firent des corps
» neufs. »

Qu'on nous dise donc ce que c'est qu'une maladie qu'on chasse à coups de verres, où, partout ailleurs que chez les contagionistes, on nous indique la joie comme son remède souverain : *cantu depulisse.*

Tacite nous dit que l'adulation et l'exagération sont les vices des poëtes et des historiens.

« Effrayez-nous, et vous pourrez mentir à votre aise : *Nil falsum*
» *trepidis*..... De tout temps il a existé cette race d'hommes qui
» exploitent le merveilleux, et qui font leurs affaires aux dépens de

» notre crédulité. Tels furent les astrologues, les magiciens, etc.;
» *In quacumque terrarum parte sint, humani generis inimicos*
» *esse credendum.* »

La peste dont il parle n'est point une contagion étrangère.
Il lui donne pour cause les crimes des peuples. En général
tous les auteurs qui ont parlé de la peste n'ont pas songé à
interroger les effets de la consternation qui accompagne ce
fléau. Nous trouvons cependant dans Claudien ces pensées
remarquables : *Magna quidem per rura lues, sed major ober-*
rat intra tecta timor..... Denique concidere exanimi terrore
sæpe videmus homines... Ubi calamitas, ibi consolatio...

« Si vous laissez la terreur dominer les esprits, vous brisez, dit
» Agricola, les liens de la charité. *Metus autem et terror infirmat*
» *charitatis vincula.* »

En effet, comment songer à secourir les autres, quand on
se sent défaillir soi-même ?

MICHEL MONTAIGNE.

Il dit que, dans la peste de Gascogne,

« Une famille égarée fesait peur à ses amis, et à soi-même,
» et horreur où qu'elle cherchait à se placer, ayant à changer
» de demeure, soudain qu'un de la troupe commençait à se dou-
» loir du bout du doigt... Toutes les maladies alors sont prises
» pour peste. On ne se donne pas la peine de la reconnaître, et
» c'est le bon que, selon les règles de l'art, à tout danger qu'on ap-
» proche, il faut être quarante jours en transe de ce mal, l'imagina-
» tion nous exerçant cependant à sa mode, et enfiévrant notre santé
» même. »

La méditation de cette pensée philosophique qui est très-vraie
n'explique-t-elle pas suffisamment la cause de la grande mortalité, pendant le règne des maladies épidémiques que l'imprudence qualifie du nom de pestilentielles et contagieuses ?

« L'apréhension me touche peu , laquelle on craint particulière-
» ment en ce mal. »

Le bon sens du philosophe fait le procès de la médecine
téméraire de la contagion et de ses ridicules mesures.

« *Curis acuens mortalia corda...* La science nous fait volontiers
» un bon office de nous instruire bien exactement des dimensions
» de nos maux. »

Malgré son scepticisme naturel , Montaigne a cependant un
peu sacrifié aux vieilles traditions, dont les plus grands philosophes n'ont pu se défaire. Il nous rapporte que :

« Tel sain fesait déjà sa fosse ; que d'autres s'y couchaient en-
» core vivants ; qu'un manœuvre des siens, avec ses mains et ses
» pieds, attira sur lui la terre en mourant. »

Quelle foi pouvons-nous accorder aux hyperboles et absurdités des historiens, quand nous sommes obligés de nous
défier même de la véracité de Montaigne?

Luther, dans une peste dont il a été le témoin, dit :

« Tout le monde est frappé de terreur... J'ai recueilli chez moi
» le curé avec sa famille... Je crois que pour Carlostad aucune
» autre peste ne l'aura tué que la peur de la mort..... Ma mai-
» son devint un hôpital... tout était frappé d'effroi..... La peste
» était dans deux maisons..... on voulait séquestrer un diacre,
» je ne le voulus pas, par la confiance que j'avais en Dieu, et dans
» la crainte d'effrayer. »

Voilà déjà bien des autorités qui prouvent que le danger
de la peste, ou plutôt d'une épidémie, à laquelle l'indiscrétion
ou le préjugé auraient donné ce nom, n'est pas là où on le
croit communément, et nous affirmons sincèrement que nous
aurions été heureux de trouver, dans nos recherches, quelques raisonnements en faveur de nos adversaires. Partout où
nous avons étudié ce mal, qui *répand la terreur*, nous avons

été obligé de reconnaître que cette passion en est l'âme unique. La peste sans la terreur n'est rien ; elle n'est qu'un son, un mot d'alarme. C'est un être fantastique, créé par une prévention malheureuse. La peste sans le prestige de son nom funeste, n'est que l'épine qui afflige la clientèle médicale ; c'est le caractère plus ou moins mortel, que peuvent prendre nos épidémies journalières dans telle circonscription, aggravées par telle circonstance, ou telle saison de l'année. Mais la terreur, sans la peste, la terreur même, sans le moindre mal physique, c'est la mort, si le consolateur n'arrive pas.

Nous allons maintenant passer en revue le sentiment et les doctrines des divers auteurs qui ont écrit *ex professo*. Nous espérons que notre anticontagionisme sera complétement justifié, quand on le trouvera couvert de l'opinion des autorités les plus remarquables, et des aveux mêmes de nos adversaires. En analysant les principaux ouvrages, nous avons voulu que le lecteur ait dans sa main les fils compliqués de la doctrine des pestes, et dans un ordre qui pût lui apporter toutes les convictions désirables.

Ouvrage de FISCHER.

Il dit que l'imagination est ce qu'il y a de plus pernicieux dans la peste.

« *Imaginatio facit casum.* Elle se trouble par les objets qu'on
» lui met sous les yeux, et nous ne pouvons plus discerner le vrai
» du faux, dès que nous sommes sous son influence. »

Que l'on compare la justesse de ces idées avec les hypothèses et les insinuations gênées des contagionistes, on ne sera plus embarrassé de décider où est la vérité.

« *Spiritus in timentibus et contristatis ad interiora confugiunt,*
» *et gelidus coit sanguis in præcordia.* »

Ces symptômes de la terreur ne rendent-ils pas raison complète de la diarrhée et de la cianose de notre choléra?

« Les peureux qui habitent avec des personnes suspectées d'avoir
» communiqué avec des gens frappés de la peste, ou autre maladie
» épidémique, tombent dans cet état, quoique ceux dont ils pensent
» avoir hérité le mal n'en soient jamais atteints... L'imagination
» effrayée peut nous faire tomber dans une maladie épidémique.
» C'est ainsi qu'elle nous prépare à contracter l'épilepsie et diverses
» autres affections. *Contingit ut constanter animo recoquant et*
» *repulent cum anxiâ et inquietâ imaginatione, et tandem in*
» *talem morbum incidant...* Il faut couper les racines nuisibles de
» la crédulité et de la terreur, qui ne tendent qu'à pulluler à l'ex-
» cès... Il faut attribuer à la terreur ce qu'on attribuait autrefois
» aux spectres, à la vertu des démons. »

Nous ne rencontrons chez nos adversaires aucune de ces
pensées justes et raisonnables. Tous gardent le silence sur les
effets de la terreur, sur les miracles de la discrétion, de l'espérance et des consolations. On nous objectera, sans doute,
que nous avons tort de soupçonner que nos confrères ou-
bliaient de rassurer leurs malades pendant les fléaux pestilentiels, et notamment pendant le choléra. Nous ne nions pas
ce qui a pu se passer dans la clientèle particulière ; mais les
écrits du jour sont là, et nous affirmons que ni les rapports
académiques, ni les publications officielles, ni les ouvrages
des auteurs ne portent l'empreinte de la médecine du cœur ;
et qu'au contraire, ils tendent à jeter le découragement dans
les esprits.

« L'idée seule de la présence de la peste en affecte plusieurs de
» suite, selon le témoignage de Peklinus, de Rivinus et même du
» contagioniste Diemerbroek. »

L'imagination joue donc un grand rôle dans nos maladies,
et l'indiscrétion et l'imprudence du médecin peuvent, dans
une épidémie un peu sérieuse, lui prêter tous les caractères

d'un fléau dévastateur, au moyen de la consternation que répand le nom terrible qu'on lui donne.

RIVINUS. — *De Peste*, 1680.

« Il faut rejeter les vieilles idées de la peste contagieuse. C'est
» un monstre, un dragon, un basilic qui non-seulement par le tou-
» cher, mais par la vue, par l'ouïe souffle son venin aux hommes...
» Grâce à Dieu, nous en avons une autre idée, et nous ne craignons
» pas ce venin qui est une fiction de l'antiquité... *Causa proxima*
» *terror est*... Que ne doit-on pas craindre d'un passion spécifique,
» qui nous donne l'appréhension d'une mort affreuse ? que n'en
» doit-on pas redouter, quand on nous apprend que l'émotion du
» tocsin d'un incendie peut coaguler le sang et causer une fièvre
» maligne et mortelle ? *On dit* que les enfants, qui ne doivent pas
» connaître la peur, meurent cependant comme nous, dans un temps
» de peste. »

Nous nions cette assertion ; on a essayé de la faire valoir pendant notre choléra, mais nos lecteurs peuvent s'assurer qu'elle est mensongère, en consultant les premières notices et bulletins officiels, ainsi que les registres de l'état civil, ayant soin surtout de faire soustraction de la mortalité ordinaire de cet âge. Au surplus, nous dirons que, si ce sont des enfants à la mamelle que l'on nous cite comme victimes du fléau, il n'est pas étonnant qu'ils puisent la mort dans le sein d'une nourrice malade et consternée. Si ce sont des enfants plus avancés en âge, pen se-t-on qu'ils ne partagent pas les affections tristes de leurs parents ; qu'ils soient insensibles aux discours effrayants, aux images de la terreur générale, au mauvais régime, aux privations qu'entraîne une circonstance malheureuse, et qu'ils soient exempts de recevoir les impressions qu'ils remarquent sur tous les visages ?

Effets de la terreur, et ses symptômes d'après LANGIANUS.

« Rétrocession des principes vitaux... Ils abandonnent l'exté-
» rieur. L'imagination est troublée ; il y a désespérance ... Le

» mouvements du sang sont arrêtés ; il se coagule. (Cyanose de
» notre choléra.) Il y a tremblements, rigidités dans les fibres.
» (Crampes.) Les joues prennent la couleur cadavérique. (On est
» cadavre à l'instant, a dit M. Magendie.) Les mains et les pieds et
» tous les organes se roidissent ; le diaphragme ne s'abaisse que
» lentement, et n'exprime que des soupirs et des gémissements ;
» la respiration se ralentit, et l'homme s'éteint. »

Voila des vérités physiologiques incontestables et bien
frappantes qu'on ne trouve jamais notées chez les contagionistes. Les images qu'elles nous représentent ne sont - elles
pas précisément celles qu'on attache à la peste? N'y voit-on
pas ses principaux symptômes? Un médecin honnête peut-il
négliger d'étudier avant tout les ravages que l'âme, profondément troublée par la terreur, peut causer dans notre organisation? Si dans cette description des symptômes que produit cette passion, l'auteur n'oubliait pas de noter la diarrhée
qui accompagne toujours, comme on sait, les effets d'une
grande peur, n'y trouverait-t-on pas toute la symptômato-
logie du choléra?

DIEMERBROEK. — *De Peste.*

(Il est cité dans le Dictionnaire des Sciences Médicales ,
avec Sammolowist et Demertens, comme l'un des auteurs les
plus recommandables.)

« La peste est une sorte d'épidémie la plus mauvaise, et qui
» renferme non-seulement les causes communes, mais *peut-être*
» encore des raisons *occultes* de malignité et de contagion. »

Sauf le mot de contagion dont l'auteur même ne semble pas
bien sûr, on pourrait accepter cette définition , quoiqu'elle
nous paraisse vague, et que son *peut-être* et ses *raisons occultes* prêtent à des doutes et à des interprétations arbitraires.
D'après lui, toute épidémie serait la peste, dès qu'elle devien-

drait très-mortelle. On voit évidemment ici que la peste ne serait point une entité pathologique, mais seulement un terme qualificatif de toutes les maladies épidémiques qui pourraient prendre un caractère grave et funeste, ce qui est un enseignement faux et plein de dangers.

Dans le grand nombre de pestes que rapporte l'auteur, il ne manque pas de noter les causes atmosphériques : ainsi le printemps avait été chaud, humide, etc.; mais notons bien aussi que toutes ces causes ne font pas la peste d'Orient proprement dite. Celle-ci n'a besoin d'aucune de ces conditions pour nous envahir; sa propriété contagieuse les brave toutes. Encore une fois, qu'on nous dise donc ce que c'est que la peste; qu'on nous montre donc une maladie *sui generis*, indépendante des causes de nos épidémies; qu'on nous signale, à ne pas s'y tromper, ce mal affreux, si l'on veut que nous n'ayons point à reprocher à nos adversaires d'avoir fait avec nos maladies communes, des fléaux homicides, au moyen de la terreur.

« Par sympathie, les familles étaient atteintes au loin. »

Quelle foi accorder à un auteur qui se permet de rapporter de telles affabulations, sans les accompagner d'une seule réflexion critique ? N'y a-t-il pas là une passion mauvaise, une préoccupation contre laquelle on doit se tenir en garde ?

« Pendant la pleine lune, le mal augmenta, et *tout le monde* » mourut, parce que le venin mortel fermenta violemment. »

Et c'est là ce Diemerbroek qu'on nous vante comme un écrivain modèle ! quel homme sensé peut supporter ces contes pitoyables ? L'indignation ne doit donc point ménager de tels mensonges ; ce serait une lâche complaisance.

« On ne peut présager la peste, cependant on a remarqué les » signes brillants des étoiles. Elles filent vers la terre. Il y a des

» éclairs, pendant la nuit, sans nuages, sans pluie. Les oiseaux
» manquent ; il y a beaucoup d'insectes, de mouches ; les enfants
» jouent à se faire enterrer ; il y a pluie de sang, des bruits dans
» l'air, des tremblements de terre, etc. »

La plupart de ces pronostics empruntés d'une manière détournée à l'Écriture sainte, seraient tout au plus les signes
d'une épidémie prochaine dans un siècle de crédulité et de
superstition ; mais ils ne peuvent s'appliquer à la peste proprement dite. Cependant, nos écrivains modernes n'ont pas
hésité de choisir dans ces misérables fables que Diemerbroek
n'a pas honte d'adopter, toutes celles qui ne leur ont pas
paru trop mensongères ou ridicules, telles que les étoiles filantes, les bruits souterrains, les insectes par myriades, etc.
Toutes ces choses, en effet, pouvaient préparer merveilleusement les imaginations à accepter la nouvelle future d'un fléau,
et aider nos adversaires à justifier, au besoin, celui dont nous
avons été les témoins.

L'auteur cite la Bible pour prouver que la peste est très-
pernicieuse aux hommes ; mais il évite de dire qu'elle ne lui a
point donné la qualité contagieuse. C'est une mauvaise manière d'enseigner que d'altérer un texte respectable, et de
l'attirer par force à une opinion particulière. Souvent nous
empruntons des expressions et des versets entiers aux Écritures pour prêter appui à nos pensées ; mais jamais on ne
pourra nous reprocher de les avoir fait servir à de mauvaises
intentions.

» La peste n'a pas toujours les mêmes symptômes et varie de
» mille manières. »

Quel beau champ pour les contagionistes ! nous gardons
soigneusement cet aveu ; alors, il faut qu'ils conviennent que
la maladie n'a aucun signe caractéristique, qu'elle n'est pas
ce fléau originaire de l'Egypte, transmissible, contagieux,

nécessitant nos établissements sanitaires ; et qu'on peut la produire, à volonté, avec nos catarrhes, nos fièvres putrides, nos dyssenteries, etc., enfin avec toutes nos épidémies.

« Les bubons ne sont pas pathognomoniques. »

Le mal n'a donc aucun signe qui le fasse reconnaître.

« Les auteurs ne donnent que des symptômes qui obscurcissent » les signes propres de la peste. »

Et non-seulement Diemerbroek ne les indique pas, mais notons qu'il a dit plus haut qu'ils varient de mille manières.

« Dans une épidémie, si plusieurs malades succombent, on » doit déclarer que la peste existe ; il y va de l'intérêt public... »

Cette recommandation n'est-elle pas épouvantable et criminelle ? car il dépendrait de l'imprudence ou du jugement faux d'un seul docteur alarmiste, pour jeter la terreur dans une ville, et y produire les ravages que nous avons signalés. Quand la peste est publiée officiellement, si la mortalité cessait ou s'affaiblissait sensiblement, au moyen de mesures sanitaires déterminées, et sous le traitement des médecins chargés de veiller à la santé publique, nous serions tenus d'appeler sagesse l'indiscrétion que nous condamnons ; mais c'est précisément quand le fléau est déclaré et affiché partout que les décès deviennent innombrables.

« Causes premières : l'exhalation du cloaque de nos péchés, les se- » mences malignes, occultes, dont la plus petite partie infusée » dans l'air suffit pour l'infecter, et propager cette infection à toute » la terre. »

C'est à peu près comme si on nous disait qu'un petite goutte d'encre infusée dans l'Océan, a pu noircir ses flots, et infecter tous ses poissons. Cette doctrine, aidée de celle d'Hanemann, a dû servir merveilleusement à l'étiologie du choléra.

« Les causes secondaires sont l'altération des humeurs et la con-
» jonction des astres, etc. »

Quelle foi peut-on accorder à de telles puérilités? Qu'on se
permette d'expliquer par de telles causes un fait pathologique de peu d'importance, ce ne serait déjà pas supportable ;
mais quand il s'agit de se rendre compte d'une maladie insolite, il nous semble qu'il est sage de ne l'admettre que sur
des causes évidentes et certaines.

« La cause est la contagion qui est d'abord l'origine, parce que
» la contagion n'existe que *quand la maladie est née ;* car celui
» qui le premier est pris n'a pas reçu de contagion, mais la con-
» tagion est venue après que la maladie a été faite. C'est alors
» qu'elle peut se communiquer. »

Il y a là insulte au bon sens. Est-ce que la cause qui a
frappé le premier ne frappera pas tous ceux qui vivent sous
son influence, sans qu'il soit nécessaire de faire intervenir
l'auxiliaire de la contagion ?

« A ces causes, quelques-uns veulent qu'on joigne les émotions,
» la colère, la terreur, la joie subite. »

La joie, une cause de la peste? c'est trop hardi!

« Et les tristesses de l'imagination ; mais ces mouvements n'ont
» rien de malin en eux. »

Voilà la bonne foi et la charité des contagionistes! La terreur, le deuil général n'ont rien de fâcheux! Comment un
médecin, l'ami, le consolateur du malade, ose-t-il avouer une
doctrine aussi insensée et aussi cruelle? Il est vrai que, pour
être conséquents avec eux-mêmes, nos adversaires doivent
glisser sur les effets des passions tristes, y attacher peu d'importance, ou même les nier.

« La peste existe depuis la création du monde, et reste tou-
» jours cachée quelque part, pour être amenée par les vents. »

Il y a des choses qui sont au-dessous de la critique. Nous voyons qu'avec une telle doctrine les contagionistes sont servis à souhait, qu'ils n'ont pas besoin d'attendre une contagion étrangère pour avoir la peste parmi nous, et qu'à l'occasion d'une maladie courante, d'une épidémie un peu grave, ils pourront, à leur gré, nous déclarer que nous sommes sous le coup de cette maladie, ou de tel fléau typhoïde.

« La politique doit s'occuper d'empêcher le fléau d'entrer dans
» les villes. »

Il paraît que les bourgs et villages ne méritent pas cette attention.

« Il faut écarter les étrangers, empêcher les communications,
» nommer des médecins *ad hoc*, fermer les lieux publics. Plutarque
» et Pausanias nous disent que la musique et le vin sont les meil-
» leurs remèdes. »

Et l'auteur ordonne de faire fermer les lieux publics, les maisons d'agrément !

« *Reponant in medici sui fidelitate, quia plùs prodest œgroti
» fiducia in medicum quàm ipsa medicina.* »

Alors, c'est une contradiction d'avoir demandé que la politique envoie des médecins *ad hoc*. Remarquons toujours que chez les contagionistes, ce qu'il y a de plus saillant dans leurs traités, ce sont les histoires prolixes, mensongères et contradictoires ; l'énoncé de faits imaginaires, et de nombreuses assertions sans appui logique; surtout leur tendance à solliciter l'intervention des autorités administratives. Ils fuient ou refusent toute explication catégorique et claire. Ils n'abordent aucune question, aucune difficulté ; ils restent toujours dans les nuages. La vérité saisissante, cet air vital des bons systèmes et des loyales discussions, leur manque partout. Voilà ce que nous remarquons chez Diemerbroek, Demertens et Samolowist ; et pourtant ce sont là les chefs qu'on nous donne à suivre ! le croirait-on ?

Le commentateur de Diemerbroek est moins terroriste et de meilleure composition, écoutons-le :

« Il n'y a pas de passion qui étende plus loin et plus prompte-
» ment les limites de la peste que la terreur, soit par la vue des
» chars, ou d'un mourant, soit par les mauvaises nouvelles, ou
» même par les effets de l'imagination, qui seule suffit pour appe-
» ler le mal chez plusieurs. Tout changement subit dans le régime
» est dangereux. *Si quis diœtam subitò permutat, periculum est...*
» *quapropter victu solito utendum.* »

Nous aurions désiré que le rapport académique sur le choléra, dont nous donnerons bientôt l'analyse, n'eût point négligé ce sage précepte.

Rapport général sur les épidémies, depuis 1771 *jusqu'en* 1830.

On y donne un précis historique des différents travaux sur ce sujet. On dirait que la médecine moderne a peur qu'on ne soupçonne la singulière apparition de son fléau parmi nous, et qu'on ne le trouve sans exemple dans le passé. On semble n'y montrer que l'empressement de justifier l'absurde historique du choléra, et le désir de lui assigner sa place parmi les neuf cents épidémies qu'on dit avoir été observées jusqu'à ce jour. Mais on se trompe étrangement. Ces épidémies, quand même elles seraient véritables, n'ont aucun rapport avec les pestes, et ne sont que des maladies graves que note fréquemment la pratique médicale. Le choléra, au contraire, tel qu'on nous l'a fait, est une vraie peste, une maladie qui tue subitement, une maladie exotique, que la plupart des gouvernements ont jugée d'abord contagieuse, puisqu'ils ont employé contre son invasion les cordons sanitaires.

« Le principal caractère de ces neuf cents épidémies était, dit ce
» Rapport, de se communiquer par l'arrivée d'un individu dans un
» endroit où il n'existait aucune maladie régnante ; ou bien le mal
» s'étant développé spontanément , il se communiquait ensuite de
» famille en famille. »

Il n'est pas permis de raisonner ainsi, nous avons déjà
combattu cette mauvaise doctrine. Il ne s'agit pas d'entasser
épidémie sur épidémie ; ce qu'on ne pourra jamais atteindre,
c'est la liaison de tous ces événements ; c'est le moyen de trouver et de démontrer entre eux de l'analogie, et d'en tirer une
doctrine vraiment logique et médicale. C'est en vain qu'en
faveur du choléra on veut confondre les conditions pathologiques des pestes et des épidémies, et qu'on cherche à donner
à notre maladie asiatique tout ce qui appartient aux fléaux
exotiques : transmission, migration, gravité alarmante, mesures préservatrices, etc.; il est aisé de voir qu'elle ne peut
être rangée parmi les épidémies que cite le Rapport, à moins
qu'on ne veuille jouer sur les mots, et l'appeler ainsi , parce
qu'*elle règne sur le peuple;* car alors il faudrait aussi donner
le nom d'épidémie à la peste d'Orient, d'Amérique, etc., et
jamais auteur classique n'a consacré jusqu'ici un tel contre-
sens. Nos adversaires seuls se plaisent dans cette confusion
de mots.

Les écrivains de ce Rapport disent que ces épidémies faisaient périr jusqu'aux poules et canards, et qu'elles avaient
pour causes les mares de village , les fumiers, les animaux
morts, les cimetières, les maisons humides, etc.; mais s'il en
était ainsi, les épidémies seraient permanentes, car aucune de
ces causes ne cesse d'exister , et ne saurait être écartée. Il y
aura toujours dans les villages des mares, des fumiers, etc.;
toutes ces assertions fausses nous semblent n'avoir en vue que
de prouver que les odeurs infectes sont des causes d'épidé-

mies pestilentielles, et que toutes nos mesures de propreté si vantées aujourd'hui et pendant notre choléra sont indispensables. Ce Rapport demande que des médecins *ad hoc* se présentent pendant les épidémies, reconnaissent le mal; parce que cela donne de la joie et de l'espérance au paysan; et que des médecins cantonaux surveillent la santé publique. Ah! quel médecin honorable et instruit voudrait quitter sa clientèle pour aller toute sa vie à la quête de miasmes épidémiques, se mettre à la merci, à la solde d'un préfet ou d'un ministre égarés par une fausse doctrine, et se trouver par ce métier ignoble le colporteur de la mort dans son arrondissement, en disséminant sur son passage les éléments d'un fléau? On ne peut donc confier cette mission qu'à des subalternes, et voilà les cas les plus difficiles de la pathologie livrés à la décision d'une servile ignorance !

Ouvrage de SAILLANT *sur les épidémies en* 1780.

En le comparant avec le Rapport ci-dessus, on pourra déjà juger où est la vérité, et s'assurer si nous avons eu raison de soupçonner les intentions systématiques de certains écrivains.

   « On s'occupa si peu des épidémies jusqu'au xvie siècle, qu'en
» 1520 il régna en France une fièvre catarrhale épidémique que
» les médecins regardaient comme nouvelle, et à laquelle ils donnè-
». rent différents noms, *coqueluche, catarrhe, etc.* »

De quel droit Saillant prétend-il avoir plus de pénétration que les docteurs de ce temps-là, et venir, après tant d'années, ranger une infinité de maladies catarrhales parmi les pestes? N'est-il pas dangereux que ce mot, qu'on a appliqué à tout ce qui semblait très-mauvais, soit employé même dans la dénomination d'une maladie bénigne? Au surplus, voilà un aveu formel qu'en Europe on n'avait aucun ouvrage *ex professo* sur les maladies pestilentielles au xvi⁰ siècle, et qu'il nous reste à demander à quelle source médicale les auteurs du Rapport, que nous venons d'analyser plus haut, ont puisé leurs lumières, et dans quel but ils ont publié un tel ouvrage?

Saillant décrit les symptômes et les causes merveilleuses de diverses épidémies.

« Des mouches et insectes nombreux sortaient de terre. On les » écrasait sur les chemins. »

Nous verrons des contes aussi ignobles figurer dans l'histoire du choléra ; car nos adversaires se plaisent à copier les traditions les plus superstitieuses de l'antiquité. On retrouve toujours dans leurs écrits le calque dégoûtant des fléaux passés , de même que le maniement de quelques argumentations banales qui ne répondent à aucune des difficultés du sujet.

« L'épidémie de 1520 dépeupla la Germanie. Rome compta » 9,000 morts. Sennert raconte les ravages qu'elle fit dans toute » l'Europe. »

L'auteur peut-il se servir du mot *ravage*, *dépopulation*, quand il ne cite qu'un mort sur mille citoyens? Ce n'est pas là un fléau.

« Willis et Etmuller parlent d'épidémies catarrhales, qui, comme » un coup de foudre, attaquaient les malades et firent de grands » ravages. »

Remarquons que Saillant ajoute que ces maladies-là n'empêchaient pas qu'on vaquât à ses affaires.

« Sydenham attribue ces catarrhes aux pluies abondantes, qui » tombèrent jusqu'à l'automne. »

Jusqu'ici nous ne voyons rien qui ne soit ordinaire dans la pratique médicale.

« Après un été ardent et un automne humide, Baglivi remarque » des épidémies catarrhales , pendant lesquelles il y eut un trem-

» blement de terre, qui effraya tellement le peuple, que le pape fit
» faire un jubilé. »

On n'a pas manqué de nous parler de tremblements de
terre, pendant et après notre choléra. Ces fables bien arrangées, et souvent répétées par la presse, établissent d'adroits
rapprochements, et préparent, dans l'occasion, un crédit aux
partisans des phénomènes singuliers et des fléaux insolites.

« Sydenham note des épidémies catarrhales, qui se répandent
» *par toute l'Europe*, et font plus de victimes en Angleterre que la
» peste de 1665. »

En général les rhumes sont des maladies de l'automne, de
l'hiver, qui se dissipent au retour de la belle saison, et n'ont
pas le temps de faire le tour du monde ; car les chaleurs de
l'été viennent ordinairement les dissiper. D'ailleurs, nous
avons peu de foi aux auteurs qui prétendent savoir tout ce
qui affecte la santé publique dans les divers coins de l'Europe,
dans un siècle où la presse était loin d'être d'un usage répandu. Comment un écrivain, si distingué qu'on le suppose,
pouvait-il s'assurer au milieu d'une épidémie locale qu'il
avait à décrire, si toute l'Europe partageait exactement
cette même maladie ? Quel intérêt y avait-il ?

« Hoffman décrit aussi cette maladie, et lui donne pour cause
» l'état de l'atmosphère. »

Tout cela prouve que l'Europe entière n'a pu être atteinte
de cette épidémie, car les conditions de la température présentent des variétés sous les diverses latitudes.

« En 1782, il régna une épidémie qui commença par faire du
» mal aux chevaux. »

Il nous semble que les hommes plus impressionnables
que ces animaux, auraient dû naturellement être atteints
les premiers.

« Cette maladie s'étendit dans toute l'Europe., et jusqu'en Amé-
» rique. On l'appela *follette.* »

Ce nom plaisant n'indique-t-il pas le peu d'importance et
de gravité qu'on lui reconnaissait, ou peut-être l'attention
extrême qu'on prenait d'en écarter, par le badinage, tout ce
qui aurait pu appeler la terreur et la rendre funeste? On accuse l'auteur d'avoir tout confondu et d'avoir avancé des
choses à la légère. C'est un reproche que méritent généralement les écrivains prévenus en faveur des contagions et des
épidémies merveilleuses.

« Huxam parle d'une épidémie qui, sous le nom d'*influence,*
» parcourt l'Europe, et attaque les bestiaux, les cerfs, etc. etc. Cette
» maladie, quoique très-répandue, n'était pas dangereuse. »

Nous avons bien de la peine à ne pas soupçonner la véracité
d'un auteur qui fait mourir d'un catarrhe jusqu'aux cerfs
des forêts, et qui a des nouvelles d'une influence morbifique
de toutes les villes de l'Europe, surtout quand il avoue lui-
même qu'elle n'offrait aucun danger. S'occupe-t-on si sérieusement d'un événement sans importance? Peut-on, en con -
science, faire entrer dans un catalogue des fléaux pestilentiels
une infinité de maladies sans mortalité, entre autres, celles
appelées *baraguelle, grippe, petite poste, petit courrier,* etc., etc?
Ces dénominations badines montrent assez le peu d'importance
qu'on y attachait. Pourquoi alors les ranger ici au nombre des
pestes! n'est-ce pas trahir trop ouvertement l'envie de cacher un honteux système sous de faux témoignages?

« Il faut prendre garde, dit Pascal, qu'on abuse de la liberté d'imposer des noms. En donnant le même à deux choses
différentes, on confond ainsi les conséquences ; on les étend
de l'une à l'autre, et c'est le moyen d'arriver aux équivoques
et à la confusion des disputes. »

Y a-t-il la moindre analogie entre les pestes que l'auteur vient de rapporter, et toutes celles que nous apprend l'histoire? La peste de David, d'Homère, de Thucydide, etc., etc., sont-elles une seule et même maladie? Les pestes de Nimègue, de Florence, de Moscou, de Londres, de Paris, etc., etc., les pestes bleues, noires, jaunes, etc., présentent-elles les mêmes symptômes, la même entité? Non, sans doute. Qu'est-ce donc que la peste? qu'est-ce donc qu'une maladie qui occupe tant la pathologie, et qu'on ne peut rapporter à aucun cadre déterminé? n'est-il pas évident qu'elle n'est qu'une fiction malheureuse, qu'une qualification arbitraire, dont le non-savoir ou la malveillance ont pu abuser?

Au reste, cet ouvrage, comme on le voit, est loin d'être contraire à notre doctrine. Qu'on rapporte les épidémies qui ont sévi sous telles latitudes, ou dans telles localités, tout cela est conforme à l'observation pratique ; mais qu'on ne les dise pas transmissibles, contagieuses ; qu'on n'en fasse pas des pestes solennelles, effrayantes ; car ce serait abandonner la vérité. Ce que nous condamnons dans l'ouvrage de Saillant, c'est son oubli de critiquer une infinité de fables ridicules qu'il rapporte, et auxquelles il a ainsi laissé prendre créance ; c'est d'avoir favorisé l'idée des épidémies voyageuses. On tousse, dans tous les pays du monde, pendant les saisons froides et humides, et dans les transitions brusques de l'atmosphère; mais il est impossible d'imaginer qu'un catarrhe va parcourir le globe; c'est une erreur qu'il faut signaler, parce qu'elle peut être exploitée par les contagionistes. Les influences épidémiques des saisons ne doivent-elles pas se trouver modifiées, à chaque degré de latitude, vers des climats opposés? une maladie épidémique ne peut donc voyager avec la même physionomie, et présenter les mêmes symptômes en Laponie et sous la ligne. Chaque latitude doit la faire du moins varier d'intensité, et la longue liste des épidémies, dont les causes, selon Saillant, étaient toutes rapportées à *l'état des saisons*, prouverait même en notre faveur. En effet Baglivi n'a-t-il pas prévenu ses lecteurs qu'il écrivait *in aere romano*, comme pour les avertir de ne point être étonnés des caractères étranges qu'il pouvait avoir signalés dans certaines observations cliniques, caractères qui ne se retrouveraient sûrement pas dans d'autres localités, dans des climats opposés.

Article PESTE *de l'Encyclopédie méthodique.*

« On a étendu cette idée aux épidémies qui se sont fait remar-
» quer par *la terreur* qu'elles inspiraient, par la gravité des symp-
» tômes. »

Nous partageons cette pensée que nous avons développée ailleurs.

« Ce qui amène la peste, ce sont les guerres, la famine, les mau-
» vaises administrations, les gouvernements despotiques, les temps
» de barbarie. »

Elle n'est donc pas une maladie amenée de l'Egypte. Nous concevons qu'une famine, une administration machiavélique puissent porter des troubles profonds dans la santé publique et y déterminer de nombreuses causes de mortalité ; mais cela n'aura aucun rapport avec la peste contagieuse, avec l'idée d'un fléau exotique et subtilement transmissible.

« L'Egypte est le foyer de la peste, qui se répandrait davantage
» sans les lazarets. »

N'y a-t-il pas ici une contradiction ? Si le foyer de la contagion est en Egypte, ce ne sont donc pas les guerres, la famine, etc., qui la causent parmi nous. L'auteur rapporte avec confiance, comme tous les contagionistes, diverses pestes causées, soit par la putréfaction des sauterelles, soit par des cadavres jetés dans un puits, soit par une baleine pourrie sur les côtes de la mer. Mais tout cela, encore une fois, n'est pas la peste proprement dite de nos adversaires, la peste d'Orient transmissible; tout cela ne fait que répandre de l'obscurité sur cette matière, et ne tend qu'à lui prêter une assistance qui répugne à la raison.

« Thucydide a accepté, sans discuter, ce qu'on lui a dit de l'ori-
» gine de la peste d'Athènes ; il faut la regarder comme un typhus
» ordinaire. »

Il faut la regarder comme un mensonge indigne de l'histoire.

« Les sombres rêveries de la philosophie orientale, les croyances
» aux démons ajoutèrent beaucoup aux désastres de la peste. »

Ces aveux ne condamnent-ils pas le contagionisme?

« On se sauvait dans les églises ; on s'y entassait, et on y mou-
» rait dans la terreur, *plus que par la maladie même.* »

Nouvelles armes contre le contagionisme! certes si, à l'imitation de Périclès, on fait entasser les hommes dans des lieux resserrés ; si on leur inspire l'effroi, en faut-il davantage pour expliquer ces grandes mortalités qu'on a à déplorer dans les temps de peste?

« D'autres s'enfermaient dans leur maison, et prenaient tout le
» monde pour des spectres. La peste, la lèpre, le scorbut, l'éléphan-
» tiasis et une foule de maladies hideuses, dont on ne parle plus, doi-
» vent être regardées comme les tristes effets de la barbarie du
» moyen âge, malheur que la haute civilisation peut arrêter et
» prévenir. »

Ce n'est pas la barbarie des peuples qu'il faut accuser, mais la vaniteuse manie des savants, qui veulent avoir observé des choses nouvelles, et semblent se plaire à augmenter chaque jour la liste de nos maux habituels, ou à leur donner des dénominations effrayantes. C'est ainsi que chaque âge

vient surcharger nos cadres nosographiques de ses tributs
funestes. C'est ainsi que, de nos jours, on ne cesse de nous
occuper d'épidémies insolites et mortelles. En effet, les té-
mérités, les folles découvertes, qu'on nous donne pour des
progrès, tous les enseignements de la médecine actuelle, ne
semblent-ils pas des armes perfides contre l'humanité? La
science de guérir veut-elle devenir une sorte d'officine de
fléaux décimateurs? Nous avons dit ailleurs que la médecine,
dans ses travaux spéculatifs, nous donnait presque toujours les
maladies auxquelles l'observation du jour s'attachait spécialement et prêtait de l'éclat et une certaine importance ; que
chaque invention pathologique semble avoir en son règne
favori, comme toutes les monstruosités du charlatanisme et
de l'ignorance. Ne serait-il donc pas bien douloureux de penser que nous avons telle ou telle maladie spéciale, par la grâce
de nos Hippocrates couronnés?

« Avant la fin du XVIe siècle, on forma des léproseries. 15,000
» furent établies dans le siècle suivant. Il y en eut 20,000 en
» France. »

Quel mal a dû faire l'administration avec ces établissements! Voilà l'organisation légale de la terreur! Voilà les
bienfaits de la médecine de ces temps-là! Voilà comme, encore aujourd'hui, à l'aide des dispositions gothiques de nos
esprits, on tend à nous effrayer, par la description et la menace de diverses maladies insolites, et à nous ramener, sous
les apparences du zèle, du savoir et des progrès, aux préjugés des siècles d'ignorance!

Nous finirons par faire observer que toutes les absurdités
des auteurs sur le compte de la peste se retrouvent, mot pour
mot, dans l'article *Syphilis* du Dictionnaire des Sciences médicales. Cette considération pourra nous aider à démontrer
que le charlatanisme s'est trahi, en jetant le même merveilleux

sur ces deux maladies, quoiqu'elles n'aient entre elles aucune espèce d'analogie. On verra bientôt que la syphilis a été un épouvantail que l'ignorance et des passions mauvaises ont exploité à leur profit.

Article PESTE *du Dictionnaire de Médecine en douze volumes.*

« Les médecins qui ont observé la peste, se sont bornés à décrire » l'*épidémie* dont ils étaient les témoins. Rarement chaque épidé-» mie a été décrite par plusieurs médecins en même temps, de sorte » que rien n'est plus imparfait que l'histoire des pestes. »

En effet, nous avons vu jusqu'à présent que l'on confondait, comme à plaisir, les épidémies avec les pestes proprement dites, qui n'ont aucun rapport entre elles, et que nulle part on n'a établi l'histoire raisonnée et controversée des fléaux exotiques contagieux. On y parviendra difficilement ; car on semble décourager et maudire tous les auteurs qui se déclarent les adversaires absolus de la contagion. Aucune société savante ne s'empresse de mettre cette belle question au grand jour. On propose des prix pour s'éclairer sur les sujets les plus puérils, et on néglige d'interroger les fléaux qui ont fait périr les hommes par millions !

« Grâce à nos peintres et à nos poètes, on se représente la peste » comme un horrible cortége de puanteur et de putréfaction, qui » effraie l'imagination. Cette idée est très-dangereuse. »

Que devons-nous alors penser de nos grandes mesures de désinfection des lieux d'aisance, des places et marchés, des égouts, puits et citernes, des halles et boucheries, etc., au moyen du chlore répandu partout à profusion pendant notre choléra ? Non-seulement cette idée de la puanteur effraie l'imagination et devient dangereuse, mais elle est fausse.

« Les bubons ne sont pas des caractères spécifiques de la peste.

» Desgenètes dit qu'elle n'est pas si meurtrière que beaucoup de
» maladies, et que la dyssenterie fait périr plus de monde que la
» peste d'Egypte. Chirac soutient que la peste n'est que le typhus
» au plus haut degré, et que le médecin doit cacher le mal, pour ne
» pas jeter la consternation. »

A plus forte raison, l'administration ne doit pas intervenir
avec ses mesures prétendues sanitaires, car leur publicité et
leur rigueur empêcheraient toute discrétion, prouveraient
que la santé publique court des risques, et donneraient par
conséquent un démenti aux rassurances des docteurs.

« Il faut dire que ce n'est rien, que ce n'est qu'un cas ordi-
» naire. »

Nous demandons si, depuis qu'il a été question du choléra
asiatique, on a tenu compte de cette recommandation?

Le choléra fait des progrès affreux à ***...; il a exterminé la po-
» pulation de ***...; on ne trouve plus personne pour enterrer les
» morts; ils pourrissent dans les rues et les maisons..... Il n'y a au-
» cun remède à espérer. »

N'est-ce pas là le pain quotidien qu'on ne cessait d'offrir
à nos cœurs inquiets?

« Toutes les précautions qui sautent aux yeux sont des moyens
» d'accroître la terreur. »

L'aveu est formel; cependant nous verrons bientôt l'auteur
lui-même dans une choquante contradiction.

« Nous ne possédons que des histoires isolées et incomplètes
» des diverses épidémies. Il n'y a aucune liaison entre elles. »

C'est très-vrai, elles se répètent si uniformément et avec une
telle complaisance qu'il n'est guère possible de n'y pas soupçonner quelque esprit de prévention systématique.

« L'Egypte n'est pas le foyer de la peste. Cette provenance n'est
» démontrée que par un très-petit nombre de cas. »

Comment s'armer contre un ennemi dont on ne connaît ni l'emplacement, ni la direction ?

« Les précautions ont fait disparaître ce fléau de la France.

On vient de dire qu'elle ne provenait que rarement de l'E-gypte ; d'où nous arrive-t-elle donc ? contre quelle région faut-il se mettre en garde ?

« Quand la civilisation paraîtra en Egypte , la peste diminuera » peu à peu. »

Voilà encore une contradiction ! La peste a donc son foyer en Egypte ? Nous remarquons avec peine que l'auteur, après avoir émis quantité d'idées heureuses que nous partageons, avance que *les mesures contre la peste sont indispensables*, et qu'il détruit par cela seul tout ce qu'il avait dit de favorable à notre doctrine. En effet, après avoir dit que la peste est moins grave qu'une dyssenterie, que les mesures sanitaires ne font que répandre la terreur qui *fait tout le mal*, n'est-il pas inconcevable qu'il couronne son travail par la recommandation des quarantaines, et qu'il dise que la civilisation de l'Egypte fera disparaître la peste ? Cette dernière pensée fait en ce moment la base des prétentions nouvelles de nos adversaires, et ils nous donnent à entendre que nous n'aurons plus ce fléau , parce que nous serons parvenus à faire adopter nos institutions sanitaires en Orient. Nous avons déjà fait sentir la portée de cette insidieuse tactique.

Analyse de l'article SYPHILIS *du Dictionnaire des sciences médicales.*

Nous la rapportons ici, parce que nous sommes assuré qu'elle jettera quelque jour sur la doctrine des pestes.

« Le choléra, nous a-t-on dit, nous a été apporté de l'Asie, et » s'est impatronisé parmi nous, comme la syphilis et autres mala-» dies jadis en vogue. »

9

Tous les efforts des contagionistes pour donner de la valeur aux tristes raisons qu'ils débitent sur le fléau asiatique, nous paraissent très-condamnables, et sont loin de servir la santé publique. Il est faux que la syphilis ait été apportée de l'Amérique, et nous n'accorderons pas le précédent captieux qu'on voudrait établir, pour justifier la présence du choléra asiatique parmi nous.

« La syphilis, nous disent les auteurs les plus recommandables, » a existé de tout temps sous des dénominations variables. Le Lé- » vitique, Hippocrate, Celse, Juvénal, Dioscoride, Pline, Galien, » Apollodore, Oribase, Ætius, Pline le Jeune, Paul d'Egine, etc., » etc., parlent de presque tous les symptômes que, depuis, on a at- » tribués à une maladie *sui generis*, dite vénérienne, vers le temps » de la découverte du Nouveau Monde. On l'a regardée alors » comme nouvelle et apportée par les matelots de Christophe- » Colomb. »

En effet, si de nos jours, un malade se présentait à la visite de nos hôpitaux avec les tumeurs aux aînes, dont parle Hippocrate, avec les poireaux que cite Juvénal, on ne manquerait pas certainement de l'envoyer aux Capucins. La syphilis n'est donc pas moderne; elle a eu le sort de tous les soi-disant fléaux, auxquels la science s'est plu à donner une célébrité menteuse, et dont les descriptions exagérées ont effrayé les imaginations.

On lit dans l'*Encyclopédie méthodique* : « La syphilis, à laquelle » on suppose une origine étrangère, et qui probablement ne fut pas » moins indigène que plusieurs autres maladies nouvelles et funes- » tes, qui dépendent de la barbarie du moyen âge, fut observée la » première fois, à la fin du xve siècle et remplaça la lèpre. Elle » se communiqua d'abord, comme la peste, sans l'approche des » sexes. »

Rapprochement curieux entre ces deux fléaux imaginaires.

« La maladie eut d'abord une marche terrible, frappa de terreur,
» et infecta des familles entières. »

Il est aisé de reconnaître qu'ici, comme pour le choléra, on
s'est hâté de juger la chose, et que le mal est venu d'une préoccupation funeste, d'une coterie puissante qui voulut mettre
de l'importance à une prétendue découverte, et faire parler d'elle.

« Après bien des conjectures et des controverses, on finit par
» adopter l'opinion qui règne aujourd'hui. »

Cette opinion est très-contestée et loin d'être générale.

« Considérons que, parmi nous, la syphilis n'a jamais rien eu de
» fixe dans sa description. Pendant vingt ans, ce furent les ulcères
» qui figurèrent dans l'observation clinique ; plus tard, ce furent
» les exostoses, la carie ; plus tard enfin, les bubons et les écou-
» lements. »

Pourquoi cette maladie change-t-elle si souvent de physionomie chez les auteurs ? Est-ce qu'une pleurésie, un catarrhe,
un érysipèle, etc., n'ont pas été de tout temps caractérisés
par les mêmes symptômes généraux ? Encore une fois, il faut
répéter que malheureusement nous avons presque toujours
les maladies qu'il plaît à la science de nous donner. Nous
voyons en effet que l'opinion erronée des docteurs et leur
médication insolite ont créé, dans les temps passés, des maladies qui ont disparu sous de nouvelles doctrines, et dont on
ne parle plus. Sanchès et l'auteur de cet article pensent que
la syphilis est une dégénérescence de la lèpre ; disons plutôt
qu'elle n'est qu'une dénomination nouvelle de certaines maladies de la peau et des organes de la génération. La nature tend
toujours à guérir, à réparer les troubles que nos vices et nos
institutions portent dans ses harmonies ; et les maladies même
ne sont que des efforts de sa bienveillance. Ainsi l'espèce hu-

maine, toujours victime des imperfections actuelles de la société, a dû subir de tout temps des maux dépuratoires, des
actes maladifs réparateurs, qui ont pris des caractères et souvent des noms différents, selon les climats, les doctrines ré-
gnantes, et les traitements qu'on leur appliquait. Personne,
par exemple, ne contestera que le mercure, qu'on a regardé
longtemps comme spécifique dans la syphilis, n'ait produit
quantité de maladies plus funestes que celle qu'on prétendait
guérir.

Nous partageons la pensée de l'auteur qui nous dit qu'il ne
faut pas croire aux contes absurdes qui ont été faits au sujet
de la syphilis. C'est ce qui arrive dans l'histoire de tous les
prétendus fléaux.

« On avait attribué le mal à l'encombrement de 70,000 familles
» juives expulsées d'Espagne, à la misère, à la malpropreté. »

Nous notons ici tous les rapprochements qu'on peut faire
entre la fable du choléra et celle de la syphilis.

« Avant cette maladie, la lèpre et l'éléphantiasis étaient fré-
» quents. Peu à peu ces maladies disparurent pour faire place à la
» maladie nouvelle. L'importance qu'on lui donna, et les modifica-
» tions du traitement ont dû changer quelque chose dans la phy-
» sionomie du mal, introduire quelques particularités dans les ca-
» ractères primitifs, et la présenter sous un aspect nouveau. Les
» premiers auteurs l'ont attribuée à l'intempérie des saisons ; d'au-
» tres à la colère du Ciel, à l'influence des astres, aux inondations.
» On consulta les astrologues : Filicus l'attribua à la jonction de
» Mars avec Saturne, etc., etc. ; d'autres, enfin, aux empoisonne-
» ments des puits. Fracastor dit que c'est une peste envoyée par la
» Providence. Chaque nation la jeta sur le compte de son voisin.
» Astruc s'obstine à soutenir qu'elle est venue d'Amérique... La
» certitude que la contagion ne s'est pas répandue à Lisbonne, pre-
» mière ville qui reçut Christophe-Colomb et ses troupes, est une
» des plus fortes preuves qu'ils n'étaient pas porteurs d'un prin-
» cipe contagieux. En effet, n'est-il pas constant que les matelots,

» après de longues traversées, se répandent ordinairement dans les
» mauvais lieux ? Pourquoi alors n'auraient-ils pas communiqué
» le mal, dont on dit qu'ils étaient infectés ? Pourquoi encore, s'il
» était originaire d'Amérique, ne se reproduirait-il pas spontané-
» ment de nos jours ? C'est au sol plutôt qu'aux habitants que sont
» dues les maladies endémiques. »

Nous partageons cette pensée. C'est elle qui nous a fait dire
qu'elles sont locales, ne peuvent voyager et venir s'impatroniser loin de leur foyer.

Nous avons déjà remarqué que plusieurs ouvrages du même
auteur présentaient à notre analyse des idées différentes et
souvent opposées dans certaines éditions. Cela ne peut que
jeter de la confusion sur une matière déjà si embrouillée et
obliger quelquefois le lecteur à suspecter la véracité de nos
recherches. Cependant nous allons rapporter ici un nouvel
extrait du *Dictionnaire de l'Encyclopédie méthodique*, tel
que nous le trouvons dans nos cahiers.

« Pour que la peste s'établisse d'une manière permanente chez
» une nation, il faut que la barbarie succède à la civilisation. »

C'est une opposition ridicule au sentiment de la grande
majorité de nos auteurs qui attribuent ce fléau aux émanations qui s'élèvent des marais du Nil; et d'ailleurs, n'a-t-on
pas dit que notre choléra asiatique, cette peste moderne, était
impatronisé chez nous qui sommes comblés de lumières?

« Il faut qu'un pays devienne comme désert et saturé de débris
» organiques. »

Nous voyons bien que l'auteur veut faire ici allusion à l'E-
gypte, à la décadence de laquelle il veut attribuer la peste,
plutôt qu'aux débordements du Nil. Mais cependant combien
d'autres pays pourrait-on citer où la civilisation a régné longtemps, et où s'est ensuite établie la barbarie, sans que la peste
y ait pris possession permanente?

« Hippocrate et Galien ne se sont pas fait une idée de la
» peste. »

C'est une forte raison de la nier. C'est que cette maladie est
une malheureuse conception de l'erreur; car y a-t-il une seule
réalité pathologique que ces grands maîtres aient oublié de
décrire? Pourquoi auraient-ils négligé justement ce qu'il y a
de plus remarquable parmi nos maladies?

« Les poètes ont été les organes trompeurs des opinions popu-
» laires. »

Il est vrai, qu'amis du merveilleux , ils ont saisi dans des
histoires déjà fabuleuses les images les plus poignantes, et se
sont ainsi rendus complices du mal, que des traditions funestes causaient à la santé publique. Ce sont leurs récits et ceux
des historiens, accueillis par les médecins, qui ont établi ces
précédents, ces préjugés que les peuples crédules ont acceptés,
et qui s'effaceront d'autant plus difficilement que les littérateurs eux-mêmes les partagent presque généralement.

« Les grandes disettes, les grains altérés par la rafanie, etc., amè-
» nent les maladies pestilentielles. »

Oui, mais ce ne sera pas la peste. Vous n'aurez que telles
ou telles affections graves. Encore nous protestons contre
toute mesure sanitaire qui viendrait occuper l'esprit public de
l'idée d'un fléau. On vient au moins de signaler ici les causes
évidentes de ces maladies de circonstance, et le bon sens, la
raison et l'expérience n'y contestent rien.

« Les épidémies pestilentielles ne sont pas graves chez les gou-
» vernements bien administrés. »

Il ne faudrait pas se ressouvenir de notre choléra.

« Grégoire de Tours dit que la peste n'est point apportée du
» Levant, mais qu'elle est permanente en Europe, et que les his-
» toriens n'en parlent, que quand elle se réveillait dans les pro-

» vinces qu'ils habitaient, ou dans quelques provinces éloignées. »

L'auteur que nous analysons, au lieu de combattre cette doctrine, semble la justifier. On conçoit que le contagionisme s'accommoderait fort bien de trouver les semences de la peste toutes prêtes et cachées seulement quelque part. Cela lui serait encore plus favorable que la transmission des miasmes lointains qu'il a tant de peine à expliquer.

« La lèpre, le scorbut, et quantité d'autres maladies, dont la
» nomenclature est inconnue aujourd'hui, sont les tristes effets de
» la barbarie du moyen âge. »

Ne pourrions-nous pas reprocher à nos siècles éclairés des erreurs plus graves encore?

« Les pestes étaient horribles, à cause de la superstition et de l'i-
» gnorance, et *surtout par le défaut des mesures sanitaires.* »

Nous nous attendions bien à cet éloge singulier de nos institutions; cependant, quels services ont-elles rendus? Tout ce qui constitue les lazarets et quarantaines n'est-il pas aujourd'hui surtout le sujet de persifflages mérités?

« La faculté de médecine de Paris, dans la peste d'Avignon, at-
» tribue le mal à un combat des étoiles contre la mer. »

Dans nos calamités, jusqu'où peut donc aller la crédulité publique, quand la science elle-même, dans la première capitale du monde, enseigne de telles stupidités? Cet article, qui n'est rempli que de détails historiques, n'offre aucune réflexion instructive et philosophique, aucun traitement, ni moral ni pharmaceutique.

Autre extrait d'un article PESTE *par M.* MOREAU *de la
Sarthe.*

« La peste est une endémie venue de l'Egypte... Les bubons ne
» sont pas toujours caractéristiques. Elle est *naturalisée* à Cons-

» tantinople, et vient de l'imprévoyance du fatalisme et du *défaut*
» *de mesures.* »

Pourquoi ne s'est-elle pas *naturalisée* sur tout le globe avant
l'usage de nos lazarets? Pourquoi cette impatronisation du
fléau à Constantinople plutôt que dans les autres villes avoi-
sinant l'Egypte? D'ailleurs, comment une maladie peut-elle
s'impatroniser? Le miasme qui en est la cause serait donc in-
altérable? Pourquoi, cependant, voyons-nous les différentes
pestes dont parle l'histoire disparaître et ne pas revenir?

« Les anciens n'en disent rien. Galien n'a pas eu le courage
» de l'observer. »

C'est que sans doute il n'y croyait pas.

« Il l'a laissé décrire par les historiens qui ont suivi les tradi-
» tions populaires. »

Voilà de belles autorités; dites donc plutôt que ni Hippocrate, ni Galien, n'ont voulu salir ni vendre leur plume pour
servir un mensonge. N'y a-t-il pas une assez longue proscrip-
tion contre la contagion? Si depuis quatre cents ans que votre doctrine est inventée, vous n'avez rien pu affirmer qui soit
resté debout, de quel droit viendriez-vous demander aujour-
d'hui qu'on vous écoutât?

« Quelle croyance, dit Pinel, accorder à toutes ces célébrités
» imprimées *avec approbation*, lorsqu'on sait que plusieurs rap-
» ports véridiques ont été supprimés par autorité. »

L'autorité peut donc supprimer ce qui lui déplaît. Pourquoi ne nous servirions-nous pas des observations de nos adversaires? Les administrations auraient donc leurs préjugés,
leurs idées fixes qu'elles défendraient envers et contre tous?
Elles feraient, à l'égard de ceux qui les heurtent, ce que l'É-
glise se crut obligée de faire envers Galilée!

« Toutes ces réputations usurpées, du temps de la régence, toutes

» ces dignités soutenues par la faveur et l'intrigue, ont disparu
» dans la nuit des temps ; et puisque la vérité tardive peut se faire
» entendre, on peut dire qu'il ne reste rien de bien précis sur la
» peste de Marseille que l'écrit modeste d'un médecin ignoré, qui
» l'a observée en silence. »

La conséquence que tire l'auteur de cet article nous surprend singulièrement. Nous pensons que sa partialité n'altérera nullement des gloires honorables et justement acquises. Cela nous semble un piége, un moyen adroit de détourner de la lecture des non-contagionistes, et de nous prévenir en faveur de l'écrivain qu'il indique sous le nom de Bertrand. Pourquoi ne nomme-t-il pas ses adversaires et tous ceux qui ont écrit à cette époque ? Les noms de Chirac, de Chicoineau et de Deidier, ne sont-ils pas plus recommandables que celui d'un subalterne obscur ? Pourquoi celui-ci ne cite-t-il que les partisans du contagionisme ? N'y a-t-il pas là injustice et matière à suspicion ? Il nous dit seulement que Chirac persista à soutenir que ce n'était pas la peste, et qu'il joignit le ridicule de la suffisance à l'originalité de la prévention.

« Ayant su, dit-il, qu'il fallait être gai, il paya des violons et
» tambours pour chasser la tristesse. »

Nous trouvons que Bertrand s'est permis une ironie abominable que l'auteur que nous analysons aurait dû avoir le bon esprit de passer sous silence, pour l'honneur même de celui dont il semble faire l'éloge.

« Les lazarets sont indispensables, il y a seulement quelques ré-
» formes à faire. »

Les contagionistes, comme on a dû le voir jusqu'ici, sont en discordance perpétuelle sur tout ce qui regarde les causes, l'origine de la maladie, ses symptômes et son traitement. Ils ne s'entendent à l'unisson que sur la médecine politique.

DEUSSING.

L'auteur prétend que les pestes ne sont pas simplement les maladies épidémiques, mortelles, signalées par Hippocrate, Galien, etc., mais des maladies *sui generis*; seulement, il ne les fait pas venir des pays étrangers.

« La terreur, dit-il, donne la peste *surtout* aux gens nerveux et » aux malingres. »

Appliquons cette vérité au choléra. Supposons seulement tous les six jours un malade, soit nerveux, malingre ou valétudinaire parmi les clients que visitait chacun des mille médecins de Paris. Voilà un total de 30,000 individus auxquels la terreur a donné le choléra. Or, ce fléau a frappé mortellement les deux tiers des malades, et on voit que ce calcul très-modéré fournit encore plus de décès que n'en a compté la statistique officielle.

« La vue d'un char mortuaire, d'une maison de pestiférés, a sou- » vent causé la maladie : mais on n'observe cela que dans une con- » stitution pestilentielle. »

Et pourquoi ne pas dire plutôt qu'on n'observe la maladie singulière de la peste, que quand la terreur l'a précédée? D'ailleurs, si la seule vue d'un char mortuaire peut donner la mort à plusieurs, on imaginera facilement quelle quantité d'individus sont témoins de ce spectacle : rappelons-nous notre choléra.

« C'est le trouble moral qui hâte l'action du poison. »

Nos adversaires ne peuvent s'empêcher de reconnaître les effets de la terreur ; mais ils veulent à toute force lui donner un premier mobile, un complice, car sans cela tout l'édifice de leur doctrine s'écroule. Ils ne voient pas que le poison moral dont ils reconnnaissent l'existence est mille fois plus évident et plus vrai que leur poison hypothétique.

« La terreur, ce mal moral, n'arriverait pas, s'il n'y avait pas une » cause empoisonnante matérielle. »

Alors, dirons-nous toujours avec raison, ne nous empoisonnez pas moralement d'abord, abandonnez-nous à la seule cause épidémique.

« L'imagination ne peut donner une maladie. »

Voilà la mauvaise foi! Cependant l'auteur rapporte quantité de marques monstrueuses que l'imagination des mères produit sur leurs enfants. Or, si un *accès de frayeur pendant la grossesse, si un saisissement violent peuvent défigurer un fétus, lui briser les os*, quel mal incalculable ne peuvent donc pas causer, dans nos organes, des scènes de terreur, et les images incisives d'un deuil général?

Toutes les histoires de peste sont revêtues des couleurs étranges de l'exagération. Elles sont partout, même sous la plume des médecins, un tissu de fictions poétiques, de descriptions baroques, d'autant plus suspectes qu'elles sont absolument calquées, sous ce rapport, les unes sur les autres; tous ces ouvrages sont obscurs, sentent la gêne et ne présentent rien de convaincant à l'esprit. Ce n'est pas assurément sous de tels voiles que se place une vérité franchement historique. C'était à des médecins graves et témoins des pestes, qu'il fallait laisser leur description, sans cette poésie trompeuse qui les défigure toutes, et jusqu'à présent nous n'avons eu que des fables à raconter.

Opinion de M. le docteur PARISET.

Le 5 septembre 1838, M. Pariset, en faisant le panégyrique de Desgenètes, nous semble saisir cette occasion, pour faire une sorte de traité de la peste. Voyons ce que la critique peut reprendre dans ce discours, où le contagionisme a tous les honneurs.

« Desgenètes parcourt, avec calme, les hôpitaux qu'a peuplés la » peste ; il connait le danger. »

M. Pariset se trompe, et la scène de Napoléon touchant les pestiférés de Jaffa, prouverait que le médecin ne croyait pas à la contagion. Il n'aurait pas permis à son général de s'exposer à la mort, s'il avait cru au danger et à la subtilité du poison pestilentiel.

« Il l'observe ; il la déguise ; il donne le change aux esprits par » de faux noms , et, pour raffermir les imaginations, il prend une » lancette, la trempe dans le pus d'un bubon, et s'en fait plusieurs » piqûres. »

Cela prouve précisément que la peste est un faux ; car il ne se serait pas exposé à une mort certaine, s'il avait cru à une contagion infaillible.

« Quoi de plus *authentique* que ce fait ? cependant, dans des » conversations particulières, dans des réunions publiques, Desge- » nètes , dit-on, »

Ce mot est bon à noter.

« Desgenètes l'a *hautement* désavoué. »

Un honnête homme pouvait-il en effet souffrir qu'on lui prêtât des actions sans mérite, et dignes d'un charlatan?

« N'en croyons pas un homme qui fait de sa gloire une ab- » juration si gratuite. Peut-être a-t-il craint d'avoir des imita- » teurs ? »

Que cette action ait été faite, dans un esprit de contagioniste ou d'anticontagioniste, peut-on imaginer qu'il la cache et ne l'avoue pas, dans la crainte qu'elle ne séduise quelque bon cœur, et ne compromette des existences par une épreuve qui avait épargné la sienne?

« Quoi qu'il en soit, feinte ou réalité, l'épreuve eut lieu ; l'effet
» qu'il cherchait fut produit, et la tranquillité revint dans les
» esprits. »

Voilà donc le point capital à obtenir! c'était le seul but qu'il voulait atteindre, c'est un démenti formel, qu'il voulait donner à la contagion.

« Cela rendit la maladie plus légère et multiplia les guéri-
» sons. »

L'histoire ne dit-elle pas : fit cesser le mal? mais qu'importe la réserve de M. Pariset? d'autres contagionistes même ont été plus loin dans leurs aveux et ont fait, à la prudence et aux consolations, tous les honneurs qu'elles méritent ; ils ont reconnu les miracles subits de leur influence salutaire.

« Et cette variole contemporaine et sœur de la peste, née dans
» *les mêmes lieux*, à la *même époque* et de *causes similaires*,
» qui, de même que la peste, a franchi l'Egypte, pour envahir le
» monde ! »

Voilà certes des allégations d'autant plus condamnables que rien ne démontre leur anthenticité! M. Pariset nous donne ici sa pensée, comme si ce qu'elle exprime, était un article de foi généralement consacré par nos auteurs. Dans quel ouvrage didactique et magistral a t-il vu cette doctrine? Il ne suffit pas, pour donner de la consistance et de la vraisemblance à un fléau moderne, et à un mauvais et dangereux système qu'on a épousé, de multiplier les suppositions erronées, en cachant finement les bonnes raisons de la controverse. La petite vérole ne vient pas de l'Égypte, ni *des mêmes causes que la peste ;* un idiot même se refuserait à admettre qu'une cause similaire puisse avoir des résultats et des symptômes opposés ; il faut au moins exposer la vérité de ce qu'on avance, avec des preuves solides qui puissent convaincre. M. Pariset sait fort bien que sa doctrine, jetée avec un air d'assurance, a été controversée victorieusement. Pourquoi d'ailleurs cette sœur de la peste se serait-elle impatronisée par toute la terre, quand la peste elle-même, bien plus grave, bien plus subtile et plus meurtrière, n'aurait jamais été que locale et très-rare parmi nous?

« Cette maladie plus funeste que les déluges, les embrasements » et les conquêtes , cette triste fille de l'Egypte, qui sembla, par sa » première apparition dans le monde, ouvrir cette ère de misère, de » servitude et de ténèbres, rencontrait à chaque pas l'armée fran- » çaise en Egypte. Elle était partout. »

Mais n'est-il donc pas évident que cette maladie était le ty- phus, qui accompagne toujours les armées malheureuses ou exposées à des températures insolites? Il ne faut pas nous donner le change.

« Depuis quarante ans, elle n'avait pas visité la Syrie. Elle fut » apportée par les Mamelucks fugitifs. »

Il faut donc être fugitif, pour pouvoir exporter au loin la contagion! Est-ce que, depuis quarante ans, il n'y avait pas eu des millions de communications entre l'Egypte et la Syrie? Nous voyons, avec peine, que M. Pariset insinue sans preuves que Desgenètes était contagioniste, et qu'il cherche à préparer l'opinion publique en faveur des idées qu'il a à cœur de con- sacrer.

« Du reste, sa conviction est conforme au sentiment *général*. »

M. Pariset oublie donc qu'il y a des anticontagionistes? Quel démenti formel a dû lui donner un article des *Débats*, inséré le 30 août 1843, à l'occasion de la mort de Chervin, où il est dit qu'en Europe, dans l'Amérique et *partout*, l'opi- nion *est convertie* au non-contagionisme !

« On en vint jusqu'à détruire , par le feu , les effets et les bara-
» ques des pestiférés. »

Quel pitoyable roman !

« Est-ce raison ? est-ce préjugé ? Préjugé ! qui oserait le dire de
» Napoléon et de Desgenètes ? »

Il n'y a rien de vraisemblable dans tout cela.

« Desgenètes descend aux fonctions les plus humbles dans les
» souterrains, remue les immondices, les haillons, les lambeaux en
» pourriture. »

Il est permis au poète de s'écarter de la vérité, mais jamais
à l'historien.

« Travail fatigant qu'il fallait faire à genoux, et si infect, qu'il
» était contraint de l'interrompre, à chaque instant, pour aller res-
» pirer, plus loin, un air pur, et reprendre la connaissance prête à
» lui échapper. »

Si un danger aussi grand que celui auquel Desgenètes
s'expose, jusqu'à se mettre dans un état voisin de l'asphyxie,
n'a pu lui être funeste, ni même nuisible, nous demandons
du moins qu'on nous explique la cause d'une immunité si remarquable. Cette épreuve dégoûtante, à laquelle se soumet
volontairement ce médecin, ne donne-t-elle pas un démenti
nouveau à la subtilité si mortelle de la contagion ? Nous voudrions que l'honorable docteur Pariset ne nous eût pas
rapporté cette anecdote, non plus que celle d'un malade
qui conjure Desgenètes de partager avec lui *un reste de potion*
qu'il lui avait prescrite.

« Sans s'émouvoir, il prend le verre du malade, *l'emplit* et le
» vide ; action qui fit pâlir d'horreur les assistants. »

Les potions se boivent par cuillerée, et le *reste* du moribond n'a pu, par conséquent, être avalé *à plein verre*. La médecine est une chose trop grave, pour la déconsidérer par des
contes bleus.

ASTRUC.

L'auteur, après avoir nommé plusieurs pestes, ou maladies pestilentielles, dit :

« Elles sont du cru du pays. Dans le temps même que ces mala-
» dies ne sont pas épidémiques, elles sont assez ordinaires. On n'est
» jamais, dans une grande ville, sans fièvres malignes, dyssenteries,
» etc.; elles sont aussi familières, dans la pratique, que les apoplexies,
» hydropisies, asthmes , etc. Il ne faut que l'usage de mauvais ali-
» ments, l'excès du chaud, du froid, etc., pour les créer ; et si elles
» deviennent épidémiques, c'est que les causes particulières , qui
» ont coutume d'y donner lieu , deviennent alors plus étendues
» par le concours de diverses circonstances... Ces maladies se
» manifestent quelquefois en même temps dans des lieux très-
» éloignés. »

Si elles étendent leur influence très au loin, dans le même temps, on ne doit attribuer cela qu'à la constitution atmos - phérique, qui peut faire sentir ses qualités morbifiques à de grandes distances. Une saison humide et froide, très-longtemps prolongée, par exemple, peut-être observée, à quelques nuances près, aussi bien à Londres qu'à Paris. Mais il ne faudrait pas abuser de cette concession déjà grande, et prétendre qu'une épidémie peut avoir une étendue illimitée. La raison , le bon sens et l'expérience médicale s'y opposent.

« Il y a apparence qu'on a confondu les épidémies simples avec
» la peste. »

C'est ce que fait l'auteur lui-même. Excepté celle de Mar- seille, qui nous est venue, dit-on, de l'Egypte, nous ne voyons, dans toutes celles qu'il rapporte, que des épidémies auxquelles on a donné le nom de pestilentielles, ou de peste.

« On nous a rapporté qu'Hippocrate se rendit recommandable
» dans la peste d'Athènes , en envoyant de tous côtés ses enfants
» et ses disciples, pour prévenir ses ravages. On a recueilli ces faits

» dans quelques opuscules, qu'on *attribue* à Hippocrate ; mais on
» ne saurait faire grand fond sur ces ouvrages, parce qu'ils sont
» suspects de supposition. »

C'est une opinion presque générale.

« Peste qui dura dix ans, sous Gallus; d'autres disent vingt
» ans... A Constantinople, il y avait 10,000 morts par jour. »

Pendant trois mois seulement, cela eût fourni un total, à
peu près, d'un million d'hommes! Quel eût-il donc été, si
le fléau eût duré autant que celui que vient d'observer Clot-
Bey, pendant 1834 et 35? Le lecteur nous dispensera de
donner notre pensée sur ces répugnantes exagérations. Nous
ferons seulement remarquer combien nous devons être excusable de chercher à porter le jour dans les ténèbres d'une
doctrine sauvage, qui a laissé périr des milliards d'hommes,
sans songer à découvrir la cause de ces exterminations, et
sans lui trouver un seul remède.

« Mille corbeaux ne suffisaient pas pour enterrer les morts...
» Elle fut générale... Ni île, ni caverne, rien n'échappa... On pous-
» sait des cris et des hurlements en mourant, etc. »

Littérateurs honnêtes, historiens, philosophes, révoltez-
vous donc contre de tels écrits, et défiez-vous d'un auteur
qui n'a pas une censure amère, pour flétrir des mensonges
aussi honteux.

« La peste gagna chez les nations barbares. »

Lisons les *Débats*, au sujet du choléra, dont cette feuille
raconte les ravages chez les Adjoutes, chez les sauvages de
l'Afrique, et nous serons étonnés de la ressemblance de cette
fable avec celle d'Astruc!

SÉNAC. — *Peste de Marseille.*

« Deidier l'attribue à la saison, au manque de vivres, d'huile et

10

» de blé , aux mauvais fruits , aux pluies et aux chaleurs exces—
» sives. »

Voilà qui est très-naturel. Le peuple ne murmure jamais
contre ces causes inévitables. La mortalité n'est devenue excessive, il n'y a eu de perturbation, que quand on eut signalé
à son indignation le bâtiment soi-disant pestiféré du malheureux Chataud.

« Ce vaisseau , parti de la Syrie en janvier , arriva le 25 mai à
» Marseille. »

Il avait bien eu le temps de s'éventer, de *séassérrener*. Notons cependant qu'aujourd'hui la science complaisante fait
tous ses efforts pour justifier la modération excessive qu'on
vient d'apporter dans les réglements et mesures de nos lazarets,
et qu'on va peut-être, sur l'assertion de M. Aubert , décider
affirmativement, et contre l'expérience de Marseille, en 1720,
que l'incubation du miasme pestilentiel ne dure que dix
jours. On sait en effet que le mal ne s'est declaré dans cette
ville, que six mois après l'arrivée du vaisseau qui l'apporta de
la Syrie , et après tous les contacts imaginables. Une doctrine
menteuse, comme on le voit, ne peut se défendre sans fournir sans cesse des armes contre elle. Notons enfin que ce vaisseau n'avait perdu dans sa longue traversée que six hommes,
affectés de maladies ordinaires.

« Les mousses et mâtelots et porte-faix sont infectés en ouvrant
» les ballots. »

Ce ne sont pas eux qui les ouvrent ; ces ballots sont expédiés au loin ; Marseille n'est pas une ville de détail.

« Les morts sont nombreuses , mais l'Intendance ne reconnaît
» pas la peste. »

L'a-t-elle jamais vue ? Peut-elle juger un cas aussi grave,
sans consulter les hommes de l'art ?

« On brûle le vaisseau. »

Voyons à quelle vengeance criminelle peut entraîner la sotte préoccupation d'un pouvoir administratif!

« Ceux qui sortirent du vaisseau ne furent soumis à aucune » mesure sévère. Un d'eux alla à Paris, et deux autres en Hol- » lande, où ils pouvaient porter la contagion. »

Pourquoi ne l'y ont-ils pas portée? N'est-ce pas prouver qu'elle n'est qu'une déception?

« Le mal n'était encore que dans les infirmeries. »

Et pourquoi cela, puisque tous les passagers avaient eu carte blanche? Ne devaient-ils pas de suite répandre la peste dans Marseille? Comment se fait-il qu'ils aient été quatre mois renfermés dans un vaisseau infect, sans y éprouver aucun mal, et qu'en peu de temps toute une ville soit frappée mortellement par eux? Ne devaient-ils pas être les premières victimes? Il est impossible d'arrêter sa pensée sur les longues histoires des pestes, sans rencontrer chez leurs écrivains le besoin d'accumuler cent absurdités, pour défendre et faire croire leurs mensonges; mais aussi plus le faux est prolixe, plus il se trahit et se découvre sans y songer. Laissez mentir un coupable, il préparera lui-même sa propre condamnation, par ses contradictions et les aveux qui lui échappent.

« On avait éloigné les marchandises et les porte-faix. »

On a dit plus haut qu'ils avaient ouvert les ballots. Au sur- plus, avant de les éloigner et de songer au danger, le mal était consommé. Des contacts sans nombre avaient eu lieu; ou bien, convenez donc que la contagion est l'affaire la plus capricieuse et la plus élastique qu'on puisse imaginer.

« Les précautions furent *inutiles*, et le mal se répandit. »

Belle recommandation pour nos mesures administratives et nos lazarets! à quoi servent-ils donc?

« Les précautions des magistrats prouvèrent que leur crainte
» était fondée. »

L'auteur vient de dire qu'elles furent inutiles. Au surplus,
avaient-ils le droit de juger, de redouter un fléau? On n'avait
à Marseille qu'une maladie, comme le dit Sénac lui-même,
causée par la mauvaise saison, le manque de vivres, etc.; on
a appelé la terreur, au moyen d'une publicité indiscrète, et on
a décimé la ville, au nom d'une peste imaginaire; cela saute
aux yeux.

« La terreur se répandit le 25 juillet ; un orage fut un présage
» funeste, et devint le signal de la mortalité. »

Pourquoi n'a-t-on pas fait accroire au peuple que cet orage
était d'un augure favorable? est-il possible de concevoir
qu'une contagion, qui a respecté si longtemps tout un équipage, ne sévisse qu'au bout de sept mois sur des habitants
qui n'ont eu que de faibles rapports avec lui? Que doit-on
penser du caprice de l'incubation?

« Les magistrats cherchaient à désabuser le public par des avis
» consolants. »

Il n'était plus temps ; ils avaient laissé faire le mal à la terreur.

« Il est sage d'empêcher la crainte, qui est plus contagieuse que
» la peste. »

Voilà un aveu qui condamne encore la doctrine des contagionistes; car leur zèle, leur empressememt à favoriser une
publicité malheureuse, et toutes leurs mesures, ne nous paraissent que l'organisation de la terreur.

« Les magistrats doivent soutenir les esprits. »

Mais tout ce qu'ils font donne un démenti à leurs rassurances tardives.

« On n'enleva plus les cadavres..... On rejeta les avis des mé-
» decins, qui suivaient journellement les malades, et on *soupçonna*
» leur probité. »

Il est aisé de voir que Sénac nous fait des contes, et semble
inviter les populations futures à croire et à accepter tout ce
que proposent les médecins des administrations. Est-il présumable qu'on soupçonne son médecin dans un temps d'épidémie, quelque grave qu'elle soit? On ne peut soupçonner
l'erreur ou l'improbité, que chez des étrangers qui vous sont
imposés, qui vous sont indifférents, et connaissent fort peu
vos habitudes.

« Cependant ils s'étaient proposés sans récompense. »

Raison forte pour exciter la défiance ; car il n'est pas naturel qu'un docteur instruit et occupé quitte sa clientèle, pour
aller offrir, gratis, ses services au loin, à moins qu'il ne se
présente comme chargé d'une mission supérieure; et alors
nous demanderons s'il est un pouvoir qui ait le droit de la
conférer? Quel talent spécial, quel zèle véritable apportera un
inconnu? fût-il un aigle de la science, quel succès peut-il espérer près d'un malade qui le repousse?

« La nuit ne pouvait suffire pour enterrer les morts ; il fallait le
» faire aussi pendant le jour. »

Et jusqu'à présent nous ne voyons que trente morts.

« Le bruit des chars porta le saisissement. »

Pourquoi ne l'évitait-on pas? tout cela ne semblait-il pas
fait avec intention? On serait étonné de la ressemblance de
cette histoire de Sénac, avec un rapport de MM. Benoiston,
Villermé, etc., sur le choléra.

« Au fléau se joignit la famine, souvent la source du mal. »

Qu'on imagine toutes les victimes que peut compter la plus
légère épidémie, dans un pays séquestré, où règnent à la fois la

famine et la terreur, et on jugera s'il est besoin de supposer un fléau exotique, pour expliquer la mortalité dont parle Sénac!

« On ne voit partout que l'image de la mort, des visages verts et » bleus ou noirs. »

Voilà le récit d'un malintentionné, ou d'un insensé ; il est indigne de la plume d'un médecin. Il n'y a pas un honnête praticien qui ne condamne une description aussi mensongère. On ne se promène pas dans les rues avec un visage noir, ou bleu ; ce sont des couleurs idéales, que les poètes et les historiens ont données aux moribonds pestiférés.

« On se presse, on se pousse dans les rues, sans savoir où l'on » va. Plusieurs tombent en chemin dans la boue. Il y a quelque- » fois mille morts par jour... Les cadavres restent dans les rues. » On jette les malheureux par les fenêtres, à peine expirants ; on » ne voit partout que des cadavres à demi pourris et mangés par » les chiens... Des vapeurs pestiférées infectent partout. »

Que penser d'un médecin qui confie à la postérité une fable aussi dégoûtante? est-il possible qu'une pensée honnête remplisse le cœur d'un homme qui nous fait un tel tableau? En vérité, nos vieilles histoires de sorciers et de voleurs n'ont rien de plus abominable!

« La peste de Marseille se répandit dans le Gévaudan ; mais on » dit que cette histoire est fabuleuse et que les auteurs n'ont pu » éviter les contradictions. »

Il ne suffit pas de faire ces aveux, dont nous prenons acte. Pourquoi l'auteur lui-même publie-t-il un ouvrage où tout est le comble du ridicule et de l'exagération? Si dans notre beau XVIIe siècle on a pu écrire des choses aussi fausses et aussi condamnables, quelle foi pouvons-nous accorder à la superstition et à l'ignorance des siècles barbares, qui nous ont donné les premiers traités de la peste?

« La peste et la guerre sont des moyens de borner la multipli-
» cation des peuples. »

Voilà une déclaration hardie, qui fait frémir ! ne ferait-on
pas croire que les fléaux pestilentiels ne sont que de cruelles
déceptions, que la politique a eu l'adresse de faire sanctionner
par la science? Nous avons retrouvé cette pensée exprimée
plus ou moins explicitement chez plusieurs auteurs. Pourquoi
ne pas rejeter tout l'odieux de la doctrine des pestes sur l'a-
veuglement de la routine, et sur les préjugés de l'ignorance?
Les gouvernements ne font que suivre les idées accréditées, si
rien ne les appelle à se diriger selon d'autres vues. Il est à
craindre seulement que le despotisme machiavélique ait pu
quelquefois tourner ces préjugés contre la vie des peuples.
Nous ne dirons donc pas, avec certains auteurs, qu'on a voulu
faire de la politique avec les pestes; mais qu'il fallait au
moins éviter que cela y ressemblât. Voilà pourquoi nous condamnons l'intervention du pouvoir dans ces circonstances.

Nous remarquerons que Sénac ne dit pas un mot de Chicoineau, dont nous donnerons bientôt l'analyse. Pourquoi se
taire sur les opinions de cet auteur non-contagioniste, et ne
pas mettre les lecteurs à même de juger où est la vérité? Il y
a donc mauvaise foi et envie de faire prévaloir une funeste
doctrine.

« Les rois de Babylone avaient prévenu le fléau par leurs soins
» à dessécher les marais. Les Turcs ont négligé cela, et la source
» *intarissable* de la peste a reparu. »

Si la source de la peste est *intarissable*, les rois n'ont donc
pas pu, en desséchant les marais, arrêter le fléau? Il n'y a pas,
d'ailleurs, de soins qui puissent amener le desséchement d'une
inondation annuelle et indispensable à la fertilité de l'Egypte.
In aquis multis semen Nili, dit l'Ecriture sainte.

« Les poissons corrompus , jetés sur les bords des rivières , les

» sauterelles mortes , qui infectent l'air, forment la maladie pério-
» dique en Egypte. »

Quand même on accepterait cette étiologie, le mal ne pourra
qu'être local ; il ne voyagera pas, il ne sera pas transmissible,
contagieux, puisque dans le pays même, il n'est que périodi-
que, et non permanent. Comment, en effet, concevoir qu'une
cause qui s'éteint d'elle-même, dans son propre pays, soit permanente au loin, dans son action funeste, et s'y impatronise,
en bravant les modifications que doivent nécessairement lui
faire subir et le temps, et l'espace, et la dissolution des corps
dans le torrent de l'atmosphère ?

« Est-il bien avéré que les causes des épidémies et de la peste
» soient les mêmes , et qu'elles ne diffèrent que par leur acti-
» vité ?

Oui, c'est très-vrai : les pestes ne sont que nos épidémies
aggravées par la terreur, par le nom funeste qu'on leur donne.

« Comme la peste est inconnue , on ne peut que faire de l'empi-
» risme, dans le traitement de cette maladie. »

Alors pourquoi tant d'empressement à soigner, à droguer
un malade que vous ne pouvez guérir par aucune méthode
rationnelle ? Laissez-le donc en paix ; ne l'effrayez pas ; ne le
faites pas mourir deux fois ! Ne sait-on pas que l'empirisme
est une sorte de crime pathologique ? C'est un aveugle qui
distribue à tâtons, et au hasard, les drogues d'une pharmacie.

« La peste est contagieuse , du *consentement de tous les mé-*
» *decins.* »

Voilà la manière hardie dont nos adversaires décident les
questions !

« La famine est la mère de la peste. »

La peste n'est donc pas une maladie exotique ?

« Les auteurs, pour avoir été trop crédules, nous ont fait des re-
» lations incroyables. »

L'auteur lui-même n'est-il pas tombé évidemment dans ce défaut ?

« Gorstman, dans son ouvrage intitulé : *Tombeau de la peste*,
» dit qu'elle n'est due qu'à la terreur, qui bouleverse le sang.
» Quel oracle lui a révélé que cette passion produise une maladie
» que l'on craint ? les hypocondriaques, qui craignent toutes les
» maladies, ne les ont pas pour cela ; gagne-t-on une pleurésie à
» force de la craindre ? »

Quelle mauvaise foi ! comme les contagionistes laissent à nu la misère de leur cause, dès qu'ils apportent leurs pauvres raisonnements ! Est-ce que l'hypocondrie et la pleurésie jettent la terreur chez le malade, comme la peste ? Est-ce que nos livres les proclament des fléaux contagieux et dévastateurs ? Est-ce que la crainte vague et puérile, qu'on aurait d'une maladie quelconque, peut être assimilée à la consternation générale, que la science et les autorités répandent au nom des lois, dans un temps de peste ?

« Je crois bien qu'une frayeur vive, une imagination troublée
». *altèrent le sang* et excitent les semences de la maladie. »

Mais c'est tout ce que nous vous demandons. Dès que vous convenez que toutes *les fonctions sont troublées, que le sang est altéré par les effets malheureux de la terreur,* n'y a-t-il pas maladie par cela seul, et maladie d'autant plus funeste, que vous affectez de nous donner le change, et d'en méconnaître la cause ? Ne voit-on pas que le moindre aveu, que les conta-gionistes ne peuvent s'empêcher de faire, porte des coups mortels à leur doctrine ?

Traité des fièvres malignes et pestilentielles par CHIRAC,
médecin de Louis XV.

« Il est nécessaire de détruire certaines idées confuses de mali-
» gnité et de communicabilité qu'on attribue aux fièvres malignes,

» d'autant plus que, quand même elles seraient fondées en raison,
» elles causeraient de plus grands maux à la société, par la terreur
» qu'elles répandent, et par les précautions barbares qu'on prend
» pour se garantir de la contagion de ces maladies, que si elles se
» répandaient avec toute leur violence et leur prétendue communi-
» cabilité, sans que le médecin et le vulgaire en eussent le moindre
» soupçon. Il n'est pas apparent qu'une très-grande étendue de
» terre, dont les parties demeurent en repos, soit en état de laisser
» échapper et pousser dans l'air des exhalaisons pernicieuses ; l'ac-
» tion du soleil étant plus capable de les faire détacher et élever
» en l'air que le plus grand tremblement de terre. J'ai mieux aimé
» rapporter les maladies épidémiques, arrivées dans ce cas, à la
» consternation et à l'effroi qu'un tremblement de terre fait naître
» dans l'esprit des habitants, qu'à la prétendue exhalaison des va-
» peurs ; ces passions étant des causes évidentes, plus sensibles et
» plus capables de coaguler le sang, que ces vapeurs. Je regarde
» donc les fièvres malignes, auxquelles on donne le nom de peste,
» à la vérité comme très-graves, mais non pas comme les suites de
» quelque cause terrible, extraordinaire. Cela est conforme aux
» idées de Chicoineau et de Verny. La fièvre de Rochefort passa
» sous le nom de *fièvre maligne ordinaire*, par le soin que je pris
» de ne pas lui donner le nom de peste. A Marseille, au contraire,
» on lui a donné cette dénomination formidable, et il est arrivé
» qu'elle a jeté le trouble et la consternation, et que la mortalité
» y a été excessive, tandis qu'à Rochefort, les malades furent se-
» courus sans crainte de la contagion, et qu'on y perdit infiniment
» moins de monde. Si une simple peur, qui ne suppose pas un
» danger de mort aussi certain que l'est celui de la peste, est capa-
» ble de tourner le sang et de produire une fièvre maligne pesti-
» lentielle, que ne produira-t-elle pas, quand elle aura pour objet
» un danger de mort presque inévitable, tel que celui qu'on craint,
» non-seulement dans une ville attaquée de peste, mais encore
» dans toutes les provinces voisines, un danger qu'on n'a pas en
» vue un seul jour, un mois, mais pendant six mois, un an et
» plus ? »

     » La *plupart* des pestes sont sans bubons, et ceux-ci sont d'ail-
» leurs des accidents communs à toutes les fièvres malignes. La

» grande mortalité ne peut être non plus un caractère de la mala-
» die, que pour le vulgaire, et pour les médecins qui abusent de
» leur raison par *des vues politiques et intéressées.* »

L'auteur a écrit ces derniers mots en lettres italiques.

« Pour augmenter la peur qu'on a de la peste, et qui, sans faire
» réflexion que cette passion la rend encore plus meurtrière, met-
» tent tout en confusion et réduisent le peuple à une extrême mi-
» sère. La contagion de la peste est un attribut purement imagi-
» naire. Cette communicabilité ne peut donc être non plus un signe
» propre de cette maladie. Il ne lui restera donc que les caractères
» communs à toutes les maladies malignes. Il n'est personne qui
» ne convienne, qu'on ne saurait guérir une maladie, sans en
» connaître la cause. »

N'avons-nous pas eu raison de nous élever contre cette
polypharmacie empoisonnante, employée dans le choléra,
dont notre Académie a déclaré ignorer tout à fait la cause
et la nature ?

« C'est s'éloigner de l'esprit de la véritable médecine que d'éta-
» blir des indications curatives, sur des suppositions et sur des
» causes incertaines, qui n'ont de réalité que celle que leur donne
» l'imagination. *Je n'ai jamais vu aucun malade attaqué d'une*
» *fièvre et saisi d'une grande crainte de la mort, qui en soit re-*
» *venu, quelques secours prompts que j'aie pu lui donner.* »

Cette assertion, qui déterminerait le chiffre de la mortalité que peut causer la terreur, donne un appui bien puissant à notre doctrine.

« Il faut combattre la prévention effrayante de la contagion. Je
» demande à tout le monde et aux médecins si la terreur est une
» passion dangereuse; si on peut en être agité longtemps, sans
» risque pour la vie; s'il n'est pas plus convenable et plus salu-
» taire d'être exempt de ce trouble, dont les suites sont si funestes;
» s'il n'est pas plus à propos de la combattre par une prudente ré-
» serve, que de l'entretenir de mille manières, et si le ministère
» du docteur ne l'engage pas également à s'opposer à l'action des

» causes spirituelles des maladies, comme à celles qui sont maté-
» rielles ! Les unes comme les autres ne sont-elles pas capables de
» les produire et de les entretenir ? si l'on en convient, il est infini-
» ment plus avantageux d'en combattre les idées, que de les forti-
» fier par des publications indiscrètes et cent mesures funestes qui
» en apportent la conviction. »

Il faut avouer que le passé de la peste a de bien terribles
enseignements, et que si, jusqu'à présent, nous avons été
dupes des champions aveugles de ce fléau, ils ne peuvent
être loin de leur défaite, pour peu que nos académies et nos
littérateurs se donnent la peine de méditer, avec nous, les
raisons si puissantes de leurs adversaires, et de comparer,
par exemple, la doctrine de Chirac avec celle de Sénac ou
de Diemerbroek.

Journal Thérapeutique, 1835.

« La question des quarantaines, en tant que mesure administra-
» tive et hygiénique, a toujours été examinée avec une partialité
» dont les médecins ont *surtout* donné le triste exemple. »

Cette adulation envers le pouvoir nous semble singulière.
Est-ce que la question n'est pas exclusivement dans les attributions de la médecine? Est-ce que l'administration, dans
l'hypothèse même où elle aurait à intervenir, peut agir
sans consulter les lumières de la science ?

« Les uns, dévoués à l'administration, dont ils attendaient quel-
» que chose... »

C'est la position où se trouvent tous les contagionistes.
L'auteur n'avoua-t-il pas implicitement que les ennemis de
la contagion n'ont rien à espérer des gouvernements, et ne
pouvons-nous nous prévaloir de cette singulière partialité?
La corruption la plus dangereuse nous semble celle qui

atteindrait la médecine. Que la vénalité des consciences descende chez les agents de l'administration ; que celle-ci se fasse des créatures dans les différentes classes de la société, parmi les corps savants et les hautes intelligences : rien de plus naturel ; ici, le mal n'est que passager. Ce ne sont que des hommes trompés et séduits, qu'une génération nouvelle écartera, dans un temps meilleur ou plus éclairé. Mais en médecine c'est autre chose. C'est la science elle-même qu'on gâte, qu'on détourne de sa mission, et qu'on déshonore. Elle n'est plus alors qu'une captive, et cette situation est d'autant plus à craindre, que le docteur est notre ami, qu'il a notre confiance, que nous lui devons souvent la santé et la vie, et que, par conséquent, nous sommes disposés à partager ses erreurs. Une fois entre les mains du pouvoir, l'enseignement médical et les traditions, si vicieuses qu'elles soient, ne changent plus ; il n'y a plus de progrès réels à espérer ; la médecine reste immobile.

« Les autres, hostiles au pouvoir. »

Il ne faut être hostile qu'à la science qui s'égare, et aux actes de ceux qu'elle a compromis dans ses erreurs. La Charte nous donne la liberté de contrôler la politique et les actes ministériels. Ce n'est pas prendre en haine nos institutions et le pouvoir constitutionnel, que de fronder amèrement une mauvaise administration. N'est-ce pas même un acte louable de l'avertir qu'elle se trompe ? sans cela, il faudrait la supposer infaillible.

« Les autres, infatués de l'importance de leurs recherches, et » désireux de se faire une réputation qu'ils n'eussent pu attein- » dre d'une autre manière. »

Voilà la politesse de nos adversaires !

« Tous ont traité la matière, de manière à inspirer une

» juste défiance à ceux qui cherchaient la vérité de bonne foi. »

Il est aisé de voir que l'auteur de cet article est du nombre de ceux qui sont dévoués à l'administration. Ses déclamations injurieuses contre ses confrères, dont il ne peut signaler aucun vice de raisonnement, aucune erreur, découvrent trop bien le but de ses pensées. Dès que la science prend un drapeau, ou un sens politique, il nous semble qu'elle ne peut plus que s'égarer, céder à de puissantes influences, et laisser percer sa passion dans ses enseignements. Elle n'est plus libre ; elle suit en esclave les systèmes qui s'accommodent le mieux aux nécessités du moment. Elle ne peut donc ni être un jeu de l'esprit, ni se faire un auxiliaire de la politique, surtout en médecine, où les doctrines déjà si changeantes viendraient se soumettre aux ondulations encore plus changeantes du pouvoir.

« L'exagération brutale des ennemis des quarantaines »

Nommez donc ces médecins. Citez leurs actes de brutalité.

« a empêché l'administration de faire les changements et les » améliorations que les bons esprits demandaient *depuis long-* » *temps.* »

Nommez donc ces bons esprits. A qui fera-t-on accroire que ce sont des docteurs brutaux qui ont empêché que le bien ne se fît ?

« M. de Ségur, secrétaire du Conseil de santé, a été à même de » connaître à fond tout ce qui concerne les quarantaines. »

Cela n'est pas pardonnable : M. de Ségur n'est pas médecin ; il est très-facile de faire admettre ce que l'on veut à un personnage déjà rempli des préventions si naturelles aux administrateurs des lazarets.

« Il a étudié la matière avec probité. »

La probité ici ne suffit pas. Ce sont les connaissances de l'art et une indépendance parfaite qui sont indispensables.

« Il sollicite du gouvernement l'ordre de procéder à une en-
» quête sur les divers régimes sanitaires de la Méditerranée,
» et sur les *modifications* qui pourraient y être apportées. »

Voilà encore un soldat de l'avant-garde de Bulard. Nous prions de remarquer que, sur l'avis d'un seul personnage, qui n'est pas médecin, le ministre va changer nos anciennes lois sanitaires, sans que cette modification ait été motivée par aucune sollicitation authentique de nos académies, sans qu'elle ait été précédée et justifiée par un concours solennel, par un appel aux lumières des savants.

« M. de Ségur a visité tous les lazarets, et, à son retour, il nous
» fera son rapport. »

Les beaux renseignements qu'il a dû prendre auprès des administrateurs de ces établissements! Ne plaident-ils pas dans leur propre cause? Ne parlaient-ils pas à un converti?

« Ce rapport est digne d'un médecin. Il est plein de vérité et de
» bonne foi. Sa façon de s'exprimer a eu un grand avantage sur
» les *criailleries* passionnées, que nous entendons depuis long-
» temps sur les quarantaines puisque, sur les conclusions de
» M. de Ségur, on les a singulièrement abrégées, et qu'on a modi-
» fié le système des purifications. »

L'auteur de cet article a tort de ne pas nommer les *criail-
leurs passionnés;* nous ne connaissons d'écrivains, parmi les anticontagionistes que MM. Chervin et Brayer, et on trou-vera peut-être étrange et bien singulier qu'en 1843, M. Bouil-laud, à la chambre, fasse l'éloge de Chervin et regrette que la commission n'ait pas mentionné honorablement le nom de ce médecin. Un autre membre, le même jour, rappelle les ouvrages de Chervin et des médecins qui nient la contagion de la peste et de la fièvre jaune ; on ne mérite donc pas tou-

jours l'épithète injurieuse de *criailleur*, parce qu'on est non contagioniste. Au surplus, nous pensons qu'il est inouï que ce soit un docteur qui ait pu complimenter M. de Ségur d'avoir accepté la mission la plus grave et la plus étrangère à ses connaissances, et que M. le ministre a commis plutôt un acte de faiblesse dangereuse que de générosité, en réduisant, de son chef, nos lois sanitaires, pour ainsi dire à zéro, et sur le simple avis d'un homme respectable, il est vrai, mais fort incompétent dans cette affaire.

Peste de Marseille par Chicoineau.

L'auteur n'est pas franchement anticontagioniste, et ressemble en cela à tous ceux qu'il nous a été possible de nous procurer et d'analyser. Il sacrifie volontiers au démon de la peste; cependant on verra quelles armes puissantes il laisse notre nos mains.

« L'opinion des médecins ne s'accorda pas avec celle de Deidier,
» qui attribuait la maladie aux chaleurs excessives, aux pluies
» continuelles, etc. La mortalité était extrême, mais ils ne recon-
» naissaient rien qui pût caractériser la peste. Ils ne fixèrent
» ses ravages, qu'à l'arrivée du vaisseau Chataud, le 25 mai. »

Qu'on nous dise donc pourquoi, avant l'arrivée de ce vaisseau, il y avait déjà une mortalité excessive et des symptômes dits pestilentiels? Il y avait donc eu, dans la peste de Marseille, un effet avant la cause? N'est-il pas évident qu'il ne régnait en cette ville qu'une maladie de circonstance, une épidémie grave, à laquelle on a eu l'imprudence de donner un nom terrible, et qui a dû tripler au moins le nombre des victimes?

« Le 21 juillet, un violent orage fut un sinistre présage pour la
» ville. »

Il ne sera pas mal de comparer cette histoire avec celle de
Sénac, dont nous avons parlé plus haut. Remarquons que le
vaisseau était parti de Syrie en janvier, qu'il était à Marseille
e 25 mai, et que, le 21 juillet seulement, la grande mortalité
a eu lieu ; que depuis longtemps enfin, et avant l'arrivée de
Chataud, il régnait, de l'aveu de tous les médecins, *une épidémie mortelle*. Qu'on nous explique après cela l'utilité des
quarantaines, réduites à quelques jours, par la concession
qu'on vient de faire depuis peu dans les mesures sanitaires,
quand nous voyons le fléau de Marseille ne sévir qu'au bout
de six mois !

« On entoure les maisons : on enferme les malades : on fait des
» barrières. »

Est-il possible qu'avec de telles dispositions quelqu'un
puisse échapper à la mort?

« Les magistrats affichent des idées consolantes partout. »

Mais il n'était plus temps. C'eût été une vertu, dès le début
du mal, et avant l'application des lois rigoureuses ; aujour-
d'hui c'est une dérision. Comment la consolation peut-elle
pénétrer chez un malade qu'on barricade, qu'on sépare de sa
famille, qu'on traque et qu'on enferme sans pitié?

« La crainte est un mal plus contagieux que la peste. Dans tous
» les fléaux pestilentiels, les médecins sont suspectés. »

Nous l'avons fait remarquer dans notre choléra; et la justice des siècles trouvera peut-être un jour qu'il y avait effectivement de quoi accuser au moins leur indiscrétion.

« Les pestes détruisent plus d'hommes que les guerres les plus
» sanglantes. *Elles servent à borner plus sûrement les limites de*
» *la population.* »

Plusieurs contagionistes même n'ont pas craint de laisser
échapper cette triste pensée.

11

« La tranquillité est un préservatif assuré. Parmi nous, la terreur
» est pour ainsi dire la semence de la peste... C'est en vain qu'on
» veut nous persuader la contagion par l'universalité des suffra-
» ges. Les seuls faits qui l'appuient, sont des bruits populaires ou
» de vieilles histoires, monuments de la crédulité. La peste, en elle-
» même, n'a rien qui annonce la communication. Les ravages de
» la mortalité sont les seuls effets qui l'accompagnent, et qui ont
» persuadé que le mal était contagieux. Or de tels accidents peu-
» vent dépeupler une ville, sans qu'il soit besoin de la contagion
» pour les expliquer... »

« Lorsque la mortalité a cessé à Marseille, toutes les maisons
» étaient des séjours infects. Tous les meubles, les chambres, les
» recoins cachaient les semences de la peste ; tout était contagieux.
» Quoi ! un pestiféré, une étoffe échappée du vaisseau Chataud ont
» pu contagionner tous les habitants d'une ville ; et toutes les har-
» des empoisonnées d'une maison, les dépouilles de trente mille
» pestiférés, tous ces cadavres, ces magasins de peste ne la répan-
» dront pas dans toute la France, et ne la perpétueront pas ! on en
» approchera sans danger ! une infinité d'hommes s'en serviront et
» n'y trouveront plus ce prétendu venin naguère si actif ! c'est-à-
» dire qu'une ville aura péri par une étincelle sortie du vaisseau
» Chataud, et qu'un incendie universel ne causera pas la moindre
» indisposition. »

Ne sont-ce pas là des argumentations qui vaincraient l'obstination la plus aveugle? Et malgré les inconséquences où
l'auteur est tombé très-souvent dans son traité, peut-on se
refuser à reconnaître la force logique qu'il a laissée entre nos
mains contre nos adversaires? Qu'ils viennent maintenant
nous parler des effets pestilentiels de l'infection !

On lit dans les Mémoires de l'Académie ces mots très-
remarquables :

« L'esprit est vivement frappé lorsqu'on consulte les meilleurs
» auteurs, partisans de la contagion. Ils ont peur de tout, d'un
» chien, d'un chat, d'une mouche même. Ils semblent se ménager
« cinquante moyens, pour mettre leur système à l'abri de tout re-

» proche. Cependant, comment n'ont-ils pas réfléchi , qu'en don-
» nant une si grande activité à la contagion, et en la signalant si
» subtile, ils se mettent ainsi dans l'impossibilité de pouvoir borner
» et arrêter la marche de la maladie? Ils ruinent eux-mêmes l'im-
» portance de leurs mesures. »

Il n'y a rien à répliquer à des raisonnements de cette
force. On doit en être d'autant plus surpris, que l'auteur, dont
nous avons oublié le nom, commence son article par la recommandation des mesures sanitaires. On remarque, en effet,
chez tous les contagionistes, cet empressement de reconnaître
la présence de la peste, et de mettre à exécution les mesures
les plus effrayantes. Mais où trouverez-vous, chez eux, l'invitation à la pitié secourable, le soin généreux de nous prodiguer l'espérance et les consolations? Dans un siècle d'égoïsme
comme le nôtre, pour un ange, pour un Belzunce que vous
pourriez admirer, ne compteriez-vous pas cent terroristes
désolants, qui vous feraient horreur, cent destructeurs impitoyables des liens de famille, cent contagionistes spéculateurs sur la souffrance de l'homme !

Traité de LAMPERIÈRE.

Il est non-contagioniste. Ce qui nous a surpris beaucoup
c'est que cet ouvrage que nous avons lu à la bibliothèque du
roi, se trouve précédé dè sa réfutation par Jouisse. Cela nous
a paru arrangé un peu à dessein; car il n'est pas naturel que
Lamperière ait mis en regard de sa thèse celle d'un insolent
adversaire; qu'il ait joint à son traité les invectives que lui
adresse celui-ci, et qu'il ait ainsi indisposé son lecteur contre
les pensées qu'il avait à lui faire partager, en mettant leur
réfutation en saillie, comme pour affaiblir, par anticipation,
les armes du non-contagioniste.

Ainsi que Lamperière, nous nous exprimons quelquefois

avec rudesse, quoiqu'avec le sentiment de rester dans les voies de la justice. Nous accompagnons nos raisonnements d'accusations violentes. Il y a même une indignation hardiment formulée dans nos attaques, contre certains contagionistes outrés. Mais, chez ceux-ci, on a déjà vu qu'il y a quelque chose de pénible et de contrefait dans la violence de leur colère; leurs mots sont furieux et leurs objections sont sans force. Ecoutons un instant Jouisse :

« Il peut y avoir des épidemies, communes à tous les êtres vi ·
» vants, et capables de se répandre par communication. »

Hippocrate dit le contraire. Voyez Foës, page 297. C'est une pensée fausse qu'on tâche, encore aujourd'hui, d'introduire dans l'opinion publique.

« La peur, la tristesse sont des passions moins malfaisantes que
» la colère, qui amène les foudres, les meurtres, les violences, les
» vengeances, les éversions des villes. »

L'auteur va même jusqu'à insinuer que la terreur est innocente. Il est pénible d'avoir à reprocher à cet auteur de porter du calcul dans le mal, et de la perversité dans son erreur. Tout est personnalité dans sa réfutation, vraiment au-dessous de la critique. On n'y lit que des citations et allusions mordantes contre Lamperière. On n'y découvre aucune idée médicale, aucun raisonnement saisissable; on n'y lit que des injures. Rien ne coûte à nos adversaires : calomnies, insinuations perfides, ils mettent tout en œuvre; ils s'occupent sans relâche à établir d'adroits précédents et des faits trompeurs, pour former d'impénétrables remparts à leur système; ils altèrent, exagèrent tout, et n'oublient rien de ce qui peut tendre à les mettre en crédit. Ils ont l'instinct de leur conservation, et sont d'autant plus fiers de leur drapeau, qu'ils l'ont mis sous la protection du Pouvoir qui, à son tour, le leur garantit, sans doute consciencieusement, au nom de ses vieilles lois.

Ecoutons Lamperière.

« Le désir d'affronter la peste, cette hydre qui se gorge de sang
» humain, et de la rendre comme les lions édentés d'Héliogabale
» qui faisaient peur sans mal, m'a laissé le loisir de la reconnaître
» et d'y repasser la main..... Au nom simple de la peste, la peur
» saisit le public, comme s'il voyait, dans ces deux syllabes, les
» hiéroglyphes de la mort..... Le mot de peste ne peut servir qu'à
» *qualifier* une maladie mauvaise quelconque, comme le pense
» Galien, et il faut en chercher la cause dans l'air, les saisons, les
» récoltes, etc. »

Tout cela est exact et plein de raison.

« Les auteurs fort versés dans la lecture des anciens, remar-
» quent que la contagion ne se trouve ni chez les Grecs, ni chez les
» Arabes, ni chez les Latins ; que c'est un mot corrompu, de l'in-
» vention du xve siècle. Pour se faire entendre plus facilement, on
» l'a adopté par la nécessité de l'expliquer. Les contagions ne trou-
» vent ni lieu, ni aveu, dans Hippocrate, Aristote, Avicènes et Ga-
» lien. Ce mot est surnuméraire, et ne doit pas être employé à la dé-
» finition de la peste. Massaria, et tant d'autres médecins célèbres,
» disent que la peste n'est qu'une fièvre très aiguë, et que, si la
» contagion était son essence, Hippocrate, qui n'a jamais été
» trompé, ne l'eût pas méconnue..... Fracastor définit la peste par
» la *perception du mal ;* ce qu'il eût fait plus significativement par
» la *dépression* ou *consternation de l'esprit.* »

« Tabescit vigili corpus miserabile curâ ; »
« Tum mala mens fingit, vagus est et mœror acerbus. »

L'auteur croit à la peste, et même à une certaine contagion.
Cependant, il nous suffit qu'il ne la regarde pas comme un
fléau venu de l'étranger, et nécessitant des mesures et lois
sanitaires.

« Les contagionistes, battus successivement dans leurs explica-

» tions théoriques, ont eu mille définitions de la peste plus absurdes
» les unes que les autres. C'est la doctrine du temps qui leur a
» donné cette vogue passagère. Ainsi, tour à tour on y a vu figurer
» les vapeurs, les démons, les corruptions, les insectes, les atomes,
» les influences des astres, les vers, etc. »

On voit que nos adversaires ne manquent pas de champs de bataille pour se réfugier ; quand ils se sentent battus sur un point, ils se fortifient sur un nouveau terrain. L'homœopathie et la médecine microscopique vont sans doute venir à leur secours, sans oublier l'infection, l'encombrement, la puanteur et la misère, etc.

DEMERTENS.

Il condamne ces hésitations à déclarer que telle maladie épidémique est la peste, et ne tarit pas sur la nécessité des empressements de l'administration, sur les services que rendent ses mesures et ses investigations.

« Il faut reléguer les malades dans une maison *ad hoc,* trans-
» porter les familles pendant la nuit, *pour qu'on ne soupçonne*
» *rien.* »

La belle charité ! Ce mystère nous semblerait plutôt un raffinement de cruauté, si on se laissait aller à toute la sévérité de la critique. Peut-on cacher au public un enlèvement semblable ? cet acte machiavélique ne compromet-il pas la santé d'une population par la terreur qu'il inspire ? Les lois sanitaires ont beau emprunter les voiles de la bienfaisance, elles ne cacheront jamais assez leur côté hypocrite.

« Des médecins auraient un pouvoir absolu ; ils auraient de bons
» appointements... C'est un préjugé de croire que la frayeur donne
» la peste. »

C'est un délire continuel.

(Il est écrivain de la peste de Moscou, ainsi que l'auteur
précédent.)

« La peste n'est pas dans l'air, mais dans les contacts ; il ne peut
» en être le véhicule, il anéantirait au contraire ses semences. »

Cette argumentation est en notre faveur; car si la peste
n'est que l'effet d'un contact vicieux ; qu'on nous donne donc
la cause d'un premier pestiféré.

« La peste a été apportée de l'étranger, comme l'a été la
» syphilis. »

Quelle insigne mauvaise foi ! La syphilis est une véritable
inoculation. Elle ne se gagne pas en touchant des habille-
ments, ni en vivant dans une atmosphère *vénérienne*.

L'auteur récite avec une prolixité fatigante tous les
contes fabuleux des contagionistes, et répète plusieurs milliers de fois le mot de *contagion* et tous ses dangers.

« On doit punir ceux qui sont d'un avis contraire à celui des con-
» tagionistes, et qui déclarent que ce n'est pas la peste qui règne.
» Il faut congédier les gens inutiles, et démontrer par des ordon-
» nances raisonnables, par les instructions des médecins et les
» exhortations des prêtres, qu'il faut que chaque pestiféré se rende
» à l'hôpital... Le Prince lui-même engageait le peuple, sans le
» forcer... Une simple invitation, et c'était assez. »

Le lecteur ne pourra nous croire. La plume nous tombe
des mains ! et voilà pourtant les écrivains modèles qu'on
nous engage à consulter. Voyez le *Dictionnaire des sciences
médicales*, page 100 de l'introduction.

Article *Peste*, dans ce Dictionnaire, par FODÉRÉ. — On voit
dès le début de cet article, que c'est au nom de la politique
qu'il va considérer cette maladie. Si la peste était partout et

toujours la même et clairement caractérisée ; si sa source, sa nature, ses symptômes et son traitement étaient généralement admis, et semblables chez les divers auteurs ; si tous les gouvernements qui interviennent dans cette triste conjoncture pouvaient dire avec assurance : « C'est notre médecine infaillible qui vous guérit, » nul doute qu'il y aurait de l'ingratitude à méconnaitre leurs bienfaits. Mais nous avons suffisamment démontré la témérité de cette prétention.

Comment ne pas se tenir en garde contre l'auteur, quand, au lieu de nous avertir des folies superstitieuses auxquelles la science s'est prêtée, en traitant ce sujet déplorable, il vient lui-même nous montrer la peste, comme la chose la plus affreuse, et nous dit que les hommes étonnés l'ont regardée comme un phénomène surnaturel, un démon étrange, un Dieu exterminateur. Il dit avoir pris plusieurs renseignements auprès des Intendants de Marseille. N'est-ce pas faire profession de foi de contagioniste ? Or, comment la doctrine de la peste peut-elle être traitée avec impartialité sous sa plume ?

Au nom d'Hérodote, il insinue que ce sont les longues guerres et la négligence de l'entretien des canaux et des divers soins de l'économie politique, qui avaient infesté les frontières de l'Egypte de brigands, et qui avaient causé des maladies funestes dans l'intérieur des terres. Il voudrait, pour l'honneur de son contagionisme, nous faire accroire que ce sont les négligences de la médecine politique qui sont la cause des fléaux pestilentiels.

« Si l'on consulte, dit-il encore, l'histoire d'Israel, on verra que » la peste est un fléau qui affligea l'empire de Pharaon. »

Nous pardonnons de mentir avec Hérodote ; mais nous ne souffrirons pas qu'on cite la Bible à faux. La terre d'Égypte n'a éprouvé qu'une seule fois la peste, qui a duré à peine trois jours ; et si ce mot est souvent dans la bouche des prophètes Isaïe , Jérémie et Ézéchiel , il n'exprime qu'une menace et ne désigne pas un fait qui ait eu lieu. Il est à remarquer même que dans l'*Ecclésiastique*, il est dit que le feu , la grêle , la famine , la mort , les dents des bêtes , les scorpions , les serpents et l'épée ; que toutes ces choses exécutent les ordres du Seigneur et sont prêtes , sur la terre , pour servir au besoin et obéir à sa parole ; et que le mot de *peste* ne figure pas même parmi tous ces maux. Nous sommes donc encore obligés de montrer l'auteur en flagrant délit de mensonge.

« Les auteurs arabes, Bruce, Monge-Parc et ses successeurs » parlent bien de fièvres malignes en Orient ; mais il n'y est pas » question de peste contagieuse, dans le sens qu'on veut lui don- » ner..... C'est une croyance générale que la peur prédispose à la » peste , et qu'on a même fait une maladie particulière , à titre de » peste, par affection de l'âme. »

Cette pensée confirme notre étiologie. Si l'on admet, pendant la durée des fléaux pestilentiels, des cas causés par affection de l'âme, pourquoi ne le seraient-ils pas tous ?

« La crainte, en resserrant les pores de la peau, s'oppose à l'intro- » duction des miasmes par cette voie. »

Ne voudrait-on pas insinuer que la terreur est un bien ? L'auteur oublie donc qu'il vient de nous parler des pestes par affection de l'âme !

Article FIÈVRE PESTILENTIELLE, *du même auteur.*

« Sydenham dit que la peste de Londres était une épidémie cau- » sée par certaines qualités occultes de l'air. »

On voit qu'il ne la regardait pas comme une contagion exotique, et qu'il a eu le tort de lui donner une dénomination effrayante.

« Les constitutions épidémiques de Sydenham ne s'observent
» plus à Londres, comme de son temps. »

Ce n'est sûrement pas, comme on le prétend, parce que les
Anglais auraient fait des progrès de civilisation, d'assainissement, etc. La raison de cela, c'est que les temps changent
les vues des observateurs, et que chaque âge, comme nous
le voyons encore de nos jours, arrange à son caprice ses
codes nosographiques ; c'est que, malheureusement, ce sont
les doctrines médicales de chaque époque qui prédominent ;
ce sont les divers traitements qu'on emploie, qui font la physionomie particulière des maladies ; c'est qu'enfin la médecine, avec ses systèmes éphémères et ses innovations continuelles, sous le nom perfide de *progrès*, joue fort souvent à
la maladie, comme nos enfants au soldat ou à la poupée, et
qu'elle donne à nos santés telle condition qu'il lui plaît,
comme nous voyons qu'elle change dans chaque école la dénomination des maladies.

Fodéré, comme tous les contagionistes, veut que les épidémies soient du domaine de l'hygiène publique, et que les
populations se soumettent aux médecins du choix des administrations ; cependant nous remarquons ce passage :

« Les fièvres malignes, maux de gorge, catarrhes, etc., tous ces
» maux appartiennent aux fièvres que la terreur qu'elles ont ré-
» pandue a fait nommer pestilentielles. »

Cet aveu est très-important à noter ; car c'est professer en
termes très-positifs, que c'est la terreur qui rend les épidémies pestilentielles très-meurtrières ; c'est avouer, enfin, que
c'est par une publicité imprudente qu'on leur donne ce caractère.

« Que la maladie pestilentielle soit due aux miasmes de l'air, ou
» à la contagion, le remède le plus sûr est de quitter le pays. »

Voilà une contradiction qui condamne les contagionistes,

puisqu'en conseillant la fuite, ils ne craignent pas l'exportation de la maladie au moyen des exilés qui iront chercher l'hospitalité en divers endroits.

« Il faut isoler les malades et ceux qui les servent. »

Mais n'est-ce pas vous condamner vous-mêmes à l'impossibilité d'exercer vos fonctions ? Après votre visite, n'êtes-vous pas susceptibles d'aller ailleurs communiquer le mal que vous peignez si subtil et si redoutable ? La loi religieuse qui se mêle à tout, comment la ferez-vous plier devant vos institutions sanitaires ? Empêcherez-vous l'ecclésiastique de porter partout ses consolations aux malheureux ? Il ne vous écoutera seulement pas.

Fodéré enfin approuve l'avis d'une commission qui demande qu'on emploie contre nos typhus les mêmes mesures que pour les pestes étrangères. Est-il possible d'imaginer rien de plus désastreux ? Au moindre signe d'épidémie un peu grave, un ou deux médecins, envoyés par des administrations timorées, viendraient déclarer que nous sommes sous le coup d'un fléau, accuser telle ou telle cause frivole, un bateau, une colonie de mendiants, tel étranger arrivé tout nouvellement, et qu'on désignerait à la vengeance du peuple, etc., etc., et il faudrait souscrire à de telles alarmes ! L'auteur couronne son article par le vœu diabolique

« Qu'on établisse partout des médecins cantonaux salariés, et
» que chaque commune place dans son budget des fonds en ré-
» serve, pour subvenir aux premiers besoins, en attendant
» que l'*autorité* puisse être informée et *prendre des mesures.* »

Il n'y a pas de malédictions qui ne soient excusables contre un docteur qui écrit de telles choses !

Journal des Débats.

Nous lisons dans cette feuille, le 30 novembre 1838 :

« L'héroïque M. Bulard paraît être arrivé au terme de ses vœux
» les plus ardents pour la formation des lazarets contre la peste
» dans l'empire ottoman. Une circulaire est adressée à tous les mi-
» nistres étrangers, pour qu'ils viennent prendre part aux travaux
» d'une commission nommée *ad hoc.* »

Ici la partialité de M. le ministre nous semble bien à découvert. Il s'empresse de faire prévaloir le plan immoral d'un
insensé, qui n'est pas même médecin. Nous verrons même
plus loin jusqu'à quel point l'administration s'est compromise, en confiant à ce personnage la mission la plus sérieuse
et la plus difficile ; car nous avons la douleur de voir que les
puissances étrangères semblent, par leur silence, s'être mo-
quées de ce zèle ridicule.

« L'ambassadeur français s'est empressé de s'y rendre, et son
» exemple sera suivi des autres nations. »

Nous croyons au contraire qu'il a été méprisé, puisque le
plan de congrès n'a pas eu de suite ; car on disait encore
dernièrement, dans le *National :* « La réaction est en pleine
voie dans la Turquie. Ce gouvernement reprend une à une
toutes les concessions qu'il avait faites. » Ailleurs encore nous
lisons, dans un article du *Morning-Chronicle :* « La Turquie
a changé si souvent d'hommes et de systèmes, selon le caprice des maîtres étrangers qui ont tour à tour dominé dans
ses conseils, qu'il est impossible de prendre au sérieux les
modifications qu'elle a essayé de faire dans ses institutions.
Des *réformes* ont été impunément introduites et opérées par
une imitation des coutumes européennes, qui ne peuvent
convenir au caractère et aux usages des sujets du sultan ; elles
n'ont produit que des résultats fâcheux, et le sultan est résolu
à rétablir les anciens usages. »

Que pouvons-nous donc espérer de nos instances, pour
qu'il partage nos mesures contre la contagion ? S'il est affligeant de penser que ce soit en France qu'on ait conçu les

malheureuses et absurdes manœuvres que nous remarquons depuis notre lutte ouverte contre le contagionisme, il est plus affligeant encore de voir que toutes ces circulaires, adressées aux divers ministres étrangers, soient restées sans réponse officielle et sans résultat, comme une preuve formelle de désapprobation de leur part. Pour savoir encore sur quoi on peut compter avec les Turcs, on peut lire, dans la correspondance de MM. Michaud et Poujoulat, la lettre sur la réforme en Turquie.

Voilà M. Bulard qui, au nom de ses faits isolés et d'une expérience que sa modestie ne craint pas de vanter sans mesure, va renverser un système séculaire, mauvais à la vérité, et faire obéir toute l'Europe à ses innovations, sans les justifier par des raisonnements saisissables, sans tenir compte des pensées de ses adversaires, sans craindre d'*ébranler nos institutions, nos usages consacrés par le temps*. Il se contente de déclamer contre le non-contagionisme, de faire sonner bien haut la trompette de ses succès, sur le terrain obscur qu'il s'est choisi, et le voilà devenu un oracle universel! Cette doctrine de la peste d'Orient, honteuse de ses mesures barbares et qu'on ne songe à adoucir aujourd'hui que sous l'obligation de la nécessité, il a trouvé le secret de la détruire, et toutes les puissances de l'Europe accourent au rendez-vous qu'il leur a indiqué! Comment se fait-il donc qu'aucune voix ne se soit élevée dans nos académies contre tant de présomption, et contre le plan fallacieux qu'il a osé faire publier par nos journaux? Nous l'appelons fallacieux, parce que, sous les prétendus bienfaits des mesures nouvelles et de leur adoucissement, l'auteur consacre à jamais la doctrine de la contagion pestilentielle, et tend à confirmer ce qu'elle a de faux et de dangereux. Ce leurre est devenu général.

Les annales du peuple Romain nous rappellent-elles les malheurs de la peste aussi souvent que depuis l'invention trompeuse de nos lazarets ? Malgré nos mesures sévères et minutieuses, on la disait toujours régner quelque part. Comment se fait-il donc que M. Bulard ait trouvé si facilement le secret de nous délivrer de ce fléau? C'est, nous dit-on, qu'on n'avait pu encore, jusqu'à ce jour, décider la Turquie à imiter nos institutions dans toute leur rigueur; mais, comme nous l'avons déjà dit, non-seulement elles sont vaines et mensongères, il faut encore songer qu'elles ne pourraient être exécutées partout avec la même sévérité et dans le même esprit. On conçoit alors qu'un beau jour une seule étincelle de peste, partie d'un vaisseau étranger, d'un corsaire peut-être, irait communiquer l'incendie quelque part, au moment même où la santé publique se croirait en sûreté. Dans un cas de guerre, un bout de corde infectée ne peut-il être, comme une fusée à la congrève, un moyen de destruction d'autant plus dangereux que l'ennemi serait loin de soupçonner le stratagème? La cause du mal n'est donc pas attaquée et détruite au moyen de nos mesures illusoires, et surtout au moyen du plan nouveau qu'on caresse en ce moment; et toujours nous resterons sur le bord du précipice. Il y aura toujours à se demander ce que c'est que la peste, d'où elle vient; si elle est endémique; si une endémie peut voyager et devenir contagieuse à mille lieues de son foyer; s'il faut s'en rapporter aux faits complaisants qu'on nous présente sans garantie, sans leur donner même une explication qui satisfasse la raison? Voilà les graves questions qu'il faudrait résoudre. Ce faux bannissement de la peste par l'adoption des idées nouvelles et quelques conceptions captieuses, ne serait donc qu'un leurre qui ne peut assurer notre tranquillité? Tant que le contagionisme, si modéré qu'il soit, conservera

quelque crédit; tant que, fier de l'appui du Pouvoir, il ne sera
pas sous l'obligation de répondre à la face du public à toutes
les argumentations de ses adversaires; tant que la cause des
pestes réelles ou imaginaires restera sans discussion générale et bien solennelle, il y aura toujours, malgré les belles
promesses de la nouvelle doctrine, des fléaux menaçants; à
la moindre occasion, au premier caprice de la science, au
premier faux aperçu, à la plus légère présomption, le préjugé de la peste va renaître. Dix comités pour un vont y
croire, et convaincre le public. Mille accusations téméraires
vont tomber sur les prétendus auteurs du mal. On s'écriera
que tel peuple a trop adouci les quarantaines; que tel bâtiment n'a pas déclaré la nature de la maladie qui était à son
bord; que tel corsaire, tel pirate, que savons-nous! a communiqué avec tel vaisseau suspect; et nous voilà plus que
jamais sous la terreur, et dans la nécessité des mesures extrêmes de répression, à des époques déterminées! Ne serait-il
pas sage de rapporter, ou du moins de revoir toutes les lois
que les passions politiques ou scientifiques introduisent dans
nos codes, pendant la victoire de tel parti dominant? ce sont
des armes disponibles qui laissent souvent des dangers pour
la société. N'est-il pas déplorable que, dans notre siècle, qui
se dit si éclairé, on invoque encore des réglements sanitaires
créés dans le xIVᵉ siècle, et que nos corps savants aient
fourni les considérants sauvages qui ont établi les lois de
1821 à l'occasion de la fièvre jaune ?

   Nous rapportons les deux articles suivants, extraits du
Journal des Débats, pour montrer avec quel soin on a préparé
les esprits à l'admiration et à la reconnaissance envers M. Bulard, pour les engager à l'accueil du congrès qu'il avait à
proposer.

   « 8 *octobre* 1838. M. Bulard, en passant à Berlin, est reçu par

» les princes et les hauts fonctionnaires, pour les nombreuses gué-
« risons qu'il a faites dans la peste de Constantinople.

Comment oserons-nous exercer la critique sur un bienfai-
teur de l'humanité, que viennent de féliciter des princes? Dès
que les gouvernements et les hommes éminents récompensent
la science, dans ses directions et systèmes actuels, il nous
semble que c'est porter tout naturellement les esprits vers les
enseignements qui obtiennent ces marques de distinction, et
leur imposer la borne d'un *nec plus ultra*. Voilà comme s'établissent les préjugés, et comme on égare l'opinion publique !
Ne serait-il pas plus sage qu'on attendît qu'une doctrine ait
fait ses preuves?

« Il a étudié pendant seize ans cette terrible maladie, dans toutes
» les villes d'Orient. »

On a dit ailleurs, qu'il avait été envoyé en mission en
1831 et 32.

« Le traitement de 30,000 pestiférés, et la dissection de 400 ca-
» davres, lui ont fait connaître la peste sous toutes ses formes, et
» il *croit* avoir trouvé le moyen de la faire disparaître partout des
» pays civilisés. »

Demandez à vos docteurs s'il est permis d'aduler ainsi le
charlatanisme !

« Il se propose de soumettre ses moyens à un congrès, qu'il a
» intention de convoquer. »

Un homme qui se présente sans titres, sans pièces de conviction, sans discussion générale préalablement établie, pour
éclairer la plus difficile des questions médicales; qui, sur un
je crois, donne ses ordres à toutes les académies, à toutes les
puissances du monde ,et les rassemble pour leur faire approuver ses idées, cela nous semble difficile à conçevoir !

« En se rendant en Orient, il était très-zélé anticontagio-
» niste. »

Où sont les écrits qui prouveraient sa première doctrine ? Qu'allait-il faire dans le pays de la peste, puisqu'il n'y croyait pas ; surtout dans un moment où le choléra nous occupait et réclamait, chez nous, les secours de la science?

« Mais sa longue expérience lui a fait venir d'autres idées. Il est » persuadé que la peste est *plus* ou *moins* contagieuse. »

Quelle importance peut-on attacher à la persuasion et à la *longue* expérience d'un jeune homme d'une trentaine d'années?

« 28 *octobre*. On écrit de Constantinople : « Reschid Pacha vient » de jeter les bases de la restauration de l'empire. Il a fermé ses » trois plaies : la peste, le monopole et la vénalité ; on a établi une » commission sanitaire pour extirper la peste. »

Dites donc pour la consacrer.

« La commission des quarantaines qui, jusqu'ici, avait failli par » incapacité, va puiser des lumières dans la commission d'utilité » sanitaire, qui a discuté un projet de construction de lazaret. Mal- » heureusement la lenteur avec laquelle on marche ici, a retardé » l'application des principes qu'elle a posés au début, et l'exécu- » tion des diverses améliorations proposées. »

Il nous semble qu'il est impossible de se méprendre sur le sens et le but de ces notices préparatoires. Il est évident qu'aujourd'hui la Turquie ne fait qu'obéir par déférence, et non par conviction, aux vives sollicitations provoquées par quelques intrigants, qui veulent faire prévaloir leur sys- tème.

Réflexions critiques sur une notice du Journal des Débats, *annonçant, le 10 décembre* 1838, *en gros caractères*, UN CONGRÈS SANITAIRE EUROPÉEN A MALTE.

Il nous a semblé que cette précaution typographique était une sorte de *garde à vous*, afin que les lecteurs aient à prendre bonne connaissance du plan de M. Bulard, et soient prévenus défavorablement contre tout système contraire.

« Toutes les têtes couronnées ont déclaré qu'elles coopéreraient » avec plaisir au but que se propose M. Bulard. »

Et c'est cet homme, que Clot-Bey ne craint pas d'appeler de tous les noms les plus infamants, qui pourrait avoir eu la confiance de nos ministres et de toutes les puissances de ce monde!! Au reste nous avons trouvé bien étrange que notre gouvernement, en 1831, ait envoyé à Constantinople un ex-pharmacien, pour changer notre système sanitaire, quand il n'était nullement question de la peste, depuis longtemps, parmi nous ; quand c'était le choléra qui nous occupait, et nous menaçait vivement ; quand il eût été plus naturel d'aller interroger cette endémie asiatique ; quand enfin aucun de nos journaux de médecine ne manifestait le désir de faire des recherches sur le fléau d'Egypte.

Exposé du plan de Bulard.

« Quoique si vieille de ravages, la peste est encore ce qu'elle fut, » toujours mystérieuse et homicide. »

Nous croyons cependant avoir expliqué ses mystères. L'auteur vante beaucoup les travaux modernes et les documents dont il se dit en possession ; mais il ne nomme aucun ouvrage ; il ne cite surtout nulle part les antagonistes de sa doctrine ; de sorte qu'il met le lecteur dans l'impossibilité de juger où est la vérité. Il se contente de séduire par des contes, des assertions sans preuves, des statistiques et des allégations où ne se rencontrent que la fausseté, l'arbitraire et l'envie de subjuguer. Il n'est pas possible que, depuis tant de siècles, on ne puisse trouver, dans la controverse, de quoi établir le jugement définitif d'un phénomène aussi essentiel à connaître que la peste, ainsi que les plaidoyers nombreux qui ont dû l'éclairer. Si, jusqu'à présent, des écrits n'ont pas encore commandé une croyance générale au bon sens satisfait; si le contagionisme, en un mot, n'est pas condamné sans retour, c'est que de mauvais vouloirs, de la part de nos puissants adversaires, ont probablement écarté les pièces de conviction ; c'est qu'ils se sont fait un plaisir d'embrouiller la question, afin de la tenir dans un état à ne pouvoir être jugée; c'est qu'ils ont ajourné, avec soin, la discussion de la question principale, celle qui déterminerait ce que c'est que la contagion pestilentielle, si elle existe, si même elle peut exister ; c'est qu'ils veulent toujours rester dans cet atermoiement, jusqu'à ce qu'ils aient pu trouver, dans l'ombre, des moyens échappatoires définitifs ou des arrangements nouveaux, qui les maintiennent en crédit. Nous demanderons pourquoi Bulard va chercher au loin un lieu pour faire ses expériences? Ne pourrions-nous lui dire avec les Saintes Écritures? « Les armes des trompeurs sont bien malignes. Ils aiment mieux les ténèbres que la lumière; parce qu'ils sentent que leurs œuvres sont mauvaises. Quiconque fait le mal hait la lumière, de peur que ses œuvres ne soient condamnées. » Nous ne serons donc pas dupes de cette tactique, qui a porté Bulard à établir son congrès à Malte.

« J'ai soigné depuis six ans vingt-cinq à trente mille pestiférés, » et exploré quatre cents cadavres, sans jamais avoir été atteint de » la maladie. »

Ici l'auteur nous semble bien compromettre le sort de son congrès. Est-il bien permis d'être le champion de la contagion, de l'établir à *priori*, quand on montre l'évidence de cette chimère par l'aveu d'une longue immunité, et de la conservation d'une santé parfaite au milieu de tant d'occasions d'être la victime du fléau? Qu'est ce donc que la peste, dont on nous fait si grande peur, qui occupe aujourd'hui si

sérieusement toutes les Puissances , contre laquelle on prend
des mesures si sévères et si barbares ; quand de tous côtés on
ne cesse de nous parler de médecins qui s'inoculent impunément son virus, qui boivent et mangent les excréments des
pestiférés, sans fâcheux résultats ? Nous voudrions bien, pour
l'honneur de nos adversaires , qu'ils ne publiassent pas de
telles fables.

« Aujourd'hui je croirais manquer au mandat que je me suis
» imposé librement, et aux *obligations que le Gouvernement a*
» *daigné me confier*, si nous ne fixions l'attention des législateurs
» et des savants sur l'opportunité de leur intervention ; nous sol-
» licitons , de leur coopération, les moyens propres à faire de la
» peste un livre mort. »

Il est aisé de voir qu'on cherche à monter les esprits à
l'unisson d'un plan concerté de manière à satisfaire quelques exigences. Voilà le public prévenu par les contagionistes ! le voilà enchanté des adoucissements qui sont accordés
au commerce : que d'obstacles n'allons-nous donc pas rencontrer maintenant, indépendamment de la difficulté qu'il y
a toujours à vaincre un vieux préjugé, et à lutter contre un
pouvoir surpris de ce qu'on lui découvre une erreur qu'il partage , que les lois ont consacrée et qu'il s'obstine à défendre !

Partie médicale.

« J'ai parfaitement compris que je ne parviendrais jamais à faire
» accepter les différents points de l'histoire matérielle de la peste,
» qu'autant qu'ils s'appuieraient de démonstrations expérimen-
» tales. »

C'est une manière détournée de faire rejeter la doctrine
des anticontagionistes , quelles que puissent être la force et
la clarté de leurs raisonnements. Pourtant ne sait-on pas que
l'expérimentation n'est le plus souvent qu'une voie trom-

peuse ? Les systèmes successifs et contradictoires de nos Professeurs démontrent assez qu'il n'y a qu'un orgueil insensé qui pourrait donner à des essais nouveaux la précision des vérités mathématiques. Invoquer la marche expérimentale, c'est matérialiser le fait; c'est en faire une chose avouée; et où en trouve-t-on le droit, puisque la chose n'est pas confirmée ?

« J'ai compris que mes démonstrations n'auraient de valeur,
» qu'autant qu'elles seraient faites par plus d'expérimenta-
» teurs , et devant un plus grand nombre de témoins *compé-
» tents.* »

Vous avez indiqué des administrateurs, des hommes d'État; n'apportent-ils pas au congrès une influence puissante et dangereuse ? « Le Pouvoir, a dit M. de la Rochefoucault, s'empare de tout; il se fait juge de tous les intérêts qu'il a sacrifiés à l'avance. » Ce fut là notre pensée, quand nous avons vu la commission chargée de l'étude de la peste en Orient, confiée à un pharmacien, à un instrument de confusion. Est-il possible de croire qu'après des milliers d'écrits sur les neuf cents pestes ou épidémies que nous rapportent certains auteurs, et qui n'ont produit que des assertions mensongères et une *babel* humiliante, la vérité va enfin sortir des idées d'un seul homme qui n'est pas même médecin? Hélas! Clot-Bey va bientôt nous apprendre combien passent vite les gloires de ce monde! et ce Bulard, que le *Journal des Débats* nous représente si héroïque, si couvert de distinctions par notre amiral, et même par des têtes couronnées, ne sera plus qu'*un intrigant méprisable*

« C'est après conviction de la vérité , que la réforme aura lieu
» dans la législation, et que le monde sera doté *d'un bienfait inap-*
» *préciable et impérissable.* »

En vérité, on ne peut porter plus loin l'erreur et la hardiesse! La conviction, généralement acquise, que la peste est contagieuse et funeste, vous osez appeler cela un bienfait inappréciable? Vous ne craignez donc pas de nous faire croire à un odieux secret dans les enseignements du contagionisme? Vous ne craignez donc pas de jouer un rôle trop significatif !

« Ne serait-il pas bon de tenter, sur des hommes condamnés à » mort, une série d'épreuves qui peuvent devenir funestes ? »

N'allez-vous pas proposer à des médecins de faire l'office du bourreau? Quand on lit de telles indignités il est bien difficile de garder la modération, dont on ne voudrait jamais se départir.

« Le but du législateur ne serait-il pas atteint par une disposi- » tion pénale qui mettrait les condamnés à mort à la disposition » d'un Congrès, aussi sûrement que par celle qui les livre au bour- » reau ? »

Ah! ce n'est pas un médecin qui a pu écrire des choses aussi révoltantes !

« Ainsi il paraît très-moral de réclamer un être souillé de crimes', » dont il importe peu que ce soit la guillotine ou la lancette qui lui » donne la mort; que ce soit la torture légale, les souffrances morbi- » des, le gibet ou la peste. »

Voilà l'homme héroïque des *Débats !*

« Au surplus, si cela répugne aux préjugés et aux dispositions de » la loi, il est deux autres moyens plus simples. C'est de mettre à » contribution le courage et le dévouement des médecins, membres » du Congrès, qui voudront bien y consentir, ou la conviction des » nombreux anticontagionistes qui qualifient de chimériques, pusil- » lanimes et ridicules les croyances que je professe, et qui, sûrs d'eux » leurs, conseillent l'abolition de toute barrière sanitaire à tous les » gouvernements, qui ont le tort de ne pas les écouter. »

Ne dirait-on pas que vous excitez l'amour-propre et le courage de vos adversaires, pour les exposer à des dangers que

vous faisiez supporter tout à l'heure à des criminels? une
simple nourriture défectueuse peut causer beaucoup de mal ;
vous le savez. Que ne feront donc pas le pus d'un bubon, les
excrétions d'un pestiféré, que vous nous forceriez d'avaler, et
dont vous ne nous épargneriez pas les doses? car enfin nous
vous voyons partout les maîtres du champ de bataille, et nous
serions condamnés à satisfaire aux ordres cruels, aux préoccupations et peut-être à la vengeance d'un utopiste puissant
et en délire !

« Nos adversaires nous sauront gré sans doute de leur procurer
» cette occasion de traduire leurs paroles en faits. »

Ce persifflage est immoral et a quelque chose de lâchement
féroce.

« Dans les expériences, les pestiférés seront placés hors du foyer
» du mal, et mis en rapport *avec des criminels, ou des non-conta-*
» *gionistes.* »

Ce rapprochement fait dresser les cheveux ! Vous laissez
tomber impudemment votre masque! vous découvrez une
cruauté flétrissante. Vous ne désignez plus, pour vos expériences, *les héros dévoués* de votre congrès ; vous notez pour
victimes les *criminels, ou les non-contagionistes!* Il n'y a plus
à se tromper sur vos intentions. Vous préméditez l'empoisonnement! Nous sommes surpris que le ministre ait souffert que
son journal publiât un tel ouvrage. Il est bien étonnant aussi
que l'armée des médecins lettrés et vieillis dans une indépendante et honorable pratique, ait souffert que ce plan insensé
allât égarer l'opinion générale, et faire croire à l'extinction
de la peste par les moyens fallacieux que propose l'auteur.
Comment nos journaux n'ont-ils pas fait justice de sa jactance
et de son audace? Combien de docteurs savent cependant que
tout ce qui sent le merveilleux, ou la présomption, est suspect; que les oracles et les augures ont imposé aux peuples;

qu'Aristote les accuse de faussetés et d'artifices ; que Cicéron les tourne en ridicule ; que Démosthènes, avant lui, avait découvert leurs fourberies, et se plaignait que la Pythie philippisât, c'est-à-dire, qu'elle rendît des oracles favorables à Philippe, roi de Macédoine. Quel littérateur attentif n'a pas vu aussi que certains journaux représentaient, chez nous, les oracles des temps anciens, et favorisaient telles doctrines de l'Epidaure moderne? Les sages ont pu s'en moquer; mais malheureusement la multitude partout s'est laissé séduire. Les esprits une fois captivés, les charlatans n'ont plus eu que des succès faciles à espérer, et la crédulité, encore aujourd'hui, les absout.

L'indignation ne nous permet pas d'aller plus loin, dans l'analyse de ce plan de congrès, qui semble sorti des conseils du Pandæmonium. Nous avons écrit au ministre que cet ouvrage était immoral, et on n'a pas donné suite, que nous sachions, à son exécution.

Neuf ans à Constantinople, par le docteur BRAYER, 1836.

La thèse que nous allons analyser nous permet de distinguer deux classes d'hommes, parmi nos adversaires. Nous trouvons d'abord ceux qui se sont laissé égarer par un sentiment d'humanité mal placé, mais sincère. Dans le choléra, par exemple, combien de médecins ont cru aller au-devant d'une calamité, et n'ont saisi qu'une déception ! Ensuite nous voyons ceux qui, par intérêt et pour satisfaire leur ambition et leur amour de la célébrité, ont abusé de l'entraînement et de la disposition des esprits, au risque de nous jeter dans les périls d'une fable, dont ils sentaient toute l'absurdité. Nous respectons les préventions des premiers. Il faut tenir compte de la force des préjugés, quand ils ont un côté respectable, comme nous le voyons dans l'ouvrage de M. Brayer; mais aussi il faut découvrir l'intrigue et la folie honteuse des seconds, sans ménagement.

Le livre de M. Brayer ne peut que façonner le public aux idées nouvelles de nos adversaires, et les disposer à se contenter des modifications qu'on s'est hâté d'apporter dans nos institutions sanitaires, afin de conserver le sceptre à la doctrine ainsi améliorée, de prendre les devants sur celle que nous établissons, et de la rendre superflue, odieuse même, par ses conséquences absolues et exclusives. Ce n'est donc pas dans les écrits du jour, qu'il faut prendre connaissance des divers systèmes que la science a émis sur les fléaux pestilentiels, et qu'on peut les juger ; c'est en lisant les contagionistes et anticontagionistes des temps passés, qu'on peut comparer les raisonnements de la controverse, et saisir la vérité. C'est ainsi que nous avons évité d'entrer en partage, dans cette grande préoccupation, qui, dans ce temps moderne, a entraîné tous nos confrères.

Dès la page II, l'auteur se trompe. Le plus grand nombre des médecins n'a pas regardé la peste comme étant causée par la saleté des individus et la négligence des administrations. C'est une flatterie qui nous semble adressée à la théorie de M. Pariset. Les Turcs sont propres à l'excès. On a toujours accusé généralement les émanations des marais du Nil, d'être cause de la peste. Si on laissait passer l'assertion de M. Brayer comme une vérité, il suffirait alors de pourvoir à la propreté, à l'assainissement des lieux, et de solliciter les administrations d'y prêter la main, pour nous épargner désormais les ravages de la peste. Nous nous plaisons, au risque de nous répéter très-souvent, à mettre à découvert les ruses de cette doctrine, pour qu'on soit à même de se défier des inductions adroites de ses partisans. Comme eux, M. Brayer veut que l'administration, à quelque prix que ce

soit, intervienne dès que la santé publique semble souffrir
plus que de coutume. Tout en se disant anticontagioniste,
il désire *qu'on s'occupe un jour* (notons bien ce mot) de la
question de contagion et non-contagion, et qu'on ramène le
public à des idées *plus saines*. Il est aisé de voir que celui qui
pense ainsi ne peut être un anticontagioniste bien sérieux.
Demander des adoucissements, des idées *plus saines* ; désespérer même de convertir les esprits, en appeler à l'avenir,
n'est-ce pas se défier de la justice de sa cause et la trahir
indirectement ?

« La théorie des miasmes n'explique pas d'une manière satisfai-
» sante les causes de la peste. Ni les vidangeurs, ni les habitants
» de Montfaucon, ni les fabricants de poudrette, ni tous les établis-
» sements où règnent des émanations septiques ne sont sujets aux
» maladies pestilentielles. »

Alors, nous demanderons pourquoi l'auteur insiste tant
sur la nécessité des mesures de désinfection ? Le cimetière de
Constantinople laisse échapper des miasmes qui rendent l'air
lourd, et cependant on s'y promène, dit-il, sans inconvénient, malgré les circonstances si favorables au développement des maladies graves. N'y a-t-il pas là contradiction ?
surtout quand il ajoute que, pendant son séjour à Péra, où
est ce cimetière, il n'y a jamais entendu parler de peste ! A
quoi bon insinuer, à chaque page, que le défaut de circulation de l'air, la saleté, la puanteur sont les causes des maladies pestilentielles ?

« Nous sommes orgueilleux, ajoute-t-il, de nos mesures de
» propreté, depuis 1789. Elles ont tourné au profit de l'hygiène
» publique. »

Et cependant depuis peu d'années nous avons gagné trois
fléaux insolites : la fièvre jaune, le choléra et la morve, sans

compter les innombrables épidémies, dont il a été de mode de faire retentir nos journaux !

2° *Volume.*

M. Brayer nous semble encore trahir la doctrine du non-contagioniste. Homère ne dit pas qu'Apollon lança la *contagion sur les Grecs, et qu'ainsi ce fléau a été consacré dès la plus haute antiquité.* Homère dit seulement qu'Apollon envoya une flèche mortelle sur leur armée, et qu'on brûla beaucoup de cadavres pendant neuf jours. L'auteur s'élève quelquefois contre la contagion, mais on voit bientôt qu'il songe à la remplacer par la doctrine des épidémies pestilentielles, causées par des *combinaisons occultes* de l'atmosphère, etc. Doctrine qui serait encore plus funeste que celle de la vieille contagion ; par la raison que celle-ci n'arrive que très-rarement parmi nous, des contrées étrangères, tandis qu'avec les épidémies de notre sol, nos aveugles adversaires pourraient faire tout le mal que produisent les pestes exotiques. Nous remarquerons sans cesse que, chez les auteurs modernes, si on a l'air d'abandonner le vieux contagionisme, qu'on ne trouve plus guère défendable, c'est pour lui substituer celui par *infection,* et pour laisser aux administrations le droit et le mérite d'intervenir avec leurs mesures appropriées.

« L'alarme causée par la peste quadruple la mortalité. »

Si nous appliquons ce calcul aux effets de la terreur du choléra, nous arriverons à une démonstration mathématique, qui prouvera que ce fléau n'est qu'un faux pathologique.

L'auteur rapporte complaisamment, très au long et sans la moindre critique, la doctrine de M. Pariset. Nous la passons sous silence, pour ménager l'amour-propre de M. le Secrétaire perpétuel. Nous dirons seulement que cet illustre contagioniste nous semble être le chef des partisans de l'infection ; qu'il s'efforce de mettre ce système en vigueur, et veut nous montrer surtout que le Pouvoir, armé aujourd'hui des progrès de la science, est en mesure de nous préserver à jamais de la peste.

« Pendant la belle saison, à Constantinople, il se présente quel-
» ques cas de peste sporadique. L'un cite un malade dans tel quar-
» tier ; un autre en cite deux, dans une rue voisine. On désigne
» les maisons, les familles. Les femmes qui veulent s'amuser hors
» de la ville, font courir ces bruits. C'est à des intrigues qu'on doit
» très-souvent d'entendre parler de la peste. »

Ne perdons pas de vue ces récits de M. Brayer. Si des intrigues de femmes peuvent répandre la terreur dans une capitale, que ne pourront produire, sur la santé publique, des intrigues plus accréditées et plus puissantes?

« Beaucoup de familles se nourrissent de chairs malades, de pois-
« sons gâtés et de mauvais fruits. »

N'y a-t-il pas là de quoi expliquer une grande disposition à la mortalité ; et les maladies graves, qui l'occasionnent nécessairement, peuvent-elles être regardées, en conscience, comme des effets de la peste ?

« Les vieillards et les femmes font leurs pronostics sinis-
» tres. »

C'est le commencement de la terreur. C'est ainsi que s'organise toujours un fléau pestilentiel. On se plaît à exagérer les nouvelles et le moindre événement. C'est ce que nous avons pu remarquer dans notre choléra.

« Le choléra aujourd'hui est regardé comme contagieux, par
» les mêmes sommités qui l'avaient d'abord proclamé non conta-
» gieux. »

Nos corps savants ne sont donc pas infaillibles? Leurs décisions les plus graves et les plus affirmatives sont donc ver-

satiles? comment alors envisager ces apostrophes menaçantes
contre les écrivains qui se permettent quelquefois de penser
autrement qu'eux ? « Il ne faut pas, nous disait-on dernièrement dans le *Journal des Débats*, que l'autorité scientifique
soit compromise, et défaille entre les mains de ceux qui la
tiennent aux titres les plus légitimes : il serait indécent que
nos plus illustres se vissent démentis par le *premier venu*,
dans leurs assertions les plus positives, et déchus de la confiance publique. Il importe donc de ne pas laisser tomber en
des mains suspectes le sceptre d'une autorité respectable, et
de faire prompte et bonne justice de quiconque tente d'en dérober la moindre partie. » Alors on conçoit que toute lutte
contre les opinions de l'Académie, si extravagantes qu'elles
soient , serait une sorte de crime, et qu'il n'y aurait plus
qu'à se taire devant nos majestés savantes. N'est-il pas cependant permis de noter ici leur tardive palinodie? peut-on comprendre que l'Académie, ayant eu, et sa propre expérience,
et celle de toute l'Europe, revienne, après plusieurs années,
sur sa décision, sur la décision de tous les peuples, et trouve
aujourd'hui le choléra contagieux, quand il n'existe plus
parmi nous, et qu'il n'y a plus, par conséquent, aucun moyen
de s'assurer de cette nouvelle doctrine? Ce singulier revi-
rement d'opinion fait-il honneur à nos maîtres, et le *Journal
des Débats* a-t-il bien raison de tonner contre ceux qui ne
sont pas de leur avis ; surtout quand nous pouvons lui
représenter ce qu'il a dit dans sa feuille du 30 mai 1841?
« Le mandarinat des corps littéraires deviendrait la plus
stupide chose de l'univers, si, renfermés à jamais dans leur
enceinte, ils y étaient à l'abri de toute critique , si, de temps
en temps, l'appréciation candide de leurs actes et de leurs
projets n'empêchait pas, même aux risques et périls des libres
penseurs, ces dieux mandarins de dormir. » Quand enfin nous

lui citerons la *notice* sur la mort de Chervin, où il dit que
« toute l'Europe, l'Amérique et le monde médical ont abandonné maintenant le contagionisme. »

« Quand les *prêtres* ont annoncé qu'il règne des cas de peste, on
» s'enferme. Ces prêtres, directeurs des hôpitaux, ne peuvent
» qu'être les propagateurs du fléau, en allant porter leur minis-
» tère..... Les croque-morts, en se frottant aux passants dans
» les rues étroites, semblent se plaire à propager la conta-
» gion. »

Jusque là ne dirait-on pas que tout est dirigé selon un
plan d'homicide réfléchi?

« Il y a quantité de faits pris pour la peste par les prêtres du
» pays, ce qui inspire la terreur. On se sert de la présence de
» cette maladie pour se défaire de tels malades par le poi-
» son. »

Nous avons dit quelque part : « Réjouissez-vous, empoison-
neurs, le choléra vous absout! » Quel sujet de réflexions
effrayantes dans cette citation de M. Brayer! comment se
trouve-t-il encore des défenseurs d'une doctrine à laquelle
on reproche de servir le crime?

« Les femmes enceintes avortent presque toutes, et meu—
» rent. »

Ce diagnostic seul devrait soulever le cœur de tout honnête
homme, et faire maudire le nom de peste.

« Il meurt peu d'enfants. »

Au moins M. Brayer rend hommage à la vérité, et prouve
que l'imagination effrayée joue un rôle terrible et incontestable dans la mortalité.

« On croit *généralement* que les fous n'attrappent pas la
» peste. »

Nouvelle preuve en faveur de notre doctrine.

« Il n'est mort aucun visir, aucun personnage en place, aucun
» prêtre ou homme des Cours étrangères. »

La peste n'aurait donc été qu'un fléau du peuple !...

« La profession de soigner les pestiférés est un brevet de lon-
» gue vie. »

Nous voudrions bien savoir ce que les contagionistes ont à
observer à cette assertion.

« L'Amérique, qui n'a nulle police sanitaire, qui est en
» communication très-active avec la Turquie, ne connaît pas la
» peste. »

Cette observation ne doit-elle pas être d'un très-grand
poids dans la controverse ! nous avons à faire remarquer que
les peuples constitutionnels ou républicains sembleraient ne
pas croire à ce fléau.

« Pendant longtemps, la Hollande n'a pas connu les lois sani-
» taires, et *son commerce est devenu très-florissant*. Ce n'est qu'à
» la fin du xviiie siècle, que les autres puissances l'ont forcée à s'y
» soumettre. Avant 1820, les Anglais ne les observaient pas non
» plus. »

Voilà des sujets de graves méditations !

Résumé.

« Les auteurs qui ont *inventé* la doctrine de la contagion en
» 1546, ne sont coupables que d'exagération. »

Tout cela caresse l'abominable préjugé et n'est pas franchement de l'anticontagionisme !

« Beaucoup de maladies, qui ont des signes communs avec la
» peste, sont prises pour elle. »

Prenez donc des mesures alarmantes et sévères contre un

mal qui n'a pas de signes auxquels on puisse le reconnaître !

« Mon ouvrage aurait fait sensation, si au lieu de dire modeste-
» ment que la peste n'était pas contagieuse, j'avais affirmé qu'elle
» ne l'est jamais, qu'elle ne l'a jamais été, qu'elle ne le sera jamais,
» qu'elle ne peut l'être, et qu'il faut abolir tous les réglements
» sanitaires. »

Nous pensons que cette leçon détournée nous regarde.

« Je l'avouerai, malgré la gloire attachée à l'énoncé d'une vé-
» rité hardie, je n'ai pas cru devoir le faire. »

Y a-t-il donc de la gloire à cacher, à dissimuler une vérité
hardie, quand on a la conviction qu'elle doit être salutaire ?

« Il faut se mettre à la place des gouvernements. »

Voilà ce que disait M. Duchâtel à la tribune, en 1835,
dans le temps où nous le pressions d'accorder un encouragement moral à notre doctrine. Il nous semble pourtant qu'on
ne peut jamais être embarrassé d'exécuter le bien.

« Ils sont chargés de veiller à la sûreté publique, et ne peuvent
» renoncer légèrement à des mesures dictées par la prudence. »

C'est très-juste, tant qu'ils ne sont point avertis du mal
que peuvent causer des institutions que nous tenons des
siècles d'ignorance ; mais dès qu'on leur démontre, ainsi que
vous le faites si bien, qu'elles sont absurdes ; que la moitié du
monde entier ne les observe pas ; dès qu'on leur demande du
moins la révision d'une doctrine contre laquelle tant de réclamations et de critiques se sont élevées ; quand on ne leur
adresse que la prière d'inviter nos corps savants à proposer
un concours, où la matière des pestes serait discutée solennellement, peuvent-ils s'exposer à un déni de justice, surtout
dans une circonstance où un fléau insolite a déjà moissonné
plus de cinquante millions de victimes?

« Il est de toute nécessité qu'on s'assure si la peste, que je crois
» avoir démontrée non contagieuse, ne l'est pas ailleurs ; et, dans
» le doute, les gouvernements ne sont-ils pas obligés de se décla-
» rer pour la réalité de la contagion ? »

Dans le doute, on s'abstient. N'avions-nous pas raison de
soupçonner que M. Brayer plaiderait contre la non-contagion,
et se poserait en défenseur officieux des administrations ? En
effet, nous ne le voyons anticontagioniste, que dans certaines limites ; au delà d'une légère controverse, il s'arrête et ne cherche
pas à poursuivre la vérité entière. Aussi nous pensons que les
plus dangereux de nos adversaires ne sont pas les contagionistes fermes et outrés, mais les anticontagionistes complaisants et modérés ; ils sont l'avant-garde de Bulard, et n'exigent
qu'un *statu quo*, jusqu'à ce que de nouvelles expériences aient
mis à même de juger le procès en leur faveur. Voilà comme
ils nous écartent par de nouvelles fins de non-recevoir !
M. Brayer pense-t-il que, moyennant ses observations, que
n'appuie nullement le raisonnement, il nous a démontré la
non-contagion ? Un autre, après lui, n'aura-t-il pas le droit
d'apporter d'autres faits contraires ? est-ce par une logique
serrée et irrécusable, qu'il a réduit les contagionistes au silence ? non sans doute. N'y a-t-il pas des questions morales à
résoudre dans ces débats, des vérités éternelles à reconnaître, avant d'invoquer la puissance si suspecte et si élastique
des faits ? le sentiment du vrai ne peut-il donc inspirer à la
conscience de nos adversaires une allure plus égale et plus
franche ?

« Le travail que j'ai fait à Constantinople, doit être fait égale-
» ment dans toutes les villes où la peste se montre habituelle-
» ment. »

La politique, l'observation et l'autorité des faits sont fort
bonnes en elles-mêmes ; mais malheureusement l'époque mo-

derne a usé trop souvent de ces moyens, que le charlatanisme emploie pour faire valoir ses tromperies. Supposons seulement 20 villes en Orient. M. Brayer est resté 9 ans à Constantinople, pour observer la peste ; voilà à peu près deux cents ans qu'il faudrait pour amasser successivement les simples matériaux de la procédure ! N'en faudra-t-il pas encore autant pour les comparer et les juger ? et quel sera le juge souverain ? Nous voyons donc que ce système d'atermoiement est une sorte de prévarication ; qu'on élude tout jugement définitif où la raison pourrait apparaître, et qu'on veut, à tout prix, éterniser un mauvais système.

La lutte que nous soutenons, en faveur de la santé publique, est sans doute une sainte et belle entreprise ; mais, hélas ! notre charité n'est-elle pas une faute d'ignorance ? Devons-nous imiter cet ancien qui disait : « Si j'avais la main pleine de vérités , au lieu de l'ouvrir, je la tiendrais bien fermée ? » La peste ne serait-elle pas un de ces grands secrets qu'il faut respecter ? Tous les êtres de la création ne peuvent se multiplier au delà de certaines limites ; ils servent de pâture les uns aux autres. L'homme seul est leur maître , et n'est la nourriture habituelle d'aucun d'eux. L'homme seul propage , dans toutes les saisons. Serait-ce donc pour établir l'équilibre parmi les nations , qu'on aurait inventé la guerre, la famine et la peste ? serait-ce à l'une de ces soupapes de sûreté que, secrètement, la politique recourrait pour éclaircir les rangs de la société ? nous ne croirons jamais cela , quoique de très-nombreux auteurs semblent avoir eu cette pensée épouvantable, et n'aient pas craint de la publier. Mais en supposant même qu'elle fût vraie, quel est celui qui ne préférerait la guerre ou la famine ? La guerre du moins est un art. *Il est beau de mourir pour sa patrie*, a dit le poète. La résignation religieuse veut que nous acceptions les météo-

res dévastateurs , qui peuvent amener la famine ; nous pouvons aller chercher des lieux plus favorisés. Mais mourir de
la terreur de la peste, œuvre des hommes, dans un lit de douleurs désespérantes, ah! qui oserait s'y résigner ?

M. Brayer, par un singulier appendice à son ouvrage,
parle du choléra, et se plaît à répéter tout ce qu'a professé
notre académie à cet égard :

« Je suis venu de Constantinople, dit-il, pour dessiller les yeux
» du gouvernement sur la contagion de cette maladie. »

S'il n'est pas hors des convenances qu'un médecin vienne
de si loin braver l'immense majorité de l'Académie, et chercher à dessiller les yeux du gouvernement sur une erreur
qu'on lui a fait embrasser, MM. les ministres du commerce
ont donc eu tort de me refuser l'audience que je demandais,
pour leur développer les principales raisons que j'avais à faire
prévaloir contre tous les fléaux pestilentiels, dits contagieux ,
et de me dire « qu'ils avaient des savants pour leur donner
des conseils. »

« On la croit contagieuse ; la frayeur est à son comble, on établit
» des cordons, on fait des quarantaines, des désinfections. On em-
» ploie les traitements les plus variés. On trouve bientôt que toutes
» les mesures sont plus nuisibles qu'utiles , et que la désinfection
» est problématique. On s'en tient à l'hygiène. Le choléra aban-
» donne enfin l'Europe, après avoir joué le même rôle que la
» peste, à Constantinople et dans le Levant. »

Mais c'est évidemment une erreur. La peste de l'Egypte
apparaît tous les ans, dans quelque ville d'Orient ; tandis
que le choléra parcourt pour la première fois le monde, et
ravage toutes les nations.

On voit que nous ne nous sommes pas trompé sur le
but principal de l'ouvrage de M. Brayer ; qu'il n'est qu'une
justification de notre fléau moderne, et qu'il l'assimile à la
peste qu'il a observée à Constantinople. Il semble nous dire

qu'on ne [doit pas être plus étonné de sa présence dans nos
climats, que de la peste qu'il a étudiée dans cette ville ; que
ces deux fléaux enfin , identiques dans leur nature, peuvent
obéir à *de grandes causes inconnues,* et s'étendre hors de *leurs
limites naturelles.*

« La peste et le choléra seraient donc des maladies analogues.
» La cause de l'une et de l'autre serait un empoisonnement mias-
» matique dépendant d'une détérioration encore inconnue de l'at-
» mosphère. Toutes les conditions seraient communes entre ces
» maladies. La différence apparente des symptômes serait le résul-
» tat de l'action des miasmes sur des organes différents. »

Voilà certes une doctrine détestable, et des assertions
très-répréhensibles ! La peste, que nous regardons comme
une erreur pathologique, trouve du moins une sorte de sanction dans le passé ; mais le choléra asiatique et voyageur est
une monstruosité inouïe, qui n'avait jamais déshonoré la
science médicale jusqu'à nos jours. Jamais la raison ne s'a-
baissera jusqu'à croire qu'un miasme empoisonnant puisse
s'étendre progressivement et avec une violence toujours crois-
sante sur toute la terre. On a beau invoquer le merveilleux
des météores, inventer des combinaisons nouvelles dans l'atmosphère, pour y découvrir des causes épidémiques, citer
des tremblements de terre, multiplier les événements, les
récits des épizooties et de cent maladies insolites, étendre
même ces mensonges jusque sur les fruits de la terre, dans
des climats différents, accoutumer l'esprit public à ces nouvelles, pour se ménager des conséquences ultérieures ; on ne
pourra faire taire ni les lois constantes de la nature, ni la
défiance des observateurs. On ne pourra prêter à des clima-
tures des causes qui leur sont étrangères, nier la décomposition et l'anéantissement des odeurs et principes malfaisants,
qui se répandent dans l'air, et on restera toujours dans la

honte de ne pouvoir expliquer les sottes déceptions qu'on
s'obstine à défendre.

CLOT-BEY. — *Sur la Peste d'Égypte.*

Est-il bien naturel que ce docteur déserte l'Égypte, pour
venir nous donner, sur la peste, des leçons sans à propos ,
puisque cette maladie ne menace et ne décime aucun point
de nos contrées , et qu'il prenne l'initiative sur l'académie la
plus savante de l'Europe? Est-il raisonnable qu'il fasse la
dédicace de son ouvrage à ce corps savant, dont il sait que
la grande majorité professe le contagionisme, et qu'ensuite il
fuie devant des adversaires qu'il embrasse en partant, sans
attendre leur réplique ? Cela ne doit-il pas nous paraître suspect, et nous mettre en garde contre la sincérité de l'auteur?
Nous ne comprenons pas , en vérité, pourquoi il s'excuse auprès de notre académie, de lutter contre ses opinions, puisqu'il copie exactement et les allures, et le plan, et les conclusions, et jusqu'au style même de ses rapports sur le choléra.
Il ne nie et n'affirme rien formellement; mais il conclut
comme elle. Il combat la contagion, il est vrai; mais insidieusement, mollement, vaguement, et les conséquences de sa
doctrine conduisent à l'obligation de consacrer à toujours le
contagionisme, qu'il semble poursuivre et condamner. Nous
avions remarqué parmi les soi-disant non-contagionistes une
tendance secrète à favoriser la victoire à leurs adversaires ;
mais Clot-Bey se gêne moins ; il trahit ouvertement sa propre
cause, à force d'accumuler les concessions les plus capables
de la perdre.

Il nous présente, *note* 1re, une lettre d'un consul de
France, où on le qualifie de *beau* , *d'admirable, d'inimitable
d'héroïque.* Un non-contagioniste, ce nous semble, ne peut
rapporter, sans rougir, des adulations semblables et des

compliments qui précisément sont contradictoires à la doctrine qu'il professe ; car il n'y a pas d'héroïsme à braver un
danger qu'on nie.

« L'incubation ne peut durer plus de trois jours. »

C'est une approbation servile des modifications nouvelles
qui viennent d'être apportées à nos réglements sanitaires. On
trouve toujours de bonnes raisons pour justifier les plus
mauvaises choses. Cependant, il n'est guère possible que le
jugement de quelques subalternes prévale sur le sentiment
des siècles ; et si aujourd'hui le contagionisme est aussi accom-
modant pour la durée des quarantaines, c'est évidemment
qu'il a à cœur de conserver le principe qui les détermine ;
c'est qu'il sent bien qu'il a besoin de reprendre, par la ruse,
un terrain que la force lui enlève.

« M. Pariset prétend que la peste n'est que la conséquence du dé-
» faut de mesures hygiéniques. »

Il ne suffit pas d'avancer une telle assertion, il faut que
l'opinion publique soit éclairée, et sache la nature, la nécessité et la valeur de ces mesures. Il ne faut pas que, sous ces
enveloppes mystérieuses, on puisse soupçonner des entreprises dangereuses, ou des intentions coupables. Le mot de
mesure, sous la plume de nos adversaires, ne semble-t-il pas
en effet un mot magique, une sorte d'*Abracadabra*, qui répond à tout ? Telle ville est dans la consternation de la mauvaise nouvelle qu'on lui a apportée… Qu'elle soit tranquille ;
on a pris des mesures. — Mais les habitants veulent s'enfuir
et quitter un lieu de désolation… Qu'ils restent chez eux ; on
a pris des mesures.—Mais ils meurent tous d'effroi ! 60 malades, 67 morts ! Qu'ils soient en paix ; on a pris des mesures.

« La peste, dit encore M. Pariset, vient surtout d'un mauvais

« système d'inhumation, et de l'abandon de la pratique des em-
» baumements. »

On ne peut répondre à de telles absurdités ; car il faudrait manquer de respect à l'homme passionné qui a osé
les concevoir.

L'auteur trouve, à chaque instant, l'occasion de justifier
la doctrine académique sur le choléra. Tout en critiquant
ceux qui attribuent la peste à l'entassement, à la malpropreté, etc., il finit par dire que cela peut y contribuer pour
beaucoup. La plume de M. le Secrétaire ne plaiderait pas
mieux cette cause.

Que nous pronostiquent donc ces revirements continuels
d'opinions dans le camp de nos adversaires? Oseraient-ils
aujourd'hui faire du *Moniteur*, des *Débats*, de tous les
journaux de médecine, des rapporteurs de l'Académie ; des
nombreux écrivains du choléra, de tous les missionnés du
gouvernement, qui ont étudié cette affaire obscure , de tous
ceux enfin qui s'en sont occupés jusqu'ici, des espèces de
boucs émissaires qu'on abandonne à la critique indignée ;
et nous donner à croire que tout ce qui a été publié n'est
qu'erreur du non-savoir, et n'est plus à la hauteur de la
science actuelle ; qu'on vient enfin de découvrir la vérité sur
ce mystère asiatique? On voit que, comme l'a dit un illustre écrivain, « le génie de l'erreur a cela de particulier, c'est
qu'aussitôt qu'il se sent pressé sur un terrain , il se place sur
un nouveau, ou reprend celui qu'il avait abandonné. » Cependant nous pensons que la ruse ne prévaudra pas contre
une guerre légitime. Ce qui est écrit est écrit.

Si la peste, selon Clot-Bey, est endémique aussi bien
à Constantinople qu'en Égypte, ce n'est donc pas le Nil *qui,
par ses exhalaisons marécageuses*, amène ce fléau ? Il se mettrait alors en contradiction avec tous les auteurs accrédités.

Où serait donc la patrie de la peste? Nulle part exclusivement, n'est-ce pas; mais partout où seraient des *causes cachées, inappréciables, mystérieuses, souvent évidentes et sensibles,* telles que la *malpropreté,* les *mauvaises odeurs?* Voilà, on le devine bien, où tendent les partisans du nouveau contagionisme de nos écoles! Battus par des raisons insurmontables, il a bien fallu qu'ils engageassent le combat ailleurs, et qu'ils allassent, comme Clot-Bey, jusqu'à des concessions fort larges, des palinodies, des apostasies simulées, pour cacher la honte de leur défaite.Cependant les opinions séculaires, quand aucune forte raison ne leur porte atteinte, peuvent-elles passer condamnation sur les assertions de quelques sectaires? La ressource des doctrines fausses, ce serait donc de couvrir leurs faussetés par cent autres plus manifestes et plus criantes! Si, pour désespérer la polémique par des difficultés incessantes, ou par des motifs secrets, on veut déplacer la vieille endémie de l'Égypte, pour la porter maintenant à Constantinople; qu'on nous dise donc pourquoi le retour de la peste coïncide si régulièrement, au dire des historiens et des voyageurs, avec les inondations du Nil? Dans l'imperturbable hardiesse des contradictions, que nous ne cessons de reprocher à nos adversaires; dans la résistance et le despotisme littéraire que nous retrouvons chez tous les défenseurs de leur doctrine, ne faut-il pas reconnaître la main protectrice d'une puissance fascinée et sûre de vaincre? Ne dirait-on pas que, trop fiers de cet appui, ils peuvent défier le contrôle de la raison et du jugement des hommes? Pourtant « chaque fois que nous avançons contre ces Madianites, nous sentons que nous devenons plus forts, et que nous marchons contre eux avec plus d'assurance!

Il nous semble impossible de méconnaître dans tout l'ouvrage de Clot-Bey, des contradictions flagrantes; il ne réfute

rien. Il offre même des armes à ses prétendus adversaires ; il
protége leur victoire, et se montre plus contagioniste qu'eux-
mêmes. Toutes ses argumentations se réduisent à des dénégations, et ne peuvent mettre le lecteur à même de juger où
se trouve la vérité. Il se contente de dire quelquefois : « C'est
absurde; c'est faux; comment prouver cela? c'est ridicule;
c'est inadmissible; » mais il ne combat logiquement aucune
des plus grossières erreurs du contagionisme. S'il doute, ce
n'est pas par prudence. En verité, pour peu qu'on s'aban-
donnât à la première impression, on serait tenté de croire
que c'est par malice, par une aveugle volonté, et de dire avec
M. de la Mennais : « Tu as merveilleusement travaillé la parole
humaine, ô Bischop; elle est devenue, grâce à toi, un reflet
trompeur de la pensée, la fausse image, le louche symbole
de ce qui n'est pas. C'est un beau succès! » Tous ses pourquoi, ses objections dubitatives ne sont pas la destruction
du contagionisme dans ses bases. Au lieu de le poursuivre
par des arguments irréprochables, il affecte d'embrouiller
toutes les qustions, et de les mettre dans un état de doute
douteux, comme dit Hume. Il ne touche aux questions qu'en
termes évasifs et généraux, comme quand on est embarrassé
de répondre catégoriquement, ou qu'on a intérêt de ménager ses adversaires. Il insiste toujours pour qu'on admette
des épidémies pestilentielles, des pestes *nostras*, sans recourir à l'importation, et nous avons déjà noté les motifs
insidieux de cet antagonisme trompeur. Au surplus, si on
nous blâme de croire trop facilement à l'imposture des partisans de la contagion, nous recommandons la lecture d'une
note où Clot-Bey accuse ouvertement la conscience d'un
confrère et dit : « Quand un cas de peste se déclare, ou est
présumé se déclarer au lazaret, il est *uniquement* constaté
par le chirurgien de l'établissement; celui-ci ne peut-il se

tromper ? *ne veut-il pas même se tromper* quelquefois, surtout
quand il y a intérêt pour lui à ce qu'il signale une maladie
pestilentielle ! On m'a assuré à Marseille que le médecin du
lazaret, à chaque cas de peste qu'il découvrait, gagnait une
année pour sa retraite... Il y a, dit-il ailleurs, une telle corruption dans cet établissement que, etc. » — Eh bien ! n'aurions-
nous pas pu dire aussi que, dans l'empressement qu'on a mis
à accepter le fait extraordinaire du choléra, il y a eu des
consciences intéressées qui ont voulu se tromper? L'auteur
lui-même ne peut-il être accusé d'avoir eu un intérêt mal
dissimulé à venir en France nous donner, sur la peste, ses
opinions dans le même sens que celles de nos administrations? Le choléra, accueilli sans examen par les académies,
n'a-t-il pas ouvert la carrière des honneurs et des récompenses dans les missions, commissions et nombreux établissements qu'il nécessitait partout? Et là, l'argent n'a-t-il pas
pu faire taire la vérité ? Cependant nous nous sommes fait
un devoir d'expliquer l'erreur générale d'une manière moins
offensante, et il nous a fallu l'évidence de la prévarication
ou du mauvais vouloir chez nos adversaires, pour nous laisser aller quelquefois à l'aigreur de la satire. Partout ailleurs
nous mettons hors des débats leurs intentions, et quoique,
dans notre polémique, les mots de *ruse*, de *stratagème* viennent souvent sous notre plume, nous croyons que cela peut
s'accorder avec la pureté des consciences, que nous aimons à
reconnaître. Quand des écrivains se trompent de bonne foi,
n'est-il pas même naturel qu'ils emploient des moyens adroits
et toutes les subtilités qui peuvent faire valoir leur système?
Nous pouvons donc, tout en respectant le fond de leurs pensées,
attaquer amèrement tous les vices de leur position. Le 6 avril
1842, nous lisons dans les *Débats*, en parlant de M. Thiers :

« Stratégie *hypocrite et malveillante* d'un ministre déchu. »

Il nous semble qu'ici le journal attaque les intentions et diffame, et que si on peut parler aussi librement d'un ancien ministre, on peut bien se donner quelque liberté à l'égard des menteurs qui nous trompent sur l'affaire grâve de la santé publique.

« On accuse Fracastor d'avoir eu le premier l'idée de la conta- » gion, pour plaire au pape Paul III. »

Lisez l'article FRACASTOR dans le *Dictionnaire* de Moréri.

« Presque tous les médecins de notre époque ne croient pas à » la contagion. »

L'assertion est fausse, si nous en croyons et les auteurs que nous avons cités, et les lettres de M. Pariset et de M. Duchâtel, et l'auteur lui-même.

« Toutefois, je ne veux pas, il ne faut pas conclure de là à la » *nullité complète des quarantaines.* Bien loin de là. »

Le masque enfin est levé !

« Expériences à faire sur l'homme... et loin des lieux de la » peste. »

On a bien raison d'aller se cacher dans quelque réduit obscur. C'est là qu'on peut opérer le mal sans contrôle. N'est-il pas évident que l'ouvrage de Clot-Bey est la contre-partie corrigée du plan de Bulard ? on voudrait bien faire reposer l'étude et les preuves de la peste sur des expériences nouvelles, et montrer qu'il y a encore des cas à examiner, dans l'intention d'empêcher la décision générale, et de la tourner en faveur du contagionisme, comme si, dans cette affaire, les preuves ne consistaient qu'en des expériences, et non en des démonstrations de la raison. Les vérités qu'ex-pose la logique ne doivent-elles pas passer avant tout, et garder leur avantage dans leur haute excellence? Oui, nous aimerions mieux l'audace d'un contagioniste franc et outré, que l'hypocrisie d'un contagioniste adouci, qui déguise ses intentions sous le masque d'une critique amère des usages des temps passes, et sous le leurre des larges concessions qu'il accorde.

« On ne peut reconnaître la contagion miasmatique, ni la conta-
» gion virulente. Cependant l'*infection* n'est pas impossible. Cette
» croyance est celle des anciens, qui refusent la contagion, comme
» l'entendent quelques personnes, et qui est née au moyen âge et
» accréditée pour servir les intérêts d'un pape. Cette croyance s'é-
» tendit à une infinité de maladies, à la teigne, syphilis, scrophules,
» phthisie, etc., et à toutes les maladies épidémiques. Espérons
» qu'une révision des réglements sanitaires fera justice du pré-
» jugé, et que si on ne se décide pas à rayer la peste de la liste des
» maladies, du moins on *adoucira* la rigueur des quarantaines. »

Nous sommes-nous trompé? le faux anticontagioniste se met-il à découvert? Il n'y a rien de pire qu'une demi-justice. Toutes ces concessions et adoucissements que propose la science, ne feraient que rendre impossible la victoire complète que demande notre doctrine.

« De nouvelles expériences seront faites, et viendront élucider la
» question..... mais peut-on se flatter de faire abolir les mesures
» sanitaires ? des obstacles et faits s'y opposent. Si on ne peut les
» abolir, il faut les modifier ; car l'abolition complète est une chose
» impossible. »

Est-il permis de revenir aussi souvent à la charge contre sa propre doctrine ?

« Les premiers peuples qui tenteraient l'abolition des lazarets
» compromettraient leurs intérêts. »

Cela est complétement faux. Que notre gouvernement donne l'exemple d'un encouragement généreux à dévoiler les dangers, l'absurdité et l'inutilité des mesures sanitaires ; qu'il montre l'immense majorité des nations qui n'en font pas

usage, et conservent néanmoins leurs relations commerciales
très-étendues ; et bientôt cet exemple sera suivi partout.
Qu'il ne résiste plus aux sollicitations de la science, devenue
libre d'exposer ses découvertes au jugement de tous les
hommes, et certes ce ne seront pas les peuples qui, mieux
éclairés sur un cruel préjugé, viendront se plaindre et prier
qu'on leur conserve les coups de fusil de la loi, pour les
guérir. On a beau nous dire :

« On réformera le Code pénal et les épouvantables supplices
» qu'on fait endurer aux accusés d'avoir propagé la peste ; on
» prendra des mesures en conséquence, et l'administration sera
» assez forte pour empêcher toute infraction aux lois. »

Fort bien ; il faudra toujours des moyens de répression,
des peines sévères, ou bien on se moquera de ces réglements
illusoires. Toute modification projetée est donc une philanthropie trompeuse. C'est rester dans le cercle vicieux. Ah !
prenons garde à ces présents d'un anticontagionisme déguisé ! ce sont des gâteaux empoisonnés !

Débats, 15 novembre 1841. — « M. Aubert vient de faire un tra-
» vail curieux sur la peste. Il prétend qu'une réforme dans nos in-
» stitutions sanitaires est indispensable ; que les faits démontrent
» que l'incubation du virus de la peste ne dure pas plus de huit
» jours. »

D'autres ont dit trois jours, les vieux contagionistes quarante jours ; lesquels croire ?

« Il faut mettre nos quarantaines en harmonie avec celles des
» Anglais ; quatorze jours d'observation pour les bâtiments de
» guerre, et vingt-quatre heures seulement pour les marchandises
» et navires marchands suffisent. Cette réforme, reposant sur des
» bases certaines et des faits, équivaut à une abolition presque
» complète des quarantaines actuelles, sans danger, sans froisser
» aucun intérêt, et sans répandre la terreur parmi les populations. »

On voudrait bien qu'une semblable déception passât ina-

perçue, et qu'on l'acceptât comme un bienfait ! Il est aisé de
voir que le système de M. Aubert ne vise encore qu'à faire
rejeter comme superflues les conséquences de notre doctrine
absolue. Ah ! n'est-ce pas un scandale inouï, que ces négocia-
tions où l'on prétend arriver à la vérité certaine par des
concessions ; où l'on stipule des indemnités trompeuses pour
les enseignements qu'on abandonne ? Nous avons vu, dans
nos analyses, un grand nombre d'auteurs faire des aveux
importants, approcher de la vérité, avancer même des choses
qui compromettaient la paternité des gouvernements, et qui
semblaient indiquer des turpitudes machiavéliques ; mais au
milieu des explications importantes qui leur échappaient, au
milieu de leur scepticisme humanitaire, nous les avons vus
bientôt tomber dans l'indécision et faire les concessions les
plus folles. Tous, après avoir signalé les plus graves erreurs ;
après avoir fait la grande part des effets de la terreur, pendant les fléaux pestilentiels ; après avoir humilié enfin plus
ou moins les ignobles croyances accordées jusqu'ici aux mesures sanitaires, tous, disons nous, inclinent leur drapeau
devant les vieilles lois administratives ; tous obéissent au
statu quo qu'elles semblent leur imposer, et il en résulte que
les lumières qu'on pourrait attendre de leurs écrits, restent
éparses, et n'ont porté jusqu'alors aucun fruit.

Il faut donc se défier de ces arrangements qui cachent un
piége ; ils ne sont accordés que par une modération tardive et
hypocrite, et ne peuvent être regardés que comme une sorte
de compromis entre l'orgueil qui résiste et la crainte qui se
soumet. On ne blâme anjourd'hui nos absurdes institutions
sanitaires que pour réussir à conserver la doctrine sur laquelle elles s'appuient. Quelque sacrifice qu'on exige, le
contagionisme y consentira ; parce qu'il veut se conserver
un droit dont il abusera plus tard. Encore une fois, qu'on ne

ferme pas les yeux sur ce danger que nous signalons , et sur
lequel nous revenons si souvent. Nos adversaires veulent éviter la honte d'une défaite et d'une accusation qui les perdrait
dans l'opinion publique. Ils veulent sauver un reste de puissance et de considération. Quant à nous , nous ne nous con-
tenterons pas de la lettre morte de mille concessions trompeuses ; nous voulons faire ressortir toutes les vérités du
non-contagionisme ; nous voulons qu'il soit la loi vivante du
salut public et des relations libres du commerce entre tous les
peuples. La doctrine de M. Aubert, c'est la ruine préméditée
de l'anticontagionisme. Si nous cédions à ses propositions
séduisantes, il n'y aurait plus d'espoir ni de moyen d'atteindre désormais les abus et les dangers des institutions sanitaires, ainsi réformées et consacrées à jamais par des lois nouvelles. Le présent serait si doux, et laisserait tant d'avantages
à espérer , dans les relations commerciales à peine gênées ,
que tout le monde bénirait le nouvel état de choses, et on serait loin de soupçonner des périls pour l'avenir. Il est donc
de la plus haute importance de montrer tout le mal que le
contagionisme modéré veut faire avec ses arrangements perfides. En effet, est-il possible de considérer les changements
extraordinaires qu'on va introduire dans nos lazarets, sans
entrer dans une juste défiance contre le système qui les avait
créés ? Si cet établissement était bon, s'il a rendu des services
éminents , n'est-il pas sage et tout naturel de le conserver
dans toute la rigueur de ses lois , sauf à corriger les vices de
son matériel ? mais s'il est mauvais, peut-on, en conscience,
songer à y apporter des adoucissements et se permettre, sans
de longs débats préalables, de réduire à la durée de vingt-
quatre heures des quarantaines que la science des peuples
avait portées d'un commun accord à 40 jours ? On ne doit
pas perfectionner ce qui est mal, il faut le détruire ; au sur-

plus, une doctrine qui se repent de ses absurdes rigueurs est
d'un si bon exemple ! Il y a à Constantinople une prison dont
les portes sont à jamais fermées, parce qu'elle avait été mau-
dite par un sultan dont on avait trompé la justice. Espérons
qu'un bon roi fera fermer tous les lazarets, quand il saura
qu'on y a trompé si longtemps l'humanité.

Du Choléra asiatique.

Toutes les vérités ne sont pas bonnes à dire, et le plus souvent le droit de les mettre au jour est illusoire, même quand
la conscience et l'utilité publique vous en font un devoir. On
conçoit que le Pouvoir dans tous les gouvernements est disposé à n'encourager que les idées qui entrent dans les plans
et les usages de ses administrations , en un mot dans l'esprit
de ses lois et réglements, et peut-être même dans ses propres
préjugés. Le penseur rempli de vues philanthropiques est
condamné presque toujours à suivre les errements de l'état social où il vit, ou à voir ses productions mises au rang des
hostilités répréhensibles. Il n'est pas libre, et la politique est
sans cesse là pour réduire par son influence les meilleurs ouvrages à telle destinée qu'il lui plaît de leur imposer; à moins
qu'elle n'ait affaire à ces génies qui percent tous les obstacles,
et qui possèdent non-seulement la force morale, mais encore
la force matérielle et une position avantageuse, pour assurer
le triomphe de leurs utiles et honorables travaux. Les lecteurs
eux-mêmes sont presque toujours disposés à repousser les
avantages d'une découverte qui contrarie la croyance commune. Nous vivons en général dans un cercle de pensées que
l'opinion du monde a mises en vogue , ou que l'habitude a
consacrées parmi nous. Y toucher n'est pas facile : souvent,
avec les intentions les plus droites et les plus bienveillantes,
l'écrivain qui a découvert une erreur dangereuse à la société,

et qui veut la remplacer par une vérité salutaire, ne fait que courir à des disgrâces, et quelquefois à son malheur. C'est presque toujours la récompense d'avoir voulu servir les hommes. Le public voit ordinairement à travers les nuages de ses préoccupations. Jetez-lui une idée fausse, ridicule, funeste même ; répandez-la solennellement au nom de quelques autorités respectables, faites-la entrer dans la conversation générale, revêtue du merveilleux ou de quelque attrait séduisant ; occupez-en progressivement les imaginations ; elle gagnera bientôt du crédit, et entraînera toutes les intelligences. Le raisonnement se taira même devant les absurdités, et les meilleurs esprits souvent suivront le jugement de la foule.

Des observateurs brouillons auront glissé dans quelques articles de journaux l'arrivée d'une nouvelle maladie en Europe, comme une vérité simple et incontestable ; les médecins ignorant l'usage qu'on en pourrait faire, et les malheurs qui résulteraient de cette préoccupation, l'ont acceptée, sans y regarder de trop près, et tous ont cédé à l'entraînement de la nouveauté !

Voilà l'histoire de toutes les plus honteuses déceptions. Voilà l'histoire d'une Babel établie sous l'empire d'une précipitation ardente, où tout manifestait l'absence de la réflexion, de la prudence et du respect pour la raison ! Voilà l'histoire du choléra !

Nous croyons devoir reprocher à nos médecins modernes leur manie des investigations curieuses, roulant sans cesse sur des points nouveaux. Ils s'occupent, chaque jour, à créer de nouvelles combinaisons, sans s'apercevoir qu'un impitoyable successeur va bientôt les détruire, ou les modifier à son gré... Ils s'attachent surtout à séduire le public, en faisant l'éloge de leur supériorité, et en plaçant sur leur drapeau ces mots prestigieux : *Progrès des lumières !* Le véritable progrès, selon nous, ce n'est pas la marche désordonnée et sans guide de la science vers un but toujours nouveau. « Le progrès, c'est le concours naturel des choses; c'est le développement spontané et successif des connaissances humaines. » Ce ne sont point les intérêts du moment, les préoccupations passionnées des coteries et un faux zèle qui le créent. Il ne doit sa naissance qu'à la marche régulière des événements, au libre enchaînement des idées. Il s'avance silencieusement avec les siècles, et jette son éclat sur chaque matière. Ce n'est pas en faisant retentir toutes les pages de notre littérature de la triste variété de nos progrès, que nous enrichirons notre domaine. On ne commande pas les grands hommes, et ce sont eux seuls qui nous éclairent. Cet esprit de progression répandu dans le jeune monde intellectuel ne peut faire que de dangereux appels à de présomptueux talents, et produire partout l'avortement des génies et la confusion. L'antiquité ne nous offre pas cet exemple misérable. Les auteurs modèles, en tout genre, nous ont éclairés de leurs pensées profondes, avec modestie et sans songer à la puissance de leurs conceptions. Ils écrivaient plutôt sous l'ardeur d'une inspiration naturelle, que pour satisfaire un vain amour-propre. Ils n'obéissaient pas à l'influence des coteries, ou à telle direction imposée. Jusqu'à la fin du dernier siècle, le respect qu'on portait à la charte hippocratique contenait l'esprit d'innovation. Il y avait sans doute de mauvais écrits, des vanités ignorantes, des théories hasardées à vouer encore aux armes des Molières; mais la grande majorité des médecins faisait honneur à la doctrine du grand maître. Il y avait plus d'ensemble dans l'instruction; elle était plus morale et plus indépendante. Le système conservateur avait du moins à offrir aux âges suivants une science respectable par ses longues traditions, et son expérience séculaire. On était en garde contre les faits nouveaux que la pratique, en cheveux blancs, lui présentait pour enrichir le passé, et rarement nos vieux professeurs se permettaient de graves changements. Quelle différence aujourd'hui! Les chefs de notre école nous donnent des lois à 30 ans; et malheureusement l'exemple du maître entraîne l'écolier dans la même voie défectueuse : aussi chaque année voit apparaître une secte nouvelle, un ouvrage nouveau, une maladie nouvelle, des médicaments nouveaux, des célébrités nouvelles. Un tel désordre peut-il manquer de déverser le mépris sur l'art de guérir?

Autrefois notre école avait ses vieux sénateurs, qui veillaient à la garde et à la consécration des bons principes : c'était une véritable chambre haute qui, tout en sanctionnant les nouvelles découvertes, empêchait l'inexpérience de la jeunesse de s'emparer de la science pour la jeter dans le vague des innovations, et l'aiffaiblir à force d'en altérer les bases.

Il serait donc sage de réprimer cette tendance à détruire, au nom d'une perfection progressive, les monuments respectables des génies qui ont traversé les âges au milieu des suffrages de tous les peuples éclairés; chaque année ne verrait plus un nouvel écolier, passé maître, bâtir sur le sable mouvant, où vient de s'écrouler l'édifice scientifique de son prédécesseur.

On nous dira peut-être que la jeunesse a le droit de présenter ses théories aussi bien que la vieillesse mûrie dans la pratique. Oui, sans doute; mais pour les faire prévaloir, attendez donc que le temps leur ait donné de la valeur. En effet, ne peut-on pas dire à nos modernes : De quelle époque datent vos systèmes? Depuis quand vous entendez-vous sur vos expériences? Depuis quel temps vos idées sont-elles devenues communes à la raison générale? Parle-t-on votre langage partout? A-t-on saisi la clarté prétendue de vos locutions? Avez-vous l'assentiment de tous? Comment l'avez-vous obtenu? « Depuis quel temps régnez-vous?» Répondez. Quelle distance de la candeur d'Hippocrate au ton tranchant de votre orgueil! C'était bien à lui à vanter sa supériorité sur ses maîtres, et cependant, voyez comme la modestie perce dans ses écrits immortels! Nos anciens ne trouvaient pas la vie assez longue pour bien étudier la nature dans ses mystères et sa toute-puissance. Ils n'agrandissaient le cercle de leurs connaissances, que pour être plus à même et plus dignes de comprendre et de suivre les lois du principe intelligent qui nous anime. Avec quelle simplicité ils nous donnaient les trésors de leur génie! Quels longs travaux ils jugeaient indispensables, avant de confier leur expérience à la postérité! *Vita brevis, ars longa.* Ils ne croyaient pas pouvoir mériter des autels au début de leur carrière. Cette dernière proposition de l'aphorisme d'Hippocrate nous montre assez ce que ce grand maître pensait sur les difficultés d'embrasser la vaste science médicale, et sur les conditions qu'il fallait remplir, pour avoir le droit d'en être les oracles. Cependant, nous allons voir bientôt avec quelle confiance, quelle légèreté et quelle hardiesse l'inexpérience de nos jeunes docteurs va juger un fait insolite, et trancher magistralement la question la plus ardue ; avec quelle complaisance des nuées de commissions vont se vouer à l'élaboration et à la mise en scène du choléra! On ne craindra pas qu'il semble une chose méditée, un fait préparé avec dessein, « *meditatus, compositus, simulatus, fictus.* » On n'écoutera que l'enthousiasme qu'excite l'envie d'aller au-devant d'une calamité ; ce qui a dû faire illusion à bien des âmes généreuses.

Dès qu'une idée nouvelle, une extravagance même peut faire fortune dans notre époque de cupidité, elle devient

une sorte de curée, où ce vice se jette avec ses calculs
fous et souvent honteux. La plus sotte conception trouve
des partisans, et prétend à une propagande. Voyez la vogue
scandaleuse de l'homœopathie! Ce n'est pas la conviction
d'une heureuse découverte qui vient échauffer les esprits;
c'est le désir de partager la gloire et les profits de la mode.
On se cramponne aux préoccupations contemporaines, parce
qu'elles conduisent à la fortune et au bonheur d'être en
évidence. L'hérésie, l'extravagance d'un fait nouveau, rien
n'arrête les amants d'investigations curieuses. Le choléra
est annoncé au sein de l'Academie, et c'est à dix ou
douze jeunes têtes qu'on s'empresse de confier l'examen
d'un phénomène aussi grave qu'inouï! Remarquons bien
qu'on ne leur dit pas : Allez vous assurer d'une chose qui nous
paraît bien étrange et bien incroyable. On ne met rien en
doute; la fatale déception est admise. On leur dit : Allez
étudier le fait. L'esprit de sagesse ne leur dit pas : « Défiez-
vous d'un phénomène insolite; ne vous abandonnez pas
à l'enthousiasme; faites attention que vous êtes consultés
sérieusement; et que si par malheur vous vous êtes trompés,
c'est votre imprudence qui l'aura voulu. On vous reprochera
de n'avoir pas, avant tout, recherché la vérité par de sages
et nombreuses investigations, et d'avoir osé décider la chose
la plus difficile et la moins fondée en raisonnements, sans
un instant d'inquiétude, d'hésitation et de remords. »

L'Académie sait que l'observation d'un fait qui n'a pas été
remué par les recherches profondes de la pensée, dont on n'a
saisi que le matériel, que ce que les sens bruts en ont laissé
apercevoir, est nulle et ne peut que préparer l'erreur. Elle
sait que, pour donner la vie à ce fait, il faut que l'intelligence
soit descendue dans les plus petits détails sur sa généalogie,
sur ses mystérieux développements et ses résultats. Elle sait

qu'il faut qu'au milieu de ses méditations, le médecin l'ait en quelque sorte vu naître et s'accomplir, et que ce n'est qu'à ces conditions que la postérité pourra dire un jour : Je crois à l'observation de ce fait, parce que tout y est concluant, naturel, conforme à la raison ; parce que l'expérience magistrale l'a jugé avec soin ; ou bien : Je rejette ce fait, parce que le bon sens universel n'y trouve aucune explication satisfaisante. L'Écriture Sainte ne dit-elle pas : « Il n'y a que les insensés qui méprisent les doctrines de la raison et de la sagesse..? Le sage ne fait jamais prévaloir l'autorité des faits. La sagesse veut que le cœur et l'esprit comprennent ; que la raison discerne les choses, selon qu'elles sont en elles-mêmes ; qu'elle se garantisse des surprises et ne se laisse pas aisément tromper ; qu'elle incline l'esprit vers la prudence ; qu'elle invoque la sagesse et s'applique à comprendre, à entendre, au lieu de croire sur des apparences superficielles ; car, en marchant dans des voies ténébreuses on s'expose à triompher dans les choses les plus criminelles... et une doctrine qui n'a pas de sens et ne peut se comprendre, doit tomber dans le mépris?»

L'Académie sait tout cela, ou, pour mieux dire, les signataires de ses rapports savent tout cela. N'importe ! ces sages considérations seront abandonnées, et c'est l'inexpérience qui va marcher à la découverte, que disons-nous ? à la confirmation anticipée d'une monstruosité pathologique ! On conçoit que, fiers d'une mission aussi importante, nos jeunes ambassadeurs en Russie se sont empressés d'adopter le fait et de partager la foi de nos corps savants ; ils en sont devenus les ardents apôtres dans le Nord ; cependant aucun d'eux n'a vu le choléra d'Asie ; comment le reconnaîtront-ils ? Nos ouvrages classiques nous ont-ils jamais effrayés de cette chimère exotique ? Notre Dictionnaire des Sciences médicales même n'en parle pas ; lisez-y l'excellent article de M. Geof-

froi : ses observations particulières, et l'héritage des lumières
pratiques qu'il a recueilli près de son père, lui ont donné
sans doute le droit de traiter ce sujet; cependant il ne mentionne pas même cette maladie étrangère. Comment se fait-il
aussi qu'à l'article *Peste et Maladies pestilentielles*, écrit en
1820, il ne soit pas non plus question de ce soi-disant fléau
asiatique, dont on nous assure si hardiment aujourd'hui que
les ravages ont commencé dès 1817 (si nous voulons en
croire les écrivains de 1831)? Est-il possible que les colla-
borateurs de cet immense répertoire, en 60 volumes, aient
pu oublier de noter une maladie aussi extraordinaire que le
choléra, s'il eût alors moissonné l'Asie aussi effroyablement
que celui de Paris ?

Au surplus, est-ce auprès des Polonais qu'on a pu prendre
des renseignements sur la maladie? Non, sans doute; ils ne
l'ont jamais vue. Qui donc a eu le droit de dire chez cette
nation : Voilà le choléra d'Asie? personne; et pourtant on a
osé y croire! « Tous se sont laissé séduire à leurs fausses opinions, et l'illusion de leur esprit les a retenus dans la vanité
et le mensonge. » Ils ont accepté et proclamé, comme un
fait connu, avéré, comme un article de foi, cette extravagance
homicide !

Les vrais dossiers à consulter dans cette affaire malheureuse, c'eût été les rapports officiels des académies étrangères et les écrits de tous les docteurs célèbres des contrées
envahies, et notamment ceux de la Russie. Voilà les autorités
qui auraient pu nous éclairer et nous convaincre. Où sont ces
documents ? nulle part. La déplorable nouvelle ne va voler
que sur des *on dit!* Une lettre du consul de Tiflis vient tromper inconsidérément la religion de M. Larrey. M. Larrey, en
la lisant à l'Académie, le 28 octobre 1830, a trompé de même
la religion de ce corps savant, et la foi qu'il a manifestée trop

précipitamment en envoyant en Russie ses commissions
déjà convaincues, a trompé toute l'Europe. En effet, il suffit
souvent, parmi nous, qu'un seul médecin célèbre ait avancé
une doctrine, un fait, ou une opinion, pour qu'ils s'établissent
de suite dans les esprits. On s'accoutume insensiblement à
regarder le sentiment contraire comme une erreur, sans
savoir pourquoi ; et bientôt notre vanité nous attache à
cette opinion, « parce que nous appréhendons d'avouer que
nous avons été légers et crédules. » Comment voulait-on que
de jeunes ambassadeurs, trompés eux-mêmes par la croyance
empressée de leurs maîtres, ne fussent pas persuadés d'a-
vance de l'importance de leur message et surtout de la réalité
du fait ? Ils n'emportent avec eux aucune disposition au doute
philosophique. C'est, pour eux, une chose jugée. Ils vont
subir l'impression préventive du premier cas morbifique grave
qui sera soumis à leur observation, et les misères de la guerre
ne manquent pas, comme on sait, de produire des maladies
typhoïdes qui peuvent simuler le choléra, et les confirmer
dans leur erreur. Ils vont voir, mais par les yeux du corps,
par les yeux qu'a fascinés la préoccupation. Ils ne songeront
pas à une enquête contradictoire ; car cette prudente réserve
n'entrait probablement pas dans les instructions qu'on leur
avait données. Ils se laisseront aller à l'enthousiasme d'observer une chose inouïe, à l'éclat d'un événement nouveau.
Ils sont venus pour croire, pour faire des croyants, et non
pour discuter. Nous ne lirons en effet aucun mémoire scepti-
que envoyé à l'Académie par eux, aucune opposition de
doctrine, aucune controverse à communiquer au public ; et
à leur retour, au contraire, ils seront d'accord, à l'unanimité, pour nous apprendre que nous allons être infailliblement décimés par le fléau, sans s'assurer si tous les médecins
de la France et des autres nations étaient disposés à payer

leur tribut à l'erreur, et à subir un arrêt qui condamnait tant de têtes à la mort.

Les événements nouveaux, a-t-on dit, les doctrines nouvelles sont des feux de soufre et de salpêtre qui enflamment en un instant toute l'étendue de la matière, et ne sont jamais plus furieux et plus violents que dans le commencement : en effet, on conçoit que dès que notre Académie eut accueilli la lettre de Tiflis et la proposition d'envoyer *étudier* le choléra en Pologne, c'était reconnaître tacitement le prétendu fait, et que dès lors tous les médecins qui, par leurs talents, ont des prétentions à partager la gloire des investigations nouvelles, ont dû nécessairement épouser l'opinion de leurs illustres confrères. Une fois le choléra jeté dans tous les esprits, il a fallu lui trouver des raisons plausibles de son existence parmi nous ; il a fallu établir quelques argumentations qui pouvaient lui donner crédit, et justifier les alarmes inspirées, ainsi que les mesures prises contre sa gravité. Alors se sont mis en quête les amateurs âpres de réputation et de célébrité, sans songer que « celui qui est trop crédule s'expose à faire de faux rapports aux autres, et au repentir d'avoir compromis sa conscience ! »

La prévention consciencieuse, nous voulons bien le croire, a manœuvré des documents adroits, et capables par leur résultat de jeter la conviction partout et de déconcerter les observateurs critiques. Avec ces précautions, toute l'Europe a dû croire au fléau, comme elle a cru à cent déceptions scientifiques que nous pourrions citer. Les faits paraissaient constatés par tant de témoignages, comment pouvait-on échapper à l'entraînement de si nombreuses autorités ? Malheureusement, notre école, pour me servir des expressions d'un illustre écrivain, sacrifie un peu trop au Dieu matière, et ne s'oc-

cupe pas assez des considérations morales; ce sont celles-là
qui ont échappé à son observation.

Ainsi donc, quelle que soit la sincérité de nos adversaires,
nous repoussons les moyens adroits qu'ils emploient pour
faire taire le raisonnement, séduire les esprits et les attirer
dans le piége de leur aveugle conception. Un fait grave n'est
un fait que quand ses preuves physiques et morales frappent
les sens et l'intelligence de tous, quand il porte avec lui une
conviction irrésistible, quand on se sent entraîné par son
évidence et les raisonnements irréprochables qui l'appuient.
Que peut-on penser d'un fait qu'on défend d'abord avec
un esprit philosophique et sévère, qu'on nous donne comme
une sorte de dogme sacramentel qu'il faut croire sans le
débattre, d'un fait qui ne veut pas même supporter un seul
doute, et qu'une passion intéressée semble travailler avec
art, pour en dissimuler les mille invraisemblances, pour le
rendre moins ridicule, pour lui donner enfin quelques conséquences logiques?

Si toutes les académies de l'Europe envahie avaient été
d'accord depuis 1817 sur tout ce qui constitue le phénomène
du choléra, et nous avaient tenu compte de la mortalité causée par la terreur; si les premiers documents sur cette maladie nous étaient venus bien authentiquement de ces corps savants; si les presses de l'étranger nous avaient communiqué
leurs rapports conformes à ceux de notre *Moniteur* en 1831;
si nos annales médicales nous avaient rapporté l'histoire de
ce fléau comme guide et garantie de la vérité; si la science
avait déjà observé ce fait étrange; si les diverses endémies de
ce monde avaient coutume de voyager et de se convertir en
épidémies ou contagions meurtrières à des milliers de lieues de
leur source; si on ne pouvait attribuer la mortalité des fléaux

dits pestilentiels à une autre cause fort peu étudiée ; si la terreur, si l'imagination frappée ne pouvait expliquer le chiffre
de leurs ravages ; si cette étiologie, bien discutée, bien connue
du public, avait, après un libre examen de la question, laissé la
victoire aux partisans de la contagion, nul doute que le fait
matériel qu'on invoque avec tant d'instance, aurait lieu d'être
d'un grand poids dans la discussion. Mais il n'en est rien. Le
choléra n'existe que dans les imaginations effrayées ; il n'est
qu'un fait moral ajouté à nos indispositions et maladies journalières. On n'a donc que le fait de la tombe à nous présenter.
Quel triomphe pour le charlatanisme, s'il ne lui suffisait que
d'avancer des faits, pour assurer le succès de ses jongleries !
Quel mensonge alors n'usurperait même les droits des propositions mathématiques !

En envisageant le choléra du point de vue de nos commissions sanitaires, n'est-il pas évident qu'on s'est fait facilement
illusion, et que le désir d'arriver au partage de la gloire dans
une circonstance nouvelle, en faveur de laquelle penchait
malheureusement le Pouvoir, a dû presser le zèle des croyants,
et disposer partout les esprits à l'erreur ? On a, par une approbation téméraire et hâtive, grandi le fait dans l'opinion
générale, et avancé par là son crédit immense. Notre Académie
en décidant qu'on enverra des docteurs en Russie pour y étudier le fléau, n'y apposait-elle pas en quelque sorte son sceau
nosographique ? N'était-ce pas inviter tous les corps savants de
l'Europe à se rendre solidaires de cette erreur ? Nous trouvons
dans les *Débats* des pensées qui s'appliqueraient parfaitement
à cette imprudente précipitation de nos adversaires. « Ils devaient vérifier leur croyance, donner à leur foi le caractère et
toutes les certitudes scientifiques. Il fallait contrôler le témoignage des facultés inférieures par celui des facultés supérieu-
res, l'autorité du sens commun par l'autorité de la raison, de

cette faculté supérieure qui est le centre, le foyer de toute certitude, le soleil, la vraie lumière qui éclaire tous les hommes
dans cette vallée de ténèbres..... L'esprit philosophique aujourd'hui a secoué partout le joug des traditions et de toute
autre suprématie extérieure. Nulle part, on ne peut se faire
écouter de l'homme qu'en lui parlant au nom de l'honneur,
de l'humanité et de la raison, au nom de l'Evangile philosophique. »

Ah ! les entraînements de la raison ne sont-ils donc plus
vers les lois accoutumées et immuables de la nature, vers ses
évidences et sa simplicité ! Suffisait-il de lancer un fait à la foi
des peuples ? Ne fallait-il pas que des convictions que nous
supposerons toujours consciencieuses, fussent au moins motivées avant de compromettre les administrations et le bon sens
universel par la solennité qu'on lui donnait ? Ne fallait-il pas
préalablement concilier les contradictions, provoquer l'antagonisme, le régulariser, au lieu de le maudire ; et jeter de
l'harmonie dans une chose d'une portée si étendue ? Non, docteurs et honorables confrères, nous ne devons pas accepter
vos fables comme des écritures sacrées, et subir vos mépris,
dès qu'on vous arrête par une seule objection. A la foi, même
en matière de religion, si nous lui donnons la supériorité sur
nos autres croyances, c'est du consentement de la raison, et
vous ne voudriez pas nous faire taire au nom de l'autorité
d'un fait que ses partisans eux-mêmes appellent *bizarre*. Quel
motif secret vous porterait donc à éviter les explications, et
à flétrir notre scepticisme ? Votre choléra, sorti des empressements de l'irréflexion, n'engage-t-il pas l'avenir des générations ? Ne va-t-il pas devenir le régulateur des nouvelles
destinées du monde ? Ne tient-il pas sur nos têtes une éternelle épée qui menace nos santés et qui limitera le cours de
notre vie ? N'avez-vous pas dit qu'il était impatronisé parmi

nous? Ne peut-il revenir un jour? *Les limites qu'il ne devait pas dépasser* sont-elles devenues infranchissables? Or, tant que vous n'aurez pas répondu à toutes les difficultés de la matière, le fait sur lequel vous fondez votre doctrine n'est pas un fait; il n'est pas la vérité de tout le monde. C'est un danger que vous nous offrez. C'est le cheval de Troie dans nos murs!

Nous sommes fâché que vous ayez prétendu que le choléra menaçait l'Europe depuis plusieurs années. Tous les auteurs, il est vrai, se sont entendus à donner la date de 1817 à son départ de Jessore, c'est-à-dire, à la violation des limites que sa nature endémique lui avait assignées. Nous remarquerons que ce soin général a quelque chose de suspect, et ressemblerait à la crainte qu'on ne soupçonnât son extrait de naissance; que, par conséquent, on n'interrogeât plus sévèrement cette maladie-monstre, et qu'on ne la signalât comme une déception à baptiser de 1830.

Comment se fait-il donc que depuis 1817 jusqu'en 1830, le choléra qui devait déjà avoir fait des millions de victimes, qui dévorait des nations entières sous les yeux de nos ambassadeurs, de nos consuls, de nos voyageurs et de nos négociants, n'ait eu aucun retentissement pendant ces treize années, et que, sur un événement de cette gravité, il ne soit venu aucun document authentique à la connaissance de notre Académie et de nos savants, dont la plupart alors écrivaient dans nos dictionnaires? Nous ne voyons pas ce que nos adversaires pourraient répondre de satisfaisant à ces objections. Ah! sans nul doute, les hommes finiraient par trouver la vérité, si, dans leurs investigations, on leur laissait toute liberté; mais il semble qu'il y ait au milieu d'eux un génie malfaisant et intéressé à détourner leur attention et à les obliger à la chercher où elle n'est pas.

Après l'exposition de ces idées préliminaires dans lesquelles nous avons voulu signaler les tendances vicieuses de l'enseignement médical, son peu de respect pour nos vieilles autorités, et surtout son goût pour les recherches neuves et les investigations aventureuses, nous allons mettre sous les yeux du lecteur notre analyse critique des rapports de l'Académie et des principales monographies et les notices remarquables du *Moniteur* et du *Journal des Débats*. A l'aide de ce simple aperçu, on aura, pour ainsi dire, les pièces de la procédure devant soi, et on pourra être à même de juger si notre plaidoyer laisse à nu la faiblesse de nos adversaires, et à qui appartient le triomphe de la vérité.

Rapport de l'Académie de Médecine,

Par MM. Double, *rapporteur ;* Keraudren, Marc, Chomel, Desgenètes, Dupuytren, Louis, Emery, Desportes, Boisseau *et* Pelletier ; Pariset, *secrétaire.*

On a dit avec beaucoup de raison qu'il y avait un grand courage d'oser dire à l'Académie : « Faites un retour sur vous-même ; réformez-vous, s'il en est besoin. Justifiez-vous du moins, changez-vous. » Nous allons nous abandonner à notre entraînement d'autant plus volontiers que notre doctrine nous semble servir des intérêts immenses, et qu'on ne pourra soupçonner qu'elle puisse voiler des prétentions particulières et personnelles. Nous pensons que cette justification peut s'étendre jusqu'à la liberté que nous avons prise d'élever notre critique contre les actes du Pouvoir. On va voir que M. le ministre, en s'interposant entre les médecins et le public souffrant, s'est exposé au reproche de commander à la raison médicale. En effet, M. le ministre ne va-t-il pas abuser de ses fonctions publiques, en prenant l'initiative sur l'Académie ? car n'est-ce pas lui qui a pu décider cette société à donner de l'éclat au choléra et à le regarder comme une maladie contagieuse ? On va juger si nos réflexions sont fondées :

*Lettre du ministre de l'intérieur au président de l'Académie
de Médecine, à la date du 4 mars 1831.*

« Monsieur le Baron, l'Intendance sanitaire de Marseille m'écrit
«que le grand nombre de navires qui arrivent de la Baltique et
» de la mer Noire dans ce port, lui donne lieu d'appréhender de
» voir le *choléra-morbus* se manifester dans les établissements
» sanitaires qu'il renferme ; qu'elle ne pourrait par conséquent
» acquérir trop de lumières touchant cette maladie. Elle me prie,
» par ce motif, de consulter sur la nature du choléra-morbus,
» ainsi que sur les moyens préservatifs et curatifs qu'il convient
» de lui opposer, les sociétés de médecine et autres corps savants
» de la capitale, afin de la mettre à même de recourir à des mesu-
» res, dans le cas où ses prévisions viendraient à se réaliser.

» L'Académie de médecine étant instituée comme conseil légal
» du Gouvernement en tout ce qui intéresse la santé publique,
» c'est à elle seule que je crois devoir m'adresser.

» Je vous prie, Monsieur le Baron, d'inviter cette compagnie à
» s'occuper dans le plus bref délai de la rédaction d'une instruc-
» tion propre à diriger les administrations sanitaires du royaume
» dans l'application des moyens préservatifs et curatifs qu'elles de-
» vraient employer contre le choléra, et à leur faire reconnaître le
» plus sûrement possible les symptômes de cette cruelle maladie.
» J'attends du zèle pour l'intérêt public dont l'Académie a donné
» déjà tant de preuves, qu'elle s'empressera de répondre à cette
» demande, en me faisant parvenir le travail dont il s'agit. »

» *Signé* MONTALIVET. »

Nous aurions voulu n'avoir jamais à condamner que la
témérité de la science, et la facilité avec laquelle notre ministère s'est laissé compromettre par nos confrères contagionistes, en prenant des mesures contre une maladie insolite et
sur laquelle ils avouaient n'avoir aucune notion positive. Mais
il nous est pénible de remarquer ici que c'est lui-même qui
semble entraîner l'Académie dans une doctrine malheureuse.

Après une lettre semblable, quelle indépendance pouvait avoir l'Académie ? était-elle libre de bien faire ? Comment voulait-on qu'en jugeant, elle n'ait pas eu un peu égard à la personne qui lui donnait, sinon des ordres, au moins une impulsion, et l'entraînait dans des vues où perçait son approbation ? M. le ministre ne semble-t-il pas bien empressé de croire au fléau asiatique, et de le signaler comme contagieux ; au nom de l'intendance de Marseille, au nom d'une société d'hommes qu'il sait étrangers à la médecine, où se trouvent à peine deux médecins qui n'ont pas même voix délibérative ? C'est donc sur un commérage d'intendance, sur des peurs imaginaires, sur une supposition gratuite, que M. le ministre se fonde, pour interpeller sérieusement nos savants et leur inspirer la terreur d'une maladie contagieuse. Il est hors de doute que dans cette lettre il leur recommande de s'occuper *de suite* d'un travail sur une chose préjugée par l'Intendance et par lui. Il n'exprime aucun doute ; il n'attend pas qu'ils *lui donnent des conseils.* Ce ne sont donc pas eux seuls qui *sont institués pour les* lui donner, comme il nous l'a écrit sévèrement : c'est lui-même qui leur propose un sujet nouveau d'étude ; c'est lui, en un mot, qui ordonne, qui semble se déléguer à lui-même ; il répond de ses faits et gestes, et voilà bientôt une commission poussée sur une pente où il lui sera bien difficile de se retenir !

En effet, cette lettre de M. de Montalivet à l'Académie ne va-t-elle pas concourir à donner de la consistance à un faux bruit, à faire partager une préoccupation ? Voilà donc un ministre qui décide en quelque sorte la question, qui dispose le thème que suivra l'Académie, qui lui ôte son libre arbitre, la force, pour ainsi dire, à adopter des vues étrangères, et lui taille sa besogne, en lui indiquant, par ses craintes, que le fléau est contagieux. On voit par là combien

il est dangereux que le Pouvoir se préoccupe de nos affaires
litigieuses, et avec quelle facilité son influence peut y être funeste, quand il se présente des questions épineuses à juger.
Telle mesure qu'il indique, telle voie à prendre qu'il conseille consciencieusement, ne peuvent-elles devenir des ordres pour la science? La politique, sans comprendre le
mal qu'elle peut faire, court donc le risque de se laisser aller
à l'entraînement de tel ou tel préjugé! Ici, par exemple,
M. le ministre ne fait-il pas du choléra son propre ouvrage?
n'assume-t-il pas sur lui une immense et terrible responsabilité? Comprenons pourtant ce que deviendrait peu à peu
l'enseignement médical sous l'influence ministérielle. Au
lieu d'une école libre, où nos professeurs nous expliqueraient
le code hippocratique, nous n'aurions que le spectre hideux
d'une académie politique.

Non, en médecine, le pouvoir ne peut apporter ses décisions, ni ses tendances; car le droit de juger suppose le choix
qu'il a fait entre plusieurs doctrines, et lui soumet celle qu'il
a choisie; de sorte qu'à l'instant où il l'adopte, il en devient
le maître et le défenseur. En l'accueillant enfin, il lui donne
un caractère politique qui emporte avec soi des priviléges de
toute sorte, et une prépondérance garantie par ses lois. Cela
excite non-seulement la défiance et le mécontentement des
partisans d'une doctrine contraire ou moins favorisée, mais
cela encourage la hardiesse et l'aveuglement de ceux que le
Pouvoir a eu le malheur de suivre et de protéger. Consenti-
rons-nous donc à recevoir ses croyances? abandonnerons-
nous notre vie à des hommes de son choix? Non, nous ne le
devons pas.

Pourquoi nos académies, averties depuis près d'un an, et
si l'on en croit nos adversaires, depuis 1817, que le choléra

a franchi ses limites ; qu'il a fait déjà plusieurs millions de
victimes en Asie , et qu'il a pénétré dans l'Europe, n'ont-elles
pas pressé elles-mêmes l'autorité supérieure d'accepter leurs
conseils sur la calamité menaçante ? Quoi! il y a cinq mois
que le fléau a sévi à Moscou ; tous les jours des voyageurs et
des bâtiments de la Russie débarquent chez nous ; nos sociétés savantes sont journellement en rapport avec les célébrités de ce pays ; et c'est si tardivement qu'arrivent des
sollicitations en faveur de la santé publique! C'est une intendance, par l'entremise du ministre, qui donne une leçon de
prévoyance au corps le plus instruit de l'Europe! Si, comme
on le craint, *la navigation peut apporter* le fléau asiatique ;
ce malheur, remarquons-le bien, est déjà consommé. Il n'est
plus temps de veiller aux moyens de nous en préserver. C'est
la précaution inutile. La Baltique et la mer Noire ont eu des
milliers de communications avec nous. Au surplus, nous le
redisons avec peine : nous sommes fâchés de voir que, dans
sa lettre, M. le ministre préjuge la question, et qu'il semble
disposer le théme que doit suivre l'*Académie,* en lui indiquant, par les craintes de l'Intendance, que le fléau est
contagieux.

M. le ministre demande que l'Académie s'empresse de
faire son rapport, et c'est au bout de six mois qu'elle manifeste *le zèle* qu'il attendait de ses lumières, et qu'elle offre au
public le travail que nous allons analyser rapidement : observons toutefois les conséquences d'une obéissance inconsidérée et d'un empressement sans motifs calculés. Il arrivera
toujours qu'aussitôt qu'on parle de peste, l'administration,
sans information préalable sur la vérité du fléau, se préoccupe
des moyens de nous en garantir. Bientôt la publicité vient
exagérer, dans les esprits, un danger imaginaire, et on fait

courir en masse au-devant d'une chimère, comme on allait, en 1789, au-devant des brigands, sans se demander si l'événement était possible.

La commission confesse que la *matière est absolument neuve pour elle*, et qu'elle s'en tiendra à faire passer sous nos yeux e résumé de tous les faits et des nombreux documents qui existent. Nous verrons cependant qu'elle n'indique pas les sources où elle les a puisés ; qu'elle cite à peine quelques auteurs, et qu'elle plaide plutôt en faveur d'un fait obscur, qu'elle ne songe à en signaler les inconséquences et les difficultés ; qu'elle ne mentionne aucune des discussions que devait entraîner nécessairement un tel sujet ; qu'elle n'aborde aucun débat, n'indique aucun antagonisme, et que toutes les pages de son rapport ne contiennent que des narrations.

« Lorsque l'Académie aura prononcé sur le rapport, il restera à » rédiger une instruction adressée aux autorités, aux gens de » l'art, aux citoyens. »

Mais vous avez déclaré plus haut que la matière était neuve pour vous ! Où sont vos droits de nous instruire, quand d'ailleurs vous avez dit vous-mêmes que vous n'écriviez que sur des documents inexacts ?

« L'Académie aura à faire un second travail sur les documents » qui lui sont parvenus. »

Il nous semble que ce second travail aurait dû précéder le premier, car cela laisse supposer que l'Académie a fait un ouvrage sans guides valables et certains. Nous avons vu qu'elle s'est déclarée étrangère au sujet qu'elle a à traiter ; elle devait donc commencer par contrôler, à l'aide du bon sens, les documents qu'elle avait entre les mains, et ne pas s'exposer à nous laisser imaginer les nombreuses fautes que doit nécessairement renfermer son rapport. D'ailleurs, a-t-elle le droit de juger les ouvrages de ses confrères ? Qu'elle nous les indi-

que donc au moins ; que nous sachions si ses jugements ont
été sages, et si elle a tiré la clarté véritable des contradictions
qui ont dû diviser les auteurs.

« Bien des lacunes vont être remplies par les *jeunes et coura-*
» *geux* médecins qu'on a envoyés à Varsovie. »

Comment de *jeunes* médecins, étrangers à la langue du pays,
ont-ils osé se charger d'une mission aussi difficile ? Pourquoi
dire qu'ils sont *courageux?* N'est-ce pas supposer et insinuer
à l'avance que le fléau est contagieux ? D'ailleurs, ni Saint-
Pétersbourg , ni Varsovie n'étaient atteints par le fléau, et
nous ne voyons pas où est le dévouement à aller étudier une
maladie dans des endroits où elle n'existe pas, et qu'elle peut
fort bien respecter.

« C'est de la fidélité de ces documents que dépendent les suc-
» cès du rapport. »

Raison de plus d'être blâmé de n'avoir pas commencé par
vous assurer de la fidélité et de l'authenticité de cette base de
votre travail. Ne semblez-vous pas prévoir ici le besoin de justification? Voilà donc un Rapport qui s'adresse à tous les peuples, à tous les médecins, à tous les citoyens, à tous les magistrats; un Rapport qui donne des conseils à tout le monde (excepté
à nos enfants, *nota bene*), et dans lequel on avoue que ses succès dépendent d'un travail secondaire qu'on remet à un autre temps ! N'est-ce pas confesser qu'il est établi sur le vague
et l'inexactitude? En effet, on ne peut en lire une seule page
sans y découvrir une absurdité. Quand un particulier se trompe
et émet une doctrine mauvaise , son erreur n'a pas de conséquence bien grave; mais l'erreur d'une Académie, accoutumée
à nos respects , découle sur la société entière (quand il s'agit
surtout de la santé publique), et peut entraîner de grands
malheurs, en compromettant le ministère dans ses vues théo

riques ; en lui demandant, par exemple, des lois sanitaires contre un fléau, sans s'être bien assurée de la certitude de son diagnostic. Pour bien faire connaître la vérité, il faut être certain de la posséder ; car être incertain si on la connaît, c'est ne pas la connaître. La certitude est la base essentielle de la raison. Or, nous demandons à la bonne foi, même de nos frères séparés, si tout ce qu'ils professent présente autre chose que le doute et l'obscurité, et si leur témérité ne les expose pas à des reproches et à de dures vérités ?

On fait remonter le choléra à la plus haute antiquité pour présenter notre fléau comme un fait incontestable, qui ne permet pas même le doute. Cette précaution oratoire est fort adroite ; elle n'a que le malheur de s'appuyer sur une erreur. En vain on nous cite Hippocrate et Aretée ; ces deux auteurs, comme tous les pathologistes, ont bien employé ce mot choléra, mais il n'a aucun rapport avec cette épidémie générale qu'on va nous décrire. C'est jouer indignement sur les mots. C'est chercher des autorités captieuses pour égarer l'opinion et lui faire partager des idées erronées. Il ne faut pas invoquer nos maîtres à contre-sens.

« Hippocrate l'avait mentionné sous forme de petite épidémie. »

Double se trompe et dénature le sens que notre maître y a attaché dans ses écrits. Tromper, fausser, travestir, est un acte indigne de tout le monde ; mais est-il pardonnable à une commission qui doit donner l'exemple du respect pour les traditions et les œuvres de l'intelligence ? Hippocrate ne mentionne pas cette maladie comme une épidémie qui envahit la population, ainsi que le *Rapporteur* nous le donne à entendre. Hippocrate, dans toute sa pratique, cite à peine deux ou trois cas de choléra. Une maladie isolée ne forme pas une épidémie. *Quidam Athenis cholerâ correptus* ne peut pas s'en tendre de notre fléau amené de l'autre bout du monde, appelant les mesures employées contre les contagions et décimant les hommes par millions.

« Le choléra n'a jamais été plus loin que l'influence de la cons-
» titution médicale à laquelle il se trouvait lié. »

Il en a toujours été ainsi, et ce serait une monstrueuse folie de le présenter autrement, et contre le témoignage de la pratique universelle,

« Il règne aussi en certaines localités. C'est le choléra endémi-
» que qui ne *dépasse pas les bornes que lui assignent les causes*
» *locales,* dont il est l'effet. »

Dites-nous donc pourquoi il les dépasse aujourd'hui ces bornes, et pourquoi le voilà voyageur, contre l'étymologie même de sa dénomination, contre le bon sens et l'observation séculaire des praticiens, et des auteurs mêmes que vous invoquez? Quoi ! après une telle phrase échappée de votre plume, vous ne sentez pas que vous vous donnez un éclatant démenti? Vous ne reconnaissez pas que le choléra endémique de l'Asie est un gros mensonge, dès qu'on lui fait dépasser ses limites ?

Aretée décrit le choléra, mais c'est celui que nous connaissons tous. Commet-il la faute grave de le supposer transmissible et décimateur des nations ? vous parle-t-il de *cyanose,* de *coagulation du sang* et de tous les symptômes que vous allez bientôt signaler ? Cet auteur, que vous nous donnez comme modèle, nous dit que les enfants y sont très-sujets, et que les vieillards en sont exempts. C'est précisément le contraire qui a eu lieu chez nous. Si nos *modernes n'ont fait que copier Aretée,* au moins ils n'ont pas mis en pratique sa belle médecine morale. Partout nous pouvons leur reprocher l'empressement de peindre notre fléau sous des traits affreux, et de répandre ainsi la terreur; tandis qu'Aretée s'écrie dans sa thérapeutique : *Præsertim ægros faciat medicus tranquillos!*

« *Appesantissons-nous* sur ce premier ordre des faits. »

Jamais, dans aucun ouvrage de pathologie, on n'a mis cette insistance à nous persuader un fait insolite par des mots sacramentels, en invoquant sans cesse l'*incontestabilité des faits,* les *observations rigoureuses,* l'*irrésistible évidence*, et cela souvent dans une même phrase. Nous pourrions donc dire aux auteurs de ce Rapport ces paroles d'un grand écrivain : « Après s'être mis en lutte avec la raison, ils s'efforcent de créer des faits qui justifient leur monstrueuse conception, labourant le vide avec un travail aussi insensé qu'opiniâtre, creusant les ténèbres, les creusant encore, jusqu'à ce que leur intelligence épuisée s'abîme enfin sous leurs propres ruines. »

« Ce n'est point une propriété absolue du choléra d'être trans-
» missible. »

On veut seulement nous faire accepter cette propriété comme possible. Voilà le piége ! remarquons bien, et l'embarras de l'Académie pour nous amener à partager sa préoccupation, et le désir qu'elle a de faire soupçonner le choléra contagieux. Elle se plaît à nous le montrer sous différentes formes plus ou moins extensibles, et semble ainsi nous préparer à accepter sa transmissibilité qu'elle cache *in petto*, comme pour excuser les mesures préventives des administrations, qu'elle finira par invoquer ouvertement, comme on le verra bientôt. N'est-il pas inconcevable qu'elle cherche si instamment à faire prévaloir un système qui n'a pour lui, ni le bon sens, ni la raison, ni l'expérience ? En vérité, ses manières de raisonner sentent tellement l'embarras, qu'on serait tenté de croire qu'elle s'efforce de se dérober à la vérité.

« Le choléra régnant en grandes épidémies meurtrières, sous

» l'action de *causes* occultes, qu'on ne pouvait ni saisir ni pré-
» voir, ne s'était pas encore présenté aux études médicales. »

Nécessité grave de rejeter ce phénomène, ou du moins de souffrir, de demander même qu'on l'interroge avec toute la défiance du scepticisme.

« Nous *sommes appelés* à l'étudier aujourd'hui. »

Quoi! vous ne pensez à l'étudier qu'aujourd'hui, et vous allez bientôt déclarer qu'il ravage l'Asie et les provinces du Nord de la Russie depuis 14 ans! mais *étudier*, c'est s'appliquer à la connaissance d'une chose confirmée. On dispute, on verse le doute sur une maladie qu'on n'a jamais vue; et on ne l'étudie pas.

Symptomatologie.

Avec quelle complaisance on afflige notre imagination par la description la plus chargée des symptômes de la maladie? Dans presque tous les chapitres de ce Rapport, on nous poursuit avec ces terribles peintures. On semble personnifier le choléra, et nous le montrer comme un animal enragé, qui chercherait à pénétrer dans nos villes. Est-ce que nous voyons ainsi la nature acharnée contre l'espèce humaine? Non; c'est l'homme seul qui rompt la divine harmonie des choses; c'est l'homme qui *invente* les fléaux pestilentiels! c'est la science qui se trompe.

« Depuis quinze ans, il exerce ses ravages sur le sol à peine
» exploré de l'Inde supérieure, et depuis trois ans, il cherche à
» prendre pied sur notre vieille Europe. »

Nous demandons comment on a pu savoir qu'une maladie très-épidémique régnait dans un pays à peine exploré?

Nous verrons que, dans ce Rapport, tout est supposition gratuite et assertions historiques sans preuves, et que Double

ne se donne pas même la peine de rendre ses contes vraisem-
blables.

« Deux théâtres se sont ouverts simultanément à cette funeste
» épidémie. L'un est le sol brûlant de l'Inde ; l'autre, plusieurs
» gouvernements de la Russie et plusieurs points de l'Europe
» septentrionale. »

Quoi ! plusieurs points de la Russie et de l'Europe sont
envahis depuis 1817, et nous n'en sommes instruits qu'en
1830 ! et vous ne vous seriez occupés du monstrueux fléau,
que par ordre ministériel, ou plutôt d'après les sollicitations
de personnages étrangers à la médecine. Quoi ! la Russie est
frappée dans ses provinces, et vous n'en savez rien, et ses
Académies gardent le silence sur un fait aussi extraordinaire,
pendant 13 ans ; et vous êtes réduits à mendier partout un
tas de documents, dont vous suspectez vous-mêmes l'exactitude ! D'où sont donc partis vos renseignements ? où est la
garantie de leur caractère historique ? Jamais, en 1817, nos
journaux, que nous sachions, n'ont mentionné un choléra
voyageur et menaçant tout le globe. Une telle nouvelle n'eût
pas manqué d'intéresser le monde médical.

Après avoir exposé en 7 lignes les sept ou huit signes prétendus caractéristiques de la maladie, qui sont le malaise
général, chaleur douloureuse à l'épigastre, lassitude des
membres, faiblesse plus ou moins grande, qui prend plus ou
moins promptement l'expression d'une anxiété grande, avec
pouls vif, serré et concentré, nous ne voyons pas pourquoi
Double consacre ensuite huit pages à commenter ces signes,
et à en accumuler de nouveaux à chaque paragraphe. Dans
tous ses articles, on ne cesse de dire qu'on n'étouffe la maladie, que quand on est appelé dès les premiers moments ; et
cependant on ne cite aucune cure, aucun spécifique. On
avoue au contraire qu'il n'y a aucun moyen curatif à espé-

rer. Que feront donc alors ces soins hâtifs qu'on recommande ? N'est-ce pas désoler à plaisir les pauvres malades qui n'ont pas un docteur à leur commandement, surtout dans une circonstance où la pratique est surchargée de travaux ? on dirait que la commission ne vise qu'à nous effrayer. Nous ne trouverons jamais sous sa plume cette douche salutaire des bonnes paroles, ces mensonges consolateurs dont parle saint Augustin.

Nous le voyons avec regret, dans le récit prolixe de ses symptômes, c'est la commission qui parle, qui abonde dans son sens, et qui forge la maladie à son gré. Il nous semble pourtant qu'elle ne devrait pas plaider la cause, professer ce qu'elle ignore, et qu'elle n'aurait dû rapporter entre des guillemets autre chose que les dires des auteurs.

« La mort arrive en général en 12, 15, 20 et 26 heures après » l'invasion. »

Considérons ce qui a dû se passer dans l'imagination d'un malade affecté d'une crampe, d'une colique ou de tel autre symptôme du choléra. Frappé du cruel pronostic de ce rapport, ne va-t-il pas se dire avec effroi : Je n'ai plus que 12 heures à vivre ?

« Le début a lieu généralement pendant la nuit ou dès le » matin. »

Où veut-on qu'on trouve des secours à cette heure ? N'est-ce pas condamner presque tout le monde à la mort ? Est-il possible que le public dorme en paix avec une telle crainte dans l'imagination ?

« Une heure ou deux amènent la fatale terminaison. »

Plus haut, on a dit 12 heures.

« Quelquefois les symptômes caractéristiques manquent. »

Quelle est donc une maladie où manque ce qui doit la constituer?

« Quelquefois la maladie marche si rapidement, qu'en un ins-
» tant on passe de la santé à la mort. »

A présent c'est tout-à-coup que l'on meurt!

« L'influence épidémique s'exerce sur la *presque-totalité* des
» individus, indépendamment du choléra réalisé. »

Pourquoi annoncer au public qu'il ne peut échapper à cette influence, quand plus bas vous dites que ses symptômes se confondent, à très-peu de choses près, avec ceux du choléra lui-même? N'est-ce pas en quelque sorte organiser la crainte du mal, et le donner à tout le monde? N'est-ce pas nous mettre tous en traitement, puisque vous ne cessez de dire qu'il n'y a d'espoir de guérison que quand on se hâte d'appeler des secours au moindre signe?

« Les crampes se montrent plus violentes chez les femmes dé-
» licates, nerveuses et enceintes. »

Voilà donc la terreur inspirée à un sexe déjà disposé naturellement à s'effrayer! C'est un manque de prudence et d'égards qu'on ne peut guère pardonner. M. le Rapporteur pense bien que son ouvrage sera lu et commenté par les journaux.

« Même symptomatologie dans l'Inde, à Moscou et à Varsovie. »

Le choléra n'existait pas dans cette ville, quand on commençait ce Rapport. Il n'y a paru qu'à la fin d'avril.

« Ne manquons pas d'être convaincants et complets, dans la
» puérile crainte de paraître longs. »

Pourquoi donc cet empressement si vif de nous convaincre, et cette crainte de ne pas employer tous les moyens pour cela? Un conteur de fables ne se mettrait pas mieux en garde pour faire valoir son débit.

« Le choléra de Moscou est le même que celui de l'Inde. »

Pour qu'il soit le même, il faudrait qu'il ait la même cause ; or, vous avez dit que l'endémie de l'Inde tenait à *l'influence du climat*, à l'*effet de boissons* et *d'aliments défi-nis* et à *des localités déterminées* ; et aucune de ces causes n'existe ni en Russie, ni parmi nous. On voit que l'Académie redoute l'incrédulité et les objections de ses adversaires. Tous ses efforts pour nous prouver qu'il y a identité de notre choléra avec celui de l'Inde, sont vraiment pitoyables.

Nous passons sous silence l'analyse du chapitre consacré aux observations nécroscopiques. Il est d'une longueur en-nuyeuse à l'excès et ne présente aucun intérêt.

Nature de la maladie.

Nous pensions que, dans ce chapitre, l'Académie allait nous dire définitivement si le choléra est épidémique, ou s'il est contagieux. Elle n'agite pas même cette question. « Étudions, insistons, avançons, appesantissons-nous, résu-mons, pressons les conséquences, etc. » Voilà des expressions qui reviennent à chaque instant, et nous montrent que l'Aca-démie professe, et ne dissimule pas son désir de nous faire partager ses idées, quand cependant elle a déclaré d'abord qu'elle n'avait que des documents inexacts à analyser.

« L'influence épidémique a été reconnue par les médecins de » toutes les doctrines. »

Cela nous semble faux ; car il n'est pas croyable que les *adversaires* du choléra soient d'accord avec ceux qui accep-tent ce fait si contestable sous tous les rapports.

« Voilà l'effet *primitif, capital, essentiel* de l'agent épidémi-» que, puisqu'il s'exerce *sur tous les individus sains ou malades,* » *forts ou faibles.* Ce fait à la fois *constant, positif, manifeste,* » domine tous les autres. »

Mais, est-ce qu'il n'y a pas là aussi une cause éclatante de vérité que vous n'interrogez pas, un fait moral qui ne redoute aucune hostilité, et qui domine votre fait matériel d'une hauteur immense? Demandez donc d'abord à la terreur les symptômes de son influence si incontestable. Au surplus, nous pensons qu'ici le contagionisme, à l'égard du choléra, se suicide, sans s'en douter; car si tous ceux qui vivent dans un pays atteint par le fléau se plaignent, tous en même temps, des symptômes de cette influence, ce qui suppose une cause générale qui n'épargne personne, pourquoi donc allons-nous voir bientôt tous ces biais qu'on prend pour faire envisager le mal comme contagieux? Puisqu'on reconnaît une *sphère d'activité*, un *foyer épidémique*, qui s'exerce sur tout le monde, n'est-ce pas condamner la contagion formellement et sans retour? n'est-ce pas déclarer qu'une cause générale plane sur la population, et qu'il ne passe rien de Pierre à Paul, pour contracter la maladie? n'est-ce pas nous prouver sans réplique que l'atmosphère seule se charge de répandre le mal? Ces réflexions nous semblent accablantes contre le contagionisme de nos adversaires. Il n'y a que la mauvaise foi qui oserait insister.

« Pendant l'influence, lorsque le choléra se réalise, et que sa » *brutalité ne tue pas de suite*, ses symptômes prennent plus d'in- » tensité.

Cela n'est-il pas un coup de poignard bien cruel? Quoi! pendant cette influence *qui n'épargne personne*, pendant *les symptômes légers* qui la caractérisent, il faut penser que la brutalité du choléra peut nous tuer d'un coup! et on n'appellerait pas cette imprudente assertion une organisation folle de la terreur? ce ne serait pas nous faire redouter la mort, même avant l'imminence et les signes caractéristiques du mal confirmé? Quelle espérance peut donc conserver celui

qui est *sous l'influence,* quand il lira que *souvent* le malade
passe de la santé parfaite à la mort?

Pronostic.

« Dans l'état le plus rassurant, le malade livré à lui-même ne
» tarde pas à devenir désespéré. »

C'est très-consolant pour le pauvre qui n'a pas le moyen
de payer un docteur, et qui le plus souvent hésite à aller
dans un hospice !

« Les chances de salut augmentent selon la situation morale du
» malade. »

Y pensez-vous jamais à cette situation? Y a-t-il un seul
mot de consolation et de rassurance dans votre Rapport?

Il est à remarquer que Double ne consacre pas même un
seul paragraphe à l'étude des causes du choléra. Nous voilà
arrivés au chapitre du traitement ; mais comment osera-t-il
traiter une maladie, sans être guidé par son étiologie? Nous
voyons bien que la commission anatomise minutieusement le
cadavre du choléra ; mais ce qu'elle néglige absolument d'interroger et de connaître, c'est la philosophie de l'événement.

Traitement.

« Il ne présente que du vague, de l'indécision et de l'incerti-
» tude chez les médecins qui ont pratiqué dans l'Inde. »

Et cependant dix fois dans ce Rapport , vous nous vantez
les travaux d'Anesley, Ainslie, Colledge , etc., vous nous les
avez offerts comme les modèles que vous avez suivis !

« Les malades traités par tous les moyens qu'ils ont employés,
» n'en périssent pas moins. Réflexion grave, pensée douloureuse,
» qui peut-être *plus tard* pourra porter de bons fruits. »

Mais, n'est-ce pas insulter, persiffler en quelque sorte nos alarmes actuelles? Quel traitement asseoir sur une maladie dont vous ne connaissez pas la cause, où tout est confusion, incertitude, où rien n'est défini? De tous ces vices de thérapeutique, ne sentez-vous pas qu'il découle une logique bien accusatrice?

« La saignée est un des moyens les plus généralement recom-
» mandés... elle agit à la manière des antispasmodiques *diffu-*
» *sibles.* »

La saignée! quand vous venez de dire que l'innervation est morte! quand le sang est glacé dans les veines! Est-il possible que des médecins aient osé proposer ce moyen, même *in extremis*, et jusqu'à 30 onces? A quoi bon nous fatiguer par des oui et des non continuels? à quoi bon ces mots : *Il paraît certain?* Les documents sont sous vos yeux. Vous n'avez qu'à prononcer sans hésitation sur la thérapeutique qu'ils renferment.

« C'est exclusivement par des bains chauds qu'Hippocrate com-
» bat le choléra. »

Double se trompe. Nous lisons dans la traduction de Foës, édition de Francfort 1624, page 144, ligne 23 et suivantes, qu'Hippocrate donne l'ellébore; qu'il ne prescrit pas *exclusivement* des bains chauds, mais de simples lotions d'eau très-chaude sur les extrémités inférieures. Page 145, il dit : « Après le bain, couvrez votre malade de laine, pour *qu'il ne se ressente pas du froid et de l'humidité.* » Cette précaution nous semble bien préférable aux fers à repasser que l'on a tant vantés! Au surplus, le choléra d'Hippocrate n'a aucune ressemblance avec celui de l'Asie, tel que nous le décrit ce rapport.

« La saignée, dès le principe de la maladie et quelquefois dans
» les périodes avancées, est la base du traitement en Russie. »

Nommez donc les auteurs ! faites donc ressortir les dangers d'une telle thérapeutique. Il nous semble qu'il n'est pas nécessaire d'avoir vu et traité des cholériques, pour avoir le droit de blâmer une pratique déraisonnable.

On nous a promis des analyses critiques, dès la première page de ce Rapport. Où sont-elles ? Si la commission, étrangère à la maladie, n'a pas le droit de juger certaines choses, elle a au moins celui de condamner ce qui est inouï dans la pratique générale, et elle ne peut nous engager dans des méthodes périlleuses, comme nous le voyons ici. Elle semble affecter de ne rien arrêter, de ne rien conclure, au milieu des immenses écrits qu'a dû produire la *terrible* maladie dont elle nous parle, et de vouloir nous tenir dans un labyrinthe inextricable. Sans règle positive, elle combat successivement tous les états de la maladie. De cette manière de faire la médecine des symptômes, il résulte nécessairement que le pauvre malade se trouve surchargé de mille agents pharmaceutiques qui se heurtent, et qu'il est impossible qu'il échappe à la perturbation de vingt traitements exterminateurs.

« Les médecins russes font remarquer l'étonnante capacité des » malades à supporter de fortes doses de calomel, sans le moindre » danger, si communément redoutables dans les autres cas de ma- » ladie. »

Il ne faut pas encourager l'audace. Le praticien le moins instruit ne va-t-il pas être autorisé à suivre l'exemple des médecins que la commission trouve recommandables, et qui administrent à outrance la saignée, la ciguë, la noix vomique, l'eau de laurier-cerise, le calomel, l'opium, le nitrate de bismuth, tout ce qui est poison ? Qu'on nous indique donc les sources où on a puisé ces traitements ! Qu'on formule donc les ordonnances des docteurs, et qu'on ne nous laisse pas dans le vague, obligés de choisir parmi tant d'armes meurtrières !

Que l'on contrôle du moins ce qui répugne au bon sens, et qui s'écarte des règles ordinaires de la thérapeutique générale. Le charlatanisme et l'ignorance ne sont-ils pas déjà assez audacieux et téméraires? Dans une maladie où on ne cesse de s'écrier qu'on n'a pas encore découvert le remède curatif, combien de présomptueux, armés des moyens et des autorités qu'approuve ce Rapport, ne se croiront-ils pas en droit de faire les essais les plus dangereux ?

« Le docteur Leo repousse tous les traitements employés, et ne » suit que la méthode émolliente avec laquelle il n'a *vu succomber* » *aucun de ses nombreux malades.* »

On ne succombe donc pas sous tous les traitements, comme vous nous l'avez dit. Pourquoi ne pas recommander cette méthode si simple, si heureuse, et si franchement expliquée?

« Si nous avons déterminé la véritable nature de la maladie ; si » elle consiste réellement dans une altération de l'innervation, dans » une direction vicieuse de cette innervation , concentrée sur les » organes internes, etc. »

Fiat lux! On ne vous demande pas votre théorie : vous ne pouvez que nous rapporter les jugements de la majorité; vous n'avez pas le droit de dire : *Nous avons déterminé.*

« Règle générale, il n'y a pas de thérapeuthique appliquée, en » dehors de laquelle tout soit mal. »

C'est presque dire : Donnez tout ce que vous voudrez, cela produira peut-être du bien. Trouve-t-on de telles doctrines dans nos ouvrages de clinique magistrale?

« Il y a sans doute des indications capitales, générales. »

Mais vous ne les indiquez pas, vous n'en arrêtez aucune, vous approuvez et condamnez tout.

« Il faut ranimer l'action générale de l'innervation. »

Avec quoi?... dites-le donc. Vous ordonnez précisément tout ce qui est contraire à cette indication. Sont-ce des saignées d'une pinte de sang, le poison du mercure, l'engourdissement de l'opium qui peuvent ranimer la vie et le courage d'un malade consterné et dans l'attente de la mort? Saturez-le donc de consolations, d'espérances et de nouvelles rassurantes! Recommandez donc cette médecine morale que vous faites toujours si charitablement et avec tant de succès dans votre pratique ordinaire! A chaque page, vous vantez tel docteur et les remèdes qu'il a donnés *avantageusement*, et tout à côté de ces louanges nous lisons : « Règle générale, point de spécifique; partout insuffisance de tentatives. »

« Excepté chez les sujets faibles, la saignée produit immédiate-
» ment le retour des forces. »

C'est presque dire qu'elle guérit infailliblement; et à l'autre page, vous avez affirmé qu'il n'y avait aucun traitement suffisant. Remarquons surtout que l'ordonnance est très-affirmative, et que nul praticien ne peut plus hésiter à tirer du sang à l'excès, à moins que son malade ne soit faible; c'est-à-dire qu'il le tuera pour lui donner des forces.

« Contre l'élément catarrhal, il faut placer au premier rang le
» calomel. »

Quoi! un purgatif en premier lieu, quand le malade ne cesse d'aller à la garde-robe? Cela n'est pas pardonnable.

Nous défions le praticien le plus habile et le plus attentif de tirer de cet article, sur le traitement, aucune idée fixe et utile. On n'y trouve qu'un tas de drogues qui se heurtent à désespérer le plus patient. Ah! nous sommes-nous dit cent fois en lisant ce rapport : « Les sentinelles d'Israel sont aveugles ou dans l'ignorance ; ils ne voient que de vains fantômes ; ils dorment et se plaisent dans leurs songes. » Que pouvions-nous penser en effet d'une doctrine qui, au lieu de croyances communes, ne nous paraissait composée que de contradictions, de doutes et d'une infinité d'opinions diverses et réciproquement incompatibles ?

Nous passons sous silence l'itinéraire du fléau ; cela est au-dessous de la critique. Jamais l'art de guérir n'a eu la bizarre idée de décrire la marche géographique d'un fléau. D'ailleurs, cela est impossible ; cela n'offre aucun intérèt, et n'a de but réel, que de parler à nos sens et [de préparer nos imaginations au sentiment de la terreur, en nous montrant le choléra comme un géant infatigable qui parcourt la terre, et s'avance chaque jour vers nous pour nous perdre.

Nous sommes surpris que l'Académie ait pu consacrer plus d'un quart de son travail à une investigation puérile, à un hors-d'œuvre impardonnable, sans garantie, et que le ministre ne lui avait pas même demandé. Nous ferons seulement remarquer ce soin minutieux de nous dire que le choléra a commencé son voyage le 19 avril 1817, dans l'*après-midi*. Il y a là quelque chose de plus que ridicule. Il faut laisser aux menteurs cet artifice, cette insistance sur un alibi travail pour empêcher qu'on n'arrive à la vérité.

Conclusion. *

« Que le choléra se soit *primitivement, généralement, essentiel-* » *lement* propagé par voie épidémique, cela est hors de doute. »

Mais tous vos adverbes laissent voir que ce n'est pas votre dernier mot. Vous donnez à entendre un autre mode de propagation. Cependant vous ne citez pour le justifier aucune autorité respectable qui puisse ébranler l'immense majorité des observateurs. Vous proposez une absurdité, une doctrine désastreuse, un faux médical, de votre propre choix et contre l'esprit même de vos documents. Vous prêchez la contagion.

Dans une question aussi grave, dont la solution exigerait des arguments si nets et si précis, on ne peut que déplorer des enseignements qui ne présentent que des faces différentes et ne reposent sur aucun principe fixe.

« Avant l'invasion du choléra, à Moscou, on vit des masses de » mouches vertes. »

Des savants qui ne critiquent pas de telles absurdités ne s'exposent-ils pas à quelques reproches?

« Que la maladie se propage par voie épidémique, c'est un fait » que *tout le monde* proclame. »

Et ailleurs nous avons lu :

« Que la maladie soit susceptible de se *transmettre* au loin, c'est » un fait si évident (la contagion), qu'à peine s'il est besoin de l'ex- » poser et de le dire ; car ne voit-on pas qu'elle s'établit, dans » plusieurs circonstances, par la voie d'émigration des individus , » ou le transport des marchandises. »

Nous nous abstenons de qualifier des phrases aussi contra- dictoires. Après avoir bien embrouillé la matière, la commis- sion abonde ouvertement dans son sens. Elle ne rapporte pas les suffrages puisés dans ses documents ; elle juge, tranche toute la question, et son contagionisme se met à découvert.

« Par malheur, les faits, le raisonnement, l'expérience et la logi- » que ne peuvent donner la solution des problèmes. »

Vous vous trompez. Tous vos faits, vos raisonnements, toutes les expériences et la logique , établis précédemment, vous donnent des démentis. Vous nous avez laissé des convic- tions complètes, et votre hésitation nous obligerait à jeter de pénibles soupçons sur votre travail. Songez donc que celui qui est double dans ses enseignements nous fait penser qu'il publie un mensonge.

« Tous les faits s'obscurcissent et se détruisent réciproquement,
» et l'esprit libre de toute prévention demeure sans conviction
» aucune. »

Ne croirait-on pas que c'est le but calculé de votre rapport?
Tous les esprits indépendants et clairvoyants s'apercevront de
votre tendance systématique et de votre partialité. Vous avez
pu les dégoûter de vos indécisions étudiées, mais les convaincre de votre doctrine, jamais. Après nous avoir dit mille fois
que tous les documents, la raison, la logique et les faits
prouvaient que le choléra avait suivi une voie épidémique;
n'est-il pas hors du bon sens de dire ensuite que sa transmission par les hommes ou les marchandises est une *considération qui domine de tout point la question.* L'affaire pour des
gens de bonne foi n'est-elle pas jugée? Vous plaidez continuellement contre la cause que vous avez l'air de défendre.
Vous vous constituez contagioniste contre vos propres documents, contre les certitudes de la majorité la plus imposante.
On voit que vous voulez faire marcher la contagion de pair
avec l'épidémie pour vous excuser bientôt, comme on va le
voir, de demander au Gouvernement des mesures répressives.
Toute votre belle phraséologie se réduit donc à ceci : Nous
ne savons absolument rien, mais nous voulons avoir l'air de
savoir quelque chose, et en tous cas nous entendons donner
pour certain ce que nous désirons.

En définitive, jeter la terreur par des descriptions affreuses;
inspirer le découragement, en annonçant qu'il n'y a aucun
remède à espérer; solliciter néanmoins des mesures *qu'on a
déclarées non-seulement inutiles, mais même nuisibles au commerce et à la santé publique, par l'effroi qu'elles portent dans
l'imagination;* se montrer l'avocat passionné d'une doctrine
arrêtée; violer les documents qui sont les pièces du procès,
pour argumenter en faveur de cette doctrine; fausser tous les

rapprochements pour arriver à un but désiré; simuler quelquefois le doute pour entraîner plus sûrement les esprits dans les plus étranges illusions; raconter sans prouver; condamner la certitude des observations innombrables dés auteurs auxquels on avait donné son assentiment; cacher les raisonnements et démonstrations du non-contagionisme, ou les affaiblir par des objections artificieuses; établir la division et un imbroglio diabolique dans la discussion : *Noctem peccatis et fraudibus addere nubem ;* produire à satiété des détails sans conclusions, n'est-ce pas là ce qu'on pourrait reprocher à l'auteur de ce Rapport?

Prophilactique.

« Par suite de nos immenses améliorations sociales, nous ne
» pouvons résister au besoin d'espérer d'être préservés du choléra,
» ou du moins de le voir s'affaiblir à nos portes. »

Voilà un pronostic qui ne fait pas honneur à Double. Aucun peuple n'a été aussi maltraité que nous, et trois ans après notre deuil, tout le Midi de la France était encore ravagé par le fléau ! Vous parlez de nos améliorations sociales ! sommes-nous donc environnés de sauvages? L'Angleterre, l'Allemagne, la Prusse, etc., sont-elles donc moins civilisées que nous?

« Les moyens prophilactiques se rapportent à l'individu ou à
» la société. »

Hormis les réglements de police générale, l'hygiène publique est un contre-sens, et ne peut-être que funeste. Chaque individu, comme chaque nation, chaque province, doit avoir son idiosincrasie. Obliger, par exemple, toutes les poitrines à respirer le chlore, comme on l'a fait dans le choléra, c'est une ordonnance folle. Il n'y a que le tempérament de l'individu et l'expérience du docteur, habitué à le diriger, qui puissent aider à juger ce qu'il convient de faire dans un temps d'épidémie ; et les mesures sanitaires, quoiqu'elles soient exercées sous le couvert de la charité et de la sûreté publiques, ne reposent en général que sur les vieilles idées qu'on s'était faites de la puanteur de la peste pendant les âges de barbarie.

« Il faut tenir sa raison dans le calme. »

Quoi ! il faut laisser tout dire et tout faire, sans oser la moindre réflexion ! Est-il possible d'être calme, quand partout on donne un éclat meurtrier à la maladie ?

« L'ambition, le chagrin, la frayeur sont des causes *certaines* » de la maladie. »

C'est avouer que le choléra n'est qu'un poison moral, puisqu'une passion même aussi commune que l'ambition, puisqu'une simple frayeur peuvent le déterminer. Est-ce que tout le monde n'a pas été sous l'influence, nous ne dirons pas comme le Rapport, d'une frayeur, mais d'une consternation profonde et persistante ?

« Le froid et l'humidité ont une puissante action pour dévelop- » per le choléra. »

Y a-t-il du froid et de l'humidité dans les villes brûlantes de l'Asie ? L'Angleterre et surtout la Hollande aquatique ont-elles été traitées aussi cruellement que nous ? A quoi bon passer en revue tant de causes problématiques, quand vous venez d'avouer que le chagrin seul était une cause *certaine* du mal ? Quel est donc celui qui en est exempt et qui n'a pas sa croix dans ce monde ? Votre imprudent pronostic ne peut donc que prédisposer des milliers de victimes à subir les atteintes du fléau.

« Il faut éviter les encombrements d'hommes et d'animaux de » toute espèce. »

Voilà tous les fermiers, tous les chefs d'ateliers sans travaux ou dans l'effroi du mal ! Voilà tout le peuple enfin condamné à la famine, pour éviter votre encombrement et se préserver de votre choléra imaginaire ! Votre recommandation ne va-t-elle pas être bientôt un prétexte pour venir nous obliger à tuer tous nos animaux domestiques qu'il plaira à la police de trouver trop nombreux ? Si l'agglomération des hommes était la cause des fléaux pestilentiels, pourquoi donc toutes les relations sur la Chine nous apprennent-elles que, malgré son énorme population de plus de deux cents millions d'habitants entassés jusque sur les rivières, et offrant l'image de nos foires tumultueuses, on y jouit d'une santé parfaite, et que la *peste y est inconnue*. Voyez MORÉRI, article *Chine* (qualités du pays). Les partisans de l'infection auront bien de la peine à expliquer cette immunité. Il est donc évident que toutes les mesures de police qu'on propose, ne feront que répandre l'alarme dans la demeure du pauvre. Comment même les exécuter chez le fermier qui vit au milieu de ses troupeaux, comme dans la Bretagne, par exemple, où, soit dit en passant, il n'y a pas eu de choléra officiel ?

« L'expérience a décidé l'avantage des ceintures de flanelle. »

L'expérience de quel peuple ? vous n'en avez parlé nulle part. Rien ne peut justifier cette prescription banale, à laquelle on vient de soumettre jusqu'à nos pauvres soldats, sous le ciel brûlant de l'Afrique. Nous pensons que ce vêtement ne fait que clouer la crainte du fléau autour de nos reins, et nous en laisser l'idée continuelle, par la gênante sensation qu'il y produit, surtout lorsqu'il est mouillé par la sueur.

« L'hygiène publique doit surveiller la propreté des rues. »

C'est son devoir de tous les jours. Mais dès qu'elle annonce des mesures extraordinaires, elle publie explicitement un mal redoutable, pestilentiel. Elle fait une médecine sans mission ; elle appelle la mort plus sûrement que le mal qu'elle prétend nous épargner.

« Il lui appartient la distribution des conseils et des consola-
» tions. »

Nous avons bien vu le dangereux des conseils de l'admi-nistration : mais où sont les consolations dont on parle ? Lisons même les journaux officiels. Ils seraient sa propre condamnation. D'ailleurs, est-ce à la politique à nous donner des conseils ? N'avons-nous pas nos bons docteurs éprouvés ? Oui, vous dites une grande vérité, l'hygiène publique n'est que l'hygiène privée. Alors que prétendez-vous donc ? Lais-sez-nous guider par nos usages familiers, par les soins exclu-sifs de nos médecins ordinaires.

« L'administration doit veiller à ce que les malades soient visi-
» tés et secourus à temps. »

Cela ne la regarde pas. C'est une mauvaise plaisanterie qui n'est pas même exécutable. L'administration ne peut savoir ce qui se passe chez nous, sous le rapport de notre santé. La police, au moyen de plusieurs milliers d'agents, s'introduirait donc partout, et jugerait médicalement ! Nous ne serions plus les maîtres de notre vie ; il faudrait, de par ces agents, croire au choléra et se mettre en traitement ! Ce serait autre chose même que de l'absurdité.

« A l'hygiène publique appartient l'application des mesures ré-
» clamées par la maladie et autorisées par les lois. »

Il n'y a pas, selon nous, d'expressions assez fortes pour maudire une inquisition aussi odieuse. Comment osez-vous invoquer pour le choléra les lois établies contre la peste ? Le fléau asiatique est-il avéré contagieux ? Tous vos documents ne prouvent-ils pas le contraire? Irez-vous appliquer la peine de mort sans savoir à quelle maladie vous avez à faire?

   « Nous avons reconnu *quelques* faits, qui *prouvent* la propaga-
» tion du mal par les individus et par les marchandises. Quoique
» ces faits soient incertains et vagues, la science, frappée de l'e-
» xemple des autres nations, doit imiter leurs mesures, et la com-
» mission n'a pas hésité et a conseillé à l'*unanimité* l'emploi de
» ces mesures autorisées par la loi du 3 mars 1822, et par l'or-
» donnance du 7 août, même année. »

La mort ou les galères à perpétuité! Mais les quelques faits que vous citez n'ont rien de concluant, et ne peuvent préva- loir contre les milliards de preuves contraires. Comment des *faits* vagues et *incertains* peuvent-ils *prouver?* Tout cela est hors de raison ; attendez donc l'expérience des autres nations. Bientôt ne vous ont-elles pas déclaré que les règlements sa- nitaires n'avaient fait qu'accroître la mortalité? La propaga- tion même du fléau, bravant toutes les précautions, ne vous éclairait-elle pas suffisamment sur votre témérité?

Nous sommes bien aise de remarquer que c'est la commis- sion qui, à l'unanimité, a conseillé au Gouvernement les me- sures désastreuses que nous réprouvons. Sa préoccupation en faveur du contagionisme lui a fait penser qu'en présentant en perspective une possibilité périlleuse, elle obligerait l'ad- ministration à être circonspecte et disposée à demander plu- tôt des mesures inutiles et sévères, que de s'exposer à des re- grets, et c'est ainsi qu'elle l'a mise à l'abri de tout reproche.

   « L'Académie n'a pu travailler que sur des documents inexacts. »

Cependant nous la voyons demander hardiment l'applica- tion des lois cruelles sur la peste. Si tous les corps savants des nations frappées avant nous lui avaient offert leurs lumières, leurs écrits et leurs convictions, est-ce qu'elle serait réduite à nous dire qu'elle est si pauvre? Ah! si nous avions pu avoir sous nos yeux les croyances à peu près certaines de nos illustres confrères du Nord, aurions-nous jamais songé à jeter le moindre doute sur le choléra?

« Elle les a comparés, analysés, critiqués, et ce sont les con-
» clusions qui en ressortent qu'elle offre au public. »

Cela n'est pas. L'*Académie* (nous nous servons à regret de cette expression du rapporteur, car nous ne faisons pas à ce corps savant l'injure de croire qu'elle partage généralement ses opinions), l'Académie n'a pas même critiqué les assertions les plus absurdes ; d'ailleurs que pouvait-elle conclure des documents inexacts donnés par des subalternes? La belle offrande à faire au public ! A-t-il besoin de ces tristes confidences? Qu'elle s'adresse et parle à ses confrères exclusivement, et ne donne pas ses dangereux conseils à tout le monde; qu'elle ne dise pas surtout qu'elle a *approfondi* et *comparé* les ouvrages des auteurs, on ne le croira pas. Le Rapport est là. Il ne cite aucun écrivain anticontagioniste ; il ne donne aucun des raisonnements de la controverse ; il n'établit aucune discussion régulière.

« Quand même le fait de la contagion serait douteux, un devoir
» sacré obligerait encore de s'y arrêter et d'ordonner des mesures ;
» ainsi le veut la prudence des nations. »

Ainsi le défend la raison, l'humanité, la pratique universelle et votre propre Rapport. Il n'échappera à personne que, malgré les innombrables preuves que le fléau n'est qu'épidémique, vous avez jeté de temps en temps des histoires qui tendent à le faire soupçonner contagieux, et que vous sautez par-dessus toutes les difficultés, pour arriver au but qui se découvre dès l'énoncé de vos premières considérations.

« Pour l'Académie, ce n'est plus un vœu à faire que la diplomatie
» *intervienne* dans cette circonstance. »

Il nous semble que l'Académie aurait dû assumer sur elle

seule la responsabilité d'un événement et d'une doctrine que nous appelons poliment erronée. Il ne faut pas qu'il y ait dans l'affaire du choléra rien qui puisse faire accuser l'autorité supérieure, et permettre de condamner les motifs qui l'ont fait agir.

Quoi! la diplomatie aurait devancé les vœux de l'Académie et aurait jugé sans compétence une affaire insolite, où elle a vu le premier corps savant, enrichi des lumières de l'Europe, hésiter, confesser son ignorance, et ne pouvoir même prononcer sur la nature et les causes du mal dont nous sommes menacés? Nous ne croirons jamais cela. Ce serait insulter le Pouvoir. Quoi encore! c'est l'Académie elle-même qui se trouve enchantée de ce que la politique se mêle de nos affaires, nous donne des leçons et tranche le nœud gordien sur une question de vie ou de mort. Elle bat des mains, en rapportant entre des guillemets ces paroles sorties de la bouche du Roi, et déclare qu'*il a parlé selon le cœur de la France.* « Il a voulu, dit-elle, préserver le midi de l'Europe *du fléau de la contagion que la guerre propage.*» Ce n'est donc plus une maladie épidémique que nous avons à redouter? c'est la peste, c'est la contagion, ce fer impitoyable qui divise les familles et les sépare pour l'éternité : c'est l'Académie qui rit du soufflet qu'elle se fait appliquer. L'acquiescement qu'elle donne au fait n'est-il donc pas accompagné de doute? *Cum formidine de opposito* ? Ne montre-t-elle pas partout des hésitations, des défauts de preuves, des contradictions sans nombre? N'at-elle pas mille raisons de balancer? La vraisemblance même qu'elle apporterait est-elle une certitude? Entre le doute et la certitude combien d'opinions sont tombées? Quelle circonspection n'exigeait donc pas l'idée qui la portait à croire à un fléau contagieux? Après tant de oui et de non, devait-elle conclure affirmativement ? Elle est convenu cent fois dans son

Rapport que le choléra est épidémique; elle comprend tout le danger de donner à ce fléau l'épithète de contagieux, de l'assimiler à *ce mal qui répand la terreur*, et la voilà pleine de reconnaissance de ce que la bouche royale a déclaré que la maladie a ce caractère! Non, non, cette phrase qui s'est fait entendre de haut, comme dit le Rapport, n'empêchera pas nos représentations respectueuses. Le *cœur de la France* ne peut être un juge compétent en médecine. Non, Sa Majesté ni ses ministres n'ont pu parler qu'après avoir consulté la science, qu'après avoir recueilli le résumé de ses longs débats, et la science alors a trompé le Roi.

Pour démontrer cette vérité acerbe peut-être, mais juste, c'est le Rapport lui-même que nous invoquons. Il est une arme invincible que nous opposons à ses enseignements erronés. Il est aisé d'y voir que la commission n'ose confesser ouvertement son penchant au contagionisme, et qu'elle lui cherche un majestueux chaperon.

Résumé général.

Résumé, conclusion, combien de fois l'Académie s'est servie de ces mots qui expriment le besoin de persuader une chose qui n'a rien de clair, et dont elle sent continuellement que le lecteur va perdre le fil et l'intelligence. *Examen prolongé, recherches laborieuses, documents péniblement réunis, étude approfondie*, toutes ces expressions rassemblées dans la même phrase ne semblent-elles pas partir d'une vanité qui redoute les reproches, ou d'une conscience qui n'est pas contente d'elle? Au fait, quelle utilité y a-t-il pour l'humanité et pour la science que nous ayons un choléra qu'on ne peut ni arrêter dans sa marche, ni guérir quand il est arrivé?

IIe PARTIE DU RAPPORT.

Après avoir, dans l'espace de neuf lignes, jeté les mots de *caractère extensif, phénomènes effrayants, choléra cruel, approche du fléau, funeste maladie,*

« La commission invite l'administration et les citoyens eux-mè-
» mes à remplir fidèlement leurs obligations. »

Quel appel singulier! on a vu ses incertitudes sur la nature et les causes du mal , et cependant elle va conseiller , prescrire, ordonner pour son compte, et entraîner les administrations dans des mesures et des démarches qui ne tendent qu'à nous donner une certitude malheureuse, une certitude qu'elle n'a pas elle-même !

« Les variations de l'atmosphère, les pluies, la malpropreté, les demeures étroites, encombrées d'hommes et d'animaux, favori-
» sent singulièrement la marche désastreuse du fléau, et sont des
» données bien avérées qu'il faut chercher pour régler les mesu-
» res sanitaires. »

Pouvez-vous quelque chose contre les saisons? Pouvez-vous séparer les familles nombreuses, et les obliger à se loger confortablement ? Ne forcez-vous pas le pauvre à sentir douloureusement sa misère? Vos ambulances, vos hospices, devenus des cohues infectées du principe cholérique, que vos conclusions mêmes nous portent à regarder comme contagieux, ne vous donnent-ils pas un démenti? A quoi bon aller s'enfermer dans ces lieux où regorgent les malades , quand vous trouvez qu'une famille nombreuse est une des causes *certaines* du choléra? Ne troublez-vous pas aussi les intérêts et la tranquillité des ateliers , la ferme du laboureur, la réunion des fidèles dans les églises? Pouvez-vous penser que la révélation d'un danger imminent, et la perturbation que causent vos mesures inquisitoriales, soient un bienfait ?

« Dans les épidémies semblables à celle qui nous occupe, la ma-
» ladie elle-même n'est peut-être pas le fléau le plus redoutable :
» l'effet moral exercé sur les populations, et de funestes mesures
» ne sont pas moins à craindre. »

Voilà comme nos adversaires se trahissent et justifient eux-
mêmes les reproches que nous ne cesserons d'adresser à leur
doctrine ! Puisqu'ils comprennent si bien le mal de la terreur, pourquoi tant d'empressement à solliciter l'intervention
de la diplomatie, pour qu'elle établisse des mesures préventives ? Ah! quelle responsabilité a dû tomber sur l'auteur
d'un tel Rapport? Un terrible juge a été sa conscience, quand
elle est venue lui reprocher d'avoir jeté sa foi trop légèrement
à un fait sans précédents, et quand elle a pu acquérir la conviction désolante qu'il n'a saisi qu'une déception et qu'il a
compromis l'administration et la santé publique!

« Loin de nous, cependant, la pensée téméraire de proscrire de
» sages précautions. »

Voilà une singulière palinodie, après nous avoir dit que
ces *précautions étaient funestes; qu'elles précipiteraient l'épouvante, et multiplieraient le nombre des malades.* Est-ce que ces
aveux, ces continuelles contradictions ne sont pas insoutenables? Si on précipite l'épouvante, au moyen des cordons
et des quarantaines, est-ce que les autres mesures, qui sont
bien plus générales et plus ostensibles, ne présentent pas
les mêmes dangers? Est-ce que l'éclat que l'administration
donne au fléau, par ses affiches, ses visites domiciliaires pour
la recherche des causes d'insalubrité, et les appareils de
toute nature, ne nous disent pas partout que nous avons à
redouter la mort? La confession de la commission ne peut-
elle aussi nous servir à démontrer tout le mal que font ces
mesures de quarantaines et ces cordons en temps de peste ;
et à prouver que tous les fléaux pestilentiels ne sont autre

chose que nos maladies ordinaires, dont la mortalité se trouve quadruplée par les effets de la terreur que répandent les mots de *peste, choléra, fièvre jaune* et *typhus?*

« Des conseils de salubrité seront installés dans tous les dépar-
» tements. »

Tout cela est un appel général et involontaire, sans doute, à la terreur.

« Il faut se séquestrer des nations étrangères, mais nous secou-
» rir mutuellement entre nous. »

Quelle singulière charité! est-ce que mon voisin limitrophe n'est pas aussi mon frère? Qu'est-ce donc qu'une contagion qui cesse d'être un mal à un pas de distance en deçà de la frontière?

« Si le mal, malgré les mesures, arrive jusqu'à nous, *il nous*
» *aura gagné par voie épidémique;* alors les moyens hygiéniques
» seront seuls admissibles. »

Mais cette voie ne vous est-elle pas déjà confirmée par toutes les précautions inutiles des gouvernements du Nord?

« Les cholériques veulent être disséminés sur de grands es-
» paces. »

Et vous les parquez partout dans vos ambulances?

« L'administration doit veiller à ce que la demeure du pauvre
» soit garnie d'un nombre suffisant d'ouvertures. »

Cela est au-dessous de la critique.

« Il faut aussi veiller à ce que plusieurs cholériques ne se trou-
» vent pas dans la même chambre. »

Voilà donc la police fourrée dans l'intérieur des familles, faisant la médecine, et Dieu sait avec quels sentiments! quand nous voyons l'Académie elle-même oublier les bienfaits de la prudence et des consolations ! on sait pourtant que la médecine morale et la médecine pharmaceutique sont inséparables, et doivent être unies comme l'âme et le corps. Un médecin, qui n'a rien à dire au cœur de son malade, qui ne l'accable que de drogues, est un athée homicide, qui ne voit que des organes à traiter. Or, nous adjurons tous ceux qui ont été les témoins de notre choléra, de se rappeler l'état de nos imaginations, pendant les jours où les tapissières traînaient les cadavres dans les rues de Paris ! quelles rassurances, quelles consolations s'est-on empressé d'offrir au public consterné? que nous laissaient donc la médecine politique, les écrits des auteurs et les journaux de la science? la terreur et toujours la terreur !

Conseils aux médecins.

« Il faut qu'ils fassent des observations, des statistiques. »

Pourquoi leur tracer la marche qu'ils ont à suivre? pourquoi leur dicter leur thème? comment, avec cela, voulez-vous qu'il y ait quelque chose de libre et de spontané? N'est-ce pas tourner tous les esprits vers la déception, et les amener à voir le choléra dans le symptôme le plus commun ! N'avons-nous pas eu raison de dire que, c'est en éveillant l'attention des praticiens, en piquant leur curiosité sur un fait nouveau à observer, qu'on est parvenu à faire de la fable du choléra une histoire généralement consentie? C'est un grand vice, selon nous, que de montrer aux écrivains sur quoi ils doivent s'exercer, et de ne pas les laisser penser librement. Toutes ces statistiques commandées ne peuvent servir qu'à mettre en relief une idée préconçue, et qu'on veut faire prévaloir.

« Il faut que les médecins éclairent les familles sur les vrais » dangers. »

Nous pensons au contraire que cette indiscrétion serait un crime, en ajoutant à la gravité de la situation. C'est charger les docteurs d'un rôle abominable!

« Quand un médecin a un cholérique, il doit en avertir l'auto-
» rité. »

Quoi! au lieu de cacher au malade sa position, au lieu de le consoler, en lui disant que ce n'est rien, qu'il n'a qu'une indisposition étrangère au fléau, il faut que non-seulement vous le trahissiez, que vous lui révéliez un secret effrayant, mais que vous l'en assuriez officiellement! Est-ce là de la médecine morale? pouvez-vous oser dire que *cette mesure est dans l'intérêt de la science et de l'humanité?* Tout ne semble-t-il pas respirer dans votre rapport le désir de faire le mal? Hippocrate, appelé, nous a-t-on dit, pour guérir une peste qui ravageait les barbares, s'informe avec soin de leurs émotions, agitations particulières, de l'état de la saison, des vents, des troubles de l'air, et de tout ce qui peut affecter le corps dans cette circonstance. Il change ses instructions selon le pays. *Neque enim loca omnia eadem ferant auxilia, quòd ex aëre ambiante similia non sunt omnia.* Quelle leçon avez-vous oubliée! Hippocrate interroge les tristesses de l'âme et recherche une cause rationnelle; il ne soumet pas trente-trois millions d'hommes au même traitement, à la même hygiène!

« Il faut prendre ces mesures sans bruit et sans éclat. »

N'est-ce pas une dérision cruelle, puisque vous désirez en même temps que tous les médecins demandent l'avis consultatif de quelques confrères? Leur présence seule ne va-t-elle pas déclarer affirmativement au malade qu'il court la chance funeste du choléra?

Conseils aux citoyens , en cas de menace.

Est-ce que les citoyens vous demandent quelque chose? est-ce qu'ils n'ont pas leurs médecins, qui connaissent mieux que vous, et leurs besoins et leur tempérament? n'est-il pas ici très-évident que votre Rapport n'est pas une pure mani-festation d'opinions scientifiques, mais bien un avis au peu-ple, une propagande d'alarmes?

« Le salut de la société est la loi suprême. »

Cette maxime est fort belle ; mais son application ici ne re-pose que sur un faux., Est-ce le salut qui peut découler de la terreur incontestable que chacun de vos conseils organise? Hélas! n'avons-nous. pas le droit de vous dire : « Ceux qui donnent des conseils aux autres, sont tombés dans des pensées extravagantes, dont la fin a été malheureuse..... Nos juges ont été frappés d'engourdissement ! »

Conseils en cas d'invasion.

« Une indigestion même légère produit, *presque à coup sûr,* le » choléra. »

Ce pronostic est indigne ! quel est celui qui n'éprouve pas cet accident, même dans un état de bonne santé? n'est-ce pas multiplier le nombre des cholériques? n'est-ce pas inviter tout le monde à écouter son estomac, à vivre misérablement dans cette crainte que *le plus petit dérangement* peut lui don-ner le mal funeste?

« Aussitôt qu'on sent les premières atteintes, il faut réchauffer » le corps avec des fers à repasser. »

C'est donc le malade lui-même qui va juger qu'il a le cho-léra, cette maladie que vous avouez vous-mêmes ne pouvoir

être reconnue que difficilement, et que vous nous avez engagés à ne *pas confondre avec cent autres indispositions qu'on
peut éprouver*. Écoutez donc cette grande et belle leçon : « Le
sage réflechira en lui-même sur les conseils qu'il aura à donner, dans des choses obscures et difficiles. » Ne craignez-vous
pas qu'on vous dise : *Invitum qui servat idem facit occidenti?*
Nous convenons qu'il y a quelque chose de respectable, même
dans les écarts de la conscience ; mais cela nous ôte-t-il le
droit de demander à la commission ce qu'elle a fait d'un pouvoir que lui a donné le ministre, sous la responsabilité de
son honneur, et pouvons-nous nous empêcher de signaler
tout le mal que son travail imprudent a pu nous causer?

« On prendra une infusion aromatique chaude, quelques gouttes
» d'éther sur du sucre, un mélange de deux gouttes d'essence de
» menthe et une goutte de teinture de Rousseau dans une cuillerée
» d'eau sucrée ; quatre ou cinq gouttes d'huile de cajeput, dans
» une demi-cuillerée d'eau de menthe ; une cuillerée de sirop
» d'éther. »

Quel galimatias infernal ! Est-ce là une ordonnance d'académiciens? Combien de victimes elle a dû faire ! Voilà donc
le malade médecin, et s'administrant l'huile de cajeput qui
est un médicament incendiaire et dont la prescription est
aussi inusitée que dangereuse! vous ne lui dites pas s'il faut
répéter cette dose de cinq gouttes, toutes les heures, toutes
les minutes. Vous connaissez le défaut de tous les malades, qui
péchent plutôt en exagérant l'ordonnance qu'en l'affaiblis-
sant, surtout dans un moment où vous leur inspirez la crainte
d'un grand danger. C'est donc en attendant le docteur, qui
peut fort bien se faire désirer au milieu de ses occupations si
multipliées, que vous mettez à la disposition du cholérique
imaginaire tout ce qu'il y a de plus difficile à manier! Remarquons toujours que la commission ne formule pas suivant

ses documents, et les prescriptions des auteurs. C'est positif;
elle ordonne pour son compte.

« Les malades qui ne sont pas *assez sainement* logés, se hâte-
» ront de se rendre dans les ambulances. »

Ne soyez donc pas vagues à plaisir. Ne laissez pas le malade
son propre juge. Qu'entendez-vous par un logement qui n'est
pas *assez sain* ? Il n'y a pas de *petit chez soi*. Qui a jamais osé
dire que l'air d'un hôpital, encombré de malades et d'agonisants, soit plus sain que celui qu'on respire au sein de sa
famille ?

« Le public doit se tenir en garde contre ces fastueuses promes-
» ses de préservatifs, de *guérison*. Cela donne une fausse sécu-
» rité. »

Jusqu'ici nous avons vu la terreur à l'ordre du jour. Maintenant c'est l'espérance qu'on nous arrache. Faut-il ne plus
croire à aucun remède curatif ! pourquoi donc ôter cette confiance au malheureux ? n'est-ce pas cruel ? Eh ! mon Dieu !
ce qui fait souvent le mérite du charlatan même, ne sont-
ce pas ses belles paroles et les promesses rassurantes qu'il
nous prodigue ?

« A titre de préservatif *désinfectant*, nous conseillerons de se
» laver *fréquemment* les mains avec la solution affaiblie de chlo-
» rure de chaux; on peut employer également des fumigations *fré-*
» *quentes*, et même continues, avec les vapeurs du chlore. »

Ne dirait-on pas que la commission affecte de se servir du
mot *désinfectant*, pour confirmer le public dans l'idée que le
choléra pestilentiel a pour cause une odeur miasmatique
malfaisante ?

» Cependant il faut en user avec mesure. »

Entendez-vous donc. N'avez-vous pas dit qu'il fallait le
respirer *continuellement* ? Ne vous exposez-vous pas à laisser

penser que de telles contradictions partent d'un aveuglement incroyable, ou d'une conscience mauvaise ? Pouvez-vous faire sonner avec tant d'emphase les grands mots *d'enseignements féconds, d'observations puisées aux sources les plus variées, de la toute-puissance de l'expérience, du résumé des faits les plus authentiques,* quand, en définitive, vous en êtes réduits à avouer honteusement, que vous ne connaissez ni la cause, ni la nature, ni le remède du mal, et que vous n'avez travaillé que sur des documents sans garantie ? En dernière analyse, il n'échappera à personne que le ton embarrassé du *Rapporteur* n'est pas celui d'un homme qui traite, en claire et parfaite conscience, une grande et utile vérité. Partout il ne laisse que la triste preuve de ses vains efforts pour faire prévaloir une sotte conception, bourrée de faits sans preuves.

2ᵉ RAPPORT (*d'après la demande du Gouvernement*) 15 *mai* 1832.

Quand l'Académie, en 1831, n'avait pas vu le choléra, elle donnait des conseils à tout le monde ; elle professait ; et maintenant que sa pratique collective lui donnerait le droit de raisonner, de formuler un traitement spécial et régulier, capable de tranquilliser nos départements, qui sont dans des alarmes mortelles, elle va se contenter, dit-elle, de nous raconter ce qu'elle a vu. Est-ce donc là tout ce que lui inspirent son zèle et ses grandes lumières ? Lui demande-t-on de venir renouveler le tableau de nos misères passées, sans profit pour ceux qui doivent souffrir après nous ?

« Notre mission n'est pas d'entrer dans des détails et discussions » statistiques. »

C'est précisément ce que vous allez faire. Ce n'est pas un

compte-rendu qu'attend le reste de la France. C'est un enseignement magistral ; et vous trompez ses espérances !

«L'invasion a eu lieu *soudainement*, en toute intensité. »

La maladie n'a donc pas été précédée de cette influence
générale, caractérisée par les divers symptômes que vous
avez décrits dans votre premier Rapport !

« La majorité de la population a ressenti l'influence épidé-
» mique. »

Donc la maladie n'a pas attaqué *brusquement et sans prélude.* Si nous lisons le 1ᵉʳ Rapport, page 141, nous verrons
qu'il n'y a rien de semblable dans les symptômes de cette
influence qu'on nous décrit dans ce deuxième Rapport.

« Lassitude, mal de tête, etc. tels étaient les effets de cette in-
» fluence *générale.* »

On vient de dire : « La *majorité* a ressenti. » Ces contradictions perpétuelles sont inconcevables. Avec ces milliers de
tantôt, souvent, quelquefois, il est impossible de se faire une
idée de la maladie. Elle n'offre ainsi aucun signe caractéristique.

« Dans quelques cas, la maladie *confirmée* débute par des maux
» de tête *ou* des crampes. »

Voilà donc un choléra, un fléau confirmé par ces seuls
légers symptômes ! Dans quelle alternative ne mettez-vous
pas et le médecin et le malade, si vous vous rappelez que
vous leur avez dit, qu'il faut se hâter de se mettre en traitement au plus petit symptôme ? quelle immense quantité de
prédispositions votre assertion ne prépare-t-elle pas au choléra !

« La cholérine constituait en réalité le premier degré du choléra
» *confirmé.* »

Nous espérons qu'on ne laissera pas passer cet enseignement, qui donne un démenti à tout ce que la, commission a
dit précédemment sur l'attaque *brusque* de la maladie. Voilà
donc nos départements, qui jusqu'alors regardaient la cholérine comme une maladie couleur de rose, et qui se voient
à présent obligés de se constituer cholériques au plus léger
ressentiment de malaise !

« *Cadavérisation de la face.* »

« Un bruit terrible a frappé notre oreille. L'épouvante est
» partout et il n'y a pas de paix! demandez et voyez si ce sont
« des hommes qui enfantent!.. pourquoi leurs visages sont-ils
» jaunes et défigurés? » On voit par ces paroles de l'Écriture,
que la terreur peut nous défigurer, nous cadavériser, nous donner la figure jaune des cadavres. A quoi bon, d'ailleurs, cette
masse indigeste de symptômes sans liaison et rassemblés en
farrago inextricable? Où est le véritable à distinguer? Presque tous ne signalent que les derniers instants qui précèdent
la mort, que la maladie *in extremis.* Ce n'est pas là une symp-
tômatologie ; c'est la description d'un râle, d'une agonie
caricaturée !...

« Cette période se représentait souvent dans le cours de la troi-
» sième quinzaine. »

Songez donc que vous faites un anachronisme. Votre Rapport est daté du 15 mai. Comment avez-vous fait pour savoir
ce qui se passait dans un temps à peine écoulé? Vous n'auriez
donc pas attendu la fin du fléau pour être à même de nous
donner de plus sages instructions? vous n'auriez été que
vingt jours, tant à rédiger votre travail qu'à le faire imprimer? Il nous semble donc que vous n'avez pu guère avoir
connaissance de ce qui s'est passé dans la troisième quinzaine du choléra.

« Les symptômes *effrayants* de cette période. »

Effrayant, *terrible*, *funeste*, *affreux*, *cadavéreux*, *effroyable*, *redoutable*, *brutal*, *foudroyant*, *mortel*, *formidable*, *fatal*, voilà les épithètes que l'Académie a sans cesse sous sa plume !

« Les conseils hygiéniques, universellement donnés, ont eu une
» influence fâcheuse sur l'épidémie, et ont contribué à développer
» des accidents inflammatoires. »

Il nous semble que la commission prononce elle-même sa condamnation. Elle doit se rappeler son hygiène, dans son Rapport de 1831.

L'Académie, après avoir offert dans ce second travail plus d'une centaine de moyens curatifs, semble dire à ses confrères : Vous vous en tirerez comme vous pourrez. Notre expérience, ni celle des académies étrangères n'ont rien à vous apprendre.

« *Le choléra, à son premier degré*, a été distingué dans le
» monde sous le nom de cholérine. »

Voilà donc encore la cholérine, avec laquelle on badinait en quelque sorte, qui va devenir, pour nos départements, le vrai choléra à *son premier degré d'intensité.* Elle ne passait que pour être cette influence générale qui n'était qu'une indisposition passagère : elle est maintenant le choléra confirmé, grâce à l'observation charitable du rapporteur !

« *Cause de la maladie.* Elle est entièrement inconnue. »

Entièrement inconnue! Vous ne voyez donc pas devant vous une statue surgir et dominer, par sa grandeur et ses regards effroyables, tous les objets de votre préoccupation ? et elle aussi, *la terreur*, n'est-elle donc pas une cause en évidence parmi toutes celles que supposait votre vaine science ? Ah ! « prenez garde d'avoir été trouvés trop légers ! »

« Soit que le choléra ait été annoncé par le mal de tête, les

» crampes, ou les vomissements, les saignées ont eu d'immenses
» avantages. »

Dans un temps si plein d'inquiétudes, qui n'a donc pas
mille occasions d'éprouver quelques-uns des symptômes qui
viennent d'être cités, surtout quand , par ordonnance académique, on a changé ses bonnes habitudes et son régime? Or,
nous pensons qu'il n'est personne qui ne s'arrête à cette réflexion douloureuse et n'en juge les tristes conséquences.

« Si le corps tendait à se refroidir, on donnait des bains tièdes de
» courte durée. »

Des bains tièdes pour réchauffer un mourant !

« On a vu les bains trop chauds augmenter la diarrhée. »

On semble craindre de faire du bien au malade, comme s'il
n'était pas possible d'éviter les deux extrêmes, en recomman-
dant l'eau *ad gratum calorem !* Comment voulez-vous qu'un
malade ne tende pas à se refroidir, sous vos moyens thérapeutiques? vous venez de le saigner largement, et le mettre aux
boissons glacées, quand vous savez que le premier symptôme
est le refroidissement, la coagulation glaciale du sang !

Traitement des symptômes dominants.

« Il faut s'occuper de quelques-uns qui ajoutent aux dangers
» de la maladie. Diarrhée, cardialgie, vomissements, crampes. »

Avec cette manière de faire la médecine, ne contrarie-t-on
pas nécessairement l'indication essentielle? n'écrase-t-on pas
tous les efforts conservateurs de la nature, qui, de l'aveu
même de la commission, fait *presque seule tous les frais de
la guérison ?* Il n'est pas possible que les malades puissent
échapper à un tel feu croisé ! Comment combattre à la fois
tant de choses, qui presque toujours se présentent en même
temps, sans paraître plutôt un empirique qu'un docteur ?

Nous finirons par faire remarquer que, dans ce rapport, il n'y a rien de semblable à celui de 1831, quoiqu'il soit fait aussi par Double. La commission, si riche de l'expérience des médecins de l'Asie et de l'Europe, abandonne la science des Aneslcy, Christie, etc., et de tous ces grands maîtres qu'elle nous vantait alors, et nous sommes réduits à deviner ses énigmes, ou à suivre les ordonnances de notre inspiration. Une boutique d'apothicaire *ad libitum !* Voilà le codex qu'elle offre à nos départements, pour combattre le choléra ! « Cependant notre plaie est très-maligne, et il n'y a personne qui juge comme il faut de la manière dont elle doit être bandée. » L'Académie elle-même nous dit, sans pitié, que tous les remèdes sont inutiles, ou d'un succès incertain. Hélas ! « ce n'est pas une herbe, ou quelque chose appliquée sur cette plaie qui nous guérirait ; c'est la parole amie qui guérit tout, et nous avons vu avec douleur qu'elle n'a que des scorpions à nous offrir. »

« Les chances de succès se sont accrues, vers la fin de l'épidé-
» mie. Dans la première époque, les guérisons ont été rares, quels
» que fussent les traitements.

Pourquoi alors avoir tant recommandé de se hâter d'employer les secours de l'art? La commission se trompe ; au 15 mai, nous n'étions pas à la fin de l'épidémie ; elle a duré jusqu'à la fin de septembre.

Convalescence.

« Il faut régler le *traitement* de cette période. »

On ne traite pas une convalescence ; on la fête ; on la maintient : on ne la drogue pas avec les *moyens qui ont combattu les accidents.* Ne craignez-vous pas de formuler des ordonnances de mort, en prescrivant encore la saignée, quand

cette période (la convalesceuce), a un caractère inflammatoire? Est-il imaginable qu'un malade qui vient d'être soumis à la torture de la lancette, de la glace et de la polypharmacie la plus tumultueuse, puisse, après tous ces traitements
débilitants, se trouver dans une disposition de force en excès, et d'irritation qui nécessite la saignée, et qui *doive être
attaquée plus vivement et avec plus d'énergie que les accidents
de la première invasion?*

Nous n'osons vraiment qualifier une telle prescription!

Prophylaxie.

« Les chlorures, sous toutes les formes, ont souvent fait du
» mal. »

Et vous avez recommandé, en 1831, qu'on s'en lavât fréquemment les mains, et même qu'on respirât *continuellement*
les vapeurs du chlore. « Quand on n'est pas sûr de ses enseignements, il faut au moins l'être de sa mémoire; sans cela on
s'expose, par un simple rapprochement de texte, à se voir
couvert de confusion. »

« Il faut qu'on en répande fréquemment dans les cabinets de
» garde-robe, dans les endroits où se peuvent former de mauvai-
» ses odeurs, dans les lieux où se trouvent de nombreuses réunions
» d'hommes. »

Par exemple, n'est-ce pas, dans nos cafés, restaurants,
nos églises, nos colléges, nos tribunaux, nos ateliers, etc.
Tout cela est insensé, révoltant ! Nous avons abrégé autant
que nous avons pu l'analyse de ce Rapport où l'on semble
s'être efforcé de méconnaître la vérité; car elle se tourne
d'elle-même de tous côtés, pour chercher ceux qui sont
dignes d'elle. « Elle se montre à eux dans ses voies, et elle va
au-devant de vous, avec toute la sagesse de sa providence. »

Si Double a pu faire imprimer des choses aussi condamnables que celles que nous venons d'exposer ; si, après avoir recueilli les documents de toutes les puissances où a sévi le fléau, après avoir été éclairé par les lumières de tous les corps savants, par celles de nos missionnés en Russie ; si, après avoir ajouté à cela sa propre expérience et celle des médecins de la capitale, ce rapporteur nous offre un travail aussi pauvre, que peut-on espérer des divers ouvrages que tant de subalternes ou de docteurs isolés nous ont donnés sur le choléra ? Parmi le grand nombre d'auteurs que nous avons consultés dans nos bibliothèques, nous citerons d'abord M. Dubois d'Amiens, que nous avons eu le bonheur de distinguer.

M. Dubois *à son ami Defermon*.

L'auteur accuse M. Double de s'être dispensé de consulter ses confrères de l'Académie, pendant qu'il était à la besogne, et qu'il tranchait et rognait les *documents* sur lesquels il avait à établir son rapport. Il ne les a assemblés, dit-il, que pour signer, et personne n'a eu connaissance des pièces justificatives. Il nous semble pourtant que le choléra était un événement trop extraordinaire et trop grave, pour ne pas piquer la curiosité de nos savants, et qu'ils ne pouvaient se permettre de signer un travail de si haute importance, sans avoir daigné en prendre connaissance. Il ne faut pas que la science laisse croire qu'elle a voulu mystifier le public, et rendre le ministère complice de cette mystification.

« *Le choléra est anciennement connu*, dit Double ; mais
» c'est une erreur de croire que l'ancien monde ait échangé
» des maladies avec le nouveau, et que de nombreuses maladies aient surgi dans la société. Les noms changent, et
» voilà tout. Les cadres nosographiques s'élargissent, ou se

» ou se rétrécissent, augré de la vanité des professeurs.
Nous avons vu les mêmes pensées chez Plutarque.

« *Le choléra*, dit-il encore, *est un vaste réceptacle*, *un*
» *amas confus de symptômes variés et indépendants.* »

« Chaque médecin puise dans cette sentine tout ce qui lui
» convient pour former ce qu'il nomme des individualités
» morbides, des familles, des genres, etc.; dès lors, si un indi-
» vidu est en proie à un typhus, et qu'il ait des crampes, des
» selles, des vomissements, il faudra qu'une nouvelle indi-
» vidualité morbide vienne s'emparer de lui, et qu'indépen-
» damment du typhus, il ait le choléra. Avec cette manière
» de raisonner, il n'y a pas de médecine possible... Le nom
» d'Arétée n'est cité dans le Rapport, que pour donner du
» relief au paragraphe, et y répandre quelque parfum d'an-
» tiquité. On veut, à toute force, faire concorder les choses.
» Toutes les autopsies si longuement rapportées ne sont que
» des recherches trompeuses. Une maladie qui tue en
» 24 heures ne peut laisser de traces. Ces autopsies ne sont là
» que pour en imposer aux profanes. M. Chambret, en mis-
» sion en Pologne, dit que les secours héroïques de l'art ont
» eu pour résultat *constant* d'augmenter le nombre des
» morts. La mortalité, a-t-il déclaré dans une communica-
» tion à l'Académie, était de 50 sur 100, chez les individus
» qui ne recevaient aucun traitement. Que devient donc la
» conclusion de Double, qui dit que les individus privés de
» secours succombent presque tous? Et voilà comme on écrit
» l'histoire! »

Nous voilà justifié des reproches amers que nous avons
faits à la commission sur la médication active et incendiaire
qu'elle a recommandée en 1831.

« Si l'Académie, continue M. Dubois, a laissé faire une
» œuvre ridicule; si elle a choisi, pour cela, l'homme le plus

» propre à son exécution, la critique doit le signaler : on ne
» peut reprocher à ses membres que de la légèreté, ou une
» confiance mal placée. »

Ne pourrait-on cependant lui appliquer ces paroles de *la
Sagesse* : « L'homme prudent ne manque aucune occasion
de s'éclairer de tout ce qu'il doit faire ; mais le superbe
n'a aucune crainte... Ce qu'il fait de sa tête le condam-
nera ? » Tous nos savants distingués ne pourront donc
trouver mauvais que nous signalions, ainsi que M. Dubois, le Rapport de Double comme la principale cause du
choléra.

« Au lieu de nous apprendre à guérir et de nous tirer
» d'embarras, il nous paie de phrases vides de sens, et cache
» une nudité complète, sous des mots sonores et pompeux. Il
» finit par une mystification. Cela ressemble furieusement
» à du charlatanisme... Il y a de quoi s'indigner, quand
» on nous propose de sang-froid de donner à l'innervation
» une distribution plus regulière... Les expressions me
» manquent pour exprimer ce que je ressens, quand il pro-
» pose sa doctrine à tous ses confrères de Paris et des dé-
» partements.... C'est pousser trop loin la bouffonnerie....
» C'est par trop se moquer..... *Il faut attaquer l'élément ca-
» tarrhal*, dit Double, *avec les moyens dont l'expérience a
» consacré les heureux résultats*. Et quels ! le calomel ! il est
» recommandé en première ligne. On a dit plus haut que le
» choléra abandonné à lui-même tuait 50 malades sur 100,
» et lorsqu'on emploie le calomel, il en périt 60. Voilà ce que
» c'est que de bien attaquer l'élément catarrhal !.... Viennent
« ensuite l'alcool de menthe et l'oxide de bismuth, qui tuent
» 20 malades sur 22, sous les yeux de la commission fran-
» çaise ! ces moyens sont donnés comme principaux, dans
» le Rapport. N'avais-je pas annoncé que la mystification

» serait complète? Le rapporteur se rengorge, après ce
» beau coup, et dit que c'est ce qui constitue une médication
» analytique et importante.... pasquinade scientifique!....
» triple galimatias! ce rapport verse sans cesse le ridicule
» sur son auteur. Jamais Double n'aurait pu s'en laver. »

Malheureusement les deux rapports qu'il a faits sont signés
d'un grand nombre de confrères très-célèbres. Combien de
noms respectables ont été compromis!

« La commission s'était contentée de rapporter, à l'occa-
» sion du choléra, l'éternelle série des causes connues, telles
» que le froid, l'humidité, etc., à l'imitation des nosogra-
» phes. Il paraît que l'*Académie a voulu* qu'elle dise que la
» cause était inconnue. »

L'Académie a donc lu le Rapport, et n'a pas signé les *yeux
fermés*.

« Pourquoi n'a-t-elle pas modifié tous les paragraphes?
» Pourquoi a-t-elle permis qu'avec des riens on cherchât à
» faire quelque chose? Elle a regardé, comme un progrès,
» d'avoir émis des doutes sur la nature contagieuse du cho-
» léra. Double a dit : Le fléau ne s'est pas propagé par con-
» tagion, mais *a pu*. C'est un juste milieu qui ne lui donnait
» pas grande responsabilité. Son doute ne lui a pas dit :
» Abstiens-toi.... ici le sage aurait tort. Aussi la société ne
» s'est-elle pas abstenue d'avoir des inquiétudes, et l'autorité
» ne s'est-elle pas abstenue de demander un million pour les
» calmer. »

Toute cette critique est fort juste. Nous allons continuer
l'analyse des principaux auteurs qui ont écrit sur le choléra.

BROUSSAIS.

« Les Français et surtout les Anglais, qui ont depuis si long-
» temps des communications dans l'Inde, n'importaient cependant

»''pas le choléra chez nous. Les vents, pendant le voyage, détrui-
»'saient probablement la cause de la maladie, quelle qu'elle soit. »

Cette pauvre raison, très-peu digne du célèbre professeur,
peut-elle être admise à l'égard des gens d'équipage et des
passagers? Ils vivaient dans une atmosphère tout récemment
empoisonnée; pourquoi n'avaient-ils pas contracté le choléra,
soit dans le pays qu'ils avaient habité, soit pendant la traversée, avant que *l'air et les vents* aient eu le temps de détruire ses principes morbifiques?

« Ce sont les Russes, qui, par terre, l'ont apporté avec leur ar-
» mée, et l'ont communiqué à la Pologne. »

Pourquoi plutôt à la Pologne qu'à toutes les provinces
par où ont passé leurs troupes? Pourquoi même la Pologne
n'a-t-elle eu la maladie que très-longtemps après ses intimes
et nombreuses communications avec ses ennemis? D'ailleurs,
est-ce que la même cause qui, selon Broussais, a empêché les
Anglais et autres navigateurs de propager l'air empoisonnant,
n'aurait pas dû favoriser aussi les Russes? Est-ce que les
vents ne devaient pas leur rendre, comme aux Anglais et aux
Français, le service de détruire la cause du mal funeste, pendant leur long retour de l'Asie? Au reste, si la mortalité,
parmi l'armée russe, qui a importé le fléau, eût été aussi
grande que parmi nous, comment serait-il échappé un seul
soldat, dans une guerre lointaine, où les fatigues, l'étrangeté
du climat, et les causes ordinaires des maladies militaires,
en emportent déjà un si grand nombre?

« *Causes déterminantes* : Un vent froid, un soleil ardent. »

Rappelons-nous donc que le choléra a sévi (à ce qu'on a
dit) dans toutes les latitudes et dans toutes les saisons; qu'il
n'y a pas de soleil ardent dans les pays froids, ni de froid
vif dans les climats brûlants.

18

« Le mal tient à des perturbations atmosphériques. »

Il n'est donc pas contagieux de sa nature, comme l'auteur l'insinue. Une armée en marche peut-elle *apporter une perturbation atmosphérique ?* non, sans doute.

Cet ouvrage ne présente que des *on dit*, sans aucune réflexion philosophique.

« Les personnes frappées de terreur sont très-disposées à l'épi-
» démie. »

Alors nous sommes en droit de dire à Broussais : Avez-vous médité cette pensée profondément ? puisque vous reconnaissez que tout ce qui peut effrayer le malade, ne fait qu'attenter à sa vie, pourquoi professez-vous publiquement que le choléra est contagieux, surtout quand les docteurs de l'Europe, en immense majorité, ont assuré et publié qu'il n'est qu'épidémique ? Pourquoi laissez-vous le journalisme faire l'apologie de votre doctrine, et s'emparer de vos leçons et de vos pensées effrayantes ? Pourquoi même nous donnez-vous à méditer plusieurs anecdotes, que vous citez et qui vous condamnent ? « Un personnage, dites-vous, s'amuse à calculer sur une carte le chemin du choléra. » Cette carte était celle de M. Moreau de Joannès. Nous allons voir tout le mal qu'elle a pu faire, en nous retraçant l'image des évolutions d'une sorte de grand boa qui vient pour nous dévorer. Si on s'était contenté de nous effrayer par la publicité de nombreux articles successifs de la marche du fléau, cela n'eût pas produit sur nous des impressions durables.

> Segniùs irritant animos demissa per aures,
> Quàm quæ sunt oculis subjecta fidelibus, et quæ
> Ipse sibi tradit spectator.....

Mais, les yeux fixés sur cette carte malheureuse, il n'y avait plus à douter d'un danger imminent ; il fallait croire et trembler.

« Ce personnage, dit Broussais, fait venir plusieurs fois son mé-
» decin, pour supputer avec lui les jours qui devaient s'écouler
» avant l'arrivée du fléau; il craint toujours d'en être atteint. Son
» imagination s'en occupe continuellement, et tous les jours il di-
» sait : Je n'ai encore rien. Le choléra est arrivé, la diarrhée lui
» prend, et le malade succombe aussitôt. »

Il ne faudrait qu'un exemple semblable pour comprendre
où est l'action véritablement funeste du choléra. Broussais en
cite plusieurs ; mais il est loin d'en saisir l'application salutaire et rationnelle.

M. FOI.

Frappé de la frayeur que la maladie inspire aux Polonais,
l'auteur calme les esprits, comme fit Desgenètes en Égypte.
Il s'inocule le sang des malades ; il avale leurs vomissements.
C'est très-bien ; mais nous verrons bientôt qu'il est loin d'être
conséquent avec lui-même. En effet, malgré ces expériences
dégoûtantes, et qu'on serait tenté de trouver mensongères,
comment voulez-vous, lui dirons-nous, que les malades et le
public croient qu'il ne règne qu'un mal épidémique, quand
du reste, ils vous voient montrer tant d'importance et d'empressement à empêcher les communications, à employer, en
un mot, tout ce qui signale les dangers de la contagion et
nous dit que la mort est là ?

 « Le mal s'affaiblit à mesure qu'il gagne des peuples où la po-
» lice et l'hygiène sont bien observées. »

Il est pourtant évident que nous avons eu bien plus de
victimes que les Polonais, que vous accusez de malpropreté.

« Il faut respecter l'ordre public. »

Mais c'est un devoir, une loi sociale, éternelle, générale. Cela
n'entre pas dans une ordonnance médicale. C'est parler en
commissaire de police et non en docteur.

« Il faut laisser la police s'introduire partout. »

Voilà des choses qu'un médecin ne devrait pas publier !
il ferait croire que le choléra n'est arrivé, parmi nous, que
comme un grand gendarme, dirigé par l'autorité. Laissez
celle-ci s'occuper de l'application des lois, et n'excitez pas sa
sévérité dans un moment où nous avons tant besoin de ménagements. Que la politique gouverne les hommes, comme
les circonstances l'exigent ; mais que la science ne lui four-
nisse pas des armes qu'elle ne lui demande pas. Une chose
qui frappera tous les esprits, et qui les mettra en garde contre le système des contagionistes, c'est que, divisés entre eux
par des contradictions perpétuelles, sur tout ce qui regarde,
et la source, et la nature, et la cause, et le traitement des maladies pestilentielles, ils sont unanimes sur les vues, les besoins et les exigences de la médecine politique. C'est à qui
défendra même le plus follement les sévérités des lois sanitaires, et en proposera de plus absurdes.

« La classe misérable est frappée la première. »

Est-il permis de croire que le miasme cholérique recherche
la demeure du pauvre, la misère, ou des excès, pour agir
funestement ? D'ailleurs, le riche ne commet-il pas plus de
fautes d'hygiène, ne fait-il pas plus d'excès que le pauvre ?
N'a-t-il donc pas eu aussi sa part proportionnelle dans le
malheur général ? Si vous dites que les riches *sont morts
par peur*, pourquoi ne pas admettre la même raison pour la
class epauvre ; et si l'on peut, selon vous, éviter le fléau avec
la bonne philosophie du riche, pourquoi n'avoir pas inspiré
cette philosophie au pauvre ? Pourquoi, au contraire, l'a-t-on
affligé, en le désignant comme la première victime, en lui
montrant sa misère, comme cause infailliblement mortelle ?

« Le choléra présente les caractères de vingt maladies différen-
» tes. »

Avec cette latitude malheureuse, toutes nos maladies journalières seront le choléra. Au surplus, nous saisissons cet important aveu, pour nous en servir contre ceux qui prétendent caractériser notre fléau, avec deux ou trois symptômes essentiels. Que penser d'un fléau qui n'a aucun signe spécial et certain, qu'on ne peut rapporter à aucun cadre nosographique, d'une manière déterminée, qui se prête à tout et sera le choléra, quels que soient les symptômes qui se présentent! N'y a-t-il pas là une exploitation épouvantable, qu'on livre à la préoccupation et au charlatanisme?

« Les leçons que les feuilles publiques envoient chaque jour à » leurs abonnés ont fait plus de mal que de bien. »

Les feuilles publiques n'ont fait que révéler les grossières erreurs que publiait elle-même la science.

Fodéré.

L'auteur est indigné de ne pas trouver grâce pour son livre, en faveur duquel il a frappé *inutilement* à toutes les portes. Il tonne contre l'*esprit de vertige, qui semble exciter la marche du choléra, au lieu de lui couper les ailes.*

« On me dira, s'écrie-t-il, que je n'ai pas vu ; mais les faits, rap- » portés par les gens qui ont vu, se trouvent avoir cent faces » différentes ; à quoi bon alors d'avoir vu? à quoi bon entasser le » désordre ? »

Jusqu'à présent, Fodéré se trouve dans notre position, et pense comme nous. Il plaisante nos jeunes députés en Pologne, à qui il ne manquait, dit-il, que l'expérience médicale. Il appelle de tous ses vœux une révolution dans l'Académie, qui, au lieu de s'occuper de travaux utiles et pratiques, ne donne son attention qu'à des puérilités et à des suppositions brillantes, à des contradictions, continuellement renouve-

lées par les célébrités du jour. « Les titres et les honneurs,
» ajoute-t il, arrivent aux prôneurs de niaiseries, et rien
» pour celui qui propose des choses utiles. »

Il nous indique un ouvrage de Charles Preux, intitulé : *Recherches pour rassurer les peuples effrayés.* Nous n'avons pu nous le procurer dans aucune de nos bibliothèques, et cependant Fodéré en a eu connaissance.

Fodéré croit au choléra, mais il n'y voit que celui de l'Europe. Au moins cette pensée-là, quoique nous ne la partagions pas, ôte à la maladie son caractère exotique, et la dépouille de ce qu'elle a de vague, d'insolite et de merveilleux, qui affecte l'imagination et commande la terreur. Il pense ensuite que le choléra est contagieux, et qu'il a été apporté par les Juifs colporteurs. Nous ne pouvons expliquer une telle contradiction, puisqu'il vient de dire qu'il ne voit dans le *prétendu* fléau asiatique que le *choléra nostras*

« M. de Humbolt dit, qu'on ne sait comment le choléra est
» venu en Russie. »

Voilà une autorité bien respectable! que deviennent alors ces attestations si complaisantes, si affirmatives ; ces statistiques qui veulent nous persuader que ce sont les armées russes qui l'ont apporté en Europe? Fodéré pense bien comme nous, que si le choléra était dû à des émanations locales, amenées dans nos climats, ces émanations bientôt disséminées dans l'air se fussent anéanties. Mais comment concevoir qu'avec une telle opinion, il ait pu soupçonner le choléra contagieux? Est-ce que le miasme, les principes empoisonnants de la contagion, qu'il semble reconnaître, ne doivent pas aussi s'évaporer dans l'air et s'y détruire? Au surplus, nous invoquons cette thèse, toute défectueuse qu'elle est, comme un témoignage que notre doctrine n'est point une vision isolée et sans appui.

En 1839, nous avons eu occasion de revoir l'ouvrage de
Fodéré. Celui qu'on nous a présenté à la bibliothèque, nous a
paru étrangement différent, et quant à la doctrine, et quant au
style ; de sorte qu'on ne peut s'exposer à citer cet auteur, sans
se trouver démenti par l'une des éditions. Si dans l'extrait que
nous allons donner, on rencontre des pensées qui ont un air
de famille avec les nôtres, nous croyons pouvoir dire qu'elles
ne sont que l'écho de celles qu'on lira dans notre correspondance avec nos ministres du commerce, en 1835 et années
suivantes.

« La grande question du choléra devait être traitée devant un
» sénat médical de toute les nations, et dégagée de tous les préju-
» gés de l'éducation médicale... On est indifférent aux maux qui
» ne nous touchent plus... Ceux qui ne tirent des lumières que des
» entrailles de la mort, viennent se moquer de ceux qui passent
» leur vie à interroger l'organisme vivant. A ceux-là il ne faut
» qu'un peu d'euphonie, quelques phrases prononcées comme
» d'inspiration, pour persuader qu'il est inutile de fouiller dans
» le passé. Que n'ai-je pas eu à souffrir, moi qui cherchais des
» lumières nouvelles, de voir que les grands corps scientifi-
» ques restaient impassibles devant cette grande calamité, et se
» contentaient d'entretenir le lecteur de diverses lettres et mé-
» moires, sans entrer dans une discussion importante , ou bien se
» borner à agiter la question d'envoyer des commissions pour voir
« ce qui se passe. Ah ! grands dieux ! quel fruit en avez-vous
» retiré ? des on dit, des oui, des non... Les académies ont reçu
» les communications, comme une glace reçoit les images. On
» savait que, selon l'opinion générale, la maladie dépendait de
» causes générales, et n'était nullement contagieuse... Puisse
» M. Larrey ne pas vouloir nous familiariser avec le choléra ,
» comme on l'a voulu pour la fièvre jjaune. L'Académie des scien-
» ces, ainsi que celle de Saint-Pétersbourg, paraît ne vouloir s'oc-
» cuper que de sciences spéculatives, et rester étrangère à un mal
» que tous les savants, aussi bien que les ignorants , reconnais-
» sent. »

Si ces académies ne veulent pas s'en occuper, elles ont, sans doute, de fortes raisons pour cela.

« C'est en 1817 qu'il est parti d'Asie. D'endémique qu'il
» était, il est devenu épidémique chez nous. Il s'est fait un nota-
» ble accroissement, dans l'activité des causes qui le produisent
» et dans la susceptibilité des sujets à le contracter... et puisqu'il
» passe de proche en proche, dans des climats opposés, il faut
» bien que ce soit en vertu de l'élément contagieux, qui reproduit
» partout les mêmes symptômes, jusqu'à extinction de cet élé-
» ment. »

Toutes ces pensées sont indignes de la plume d'un professeur.

» Voilà donc un véritable passage d'une maladie par infection,
» à celle par contagion, par   suite d'un *travail vital,* qui rend la
» maladie plus grave, et qui multiplie les semences, comme pour
» la peste, la fièvre jaune et autres maladies, qui se communi-
» quent par contagion. »

Quoi ! le travail conservateur de la vie rendrait une maladie
plus grave ! que devient donc cette bonne nature, qui veille
sans cesse à notre conservation, et n'est occupée qu'à élaborer
nos causes morbifiques, qui digère même les poisons, tend à
les assimiler à nos humeurs, ou au moins à leur ôter leur
propriété destructive ?

« J'estime que le choléra est une maladie produite par infection
» devenue épidémique, épidémie contagieuse, puis contagion épi-
» démique. »

On ne risque pas de déshonorer l'auteur, en lui prêtant de
telles absurdités. Il n'existe plus !

« Dans la séance du 4 janvier 1831, M. Lassis reproduit, à l'A-
» cadémie, les opinions plusieurs fois émises sur les épidémies et
» les contagions, à savoir, que le typhus, la fièvre jaune, le cho-
» léra, qui ne sont que la même maladie, ne se développent que

» par les mesures sanitaires qu'on emploie , parce que ces mesu-
» res mettent les villes comme dans un état de siége, empêchent la
» circulation, frappent le moral, diminuent l'alimentation, l'arri-
» vée des subsistances, et causent l'intensité de l'épidémie. »

Voilà bien nos pensées. Mais remarquons que Fodéré ne songe aucunement à combattre ces justes observations de M. Lassis.

« En vain MM. Keraudren et Marc lui objectent que des mesu-
» res ont été prises à Saint-Pétersbourg, et que la maladie n'y a
» pas pénétré, il persiste dans son opinion. »

Il est faux que les cordons aient préservé non-seulement Saint-Pétersbourg, mais même aucune des capitales du nord.

« Le *doute* sur la contagion tend à rendre moins efficaces les
» cordons sanitaires. »

Quoi ! il ne faut pas même douter de la contagion , *devant cette opinion générale qui* (de son propre aveu) *a déclaré la maladie non-contagieuse?* C'est par trop se moquer.

« Le 10 juin 1831, le ministre *passe outre*, contre les recher-
» ches de plusieurs membres de l'Académie , sur les mesures à
» prendre sur le choléra. Il leur répond que l'instruction deman-
» dée à l'Académie n'ayant pu être fournie à temps, il l'avait rem-
» placée par l'instruction de M. Moreau de Joannès. »

Que pouvons-nous dès-lors espérer de nos sollicitations, quand nous voyons M. le ministre ne pas daigner même attendre une décision académique, qui eût au moins couvert sa responsabilité, et s'en tenir, dans une affaire aussi grave, au jugement d'un seul individu, qui n'est pas même médecin?

M. Brière de Boismont.

« Les médecins observateurs avaient annoncé hautement de-
» puis plusieurs années, que le fléau atteindrait l'Europe. »

Il faudrait du moins nommer ces singuliers prophètes, et savoir au moyen de quelles données, et dans quelles vues, ils nous ont fait cet épouvantable pronostic. De quel droit ces médecins anonymes annoncent-ils une maladie terrible, sans avoir la charité d'adoucir au moins leur nouvelle, par le correctif d'une thérapeutique rassurante ? Ne peut-on leur dire : « *Gladius in labiis eorum !* Ils ont marché dans des voies qu'ils inventaient eux-mêmes. » Ils ont commis une faute grave et sans excuses légitimes ; car enfin le choléra, tout voyageur qu'on l'annonçait, ne pouvait-il s'arrêter ? A-t-il infecté toute la terre ? Y avait-il nécessité absolue qu'il visitât notre France ? Ces *médecins observateurs* ont donc couru, de gaîté de cœur, à la malédiction des peuples, en leur jetant, comme nous avons vu, la terreur et la mort.

« Nous consultions la carte du fléau. »

Cela nous semble bien puéril ; car à quoi pouvait servir cette carte de M. Moreau de Joannès ? Pouvait-elle apprendre quelque chose d'essentiel à connaître ? Certes, l'auteur ne voudrait pas nous en imposer, et cacher un acte ridicule sous les apparences du zèle et de la capacité ! Cette carte tracée ne pouvait montrer que le chemin parcouru, et non le chemin à parcourir, ce qui eût été le point essentiel à savoir. Par conséquent ces messieurs ne pouvaient, consciencieusement, se faire un mérite de l'avoir eue constamment sous les yeux, comme de petits Bonapartes, qui étudiaient la carte du pays sur lequel ils s'apprêtaient à combattre.

« Quinze cents malades sont *entassés* dans des hospices créés à » la hâte, et pourtant il n'y a parmi eux aucun cholérique. »

Voilà des choses de la plus grande importance à noter !

« Il a fallu une bataille avec les Russes, pour le faire éclater. »

Mais ne se battait-on pas depuis longtemps ! ne se faisait-on pas des prisonniers de part et d'autre ?

« C'est bien, *à quelques nuances près*, le choléra d'Asie. »

Nous pourrions bien demander à messieurs de la commission, où ils avaient pris une connaissance pratique de la maladie, pour être autorisés à y distinguer cette *nuance*, cet à *peu près* asiatique ! Voilà, au surplus, un aveu d'une nouvelle importance ! Comment le choléra n'apporte-t-il, chez nous, qu'une sorte de bâtard, et n'y produit-il pas ce qu'il est lui-même ? Pourquoi tant de médecins y voient-ils ensuite un enfant légitime de l'Asie, malgré l'assurance d'un honorable docteur qui a vu la maladie et qui prétend qu'elle n'est qu'une *à peu près* ?

« Si Varsovie n'eût pas été palpitante du grand drame qui se » *jouait* à ses portes, le choléra y eût fait beaucoup de mal. »

Donc le fléau y a peu causé de ravages ; donc quelque cause morale écarte ou appelle la mortalité, dans cette circonstance. L'auteur avance ici des réflexions favorables à notre doctrine, et démontre très-clairement la véritable source du choléra. Nécessairement l'épidémie (en la supposant réelle) est là. Elle plane sur les Polonais ; tous les éléments de la misère, la crainte d'être subjugués, les lois de l'hygiène enfreintes de toutes parts, toutes ces choses, à coup sûr, devaient hâter, pour eux particulièrement, la marche et les attaques du fléau ; et pourtant à peine les rapports officiels de leur armée et les lettres de Varsovie prononcent ce mot. On s'en occupe fort peu ; on songe à des intérêts plus graves. Le fléau n'est qu'un sujet d'entretien secondaire. En admettant même l'hypothèse de la contagion, les communications inévitables entre les armées en présence, par le moyen des attaques à l'arme blanche, et des prisonniers qu'on se fait réciproquement, n'auraient-elles pas dû étendre et propager le mal, bien avant la prise de la ville?

« La chute du pouls est le symptôme essentiel. »

La peur ne suffit-elle pas pour arrêter ou du moins dénaturer les mouvements du cœur? M. Foi n'a-t-il pas dit d'ailleurs, que la maladie n'avait aucun caractère spécial qui la distinguât?

« La diarrhée suffit pour caractériser le choléra. »

Tout à l'heure c'était la chute du pouls. Considérons toutefois combien cette dernière assertion, qui fait reposer le signe caractéristique du fléau sur une affection aussi commune que la diarrhée, a dû causer de mal! Dans quel temps ne se rencontre-t-il pas des malades travaillés par ce trouble intestinal, et combien d'individus ont été constitués cholériques, et par conséquent dévoués à une mort presque certaine?

« Le choléra n'attaque d'abord que des personnes isolées çà » et là. C'est alors qu'il a reconnu les localités et choisi ses victi- » mes, qu'il sévit. »

Voilà donc le fléau devenu un personnage qui raisonne, qui médite ses vengeances, et se consulte pour savoir où il portera ses premiers coups! L'honorable M. Brière devrait bien laisser ces pensées romanesques aux auteurs du moyen âge!

« La saleté des Polonais a passé pour proverbe; ils avaient » toutes les privations et les alarmes qui accompagnent la guerre, » et cependant ils ne sont affectés que tardivement de la maladie; » encore croit-on plus *aux empoisonnements de la médecine* qu'à » la présence du fléau. »

Ecoutons bien nos adversaires.

« Malgré l'encombrement des troupes et le voisinage des pesti-
» férés, malgré un contact qui dure depuis si longtemps, on ne
» compte que *fort peu de malades*. »

Tout ce que dit si loyalement M. Brière détruit, ce nous
semble, le fait du choléra, et le réduit à la mesure d'une fable.
A quoi tendaient donc en France nos ordres de propreté si
sévèrement enjoints par notre Académie, et toutes nos défenses et mesures de police, quand on nous montre toute une
nation si loin d'observer tout cela, et qui cependant a cent
fois moins souffert du fléau que nous?

M. Brière donne le choléra aux enfants de 3 ans.

De très-rares partisans du choléra nous en ont cité quelques observations; mais nous les rejetons comme des faits
erronés et complaisants. Les enfants partagent la misère de
leurs parents. Ils sont gourmands et plus mal nourris que
les adultes. Pourquoi ne figureraient-ils pas pour le plus
grand nombre dans la mortalité? Pourquoi d'ailleurs
M. Brière parle-t-il seulement des enfants de 3 ans? Pourquoi ceux à la mamelle ne comptent-ils pas parmi les victimes? Toutes les probabilités redoutables étaient contre eux.
Ah ! si nous avions été les témoins de cette mortalité, notre
raison eût été contrainte de trouver au choléra une explication moins révoltante, et nous n'aurions pas eu à accuser le
fanatisme de l'amour de la nouveauté, l'ignorance, ou le po-
sitivisme honteux du siècle. Nous nous serions rendus à l'évidence d'une épidémie contagieuse en voyant que nos enfants,
si peu accessibles à la peur d'un fléau, dont ils ignoraient la
gravité, si peu sensibles aux maux de l'imagination, avaient
partagé avec nous les ravages de la maladie.

« Tous les médecins, qui ont parlé de la peste, ont regardé la
» peur comme le principal propagateur de l'épidémie. »

Étudiez donc les effets de ce principal propagateur ; demandez-lui le chiffre de la mortalité qu'il peut causer à lui seul, et vous n'aurez plus rien à imputer à la contagion, ni à l'épidémie.

Nous voudrions bien que les auteurs, qui notent avec tant de raison la grande influence de la terreur pendant les fléaux pestilentiels, fussent plus réservés dans la description de leurs symptômes. Certes, l'épileptique présente, dans ses accès, un *facies* bien plus hideux et dégoûtant que celui du cholérique. Cependant, parmi nos bons auteurs, pourrait-on nous en citer un seul, qui se soit fait une sorte de plaisir de nous émouvoir dramatiquement, par le récit des diverses grimaces convulsives de ces malades?

« Plusieurs même prétendent que la peur seule suffit pour dé-
» velopper les symptômes du choléra. »

Mais c'est incontestable! ils sont eux-mêmes les symptômes d'une peur excessive, et nous aurions désiré que M. Brière n'oubliât pas de confirmer cette assertion, qu'il ne fait que poser.

« Nous ferions une longue liste des autorités qui ont remarqué
» que, s'il était possible de soustraire les habitants d'une ville aux
» impressions morales, on diminuerait singulièrement la morta-
» lité. »

Oui, sans doute, c'est possible, au moyen des consolations, ou plutôt d'un silence généreux, parce que l'influence mortelle de la terreur ne vient que de nos journaux, de nos descriptions, de nos publications indiscrètes, et de nos prétendues mesures sanitaires. Qui a jeté l'effroi dans tous les coins de la France? Est-ce le peuple qui s'est mis lui-même dans cet état de consternation, dont nous avons été les témoins? Qui donc a remué douloureusement son imagination? Qui donc lui a envoyé cet ennemi invisible, la terreur? Peut-on nier que cette passion n'ait été excitée, avant et pendant le

règne de notre choléra ? Peut-on s'empêcher d'attribuer tous
les malheurs qu'elle a dû produire, et aux maîtres de la
science, et à la publicité de leurs rapports ?

« La mortalité a été peu remarquable chez les Polonais. »

Et cependant vous nous dites qu'ils sont dénués de tout ;
qu'ils n'ont que des médecins ignorants, ou des charlatans,
et qu'ils n'ont pour médicaments que des drogues empoisonnées.

« A Bucharest, où *l'effroi était général*, les victimes tombaient
» par milliers, et faisaient des solitudes. »

Il ne faut donc publier que des choses rassurantes, ne pas
donner un corps hideux à un être imaginaire, et ne pas proposer, surtout aux populations effrayées, cent poisons pharmaceutiques.

« Il ne s'agit que de détourner l'attention publique. »

Cette sage recommandation eût fait partout des miracles,
si elle avait pu être accueillie.

« La mortalité ne date en Pologne, et surtout chez les riches,
» que de la bataille d'Ostrolenka. »

C'est qu'alors les esprits n'étaient plus soutenus par l'espérance, et que le deuil général se prêtait aux nouvelles
qu'on répandait sur le compte du fléau. Que le sort des armes
eût donné la victoire à cette nation malheureuse, et jamais
elle n'eût connu le choléra, malgré ses nombreux contacts
avec ses ennemis, et les prédispositions fâcheuses où elle
se trouvait.

« Le choléra a servi aux affaires politiques. »

Cette pensée a une portée effrayante, à laquelle on n'ose
s'arrêter; car elle donnerait une explication coupable à tous
les fléaux pestilentiels. Elle tendrait à jeter sur les gouvernements un odieux que nous ne déversons que sur le non-savoir

des médecins. On peut penser que dans les temps de barbarie, et chez des princes despotes de l'Orient, la politique a pu faire de la peste, telle que la science la présentait, un moyen de répression des peuples, autant qu'un moyen de limiter la population en excès ; que des écrivains, étrangers à ce secret affreux, ont pu prendre le fait apparent de la peste, et en signaler les caractères merveilleux dans l'histoire ; qu'ensuite les médecins, par respect pour l'antiquité, l'ont introduite dans leur nosographie, sans plus ample considération ; et, attendu que cet événement se reproduit rarement, et ne laisse pas assez de temps pour l'étudier à fond et en démêler le faux ; attendu aussi que le mal passé s'oublie aisément et n'intéresse plus, on n'a jamais établi rien de positif et de sensé dans les traités sur cette maladie. C'est pourquoi on s'est laissé aller à une préoccupation qu'excusait l'ignorance des temps ; et de longues traditions successives sont venues bientôt confirmer le préjugé dans l'esprit des nations. Mais dans une civilisation comme la nôtre, on ne peut rien soupçonner de cela, et on ne peut s'arrêter à une pensée aussi désolante que celle de M. Brière.

« La contagion est le seul moyen propagateur. L'origine du mal » paraît être un mauvais air venu d'Asie. »

Ces deux propositions sont contradictoires.

« A Opatow, la crainte de la contagion est générale. Tous les » travaux sont suspendus, les maisons sont remplies de morts, des » commissaires de Varsovie arrivent et rassurent les habitants. Ils » *ne font autre chose que de ranimer leur courage*, et *sur-le-* » *champ* le fléau cesse. »

Sont-ce là des armes accablantes contre le terrorisme de nos adversaires ! ranimez donc partout le courage ; car partout on a semé l'effroi. Rassurez, mettez la médecine morale en première ligne, et vous n'aurez plus de choléra à décrire.

Nous nous sommes procuré un ouvrage de M. Brière, qui présente des points de doctrine différents de ceux qui se trouvent dans celui que nous venons d'analyser. Nous aimons à y recueillir des pensées qui servent parfaitement notre cause. Il n'y accuse pas la politique, comme nous avons eu à le reprocher à plusieurs auteurs, et nous approuvons cette réserve. Nous avons toujours manifesté notre indignation contre ces soupçons injurieux. Le monde est grand. Les rois ne sauraient-ils pas faire comme les républiques des abeilles et des fourmis, et envoyer l'excès des populations chercher au loin des lieux favorables à l'établissement d'une société nouvelle, sans se servir des folles conceptions de la science? Nous laissons donc à celle-ci la honte d'insinuer que les pestes sont des moyens d'écouler le trop plein de la société. Non, nous ne rechercherons pas le sens profond de la peste, dans un machiavélisme cruel; nous le trouvons dans la crédulité des siècles d'ignorance, le non-savoir et la constante disposition des esprits à suivre la routine et les préjugés établis.

« Il y a des millions de difficultés à vaincre, pour établir des » cordons : on les trompera toujours. Ils ne font que multiplier la » maladie, en frappant les esprits de terreur, en traquant les pau- » vres habitants. Il faut s'élever contre ces mesures, tristes restes » de la barbarie... En enlevant les malades, on les porte au déses- » poir. Cela fait frémir d'indignation, quand, surtout, on pense que » cet effroyable sacrifice n'a aucune utilité! Cependant il faut en- » core essayer des cordons généraux, jusqu'à plus ample informé. »

Nous serions-nous attendu à cette prescription si contradictoire aux belles pensées que l'auteur vient d'émettre?

« Partout ce sont des titres mensongers qui démontrent, jus- » qu'à l'évidence, que ce siècle, qui se croit celui des lumières, est » au moins celui des fripons. »

Cette vigoureuse sortie excuse un peu celles que nous nous

sommes permises contre nos adversaires, chaque fois que nous avons trouvé leur doctrine mensongère, ou hostile à la santé publique.

« En lisant les statistiques publiées depuis 1817, quarante mil-
» lions de victimes sont tombées, et le découragement s'empare de
» l'âme. Les populations affaiblies par cette longue liste de causes
» débilitantes, que nous avons signalées, se trouvent démoralisées
» surtout par *une frayeur horrible,* dont il est difficile de se faire
» une idée... Partout le choléra retentissait d'une manière lamen-
» table. C'était le cri d'une terreur générale. Nous pourrions citer
» des villes où des individus sont devenus fous par la crainte de
» la maladie, et déjà même en France, nous avons de pareils états
» à déplorer. Ainsi donc, des millions de malheureux qui n'ont
» pas de pain, des riches tremblant de frayeur, des foyers d'in-
» fection, voilà, en dernière analyse, les matériaux qui donnent
» au choléra sa *prodigieuse activité.* »

Dans cette étiologie, si M. Brière calculait bien les résultats des premières causes, qu'il vient de rapporter, et les effets funestes qui les accompagnent toujours, il n'aurait pas besoin de faire entrer en ligne de compte les foyers d'infection hypothétique, et la présence d'un fléau imaginaire.

« La mortalité, si prodigieuse les premiers jours, si considéra-
» ble dans les villes, est encore une preuve convaincante de no-
» tre opinion. De quoi se compose-t-elle en effet? des individus
» qui présentent un côté vulnérable, de ceux que l'effroi a privés
» de toute force morale. »

Ces nouveaux matériaux de la maladie, ces éléments ne sont-ils pas cent fois plus sensibles et plus vrais que les prétendus foyers d'infection? *Seuls,* n'expliquent-ils pas suffisamment les causes de la maladie?

« Lorsque les malingres ont succombé, on voit tout-à-coup le
» nombre des morts diminuer, parce qu'on se familiarise avec le
» danger. »

Parce que la terreur s'use, comme toutes les passions, et parce que les victimes, vaincues par elle et prédisposées par des maladies antérieures, sont dans la tombe.

« La mortalité augmente de nouveau, lorsque des événements » imprévus viennent épouvanter la population, et lui inspirer des » craintes exagérées. »

Cette dernière phrase est admirable de sens, et chasse le choléra sans retour. Elle prouve que, sans quelque événement *imprévu, épouvantable*, la maladie aurait cessé, et qu'elle n'a, pour aliment de sa recrudescence, que la terreur, comme aussi elle n'a eu besoin que de ce poison moral dans les premiers jours, pour causer la mort chez les gens délicats, ou valétudinaires, qui ne manqueront jamais dans la pratique médicale.

« Cette peur était sensible à Varsovie, et chaque fois qu'il y avait » quelque mauvaise nouvelle, quelque mesure sinistre, préventive, » qui frappait l'esprit du peuple, la mortalité était très-grande. »

Si le choléra était vraiment la cause mortelle, verrait-on la mortalité toujours coïncider avec un état manifeste de la consternation plus ou moins accablante ?

« Après la nouvelle d'Ostrolenka, le nombre des morts aug-» menta. »

Nouveau sujet de terreur, nouveaux résultats des effets de cette passion.

« Quand le choléra vint à Varsovie, on hésita longtemps parmi » les médecins. »

Souvenons-nous que, dans le temps, le *Moniteur* et les *Débats* nous ont dit que les Polonais niaient le choléra, ou disaient que c'était fort peu de chose ; qu'il suffisait, pour le guérir, de quelques soins de propreté. Nous sommes persuadé que, d'après les excellentes idées que nous venons de

rapporter dans cet extrait, M. Brière a été du nombre de
ceux qui doutaient de la nature du mal, et que, s'il lui eût
été possible d'entraîner ses confrères dans ses convictions, il
n'y aurait pas eu à Varsovie d'autre mortalité, que celle qui
accompagne l'état plus ou moins misérable de la guerre, et
qu'on n'y aurait pas même prononcé le mot funeste de *choléra*. Cependant, nous pourrions un peu gronder notre très-
honorable confrère de sacrifier à l'opinion commune; car il
finit par recommander aux fonctionnaires d'adresser, aux comités supérieurs, le nombre des malades, leur nom, leur
âge, etc. Voilà des soins qui nous semblent peu en harmonie
avec les vues si philosophiques et le scepticisme, que nous
venons de signaler dans son ouvrage. Au surplus, nous nous
emparons avec reconnaissance de toutes les assertions généreuses et sages qu'il renferme, qui sympathisent si bien avec
les nôtres, et qui ne peuvent manquer de nous aider dans la
tâche que nous nous sommes imposée.

« Il n'y a que les sots et les intéressés, qui ajoutent foi trop légè-
» rement aux faits extraordinaires, et ne se donnent pas la peine
» de les approfondir et d'en chercher la cause. »

L'application de ce précepte magistral eût épargné à nos
savants mille négligences, dont l'histoire leur fera un reproche
amer, puisque leur préoccupation a eu des résultats aussi
funestes.

Quand on est chargé, par un ministre, de veiller à la santé
publique, et d'étudier une maladie, un phénomène, il faut
d'abord savoir si tout cela existe, et ne pas commencer par
admettre une hypothèse qui peut n'avoir de réel que la terreur éclatante, dont on l'accompagne. Peut-on se permettre
des publications indiscrètes, et lancer dans le public un fait,
dont la raison ne peut se rendre compte, et que tout portait
à démentir? La raison, en effet, peut-elle suivre une doctrine

pleine de déguisements, et de pensées sans intelligence? Les faits même les plus matériels doivent-ils échapper à son jugement? La vérité porte en soi une puissance d'enseignement à laquelle rien ne résiste. Si l'histoire du choléra n'était pas une sotte invention, est-ce qu'elle serait, comme nous l'avons vu jusqu'ici, une série de mensonges et de contradictions, même entre ceux qui y croient sincèrement? Le premier qui l'aurait traitée *ex professo*, n'eût pas manqué d'entraîner toutes les convictions dans ses raisonnements, et n'eût point trouvé d'adversaires sérieux. Quoique M. Brière ne nie pas formellement le choléra, il est sur la voie, et nous le remercions de ses enseignements, et surtout de n'avoir pas eu cette foi aux choses merveilleuses du fléau, qui nous ont si souvent scandalisé dans les ouvrages de nos adversaires, et qui ne sont qu'un reste de ce mysticisme qu'on appelait autrefois science occulte, cabalistique, astrologie.

Comme toutes les exaltations extrêmes, le fanatisme scientifique peut conduire les hommes les meilleurs et même les plus sages, à des entraînements de crédulité, à des irréflexions impardonnables. Au nom des progrès de l'art, il semble que toute considération doive céder devant celle-là, et les voilà disposés à croire aux faits les plus grossiers, sans les avoir fait passer au contrôle de la raison. Nous sommes heureux d'avoir trouvé un confrère qui a su éviter cette faiblesse.

Journal de Thérapeutique.

Il nous recommande de recourir promptement aux secours de l'art, si on ne veut pas que la maladie se termine malheureusement. Et cependant M. Chambret, l'un des envoyés en Pologne, dit positivement que, traités, ou non traités, la moitié des malades meurt. A quoi bon alors ces ambulances, ce zèle, cet empressement, ces recommandations de recourir aux hôpitaux, et d'invoquer les secours de la médecine? Ah! confrères aveugles! dans quel but d'utilité pouvons-nous envisager vos écrits, vos descriptions effrayantes; vos tableaux de mortalité, vos barbares inquisitions, votre hygiène banale, vos singuliers appareils de traitement, vos ordonnances si contradictoires et si incendiaires, votre police sanitaire, vos cordons et quarantaines? Laissez-nous donc en paix et ne nous faites pas mourir cent fois.

Dès le commencement de décembre 1831, ce Journal nous indique l'huile de cajeput contre le choléra, comme s'il était décidé que nous ne l'éviterions pas.

Dans une peste, qui frappe les villes et les campagnes, proposer un médicament, qu'il dit être un poison difficile à manier, le mettre entre les mains de l'inexpérience, et le recommander de bonne heure, et dès le début du mal, c'est, en vérité, nous obliger à des soupçons que la charité s'empresse heureusement de repousser, pour n'avoir à plaindre qu'un égarement de l'esprit. C'est se jouer d'autant plus du sens commun et de la vie des hommes, qu'il nous assure plus loin, qu'il n'y a pas de *spécifique à espérer contre le fléau, dont il faut attendre l'arrivée prochaine.*

« Cette maladie frappe la moitié de la population, dans un pays, » qui ne compte que soixante-dix personnes par lieue carrée. Que » serait-ce donc, ajoute-t-il, dans un pays aussi peuplé que la » France? »

Quelle perspective! quelle organisation de la terreur! Voilà la médecine morale de nos adversaires!

Ce Journal rapporte différentes mesures empressées que prend l'administration; mais pourquoi tant de zèle contre un ennemi qui ne nous a jamais visités, et que nul précédent ne doit nous faire craindre? Ne peut-il oublier Paris, aussi bien que cinquante autres capitales qui n'ont pas connu le fléau! Voilà des commissions à la recherche des causes d'insalubrité, qui vont infailliblement inquiéter les esprits. C'est l'enfance de la terreur; mais patience, la préoccupation ne manquera pas de diriger ses forces et ses désolants progrès! l'irréflexion et l'imprudence y pourvoiront. Voilà encore six cents notabilités associées à ces commissions, qui ne peuvent manquer de donner du crédit aux questions alarmantes que nos médecins y agitent entre eux! Ces personnages, trompettes fidèles, les rapporteront dans la société comme grave sujet de conversation, et convaincront la population parisienne qu'il faut s'attendre au choléra, qu'il est *horriblement mortel*, qu'il s'avance chaque jour vers nous, etc., etc. Comment ne pas reconnaître tout ce que ces dispositions ont de défavorable à la santé publique? En vérité, ne serait-on pas tenté de dire avec Molière : « Si nous n'y prenons garde, ils » prendront tant de mesures et tant de soins de nous qu'ils » nous enverront dans l'autre monde! »

« La commission centrale annonce que, depuis près de deux ans, » on n'a pu trouver aucun remède contre le mal. »

Et comme pour nous inquiéter davantage, elle nous défend même de penser que, parmi ceux que la pratique ou le charlatanisme nous offriront, il y en ait un seul dont on doive espérer le moindre succès. Il nous semble que la commission devrait se reprocher de publier des choses aussi désolantes. Dans quel but tourmenter aussi cruellement le public? Que penserait-on d'un chirurgien qui, pendant plusieurs mois, après avoir reconnu une opération nécessaire, n'occuperait son malade que de la vue des instruments dont il doit se servir, de la description des chairs à couper, des tourniquets, des bistouris, de tout le sang qui doit se répandre, de la sciure des os, des cris que cette douleur arrache, des fers rouges et des aiguilles pour arrêter les hémorragies , du danger enfin qu'il aura à courir, ainsi que de tous les morts qui ont succombé en pareil cas? un tel homme qui prétendrait même se faire un mérite d'une telle indiscrétion , on l'interdirait comme un fou ou comme un homicide réfléchi. Voilà pourtant, à peu près, le langage et la conduite de la plupart des écrivains et de certains journaux.

Journal des Débats. — *Extrait d'une lettre du maréchal* MAISON.

« Le choléra de loin est un monstre : de près ce n'est rien. »

Il n'est pas possible qu'un personnage revêtu d'un caractère aussi honorable ait avancé cela sans raison. Pourquoi donc notre choléra a-t-il été si dévastateur à Paris?

« On se familiarise avec le fléau, et la peur s'en va. »

Donc c'est la peur qui le constitue.

« Voyez à Vienne ; on ne s'est pas tourmenté , et le mal n'a pas » gagné à une demi-lieue au delà. *Surtout, tranquillisez les* » *esprits ;* buvez du vin ; ne cernez pas les villes , cela amène la » terreur. Toutes les précautions ne font qu'alarmer. »

Voilà des paroles d'or qui ont été perdues pour la pauvre France ! et c'est d'un maréchal de France, d'un ambassadeur que nous viennent des ordonnances si salutaires ! Elles n'ont eu aucun écho parmi nos plus illustres docteurs. La médecine morale, qui a sauvé l'Allemagne, a été perdue pour nous !

Nous avons lu à la Bibliothèque une thèse du docteur Delarue : si, au moment de la grande mortalité, vers le milieu d'avril, la presse, ennemie du ministère, avait répandu les idées renfermées dans cet écrit, il est à *craindre* qu'elle eût pu soulever l'indignation contre lui. Nous savons bien qu'on ne doit pas craindre de parler, quand il s'agit d'assurer la santé publique contre un mal exterminateur; quand on est

convaincu que les hommes de la science se sont laissé séduire
à leurs fausses opinions et à l'illusion de leur esprit ; car si
de sages et bonnes raisons demeurent cachées, quel fruit
en retirera-t-on ? Celui qui, de peur de se compromettre et de
désobliger les grands, ne rend pas à la vérité l'hommage qu'il
lui doit, et qui, par son silence, laisse opprimer le peuple,
cause un grand préjudice à l'humanité. Cependant, nous di -
rons aux écrivains indépendants : Présentez hardiment votre
opinion , quand elle peut servir l'intérêt général. Froissez,
s'il y a lieu, les intrigants, les mauvaises doctrines, et même
les administrations , si elles proposent des mesures que vous
croyez homicides ; mais ne sonnez pas le tocsin avec animosité contre tous les gouvernements de l'Europe. Nous espérons que notre doctrine se présentera toujours sous des formes autres que celles de l'auteur dont nous parlons ; et si notre
critique se trouve si souvent obligée de condamner des systèmes et des actes mauvais, au moins elle n'attaque pas les intentions. Nous sommes surpris qu'on ait permis l'impression de
phrases telles que celles-ci : « La folie et la peur se sont réunies partout pour faire honte à l'espèce humaine, et mystifier
la civilisation. .....Une maladie se présente, épouvantons les
peuples, déclarons contre le bon sens que le choléra est contagieux, très-contagieux ; afin d'arriver plus sûrement au despotisme que nous méditons. Rois, vous êtes puissamment se-
condés par les circonstances qui semblent plaider votre cause
aux yeux d'une multitude ignorante que vous épouvantez à
dessein. »

Nous n'irons pas plus loin ; car l'auteur ne raisonne pas,
et ne prête par conséquent à aucune discussion.

M. le docteur Léo.

« On ne connaît le choléra que par des rapports contradictoires.
» Il existe de tout temps dans l'Indostan. Il y est endémique. »

Or, comment se fait il qu'un fléau auquel Dieu a marqué sa place géographique dans les marais fangeux du Gange, dont il a renfermé les principes morbifiques dans ces contrées, et auquel il a dit comme à la mer : *Tu n'iras pas plus loin !* comment, disons-nous, ce fléau peut-il avoir attendu plus de cinq mille ans, pour venir aujourd'hui braver sa volonté suprême, braver les certitudes de l'histoire et de la médecine, et venir, monstre inouï, s'installer dans les quatre parties du monde, et se constituer en effet sans cause, aux yeux des peuples en progrès !

« Les habitants de Moscou apprirent que le *courant contagieux* » arrivait vers eux. »

Jamais la science n'a professé une telle absurdité.

« Plus de 10,000 habitants quittèrent la ville. »

Le *Moniteur* en compte trente mille.

« On établit une quarantaine à Moscou et à Saint-Pétersbourg, » et le choléra ne franchit pas les cordons. »

Nous verrons bientôt la justesse de l'assertion.

« Le 18 juin, malgré les précautions, le choléra arriva à Saint- » Pétersbourg et fit périr 4,000 personnes. »

Cette mortalité n'est pas comparable à celle de Paris.

« La maladie n'épargna pas les pays montueux, les déserts de » l'Arabie, ni les steppes de la Barbarie. »

Eh ! quoi, dès 1831, quelques mois après les premières nouvelles de la venue du choléra en Europe, l'auteur avait déjà des documents qui lui apprenaient ce qui se passait dans les déserts, documents qui supposent des relations immenses, des détails officiels et très-circonstanciés sur une maladie inconnue jusqu'alors, que nul traité de pathologie ne mentionne, et dont l'arrivée dans nos climats n'était encore qu'une présomption !

« Ce ne sont pas les courants atmosphériques qui propagent le
» mal, car il marche contre le vent. »

Rappelons-nous ce qu'il a dit plus haut. Dans toutes les
monographies que nous allons analyser, et qui semblent faites à la mécanique , on retrouve les mêmes erreurs , la même
marche didactique; ce n'est pas un travail raisonné qu'il
faut y chercher. Tout n'y laisse découvrir que des efforts uniformes pour cacher ou justifier une préoccupation , une erreur que n'ose avouer l'amour-propre, dupe d'un faux aperçu.

Histoire du choléra par un médecin du Jura.

Nous n'avons pu nous expliquer pourquoi celui qui prétend écrire la vérité sur un tel sujet, se cache sous le voile de
l'anonyme.

« Lorsqu'on a de grands malheurs à raconter, il faut être vrai ;
» il faut faire voir au peuple le point nébuleux dans lequel se forme
» l'orage, qui peut éclater sur sa tête, afin qu'il ne soit pas *surpris,*
» comme en Russie ; afin qu'il trouve bonnes toutes les voies ri-
» goureuses , tous les usages insolites dirigés contre lui, pour *son*
» *bien.* »

Voilà qui est infâme ! Jamais il ne devrait venir dans la
pensée d'un médecin de prendre spécialement et uniquement
la plume pour défendre aussi hardiment et aussi chaudement
les mesures les plus cruelles des administrations! Il est bien
difficile de croire à la sincérité d'un tel écrit ; car tout y est
faux. Les Russes, qu'il dit avoir été surpris, n'ont-ils pas
perdu beaucoup moins de monde que nous? Dans leur immense gouvernement, à peine compte-t-on Moscou et Saint-
Pétersbourg où le choléra ait sévi.

Après ses longues recommandations d'exercer des rigueurs
contre le peuple , à quoi bon ensuite de faire étalage de mille

soins qu'il appelle charitables? C'est nous tromper avec des
semblants d'humanité.

« Furieux, si l'horreur de sa position le portait un jour au dé-
» sespoir, le peuple, dans son égarement, imputerait, *à tort* ou *à*
» *raison*, la cause de son mal à ses magistrats, et se livrerait,
» contre eux, aux plus déplorables excès. »

Alors évitez donc ce malheur, puisque vous n'avez rien qui
puisse adoucir sa situation, et n'ajoutez pas le mal mortel de
la terreur au danger qu'il court. Est-ce le peuple qui vous
prie de l'emprisonner dans sa ville, et de le forcer à entrer,
au premier signe de malaise, dans un hospice de pestiférés?

« Heureusement nous n'avons pas cela à craindre parmi
» nous. »

C'est à souhaiter; mais n'est-il pas possible que les Parisiens ne soient pas plus tolérants que les Moscovites? N'y a-
t-il pas une raison et une conscience publiques, qui jugent le
bien et le mal, comme par instinct, et qui peuvent aller jusqu'à manquer de respect aux mesures administratives, précisément en opposition avec une immense majorité, qui nous
a appris que le fléau est épidémique, et qu'il *brave les mesures les plus sages ?*

« On établira ce quiétisme heureux, qu'on possède difficilement,
» après des commotions politiques, semblables à celles dont nous
» venons de triompher. »

Ce ne sont pas là des réflexions de médecin. L'auteur veut
que le public supporte patiemment toutes les rigueurs des
lois, les menaces d'être fusillé si l'on dépasse les cordons sanitaires, la séquestration, les privations, etc. Ah! le calme
qu'il prétend établir dans un tel développement de la terreur,
n'est-il pas celui de la gangrène? On n'a jamais écrit des choses plus abominables. Des zélateurs aussi insensés ne sont que

des instruments de torture et de mort, des hommes-cercueils,
voilà tout !

M. Automarchi.

« A Varsovie, les médecins juifs et ignorants exploitent la
» ville. »

Si les hôpitaux étaient servis par des hommes de cette
trempe, nous comprenons aisément comment nos envoyés eu
Pologne ont pu se trouver dupes, et comment leur prévention a eu les coudées franches pour donner toutes les apparences de la vérité au fantôme du choléra.

« D'après les calculs, la mortalité n'y a été que minime. Qua-
» tre-vingt-quinze décès sur dix mille malades, y compris les
» morts du choléra, qui dura du 11 avril au 31 mai. »

Quelles réflexions accablantes contre nos adversaires à
faire ici ! Remarquons surtout la date du fléau et sa durée :
nous serons étonnés des dissemblances qu'elles présentent
chez les auteurs et les journalistes.

L'auteur écrit au président de la commission envoyée par
le gouvernement français :

« Monsieur, vous connaissez mon opinion sur le *prétendu* cho-
» léra. La question, s'il est épidémique ou contagieux, est une ques-
» tion plus politique que réelle. Aujourd'hui les gouvernements ne
» s'amusent-ils pas à vouloir la contagion à tout prix ? La maladie
» n'est ni contagieuse, ni épidémique. Elle est sporadique. »

Une maladie qui décime promptement une population, ne
peut être nommée sporadique. L'épithète de *prétendu* que
l'auteur donne au choléra semblerait nous dire qu'il le nie.
Nous regrettons qu'il n'ait pas indiqué la cause morale qui
le rend si dévastateur.

« A quoi bon les lazarets ? Tandis que les médecins s'occupent

» des moyens sanitaires, pour arrêter l'invasion, les gens du pou-
» voir font de cette maladie *une sorte de spéculation,* jetant la ter-
» reur au sein des populations. »

Nous avons bien de la peine à croire qu'on ait laissé imprimer une insulte aussi formelle aux puissances de l'Europe.
On dirait que quelque main intéressée, parmi nos adversaires, a fourré dans la collection des thèses que nous venons de
parcourir, cette doctrine incendiaire, pour tenter les critiques,
exciter leur indignation, et les exposer à la répression des
lois. Nous passerons sous silence un grand nombre des thèses qui ont été entre nos mains à la Bibliothèque. Presque
toutes roulent sur les mêmes assertions. Nous ne citerons que
les passages où nous trouvons quelques pensées neuves, et
nous y appliquerons nos objections.

M. Leuret.

« En 1822, loi qui règle le service sanitaire en temps de
» peste. »

Mais cette loi ne dit pas en quoi consiste la peste, et pourtant elle condamne à mort celui qui a introduit la maladie.
La loi, nous dit-on, ne doit pas prononcer sur la nature du
mal. Cependant est-ce qu'elle ne prononce pas tacitement
qu'il y a des maladies pestilentielles ? Pourquoi ne dit-elle
pas en même temps, au nom de la science, à quels signes on
les reconnaît ? Autrement, quelle latitude effrayante ne lais-
se-t-elle pas au préjugé, à la prévention, à l'ignorance et
aux passions mauvaises ? Avec ce vice dans la loi, on peut
condamner à mort un homme très-innocent, sur la déclaration d'un médecin de l'administration, presque toujours
préoccupé en pareille circonstance. La loi donc, au lieu de
vous protéger, vous tue. Vous n'avez aucun recours contre
l'accusation ou la malveillance.

« En Prusse, il était défendu, sous peine de mort, de se présenter
» dans les rues, quand on portait un cholérique en terre. »

Cela est-il croyable ? la loi alors serait plus funeste que le
fléau ; car celui qui sort pour les besoins de la vie peut-il
deviner qu'un convoi funèbre va passer ?

« Nos Français n'ont pas trouvé de médecins raisonnables à
» Varsovie. »

Sans doute parce que ces médecins niaient le choléra, et
qu'ils étaient fort peu disposés à accepter les préventions de
nos jeunes docteurs.

« Il n'y avait, dit M. Brière, ni lits, ni docteurs, ni infirmiers, ni
» médicaments. Il n'y avait que du calomelas, qui contenait du
» sublimé corrosif. »

Cela fait frémir ; mais cependant cela n'est guère croyable, puisqu'on a dit ailleurs que le choléra avait été fort peu
de chose à Varsovie.

« Il faut banir poules, lapins, cochons, pigeons. »

Tout ce qui peut nourrir, amuser, distraire, c'est bien
cela ! On conviendra que s'il n'y a pas là un véritable désir
de faire le mal, comme nous aimons à le croire, il y a du
moins un aveuglement inexplicable !

M. Keraudren.

« On a attribué le choléra aux influences atmosphériques, car
» il faut bien que les causes soient générales, quand une mul-
» titude d'individus sont attaqués en même temps du même
» mal. »

En effet, une multitude malade sous une influence atmosphérique devenue générale, exclut toute idée de contagion.

« *On dit.* »

Voilà au moins du scepticisme !

« On dit qu'il tire son origine des bords fangeux du Gange, et
» des mauvaises récoltes de riz. »

Ce sont des causes évidentes et rationnelles ; mais on conçoit aussi qu'elles ne tiennent qu'à une localité, et à des conditions, qui n'existent pas parmi nous, et ne peuvent, par
conséquent, y développer leur action funeste.

« Car les Européens, qui ne mangent pas de riz, en furent
» exempts. Les naturels ne boivent pas de vin, couchent sur la
» terre, et la suppression de la transpiration développe la ma-
» ladie. »

Voilà des aveux historiques, qui sont parfaits, et qui nous
semblent donner fort peu de crédit à notre choléra *voyageur* ;
car les causes que l'auteur attache à la maladie, sont très-
justes et très-admissibles ; mais elles nous sont absolument
étrangères, et ne peuvent s'appliquer au mal qui nous décime aujourd'hui.

« Les médecins anglais ne regardent pas la maladie contagieuse ;
» cependant l'épidémie peut amener la contagion, lorsque la quan-
» tité des morts est considérable. »

Il n'échappera à personne cette observation, que tous les
écrits que nous avons analysés jusqu'ici, favorisent plus ou
moins directement le système de la contagion, et, par conséquent, l'application des mesures sanitaires. Cette limite, qui
est si importante à distinguer, entre l'épidémie et la contagion, remarquons comme elle est vague, et ne tient qu'à une
plus grande quantité de morts ! Mais qui est-ce qui la déterminera ? Quel chiffre lui donnera-t-on ? Va-t-on appliquer
des lois de sang sur un quart, un tiers, une moitié de plus de
décès qu'à l'ordinaire ? Quel sujet de trouble, de confusion
et de deuil ?

MM. les Ambassadeurs de France.

« Une maladie nouvelle ne peut avoir d'anciens noms , pour la
» qualifier soit d'épidémique, soit de contagieuse. »

Une monographie sur le choléra par des ambassadeurs,
est une œuvre assez curieuse! Ont-ils bien médité Plutarque
sur les maladies nouvelles ?

« FAIT .»

Ce mot est écrit en grosses lettres, comme pour nous dire
qu'ils sont incontestables, et qu'il n'y a rien à leur opposer.

« Le choléra suit les migrations d'hommes et le transport des
» marchandises.»

Est-il bien permis à ces messieurs de se prononcer ainsi sur
le fléau, et de le faire contagieux contre le jugement général ?

« Les cordons sanitaires l'arrêtent. »

Tous les moniteurs de l'Europe diront que ce n'est pas la
vérité.

« Le fléau a promptement disparu de Saint-Pétersbourg, et a duré
» à peine un mois. »

Pourquoi donc l'a-t-on traîné pendant plus de cinq mois
chez nos pauvres Parisiens?

« L'enfance en est exempte, par sa pureté de conscience. »

Réflexion impayable! Il n'est guère facile d'imaginer que
des personnages distingués, et à même d'être éclairés par les
documents les plus authentiques, aient avancé cette immunité, si elle n'était pas réelle. La doctrine de MM. les ambassadeurs ne nous est pas toujours aussi favorable ; mais au moins
l'aveu est fait, et les témoins les plus respectables attestent
ici que les enfants n'ont pas eu le choléra. Nous aurions désiré seulement qu'il nous fût donné la raison de cela, et qu'on

eût avoué que les enfants ne sont point accessibles aux effets
de la terreur générale. Nous voyons malheureusement que
MM. les ambassadeurs, comme tous nos adversaires, ne sem-
bleut que témoigner l'envie de nous façonner à un système
préconçu. Ils ne rapportent aucune discussion scientifique,
aucun désir d'éclairer les innombrables difficultés que présente la matière, aucune lumière intéressante. Tout leur travail n'est rempli que de vagues et uniformes assertions sans
preuves. Ils nous donnent à penser que l'Allemagne et la Russie n'ont presque pas eu de décès à déplorer. C'est très-vrai,
très-bon à noter; mais ce n'est pas grâce à leurs mesures sanitaires, comme ils l'assurent, puisque leur capitale même
n'a pu être préservée. Et puis d'ailleurs, pourquoi, avertis
par leur expérience à cet égard, ne les avons-nous pas imi-
tés? Nous ne savons pas ce que MM. les ambassadeurs pourraient répondre à cela.

« L'administration doit faire des réglements, publier des métho-
» des de traitement. »

Cela ne la regarde pas, et leur ordonnance ne peut qu'être
funeste au public. C'est lui arracher sa liberté sur ce qu'il a
de plus cher. C'est devenir maître de sa vie. Le médecin qui
a sa confiance est le seul qui doit venir à son secours. Tout
service forcé ne peut être que suspect.

Nous ne savons à qui s'adresse leur morale, aux *méchants*,
aux *faiseurs de projets sinistres*, aux *ambitieux*, aux *gens à
remords qui seront atteints les premiers*. Nous ne devinons pas
la portée de cette sortie singulière dans un écrit sur le choléra.

M. Mojon, *italien*.

L'auteur attribue le choléra à un miasme dû à des êtres
vivants

« Ces atomes monades, dit-il, peuvent se multiplier où les cir-
» constances leur sont favorables. »

Nous voyons qu'à l'aide de la médecine microscopique qui
accourt à grands pas au secours de l'étiologie des maladies
pestilentielles, on nous démontrera clairement que c'est à de
petits insectes, développés dans une circonstance favorable,
que nous devons la peste, le choléra, la fièvre jaune, etc., etc.,
et que M. Donné n'a pas perdu son temps avec ses cours merveilleux offerts gratuitement au public.

M. SUE, *médecin en chef de l'hospice de Marseille*, 1834-35.

« Il faut accorder de la confiance à une assertion qui a sa source
» dans la rumeur publique. »

Au moins M. Duchâtel, ministre, nous arrêtait en nous
montrant l'immense majorité des médecins que nous avions
contre nous ; M. Sue, plus hardi, veut qu'on s'en rapporte
aux bruits populaires, comme si c'était le peuple qui s'était
pronostiqué le choléra.

« La population ne veut que des contes absurdes. »

Eh ! qui les fait circuler, ces contes ?

« Elle accuse le gouvernement, et voit des ennemis dans ceux
» qui lui portent secours. »

Désignez donc ces secours, et en quoi consiste ce dévoû-
ment que vous vantez chez ces médecins.

« Notre peuple s'est bien comporté et sa colère a cessé, quand le
» prêtre lui a dit que c'était une punition du Ciel. »

N'est-ce pas là une histoire mille fois plus politique que
médicale ? L'auteur ne s'occupe qu'à justifier les administrations de leurs mesures sanitaires, et ne dit pas un mot du

traitement de la maladie, ni de la médecine morale si nécessaire dans cette circonstance.

« Le maire fait étudier la matière. »

Est-ce que cela le regarde?

« Par mesure *charitable*, un bulletin des décès sera inséré dans
» la feuille publique, pour faire taire les bruits exagérés de la mor-
» talité. »

Peut-on s'aveugler au point de ne pas voir que ce sont précisément ces nouvelles officielles qui vont donner naissance à
l'exagération et aux bruits mensongers? Ne sait-on pas qu'en
général celui qui raconte une nouvelle, même la plus authentique, se fait un plaisir de la rendre avec hyperbole?

M. Grémilly, 1831.

« Pendant dix mois, je cherchai à rassembler ce qu'il y avait de
» plus exact dans les divers écrits, et au lieu de certitudes, je n'y
» trouvai que des doutes, des contradictions. »
« Je ne vois dans ce qu'éprouvent les malades que la suite de
» plusieurs *accès de frayeur*, et par conséquent des désordres dans
» toutes les fonctions. D'où je conclus que les symptômes du choléra
» sont aussi propres à la *frayeur*.»

Nous voudrions que l'auteur se fût servi du mot *terreur,*
et nous eût révélé tout ce que la physiologie nous enseigne
sur ses funestes effets. Des accès de frayeur ne sont que des
secousses passagères très-rarement mortelles et qu'on ne
peut confondre avec l'altération profonde que peut causer
une terreur persistante et menaçant chaque jour plus douloureusement notre vie, comme celle que nous avons subie avant
et pendant notre choléra.

« Je me demandai si le choléra ne venait pas des dangers, des
» *frayeurs* primitivement passagères et devenues continuelles. Il

» faudrait obtenir des journalistes et des médecins de ne pas parler
» de cette maladie, si ce n'est pour la faire envisager sous son véri-
» table point de vue. »

Désignez-le donc. Dites donc si le choléra est un fait incontestable, ou s'il est un faux aperçu de la science. Il semble
que l'honorable auteur se joue de son propre sujet, et se
plaise à le traiter sans fruit. Les ravages causés par la seule
terreur, qui devraient faire le fond principal de sa thèse, sont
à peine indiqués. Rien ne développe son idée première et ne
tend à la faire accueillir. On dirait qu'il ne vise qu'à la rendre ridicule.

« On m'a parlé des enfants cholériques, je n'ai vu là que des
» irritations intestinales. »

Une irritation intestinale n'a jamais présenté subitement
ce *facies* qu'on a donné à tous les cholériques.

« Comment le premier cholérique s'est-il trouvé à Paris? le
» voici : Dès les premiers jours de mars, il y avait une épidémie de
» gastrites ; vers la fin elle fut plus grave, et on lui donna le nom
» de *choléra*, mot pathologique auquel nous devons tous nos
» malheurs. C'est lui qui a changé nos inquiétudes en frayeurs
» d'autant plus grandes, qu'on nous en occupait depuis dix
» mois. »

Nous ne trouvons pas cette doctrine assez franchement
explicite : en supposant vraie la cause que M. Grémilly donne
au choléra parisien, il ne fait que reculer la difficulté, et ne
nous explique pas comment le premier cholérique est arrivé
à Moscou, à Vienne, à Berlin, à Londres et dans les mille localités, où l'on ne peut admettre la circonstance puérile des
gastro-entérites. Avec une doctrine si bien exprimée, nous
sommes surpris que l'auteur prescrive des saignées et un
traitement pharmaceutique. On ne drogue pas la frayeur. Il
nous semble qu'il se donne à plaisir un démenti, et qu'il est

contradictoire d'admettre un choléra épidémique *qui entre pour un quart dans la mortalité,* quand il a démontré si victorieusement les ravages que peut causer la *simple frayeur.* Il ne poursuit pas le cours de sa victoire.

Hippocrate ne nous donne pas cet exemple. Dans sa jeunesse même, il s'attachait à considérer chez ses malades les souffrances de l'âme avant celles du corps. Appelé chez Perdiccas, pour consulter avec un médecin plus âgé que lui, et qui avait regardé la maladie de ce roi de Macédoine comme une phthisie, il fait des recherches soigneuses et des questions adroites au malade. Bientôt il reconnaît que la maladie n'est que morale, et ne songe plus à soupçonner de nouvelles causes.

M. GUILBERT, 1832.

L'auteur s'élève *avec une grande colère* contre les demi-mesures de M. de Montalivet, à l'égard du monstre gigantesque.

« La crainte de la contagion, dit-il, n'a pas fait de mal ; *j'en at-*
» *teste l'alliance éternelle qui existe entre la vérité et le bonheur*
» *des hommes.* »

Voilà des hardiesses qui nous feraient pardonner nos sorties amères contre les contagionistes ! Loin de nous la pensée d'incriminer les intentions de M. Guilbert ; mais en vérité cet écrivain se fût-il exprimé autrement, s'il n'avait eu pour but que de servir les intérêts politiques du moment? L'auteur reproche à M. de Montalivet de n'avoir pas fait exécuter des mesures assez sévères à l'égard des provenances anglaises, de manière à ce que le ministre, s'il est accusé de négligence, puisse dire : Vous voyez qu'ici je suis blâmé d'avoir pris des mesures contre un fléau imaginaire, et qu'ailleurs je suis accusé de n'avoir été qu'*un petit lutteur* contre le fléau, et de n'avoir pas mis assez de vigueur dans l'exécution des réglements.

« A Londres, à Liverpool, à Manchester, on ne s'occupe du cho- » léra que pour le nier. »

Et nous avions à nos portes, et presque sous nos yeux, un si sage exemple à suivre !

RAPPORT *d'une Commission composée de* MM. BENOISTON, DUCHATEL, MILLOT, *élève de l'Ecole Polytechnique*, PARENT, PONTONNIER, *chefs de division à la préfecture ;* TRÉBUCHET, *avocat, chef des bureaux sanitaires, et* VILLOT, *chef de l'Etat-civil.*

Il est évident qu'un préfet qui compose ainsi une commission, ne peut obtenir pour résultat aucune vérité médicale.

« Quand le mal est passé, on constate ses ravages et ceux plus » grands encore qu'il aurait pu produire, sans les précautions qu'on » a prises. »

Précautions oratoires ! Ce début ne nous annonce-t-il pas que c'est l'éloge de l'administration qu'on va faire ? Tous ces documents romanesques, offerts à la curiosité publique par des commissaires de police, des chefs de bureau, des élèves de l'école polytechnique, et sanctionnés par trois ou quatre médecins, prétendraient-ils devenir des vérités de première ligne ? Nous allons les soumettre au jugement du public.

« On compose une commission de quarante-trois membres, de » médecins, de chimistes, pharmaciens, de citoyens honorables et » de commissaires voyers et de police. »

A quoi bon ces citoyens éclairés, honorables ? Manquons-nous de docteurs distingués et compétents, pour composer une commission qui ne devait être que médicale? Voilà une singulière association qui n'a pu qu'égarer l'opinion !

« On alla visiter les maisons, les fosses d'aisances, les puits, les
» puisards, les écoles, les nourrisseurs de cochons, lapins, poules,
» etc., et toutes les maisons qui pouvaient porter odeur ; jusqu'aux
» cafés, billards, estaminets, etc., etc. »

Et voilà ce qu'on appellera des mesures sanitaires ! N'est-il pas clair que toutes ces visites répandaient partout la terreur d'une maladie pestilentielle et funeste?

« En deux mois neuf cent vingt-quatre propriétés furent
» visitées, et quatre cents deux reconnues insalubres. »

Quelle pitoyable occupation ! on devrait bien nous dire en quoi ces maisons étaient insalubres, et ce qu'on a fait pour y remédier? Peut-on supprimer les latrines, les états qui emploient des matières odorantes, l'habitation du pauvre, etc.? Pourquoi égarer l'opinion publique, et lui faire croire à un danger qui n'existe pas? Ne sait-on pas que les endroits infectés de mauvaise odeur ont été exempts du choléra ?

« On établit dans chaque quartier des bureaux de secours,
» où un pharmacien et plusieurs *élèves* en médecine restaient
» nuit et jour, pour donner les premiers secours aux malades. »

Mais ce sont ces premiers secours qui sont les plus délicats à offrir, et vous les confiez à de jeunes novices qui n'ont jamais vu la maladie ! Pouvez-vous vous vanter de la belle charité de telles mesures ?

« Enfin la commission publie, le 15 novembre 1831, une instruc-
» tion pour le régime à suivre. »

Si l'on n'était persuadé de la folle conviction de ces commissaires, on ne pourrait s'empêcher de voir, dans ce trémoussement indiscret, un plan concerté pour multiplier les victimes.

« On augmente le personnel *des élèves ;* on suspend les cours
» d'anatomie. »

Et nous verrons plus bas que l'on ne craint pas d'exposer
ces élèves au contact des cholériques, et de les envoyer dans
les ambulances, dans les cimetières, dans les villages où sévit
le fléau?

« Déjà plusieurs médecins avaient cru reconnaître le choléra, dès
» le 6 janvier. »

Avant l'arrivée même du fléau ! cela nous confirme dans
notre pensée que la science était à l'affût du mal qu'on lui
avait pronostiqué depuis longtemps.

« Le 26 mars, quatre personnes furent attaquées et moururent
» en peu d'heures. Le lendemain, six autres, à l'Hôtel-Dieu. »

Pourquoi ces six malades dans tout Paris viennent-ils précisément à cet hospice? Pourquoi tous les autres établis-e-
ments n'en comptent-ils aucun, surtout quand on considère
qu'on a dit qu'il fallait se hâter de venir chercher du secours?
Pourquoi, parmi ces six cholériques, ne s'en est-il pas trouvé
qui soient restés à leur domicile? C'était d'autant plus vraisemblable que les malades peu au fait du danger, avaient dû
nécessairement attendre, et se trouver par conséquent surpris
chez eux par la mort.

« Toutes les vingt-quatre heures la mortalité augmentait d'une
» manière effrayante. Vers le 14, *être frappé, c'était être mort.* »

Cela n'est pas, puisque sur les *treize cents* malades, au
14 avril, il n'en est mort que *sept cents.*

« La violence du fléau engagea à employer de nouvelles mar-
» ches ; et de *bons citoyens* s'unirent à nos efforts. »

Est-ce qu'une affaire aussi grave et aussi épineuse regarde
des citoyens étrangers à la médecine? N'êtes-vous pas déjà
assez incompétents?

« Par ordre de M. Gisquet, des ruelles furent fermées ; d'autres

» furent percées. On arrosa les fosses d'aisance et les cloaques avec
» du chlore. On en arrosa les boulevarts, les fossés et les mar-
» chés publics. »

Et voilà nos mesures sanitaires! C'est par ordre d'un préfet de police, qu'il faut que nous ayons l'odorat empoisonné
par l'odeur la plus infecte, et que tous les Parisiens emportent
dans leur nez la conviction qu'ils sont sous le coup d'un fléau!

« On finit par assainir la ville. »

Dites donc : Par l'infecter au physique comme au moral.

« On organisa des secours à domicile et des ambulances, pour ne
» pas encombrer les hôpitaux. »

Cela ne peut être vrai, vous n'avez pas besoin d'ambulances. Vous avez douze cents malades à répartir dans une vingtaine d'hôpitaux ; encore sur ces douze cents malades, il faut
déduire et les gens aisés et surtout ceux qui succombent avant
de quitter leur domicile ; puisque, jusqu'au 14 avril, *être
frappé c'était être mort*. D'ailleurs tous les hospices n'avaient
plus d'autres malades à recevoir que des cholériques. C'est
la maladie unique qui règne alors. C'est ce qu'affirme l'histoire de toutes les pestes. Tous les lits réservés à d'autres cas
étaient donc disponibles.

« La bonté royale y conduisit des jeunes gens, des étudiants en
» droit, et des jeunes femmes qui se vouèrent au service. »

Qu'on se figure l'impression que peut produire sans cesse
l'image de tant d'agonisants que l'art n'a pu sauver, et l'on
jugera s'il est vraisemblable que la bonté du roi ait pu presser des jeunes femmes et des élèves de se vouer à des travaux
aussi douloureux, quand surtout nous avons tout ce qu'il nous
faut de garde-malades et d'infirmiers intelligents à notre disposition !

« On reblanchit les prisons ; on verse le chlore partout à diffé-
» rentes reprises. »

Quelles mesures, grand Dieu ! mais remarquez donc que
les prisonniers sont sous une sorte de séquestre ; que le choléra ne peut se glisser parmi eux, et que c'est vous qui l'y im-
patronisez, du moins moralement.

« On ne pouvait suffire à la mairie pour écrire les actes. Il fal-
» lut augmenter le nombre des écrivains et les registres. »

Cela n'est pas croyable ; en supposant même huit cents
morts, pendant les quelques jours qu'a duré la grande mortalité, cela ferait tout au plus soixante-dix pour chaque arrondissement. Or, cela fournirait à peu près cinq cents lignes
d'écriture pour tous ces actes ; et il est positif qu'un commis
seul peut faire ce travail. Ne pouvait-on du reste remplir d'a-
vance ce qui est formulaire, de manière à ce que les témoins
n'aient plus eu qu'à signer ?

« On vit que les transports allaient être insuffisants. »

Comment cela pouvait-il être ? la plus grande mortalité se
passait dans les hôpitaux, et l'on n'y occupe jamais les chars
funèbres.

« Cependant on avait doublé son personnel, et cinquante chars
» avaient été raccommodés. Sept cents ouvriers construisaient des
» voitures. Les morts allaient plus vite que l'ouvrage. On aug-
» menta leur salaire, pour qu'ils travaillassent la nuit. Ces ouvriers
» craignaient pour eux et refusèrent. Il fallut chercher des moyens
» plus prompts. »

Il n'y a pas un mot de cette statistique qui n'excite plus
le dégoût que l'indignation de la critique.

« L'idée vint d'avoir recours aux fourgons d'artillerie. On les
» essaya pendant une nuit. Mais le bruit des ferrailles troublait
» douloureusement le sommeil des habitants. »

Pourquoi n'avoir pas essayé ces moyens pendant le jour ? Pendant la nuit ne prévoyait-on pas qu'il porterait une émotion insolite à toute la population, et l'idée d'une mort menaçante ? Fallait-il produire le mal pour reconnaître ses dangereuses conséquences ? Sont-ce là les mesures que vous vanterez à notre reconnaissance ?

« Un accident fit crever les planches des cercueils et froisser les » cadavres, en exprimant une liqueur infecte qui se répandit sur » le pavé. Il fallut abandonner ce moyen. »

Des cercueils qui se crèvent, des liqueurs infectes qui se répandent ! à qui pense-t-on donc raconter de si misérables rapsodies ?

« Les morts s'accumulent dans les maisons et dans les hos- » pices. »

Ne supposons que deux chars dans chaque hospice ; cela fournirait cinquante voitures disponibles. Si l'on peut mettre seulement dix morts dans chacune d'elles, nous voyons qu'on peut tout enlever dans un seul voyage. En vingt-quatre heures, ces voitures auraient pu faire douze voyages, et emporter six mille morts.

« Tous les établissements pouvaient à peine les contenir ; on re- » doutait le typhus. »

Y a-t-il l'ombre d'une vérité dans tout ce rapport ?

« On se décida aux tapissières. »

Et dans la commission il ne s'est pas trouvé un seul membre, un sage docteur, qui ait compris tout le mal qu'allait faire une telle imprudence !

« Mais la vue des chars retardés par le poids des cadavres s'a- » vançant lentement dans les rues, portait dans l'âme des citoyens » et des femmes l'impression de la douleur et de l'effroi. On y re- » nonça. »

Quand le mal fut consommé.

« Enfin, on avait trouvé de nouvelles voitures ; mais d'autres
» embarras s'élevèrent. On ordonna de jeter de la chaux vive
» sur les cadavres dans les fosses. Les ouvriers, frappés du
» bruit que la maladie était contagieuse, ne touchaient aux cer-
» cueils qu'avec répugnance, et bientôt abandonnèrent leurs tra-
» vaux. »

Voilà pourtant des choses contre le bon sens et la vraisemblance qui iront peut-être un jour convaincre notre postérité, et seront accueillies comme des vérités historiques !

« Cependant les corps étaient gisants sur la terre : la putréfac-
» tion allait s'en emparer ; qu'allait devenir la capitale ?

Pourquoi laissiez-vous naître ces embarras ? Ne semblez-
vous pas les avoir amenés à plaisir ? Pourquoi ne les avez-
vous pas prévus, et d'ailleurs quel danger peut donc faire
naître la putréfaction de plusieurs centaines cadavres ?

« Les ouvriers se mutinent. On établit un poste médical à cha-
» que cimetière et l'ordre est rétabli. »

N'est-ce pas offenser l'administration que de lui prêter des
mesures aussi absurdes ?

« Ce fut alors qu'il y eut huit cents victimes par jour ; que les
» rues offraient le triste spectacle des malades expirants, ou des
» morts ; que les tapissières, dont les toiles se dérangeaient par le
» vent, laissaient voir les cadavres. »

Cette conception est des plus horribles. Nous sommes étonnés que la commission n'ajoute pas qu'on avait du moins eu
grand soin, parmi toutes les autres sages mesures, de bien recommander que les rideaux de ces voitures fussent bien fermés, afin de cacher à la population le mystère affreux de la
grande mortalité, et de ne pas augmenter la consternation.

« Enfin le 8 septembre, le choléra fut vaincu. »

Quelle victoire! quelle histoire extravagante ! Voilà pourtant un travail sanctionné par l'administration qui va tendre à égarer les écrivains qui, comme nous , viennent puiser des documents dans les bibliothèques.

« Il y a eu trente-deux mille morts dans les six mois ; mais il n'y
» en a que dix-huit mille cholériques. »

Tous les auteurs s'accordent à dire que dans un temps de peste, il ne règne que cette maladie , et que tous les décès lui sont attribués; d'ailleurs, je crois que jamais le *Moniteur* n'a fait de distinction.

« On a attribué beaucoup de décès à d'autres causes. »

Pendant six mois les bulletins nous ont donc trompés. D'après ce chiffre total de 18,000, le choléra aurait seulement un peu plus que doublé celui des décès ordinaires, puisqu'on vient de porter plus haut le chiffre de la mortalité ordinaire à 14,000, pendant les six mois qu'a duré le choléra, et cependant nous avons pu voir plus haut quels misérables contes on nous faisait sur les commis qui ne pouvaient suffire à écrire les actes, et sur les registres dont on avait été obligé d'augmenter le nombre, et sur la quantité des chars funèbres qui manquaient pour le transport des morts, et sur cinquante autres difficultés de l'administration. Or, si nous demandons qu'avant d'établir le compte des victimes du choléra, on nous tienne état de celles que la consternation a nécessairement occasionnées dans la santé publique, on arrive inévitablement à reconnaître qu'il n'est qu'une déception.

« *Beaucoup* n'ont eu que la mort de la peur. »

Beaucoup ne représentât-il qu'un tiers , un quart même, voilà quatre à cinq mille morts qui pèsent sur la conscience de ceux qui ont répandu la terreur, ou qui ont souffert même qu'on la répandit.

« Dans les prisons, la mortalité a été moins forte que sur les ha-
» bitants de la capitale. »

Les prisonniers sont pourtant dans des conditions de misère, de privation, d'agglomération, d'humidité, etc., capables de favoriser l'atteinte du mal. Mais il faut considérer
qu'on ne les sature pas de nouvelles très-inquiétantes, et
qu'ils n'avaient pas sous leurs yeux nos images révoltantes.

« On s'attendait à de plus grands ravages dans les prisons, mais
» l'administration avait pris de *grandes mesures*. »

Nous nous attendions bien à ce compliment. Mais pourquoi
aussi, dirons-nous, n'avoir pas pris pour nous de *grandes mesures?* Nous ne voyons pas trop ce qu'on pourrait répondre à
cela?

« Châtenai, Plessis-Piquet, Vitry, Rosny, Sceaux, Thiais, Châ-
» tillon n'ont pas eu de cholériques; et d'autres pays, non moins
» sains, tels que Saint-Ouen, Fontenay-sous-Bois, Asnières, Pu-
» teaux, Surênes, ont cependant compté cinquante-cinq morts sur
» mille habitants. Nous faisons des vœux pour qu'on prenne des
» mesures d'assainissement, pour diminuer la rigueur du fléau,
» dont rien ne peut prévenir le retour dans la capitale. »

Il nous semble que c'est là une menace qui n'est ni charitable, ni médicale, ni justifiée par aucun précédent; car la
commission elle-même observe que le Petit-Gentilly, où passe
la Bièvre, quoique très-sale et impure, n'a eu que peu de
cholériques.

« Notre rapport est de bonne foi et sincère. »

Ces choses-là ne se disent pas; elles pourraient même disposer à croire le contraire. Ce sont les inexactitudes innombrables renfermées dans les ouvrages dont nous donnons les
extraits qui déconsidéreront nos adversaires, et mettront le
public en garde encore plus que les objections et les raisonnements dont nous les accablons.

DELPECH.

« Tailleyrand est convaincu de l'impossibilité de préserver l'Angleterre et *toute l'Europe* du choléra.

» Nous entendons déjà l'ennemi venir de loin... La prophétie est devenue notre frayeur, notre filet, notre ruine. »

A quoi bon mettre en avant le sentiment de ce grand politique? Est-ce que son esprit, si pénétrant qu'il soit, peut se mêler de faire des pronostics en médecine? Remarquons toujours que nos adversaires ne critiquent jamais les idées les plus téméraires.

« Pourquoi le mal s'est-il arrêté devant la Hollande, la Belgi-
» que, la Suisse, et a-t-il passé au nord de l'Angleterre et de l'E-
» cosse? A Liverpool et à Manchester, le choléra n'a pas paru, et
» on ne s'en occupe guère que pour le nier. C'est une convention
» des négociants pour ne pas entraver leur commerce. »

Est-ce que les négociants n'aiment pas encore mieux leur vie que leurs spéculations commerciales? et s'ils nient le fléau, n'est-il pas plus naturel de penser que c'est après avoir consulté les sages opinions de leurs médecins?

« Le système des dénégations existe aussi à Londres. L'opposi-
» tion anglaise reproche au ministre les sommes qu'il a dépensées
» pour la santé publique. »

Nous croyons qu'ici Delpech plaide par anticipation, en faveur de notre ministère, et cherche à lui éviter les mêmes reproches.

« Elle les regarde comme une prime à la déception. »

Et c'est très-vrai.

» Elle traite d'enfantillage les craintes et les soins donnés au cho-
» léra. »

Elle a raison. Qu'on laisse nos docteurs diriger nos santés;

et si nous mourons, nous n'aurons que la gravité du mal à accuser. Nous ne battons pas M. le ministre, pour être notre médecin malgré lui. N'est-ce pas lui qui nous flagelle et se fait notre médecin malgré nous ?

« A Edimbourg, on isole ceux qui ont vécu près des malades. » Que cet exemple profite à ma patrie. C'est pour |son bonheur que » j'écris. »

Voilà toutes les pensées que nous laisse un professeur sur une maladie aussi alarmante que le choléra ! Il nous faut bien du courage pour achever de jeter le jour de la vérité sur cette matière !

Questions de la Société royale de Médecine de Marseille, 1835.

« Le passage du choléra en France a-t-il suffisamment arrêté » nos idées sur son mode de propagation, pour qu'on puisse d'ores » et déjà modifier, quant à lui, notre législation sanitaire ? »

Peut-on garder de vieux préjugés avec une sorte de respect, quand on se montre si fier des lumières du siècle, et qu'on ne craint pas de déverser le mépris sur les écrits les plus respectables de l'antiquité ?

« La Société royale de Médecine, d'accord avec l'immense majo- » rité des médecins français, regarde le choléra comme non conta- » gieux. »

On n'ose pas aller ouvertement contre ce qui a été déclaré dans les temps ; mais bientôt nous allons voir les insinuations de la Société royale : elle n'hésitera pas à déclarer que la maladie est *contagieuse*. Cette versatilité est générale chez les écrivains.

« Les concurrents seront libres de soutenir ce qu'ils voudront ; » *cependant* il paraît *incontestable* à la Société que l'expérienceen

» grand, par laquelle viennent de passer la France et Marseille, a
» profondément modifié les idées relativement à la propagation. »

La France et Marseille! Quels motifs pressent donc nos adversaires?

« Les concurrents devront juger des travaux des médecins eu-
» ropéens, établis en Amérique, en Asie et en Afrique. »

Il nous semble évident qu'on dirige les esprits vers le but qu'on veut atteindre, et qu'on leur laisse assez deviner une intention mal dissimulée, puisqu'on leur défend, pour ainsi dire, le non-contagionisme absolu, et que par là on leur ôte leur indépendance, en leur indiquant les ouvrages où ils doivent puiser, en leur traçant la ligne des pensées qu'ils ont à suivre et à faire valoir.

Histoire du Choléra à Marseille, par 20 *membres de la commission, par* M. MONFALCON, *et par des* internes, étudiants
et pharmaciens.

La postérité voudra-t-elle ajouter foi à l'histoire d'une mala-die aussi extraordinaire que le choléra, écrite par des écoliers?

« Marseille, dans la peste noire, au xive siècle, crut aux empoi-
» sonnements. On en accusa les Juifs, qu'on livra au peuple, aux
» tribunaux, et ils furent égorgés sans pitié. »

Nous voyons que, dans ces circonstances, il n'y a plus de lois qui nous protègent. On se trouve à la merci de toutes les vengeances ; un seul *tolle* jette tels citoyens à la fureur du peuple, et à l'instant ils sont égorgés. Nous l'avons vu, non-seulement dans les siècles de barbarie, mais pendant notre choléra, chez les nations les plus pacifiques.

« Ces scènes sanglantes rappellent les persécutions des sorciers.
» Le fanatisme, associé à la haine, et mêlé aux viles passions,

» est plus puissant que l'ordre légal et que la religion. On tortura
» les Juifs dans toute l'Allemagne, la Suisse et l'Alsace. Les pau-
» vres malheureux s'enfermaient dans leur maison et y mettaient
» le feu. Deux mille furent brûlés à Strasbourg, sur un immense
» échafaud. Ceux qui échappèrent furent massacrés. Les mères je-
» taient leurs enfants vivants dans les flammes. De semblables
» scènes eurent lieu à Florence. Dans la plupart des grandes épidé-
» mies, leur histoire se représente sous les mêmes couleurs. »

Et cependant, sauf quelques modifications perfides, on
veut encore conserver la doctrine qui sert de base à des lois
exécrables : on copie servilement les événements et les idées
honteuses des époques de la crédulité la plus ignorante. On
se plaît à leur prêter la vérité de l'histoire !

« Tantôt la religion dissidente, tantôt les gouvernements ont
» été accusés de tout le mal ; et des politiques de nos jours, privés
» de sens, virent dans notre choléra la preuve d'un vaste complot
» organisé par le gouvernement, pour diminuer la population, et
» suppléer aux conséquences d'une paix générale trop prolongée.
» Beaucoup pensèrent qu'il avait été au pouvoir des maires de hâter
» ou de retarder l'expulsion du choléra, suivant le degré de sou-
» mission de ces magistrats à la politique du ministère. »

Nous voyons ici à quoi s'exposent des ministres, en se
mêlant d'une affaire qui ne devrait regarder que les médecins, qui ne repose que sur de vieux préjugés, et n'excite
partout que des révoltes et des massacres. Une police qui entraîne de tels soupçons, de tels malheurs, peut-elle s'appeler
sanitaire ? Pense-t-on qu'au xive siècle, on eût compté tant
de milliers de victimes, sans les idées funestes de la contagion, sans l'intervention du pouvoir qui venait jeter dans les
esprits l'effroi de ses réglements sévères ?

DELPECH.

Nous l'avons analysé plus haut. Il nous arrive très-souvent
de revoir ailleurs un auteur que nous avons déjà lu, et d'y

trouver, comme nous l'avons dit, des opinions contraires à celles qu'il avait eues d'abord. Cela nous expliquerait où sont réellement ces *falsifications* et *mensonges*, dont M. Pariset accuse ses adversaires, comme on le verra dans notre correspondance. Comment atteindre des auteurs qui se cachent sous des doctrines et des éditions différentes, et peuvent à volonté désavouer l'une ou l'autre? L'édition que nous venons de nous procurer ne peut être celle que nous avons lue ; car nous n'eussions pas manqué de signaler les pensées que voici :

« Le choléra est peut-être *destiné* à s'établir, sinon pour tou-
» jours parmi nous, au moins pour un certain nombre d'années, et
» à y remplacer les vicissitudes de la pratique. »

Un honorable médecin se fût-il servi de pareilles pensées, s'il en avait pesé la portée?

« La maladie provient des émanations du globe sur une zone
» qui s'étend de *l'Est à l'Ouest*, et chaque foyer peut donner lieu
» à la contagion. »

On nous pardonnera de ne pas répondre à de telles absurdités.

« Les mendiants répandent la maladie. »

Sans doute du *Nord au Midi!* En conscience nos adversaires peuvent-ils toujours exiger que nous soyons *froids, calmes, polis, réservés* et *douteurs*, quand ils nous offrent de telles pauvretés? Toutes ces qualités que le sentiment de leur faiblesse leur fait désirer en nous, pouvons-nous les conserver devant tant de fautes grossières? Narrateurs ou juges, nous les voyons partout déguiser, ou arranger les faits à leur convenance et les travestir dans les vues de leur système. Ils colorent et exagèrent les plus petits événements, selon leur bon plaisir. Chez eux, enfin, on retrouve les mêmes agencements et les mêmes erreurs.

« Il faut contraindre les malades à guérir leur diarrhée. »

C'est l'ordonnance d'un fou. L'expression est dure, nous le savons, mais le cri de l'indignation n'en trouve pas d'autre.

« Dans cette vue, un docteur propose d'attacher à chaque sous ·
» division un médecin, qui inspecterait l'état des ventres, bien en··
» tendu qu'il serait le chef de la milice anti-diarrhéique. J'ai ap
» plaudi à ce plan. »

Voilà nos maîtres!

« Le choléra a été importé. Tout porte à le croire. »

Il ne tient donc pas, comme vous avez dit, aux émanations du globe.

« C'est un grand malheur que les mesures sages soient signalées
» d'avance, comme autant d'actes odieux. »

Vous avez beau plaider en leur faveur, partout la voix du peuple les condamne. Comment ne voulez-vous pas dépraver la morale publique, en déployant une sévérité pareille contre une maladie qui n'est qu'une hypothèse, et contre laquelle vous avouez n'avoir aucun remède à offrir?

« Que les oppositions politiques n'aillent pas jusqu'à demander
» des arguments aux sciences hygiéniques. »

Et pourquoi vous mettre en garde contre une chose aussi naturelle?

« Que dans leur jalouse surveillance du pouvoir, elles ne s'ex
» posent pas à jouer la vie des populations, et que le ministère ait
» le courage d'adopter ce qui est démontré utile. »

Après l'avoir compromis, il est juste qu'on cherche à préparer sa justification.

« Le pauvre ne voit qu'avec défiance l'hospice, cet asile d'une
» *pure charité.* Il regarde le médecin comme son ennemi. »

Le peuple ne se trompe pas toujours.

« Quelques médecins nient le choléra. »

Vous vous garderez bien de les nommer, d'exposer leurs
raisons et de les mesurer avec les vôtres.

« Autour des cholériques personne n'est bien portant. »

C'est désunir les familles. On ne cesse pas d'être bien portant, sans éprouver à l'avance quelque malaise, quelques-uns
des symptômes que vous regardez comme l'imminence du
choléra. Or, tout cela n'est-il pas une menace de la mort?
Tout cela n'est-il pas un ordre de fuir, et d'oublier les saints
devoirs de la charitable humanité?

« Pour admettre que le choléra n'est pas contagieux, mais une
» épidémie, il faudrait démontrer que les saisons ont été uniformes,
» ou à peu près pendant dix-sept ans, sur tous les points de la terre
» où a régné le choléra. »

C'est très-vrai. Aussi ceux de nos adversaires qui ne sont
pas purement contagionistes, se sont mis avec empressement
à l'enquête des phénomènes merveilleux, pour mieux expliquer l'étiologie du mal, et ont fait retentir les journaux et des
signes dans le ciel, et des tremblements de terre, et des courants électriques, et de certaines combinaisons atmosphériques, et de diverses autres suppositions qui pouvaient venir
au secours de leur doctrine.

« Il serait absurde de prétendre à quelque chose d'insolite
» existant dans l'air. Ses parties sont comme les vagues de la
» mer. »

Nous sommes enchantés de voir l'auteur battre, avec nous,
et aussi complétement les épidémistes. Cela nous donne meilleur jeu contre le contagionisme dont nos corps savants n'ont

semblé défendre les petites probabilités, que pour maintenir
l'application routinière des réglements administratifs, et ménager l'intervention du pouvoir.

« Le sol de notre patrie est brûlant et mal assuré. Il ne faut pas
» espérer désarmer les passions par des condescendances, à
» propos d'une calamité publique ; il s'agit de la santé de tous.
» La garde nationale prêtera son appui, pour faire exécuter les
» mesures. »

Ces appels à la violence sont indignes, et ne devraient pas
se trouver sous la plume d'un médecin. En sera-t-on quitte
envers l'humanité et la raison, quand on aura entouré nos lois
barbares de phrases séduisantes et des beaux motifs de sûreté, de prévoyance et de charité ? N'avons-nous pas bien
fait de nous élever avec vivacité, contre ces provocations insensées de la science, qui n'ont jamais tendu qu'à égarer le
pouvoir et l'exposer à se maintenir dans une mauvaise voie ?
Dans beaucoup de cas, où l'on serait conduit à donner des
motifs peu honorables à un jugement, à une doctrine, il est
probable qu'on serait plus près de la justice ou de la vérité,
en interprétant les choses avec indulgence, plutôt qu'avec sévérité. Mais en conscience cela est-il possible dans l'analyse
que nous venons d'exposer ? Peut-on traiter avec ménagement un ouvrage qui semble dédié aux furies ?

M. Sophianopoulo.

« Les prodromes du choléra sont le mal de tête passager, les
» rêves pénibles, la tristesse, la *gaîté*, ou un grand espoir. »

Indiquer la joie et l'espérance comme des menaces de la
mort, ne serait-ce pas nous ôter le courage et nos bonnes
dispositions à résister au mal ?

« J'ai vu à Perth vingt-sept malades. Je n'en ai vu guérir un
» seul. »

Y a-t-il de la prudence à nous faire un tel récit?

« En Hongrie , *comme partout ailleurs ,* le gouvernement a
» voulu se faire médecin. Il a nommé une commission dont les
» savants, qui n'avaient jamais vu ni traité un choléra, ont décidé
» que le spécifique était le magistère de bismuth. Les apothicaires
» avaient reçu l'ordre de *prodiguer* ce médicament au premier venu.
» Toute la Hongrie en fit des provisions effrayantes. Quelques-uns
» en usaient, comme préservatif, à tort et à travers, sans consulter.
» Ils remerciaient le gouvernement et le trouvait paternel. Mais
» plus tard , s'apercevant que tous ceux qui en prenaient mou-
» raient, on se figura que ce médicament avait été inventé pour
» empoisonner le peuple. On se révolta , et la loi étant rapportée ,
» tout rentra dans l'ordre. »

Nous avons condamné ailleurs ces histoires diffamantes.
Nous ferons seulement remarquer à quels soupçons s'expose
le pouvoir, en se mêlant de faire la médecine, dans des circonstances périlleuses, où la science elle-même hésite et ne
s'entend pas.

« Plus le malade avalera de gros morceaux de glace, mieux cela
» sera. »

A-t-on bien médité les effets d'une telle prescription ?

« Le vomissement, en plusieurs cas, est *insupportable, terrible,*
» *mortifère.* La *terrible* diarrhée *a été coupée* SOUVENT par la dé-
» coction de Simarouba , le kina , le laudanum à haute dose , etc.;
» mais la PLUPART sont morts ; ou le spasme a été *emporté d'em-*
» *blée* par le musc , l'acétate de morphine, l'acide hidrocyanique ;
» mais tous les malades qui en ont usé en sont morts. Je croyais
» les crampes de nature nerveuse ; je les traitais avec des anti-
» spasmodiques ; nous avons *beaucoup tué de malades ainsi.* »

Retenons bien tous ces aveux.

« Le cerveau envoie quelquefois le faible appui du courage et
» procure de douces illusions à l'être souffrant ; mais il ne se fait

» aucune réaction. *Il est mort*. Affligé par une foule de phénomè-
» nes lugubres, entouré de serviteurs autrefois fidèles, et mainte-
» nant accablé, languissant, anéanti, il se jette dans l'avenir et
» demande à l'inconnu la cause de ces phénomènes extraordinai-
» res, qui se présentent formant le redoutable cortége de l'entité
» nommée *choléra*. Il arrange ses affaires, dicte son testament,
» et ne voulant plus vivre avec les *morts*, avec des organes qui
» l'ont quitté sans retour, il s'abandonne à la mort. Mais que dis-
» je ? il ressuscite ! une demi-heure après, comme pour faire
» un dernier appel à l'organisme, les muscles se réveillent, frémis-
» sent, se contractent pour la dernière fois, et il retombe aussitôt
» dans l'éternelle immobilité de *la mort !* »

Ce sont là des choses bien désespérantes dans un moment où
les esprits avaient tant besoin de rassurance. L'auteur vient de
faire, sans le vouloir, le procès de la médecine incendiaire,
que nous retrouvons dans presque toutes les monographies,
et notamment dans les rapports de Double à l'Académie.
M. Sophianopoulo nous annonce qu'il a trouvé une méthode
curative qu'il appelle la *moins mauvaise*. Mais est-il possible
de trouver l'heureux traitement d'une maladie dont on ignore
entièrement la cause ?

« J'ai vu des médecins de grande réputation, des médecins du
» Roi essayer d'arrêter les vomissements avec le bismuth, l'infu-
» sion de canelle, le laudanum, l'éther, l'acétate de morphine, etc.,
» et cent *autres médicaments incendiaires*, et leurs malades *mou-*
» *raient*... L'ipécacuanha arrête la diarrhée, mais je l'ai vu tou-
» jours *tuer* les malades... Je demandais la cause des vomissements
» aux docteurs ; ils répondaient : C'est le choléra ! la cause de la
» diarrhée? c'est le choléra ! l'altération de la voix? c'est le choléra !
» Il y en avait qui le nommaient *Diabolus*, tant était nouveau, pour
» le monde médical, ce *terrible fléau*. Je ne savais que faire pour
» ranimer l'homme souffrant, mourant. »

Il fallait être un ami, un consolateur.

« Je les fortifiais ; mais mes malheureux frères, les hommes, *tom-*
» *baient sous mes coups médicaux.* »

Quels aveux, grand Dieu !

« Si le médecin arrive la main non armée de vomitifs, de purga-
» tifs , d'excitants , etc., mais pleine de glace et de sangsues, la
» membrane de l'estomac meurt, et entraine la mort de tout l'orga-
» nisme. J'ai *tué* beaucoup de malades , et j'en ai vu *tuer* avec les
» sudorifiques. Je me condamne. »

Nous avons abrégé l'analyse de l'ouvrage d'un confrère honorable. Si un docteur aussi distingué a eu le courage de faire
une telle confession, que pourrait donc nous révéler la pratique des médecins moins remarquables, et celle de nos officiers de santé qui ne peuvent avoir les hautes lumières de la
science ? Récapitulons les déclarations si naïves de la bonne
foi de M. Sophianopoulo arrêtons-nous aux plus saillantes :
« J'ai vu à Pest vingt-sept malades, je n'en ai vu guérir aucun. Tous ceux qui prenaient le magistère de bismuth ordonné par une commission mouraient... Le spasme a été emporté
d'emblée par le musc, l'acétate de morphine , l'acide hydro-
cianique; mais tous les malades qui en ont usé en sont morts...
Je traitais les crampes avec des antispasmodiques. Nous avons
beaucoup tué de malades ainsi..... J'ai vu des médecins de
grande réputation arrêter les vomissements avec le bismuth,
etc., et cent autres médicaments incendiaires, et leurs malades mouraient. L'ipécacuanha arrête la diarrhée ; mais je l'ai
vu toujours tuer les malades... Je fortifiais les malades, mais
mes malheureux frères, les hommes, tombaient sous mes coups
médicaux... J'ai tué beaucoup de malades , et j'en ai vu tuer
avec les sudorifiques. Je me condamne. »

Ah! lecteurs, prenez une plume, de grâce, et comptez, dans
les visites de près de deux mille médecins à Paris, la quantité
de morts qu'il vous plaira de déterminer , après ce que vient
de vous apprendre un écrivain qui a eu le courage de vous
instruire et de se condamner. Songez bien que l'énorme chif-

fre que vous offrira votre calcul, doit être encore ajouté à celui que nous vous avons présenté sur les effets si mortels et si incontestables de la terreur; et après votre opération arithmétique, dites-le-nous en conscience, vous sera-t-il possible de croire au fait malheureux de nos adversaires? Non, une effroyable vérité vous apparaîtra : vous sentirez jusqu'à quelles limites vous pourriez porter votre modération, en réduisant même à l'excès les résultats de votre calcul, et vous ne pourrez plus hésiter à dire dans votre indignation : L'affaire est suffisamment éclairée; elle est jugée sans retour : le choléra asiatique est un faux !

M. Moreau de Joannès, *officier supérieur d'état-major.*

Nous commençons par demander s'il est permis de donner à un militaire une mission étrangère à sa profession, quand l'Académie elle-même avoue qu'elle ne connaît pas le choléra, et n'a sur cette maladie que des documents très-fautifs. L'enquête de l'auteur, en supposant même que tous les gouvernements de l'Asie et de l'Afrique aient pris scrupuleusement des notes statistiques sur tout ce qui regarde le fléau, et en aient fait d'un commun accord une histoire régulière ; cette enquête, disons-nous, aurait demandé au moins vingt ans de travail, pour recueillir les notes nécessaires, et y avoir mis cet ordre, ce luxe historique que nous remarquons dans l'œuvre de M. Moreau. Comment tant de peuples divers, illettrés, auraient-ils pu s'entendre à mettre le même empressement, la même intelligence, le même *consensus* dans les investigations sur une maladie qui est endémique chez eux, et par conséquent, à laquelle ils sont habitués? Et si l'on dit que la statistique de M. Moreau est entièrement de son fait, nous pensons qu'il lui aurait fallu plus que toute sa vie pour la mener à bonne fin. Il y a donc dans son ouvrage quelque but spécial et que nous ne pouvons approfondir! écoutons l'auteur :

« Aucune contagion, depuis la peste noire, n'avait semé, parmi
» tant de peuples divers, la terreur et la mort. »

Il est bien difficile de ne pas soupçonner des motifs de zélateur aveugle ou intéressé dans un début aussi hardi.

« En ma qualité de rapporteur de la commission centrale, chargé
» de recueillir les faits qui peuvent faire connaître la nature du
» choléra pestilentiel, sa *marche*, ses progrès, et les moyens de
» l'arrêter, je me suis efforcé de surmonter les obstacles.»

Voilà de la jactance aussi vaniteuse que celle que notre honorable confrère Dubois d'Amiens reproche à Double, rapporteur de la commission académique en 1831. Nous ne pouvons croire que ce soit le ministre qui ait chargé un officier, si revêtu qu'il soit de distinctions, de remplir une tâche que la modestie et la conscience de nos plus illustres professeurs auraient osé à peine accepter. Nous défions le plus indulgent des hommes de justifier l'ouvrage que nous analysons. Nous ne le qualifierons pas : il y a quelquefois, dit un publiciste, des vérités si graves à confier au public, qu'on ne sait s'il est possible de les articuler. La vérité dépasserait les limites où elle cesse d'être vraisemblable; on ne peut alors être cru qu'à condition de ne pas tout dire.

« J'ai pronostiqué l'arrivée du choléra, il y a plus de douze
» ans. »

Comment se faire un mérite d'un jugement téméraire, d'une indiscrétion coupable et cruelle? Un historien menteur a pu faire dire à Hippocrate qu'il avait prédit la peste d'Athènes; mais on n'avait pas encore trouvé cet esprit d'oracle dans le cerveau d'un militaire.

« Et ce pronostic ne s'est que trop justifié. »

Malheur aux prophètes insensés !

« Le choléra cache son origine dans une multitude de fables, et
» sa nature dans une foule de systèmes faux et de controverses
» passionnées. »

N'était-ce pas une raison décisive pour vous abstenir de le
juger contagieux contre l'avis de l'immense majorité des médecins?

« Le choléra est pestilentiel et se propage par la contagion. »

C'est un officier militaire qui ose donner un démenti à presque tous les médecins de l'Europe ! Il est impossible de lire
tous les détails qu'il nous donne sur la marche géographique
du fléau, sans perdre patience.

« On compte cinquante-quatre millions de victimes, depuis
» 1817... Le choléra atteint un terme effrayant, quand il se déve-
» loppe, pendant l'été, parmi les habitants d'une ville populeuse.
» Alors une armée peut être détruite, et une capitale dépeuplée en
» une seule irruption. On doit redouter que ce fléau, semblable à
» l'invasion des Barbares du moyen âge, ne vienne décimer
» les peuples, désorganiser la société, et faire reculer la civilisa—
» tion. »

Quelle âme honnête, même parmi les personnes étrangères à la médecine, ne sera tentée de s'unir à notre indignation
pour condamner des images aussi horribles que mensongères !

Dans le désir d'être plus puissant sur l'opinion publique,
et de nous la concilier plus sûrement, nous aurions bien voulu
pouvoir nous dispenser d'être toujours armé du fouet de la satire; mais, encore une fois, comment conserver la modération
en face de tant de fautes envers l'humanité et la raison?

RAPPORT de la Commission envoyée en Pologne, choisie par l'Académie de Paris, et partie le 12 juin 1831, pour aller, sur la demande du ministère, étudier le choléra.

« Qu'y a-t-il de plus délicat, dans une question déjà fort obscure,
» que d'avoir à faire la part de presque toutes les passions, qui
» d'ordinaire masquent la vérité aux esprits impartiaux ? tantôt ce
» sont les préjugés et d'anciennes erreurs qu'il faut combattre,
» quelquefois la mauvaise foi et le mensonge ; car il y a de tout
» cela *partout.* »

Que nos adversaires fassent cet aveu, nous le voulons bien; mais notre conscience n'aura jamais à en venir à une telle confession. Notre choléra à nous n'est pas , à la vérité, comme ils le reconnaissent parmi eux, un *pêle-mêle d'opinions extravagantes, où tout est discordance et obscurité sur les choses qui devraient constituer la connaissance et la nature de la maladie.* Notre choléra à nous, c'est la terreur organisée partout; c'est le *fléau moral* que la mauvaise foi même n'oserait refuser d'étudier physiologiquement, avant d'admettre le fait pathologique matériel. Nous ne savons du reste sur quels auteurs passionnés et menteurs le Rapport jette ses réflexions critiques. Nous n'avons rencontré dans nos analyses que des partisans du choléra, et nulle opposition franche aux idées de notre Académie.

« Nous sommes arrivés à Varsovie après l'invasion. »

Justement, dans une circonstance où vous pouviez confondre le choléra, qui vous préoccupait, avec la fièvre maligne qui suit toujours la misère des longs siéges, l'invasion de l'ennemi, le découragement et la terreur.

« Avant cela, il régnait beaucoup de fièvres et diverses maladies
» sur les vaches, les poulets, etc. »

Nous n'avons pas besoin de montrer la portée de ces insinuations , qui s'empressent de venir déposer en faveur même des plus grosses absurdités du système convenu.

« Dans les grandes villes, le choléra semble s'y perpétuer et de-
» venir endémique. »

On n'a pas osé tenter parmi nous la confirmation de ce pronostic.

« Il attaque les enfants. »

Les registres de l'État-civil sont là pour démontrer l'erreur, et puis nous avons lu plus haut que MM. les ambassadeurs ont déclaré les enfants exempts du choléra, à cause de leur innocence.

« A Varsovie, du 10 avril au 31 juillet, il y a eu 2,000 morts sur
» 4,000 cholériques. »

Il y avait donc près de deux mois que le choléra régnait dans la ville, quand la commission y est arrivée ; et cependant M. Brière de Boismont, arrivé le 30 juin, a dit, dans son ouvrage : « 1500 malades sont entassés dans les hôpitaux, et il n'y a parmi eux aucun cholérique. » De plus, le 10 mai, on lit dans le *Moniteur* : « 14 médecins sont arrivés à Varsovie. » Et plus loin encore, le même journal dit que la mortalité y est plutôt causée par le typhus, que par le choléra, que nient les Polonais et qui du reste est très-léger. Et au 4 juin : « Le peu d'extension du choléra à Varsovie est un événement de nature à tranquilliser. » Et dans le *Journal des Débats* on lit : « Le peu d'intensité du choléra à Varsovie doit tranquilliser Dantzick. » Et le 12 juin : « M. Magendie lit une lettre de M. Foi qui assure que la maladie n'est pas aussi grave qu'on le dit. »

Comment concilier des nouvelles si contraires aux affirmations de la commission ? ne semble-t-on pas affecter de jeter sur cette maladie une confusion telle qu'il sera impossible d'en écrire l'histoire, sans être exposé à recevoir de tous côtés des démentis? Nous avons cité le *Moniteur* et les *Débats*, afin qu'on puisse comparer les déclarations de la commission avec les notices de ces deux journaux, et qu'on soit convaincu, comme nous, que tout est inexactitude de part et d'autre.

Suivent les fables et la statistique minutieuse de la marche du fléau. Nous voudrions savoir comment nos jeunes ambassadeurs ont pu se faire si savants sur les mille détails historiques qu'ils nous prodiguent. Comment ont-ils pu recueillir tant de choses si difficiles à connaître, et en aussi peu de temps? Nous leur pardonnerions leur luxe scientifique, leurs immenses enquêtes et renseignements, s'ils nous avouaient qu'ils les ont puisés dans tel ou tel ouvrage. Mais leurs fautes grossières, comme celles qu'on retrouve dans toutes les monographies sur cette matière, c'est de cacher la source de leur fécondité et de laisser voir qu'ils sont soufflés par un *génie riche en contes bleus*; c'est de ne pas rapporter un seul mot de sincère controverse; c'est d'entasser les détails les plus prolixes sur tout ce qui s'est passé en Asie depuis 1817; et c'est cette ressemblance de doctrine, entre les écrivains, qui nous a fait dire que tout s'écrivait sous l'influence ou sous la dictée d'un maître qui nous donne seulement le change, par quelques variantes et amplifications ménagées.

« Une théorie plus moderne est celle de l'infection des lieux... » l'air est altéré par l'infection ; cette infection a ses foyers, ces » foyers ont leurs miasmes, et la maladie naît avec ces foyers, s'é- » tend comme eux et meurt avec eux. »

N'est-ce pas là du galimatias à son comble? nous avons combattu ailleurs cette doctrine.

« On a vu le choléra dans des lieux infects ; mais rappelons- » nous qu'il est nouveau, et que ces lieux d'infection ne le sont

» pas. Comment admettre une infection spontanée ayant lieu
» successivement de ville en ville, d'un bout du monde à
» l'autre ? »

En effet, comment concevoir des milliards de causes ac-
tives, miasmatiques et funestes, qui dorment depuis les premiers jours de la civilisation et qui, un beau jour, en 1817,
commencent à agir destructivement? C'est cependant ce qu'il
faudrait, pour expliquer le choléra sur tant de points.

« Nous l'avons vu dans des villes très-propres et très-saines.....
» Un moyen plus simple c'est de le *considérer comme contagieux* ;
» mais il nous est démontré qu'il ne l'est pas, et qu'il ne naît pas
» par infection, et que la constitution épidémique dont il dépend
» n'est pas déterminée et reste inconnue. On dirait même volon-
» tiers que, loin d'être contagieux, les cholériques ont plutôt
» une influence préservative sur les personnes qui les entou-
» rent. »

Malgré tant d'obscurités jetées, comme à plaisir, sur la
nature de la maladie, ce rapport, comme celui de l'Académie,
tout en émettant des pensées que nous partageons, dispose
les esprits à la regarder comme contagieuse.

« Non-seulement les cordons ont été inutiles, mais partout ils
» ont multiplié les décès. »

Nous acceptons cet aveu. Du reste, ce rapport n'offre rien
de médical.

Archives Médicales.

« 3 janvier 1831. Lettre de MM. Girardin et Gaimard : »
« Le choléra ne se propage ni par les hommes, ni par les choses,
» disent huit médecins qui écrivent au Conseil général de Moscou.
» Il est tout aussi intense à la fin qu'au commencement. »

Ailleurs, il est dit le contraire.

« La cause n'est pas atmosphérique, à cause de la grande exten-
» sion que le fléau a prise. »

Voilà le choléra contagieux et épidémique condamné !
Qu'est-il donc ?

« Il n'est pas une infection locale, car il a ravagé des pays très-
» sains. »

Comme nos adversaires sont embarrassés, avec leur absurde conception !

« Il n'est pas contagieux; *cependant* on a remarqué que les mas-
» ses le transportent, et que les Russes l'ont apporté partout où ils
» ont porté leurs pas. »

Quelle obscurité calculée! Quelle évidente envie de se réserver toutes les conséquences désirables! Cette disposition
honteuse est générale, comme on le voit, chez tous nos adversaires.

« Les cordons ont multiplié la mortalité. »

Pourquoi, avertis ainsi par nos envoyés en Pologne, en
avons-nous établi sur nos frontières?

« Il n'y a aucun remède spécifique... Il faut se faire traiter dès
» la première apparence du mal. »

Cette recommandation est contradictoire et nous semble
bien répréhensible. On ne presse pas de prendre des remèdes
contre un mal, quand on déclare qu'on ne peut lui en opposer de salutaires.

« MM. Adelon et Itard demandent qu'on fasse imprimer le docu-
» ment, comme un guide utile. »

N'est-on pas scandalisé de voir la médecine empirique
recommandée dans une académie?

« Mars. M. Rochoux blâme le gouvernement d'avoir eu recours
» aux mesures sanitaires. »

En effet, sur quelles certitudes s'appuyait-il? Qui avait-il

consulté ! Quand deux opinions se présentaient dans une circonstance grave, pouvait-il braver la dissidence ? Ne devait-il
pas entrer en grande défiance, à l'égard de celle qu'il allait
embrasser, par le fait seul de la contradiction ? Devait-il agir
et ordonner, comme s'il marchait dans la vérité ? N'était-ce
pas sur l'évidence qu'il lui était permis de prononcer ? Pour
échapper au doute, n'était-il pas très-convenable de rechercher tous les moyens de conquérir l'unanimité des avis ? En
Angleterre, quand il s'agit de prononcer sur la vie d'un seul
homme, les douze membres du jury doivent se mettre d'accord, et n'émettre qu'un vœu ; et dans notre choléra, quand
notre gouvernement doit prononcer sur la vie de plusieurs
millions d'hommes, il ne cherche pas à faire naître cette unanimité ! Il tranche la question hardiment, et repousse ses adversaires, ou les humilie ! Il devait, nous dira-t-on, agir comme
nos voisins ; mais ceux-ci n'avaient-ils pas déclaré hautement
que les précautions, prises par eux, étaient non-seulement
inutiles, mais qu'elles étaient dangereuses ? On objecte encore
que, dans le doute, il devait recourir aux mesures de la loi,
et que d'ailleurs il n'avait pas les renseignements qui lui sont
arrivés depuis. L'excuse nous semble bien mauvaise. Nous ne
voyons pas de doute légitime. On avait déclaré le fléau non
contagieux et toute mesure funeste ; ce ne pouvait donc être
sur un *peut-être*, glissé dans l'évidence acquise, qu'on devait
se permettre des actes téméraires, et nous nous rangeons de
l'avis de M. Rochoux.

« La mortalité *est extrême* chez ceux qui sont sous l'influence
» fâcheuse de *la terreur*. »

Convenez qu'au moins tous les malades ont été sous cette
influence. Or, en admettant avec vous cette *mortalité extrême*
causée par la seule terreur, n'aurait-elle fait que tripler les
décès ordinaires, vous verrez que le choléra n'a plus rien à

prétendre dans la statistique que vous préparez vous-même,
et qu'il reste une superfétation, pour le compte malheureux
de la science.

Quand, chez les autorités remarquables, nous trouvons
des aveux qui nous sont favorables, nous les rapportons avec
joie, au risque de fatiguer le lecteur par ces répétitions.

« Depuis *quelques jours*, on a compté *des* enfants parmi les
» victimes. »

Cette assertion mensongère vient trop tard. C'est au début
du fléau qu'il eût fallu noter cette mortalité.

« M. Cloquet dit que le gouvernement autrichien avait ordonné
» des quarantaines sur les frontières, et que cela n'a pas empêché
» la maladie d'arriver. Ainsi plus de moyens de croire qu'elle
» soit importée... Le chlore est impuissant et illusoire, comme
» moyen prophylactique. Il nuit même aux cholériques. »

Et cependant notre Académie nous l'a expressément recommandé.

« Pendant les derniers jours qui précédèrent le choléra, les jour-
» naux s'en occupaient à peine. Les rapports étaient moins nom-
» breux. On se fiait sur une propagation lente, et l'épidémie vint
» nous surprendre au milieu de l'imprévoyance de l'autorité même,
» ce qui a eu des conséquences funestes. »

Cela n'est pas. Lisez les circulaires des ministres, sur l'assainissement, etc.

« C'est au milieu de la confusion que nous avons rédigé notre
» premier article. »

Mauvaise excuse!

« Si nous prîmes quelques conclusions, c'est pour éclairer les
» médecins des provinces et les guider dans le choix d'un traite-
» ment. »

Et vous avouez plus bas que *vous étiez dans l'impossibilité d'offrir des résultats positifs ; qu'on a annoncé une foule de moyens thérapeutiques, sans méthode, sans valeur absolue.*

« Un mois s'est déjà écoulé. Le mal va dans les provinces, » et qu'avons-nous gagné et ajouté à nos connaissances ? »

On a fait des contes, des descriptions bien effrayantes, des statistiques bien menteuses, des autopsies ; n'est-ce donc rien que tout cela ?

« Le ministre demande une nouvelle commission pour rédiger » une nouvelle instruction sur le choléra. »

Voilà donc encore le ministre médecin, et obligeant l'Académie à donner des conseils sur une maladie qu'elle lui a avoué ne pas connaître, et sur laquelle elle a déjà fait plusieurs rapports très-étendus ! Nous n'aimons pas cet empressement singulier de se mêler de nos affaires. Nous croyons que c'est ce zèle un peu téméraire, qui empêche d'interroger le phénomène et porte à l'admettre comme un fait reconnu et incontestable. Nous avons déjà vu notre Académie, au 2 novembre 1830, se hâter de croire au préjugé et de décider qu'il sera envoyé, en Pologne, des médecins, pour y étudier le choléra : nous pensons que c'était-là donner l'éveil, et un mauvais exemple à l'Europe. C'était y préparer une disposition à croire à un fléau extraordinaire, avant de l'avoir interrogé, et d'en avoir reconnu la possibilité même. Au 4 mars 1831, date de la lettre de M. de Montalivet à l'Académie, où en était encore le choléra ! Lisons toutes les feuilles publiques des divers gouvernements de l'Europe. N'est-ce pas depuis cette époque que nous avons vu le choléra chez les Polonais, les Allemands, les Prussiens, les Anglais ? C'est donc nous qui avons pu donner l'impulsion, et engager imprudemment toutes les nations dans notre préoccupation !

« Les journaux allemands disent que les aliénés sont exempts
» du choléra. M. Ferrus dit qu'il y a eu beaucoup d'aliénés choléri-
» ques à Bicêtre. »

Et des morts ! Il n'en parle pas.

« M. Esquirol, de son côté, nous apprend que, sur cinq cents
» aliénés, à Charenton, il n'y en a pas eu un seul de cholérique. »

Certainement ceci est bien plus affirmatif. On voit qu'on
a trouvé à peine un observateur fasciné, qui soit venu jeter
quelques doutes sur la doctrine qui démontre que la terreur
est la cause du fléau, et que les enfants et les aliénés, qui
n'ont pas l'imagination frappée par cette funeste passion, ne
peuvent par conséquent être atteints, et faire nombre dans le
chiffre de la mortalité.

« Plusieurs établissements, répandant des odeurs de matières
» animales putréfiées, n'ont pas été exposés au choléra. Les mai-
» sons voisines mêmes ont été préservées. Il n'y a pas eu de ma-
» lades à Montfaucon, la Villette et Pantin. »

Que répondront à cela les partisans du système de l'infection ?

« A Paris, comme partout ailleurs, le nombre des enfants cho-
» lériques a été peu considérable. Il y a eu quarante-cinq victimes
» parmi les enfants de quatre à cinq ans au plus. »

Ces assertions apportées dubitativement montrent assez
leur valeur. D'ailleurs peut-on oser faire entrer en compte
une mortalité, parmi les enfants, qui serait près de cinq cents
fois moins grande que celle des adultes ?

« La médecine incendiaire qu'on a employée dans les hôpitaux,
» dit Broussais, explique suffisamment *la quantité des décès.* »

Quelle accusation ! et par quel homme ? Nos hostilités sévères ne se trouvent-elles pas justifiées par cette déclaration
du célèbre professeur ? Voilà donc, dans les hôpitaux, une

médecine incendiaire qui explique à *elle seule* la quantité des décès ? seulement nous ajouterons à ce témoignage, que cette thérapeutique funeste, indiquée dans le rapport de Double, a été presque générale.

« Épidémie de la suette, en Picardie. Les *autorités* des départe-
» ments préviennent le ministre qu'on y est exposé à un autre fléau
» que le choléra. On demande des médecins et des *étudiants*,
» pour prescrire et administrer les soins convenables. »

Notre siècle, amateur de fléaux, a été enchanté, sans doute, de réveiller les souvenirs de la vieille suette de Picardie, et de l'appeler comme témoin à décharge dans l'affaire du choléra. Remarquons que ce ne sont pas les médecins du pays qui sollicitent les ministres ; ce sont les autorités du lieu. En effet, on ne pourrait imaginer que ce sont ces docteurs qui auraient été prier l'administration supérieure de leur envoyer des étudiants pour traiter leurs malades. Ce sont donc les maires de tout le département, qui *se sont entendus* pour prier le ministre de leur envoyer du secours contre *une maladie qui ne fait mourir personne!* En vérité, ne pourrait-on pas raconter la chose de manière à lui donner au moins l'apparence de la probabilité ?

« L'avis et la demande furent transmis le *même jour* au doyen
» de la faculté. »

On ferait penser ici que quand il s'agit de croire à un fléau et de confirmer une population dans l'idée terrible d'une grande mortalité à redouter, M. le ministre n'attend pas que l'Aca-démie lui fasse une prière. C'est lui-même, comme on voit, qui prend l'initiative, sur l'avis des autorités locales, ordonne à des professeurs, et manque d'égards envers les honorables praticiens de tout un département, en les mettant au-dessous d'un écolier !

Voyons les maux d'une déplorable préoccupation !

« Arrivés à Beauvais, MM. Munière, Pinel-Granchamp et Hour-
» mann reconnaissent que c'est la suette. Quatre-vingt-quatorze
» malades, et *personne n'avait succombé.* »

Est-ce donc là un fléau qui appelait l'attention et l'empressement de M. le ministre? Nous aimons à croire que cet
article n'est pas officiel.

« La sueur était telle qu'elle retombait en forme de pluie, quand
» on soulevait les couvertures. »

Voilà des fables indignes de la science ! nous avons vu que,
sur 94 malades, il n'y avait aucun décès ; mais qu'arriva-t-il,
que pouvait-il arriver dans un pays, quand on y vit venir des
médecins étrangers qui occupent l'esprit des habitants, non-
seulement d'une épidémie fàcheuse, mais qui leur révèlent
le cruel secret qu'elle est compliquée du choléra si redoutable de l'Asie? Nous allons le savoir.

« Nous allâmes à Cauvigny, où sur cent quatre-vingt-dix ma-
» lades, il y avait eu vingt-un décès *attribués* pour la plupart au
» choléra... Une autre commune a eu cent quatre-vingt-dix mala-
» des et neuf morts, avec symptômes de choléra. »

Faisons-nous une idée de l'impression portée chez les populations, par la présence de ces docteurs envoyés par ordre
supérieur, et empressés de les occuper de deux fléaux, des
idées de la *mort et d'ouvertures de cadavres !*

« Cinq mille morts dans huit communes, en deux ou trois jours.
» On a vu avec quelle rapidité la maladie avait changé et cédé la
» place à une influence épidémique plus puissante. »

Cette influence, n'est-ce pas la terreur que cette commission malencontreuse a répandue ? Nous ne voudrions que cette
seule relation, pour justifier notre doctrine ! avant l'arrivée
des médecins, il n'y avait *aucun décès*, et depuis leur arrivée
et leur médication, c'est un deuil général !

« Scènes désolantes de familles entières, couchées pêle-mêle, sans
» garde, sans amis pour leur servir à boire et faire exécuter les or-
» dres des médecins. »

Pitié romanesque ! image mensongère !

« Le choléra suivit bientôt la suette. »

Notre doctrine en explique la cause.

Nous voilà arrivés au mois de juin, et déjà on ne discute
plus rien. On ne parle plus du choléra. Il semble que la folle
science n'a eu besoin que de créer et d'introduire la maladie,
et que toute l'œuvre de la préoccupation est consommée. On
ne s'occupe plus que de recherches puériles et sans intérêt,
pour les départements, qui attendront en vain les lumières
de notre expérience et des documents que notre Académie a
puisés chez les nations frappées jusqu'ici par le fléau.

Maintenant que le fléau est passé, on cherche à parer à
toutes les objections que pourrait élever la controverse, et on
s'avise de citer beaucoup de décès sur les enfants, et surtout
beaucoup de faits qui tendent à prouver que la maladie est
contagieuse. On a même la hardiesse d'ajouter que c'est par
intérêt pour la science !

« Je suis *assuré* que, dans une affection aussi grave, *tout doit*
» *être essayé.* »

C'est à peu près recommander l'empoisonnement. On parle
assez souvent, depuis le mois de juin, du choléra sur les enfants ; mais remarquons bien que jamais il n'a été question
du traitement qui leur convient, et qui nécessairement ne
devait pas être le même que celui des adultes. Voilà encore
une solution à donner, qui présente des difficultés d'où ne
sortiront pas aisément nos adversaires !

Il est surprenant que les Archives ne nous donnent, sur le
choléra, aucun extrait des ouvrages étrangers, dans un mo-

ment aussi critique, et qu'au lieu de nous apprendre ce que les diverses académies et les savants de l'Europe ont pensé de cette maladie, ce journal trouve mieux de nous analyser leurs ouvrages sur d'autres sujets sans importance.

« M. Moreau de Joannès communique une lettre d'un docteur » qui conseille jusqu'à trente-une livres d'injection d'une solution de » carbonate de soude dans les veines. »

Ne serait-ce pas un coup de sabre à travers le corps, qu'il recommande à nos médecins des départements qui sont dans l'attente du choléra !

« Un enfant vient à l'hospice avec des vomissements : la mère » dit *qu'il y était sujet;* mais M. Guersent reconnaît que c'est le » choléra. »

N'y a-t-il pas là une préoccupation évidente, une envie d'échapper à la puissance de la démonstration qui prouve que c'est la terreur qui est la cause de la mortalité, et que les enfants étrangers aux maux de l'imagination n'ont pu compter parmi les victimes ?

« Archives. Août. Dyssenterie épidémique à Namur. Si on l'at- » tribue à une modification de l'atmosphère , cela ne peut fournir » aucune indication profitable en thérapeutique. Comment en effet » indiquer quelque chose contre un agent qui est un secret pour » nous ? »

Voilà précisément ce qu'on aurait dû penser à l'égard du choléra, et ne pas proposer une liste énorme de médicaments plus meurtriers les uns que les autres.

« Au lieu de supposer cet *aliquid divinum* d'Hippocrate, ou de » chercher des causes merveilleuses, pourquoi ne pas considérer, » dans cette garnison, un service fait à contre-cœur, la crainte » d'une guerre meurtrière, la vie du camp, les manœuvres fati- » gantes , les corvées, les refroidissements, la malpropreté, la

» mauvaise nourriture, les affections tristes de l'âme, les souvenirs
» de famille, les inquiétudes de l'avenir ? »

Voilà la belle médecine morale que nous aurions désiré
qu'on appelât sérieusement dans l'étiologie du choléra, et,
certes, nous eussions échappé à une douloureuse mystification.

« Depuis quelques années, on jette de la défaveur sur le mot de
» contagion. »

Si la science se sent par trop à découvert sur la nature épidémique qu'elle a appliquée au choléra, elle va sans doute faire
une croisade en faveur de la doctrine de la contagion, et peut-
être elle voudra nous forcer à convenir qu'elle est un bien ?

« De prétendus philosophes, plus riches de zèle que de lumières,
» ont prié les médecins de ne pas prononcer le mot de contagion,
» et de ne pas répandre la terreur ; ce qui sème partout la défiance,
» et frappe de stupeur l'*activité publique.* »

Dites donc la *santé publique.* Et qui oserait nier cette vérité ?

« Qu'a-t-il donc de si épouvantable ? sur quoi est fondé l'effroi
» qu'on prétend qu'il inspire ? »

Cette insinuation nous révolte. Interrogez donc votre physiologie, et l'effet des passions tristes ! Quand on a besoin de
faire passer une doctrine mauvaise, faut-il chercher à la couvrir de fleurs perfides ?

« Un médecin dit qu'une maladie est contagieuse, et on le mau-
» dit. Il trouble la tranquillité publique ! »

Cela est très-vrai ; il détruit, par le fait même des conséquences de cette doctrine, tous les liens de famille, en appelant la sévérité des lois les plus sanguinaires.

« Un autre arrive, et déclare que le mal est épidémique. Il trouve

» *faveur*. Il n'est ni alarmant, ni perturbateur du repos public !
» Étrange préoccupation ! Quoi ! celui qui vient dire : La maladie,
» qui fait d'affreux ravages, ne pénétrera chez vous, qu'autant que
» vous le voudrez , et que vous permettrez des communications en-
» tre vous et les endroits infectés. Il ne tient qu'à vous de vous en
» garantir. Je sais qu'il faut pour cela des sacrifices. Votre com-
» merce en souffrira : mais ces pertes sont-elles comparables avec
» les avantages de la séquestration ? Quoi ! celui-là sera regardé
» comme un alarmiste ; tandis que celui qui vous dit que votre
» maladie dérive de l'air, auquel personne ne peut se soustraire ,
» ou d'une atmosphère dont il faut subir l'action, qu'il faut laisser
» arriver , agir et s'éteindre quand il lui plaira ; celui-là , dis-je,
» *jouira de la faveur publique, sera récompensé, rémunéré, ap-*
» *plaudi par l'administration, et recommandé par sa résolution*
» *et son courage !* »

Toutes ces insinuations sont-elles bien sincères, et l'auteur
a-t-il jamais vu le gouvernement rémunérer les anticontagionistes, et les couvrir de faveurs et de distinctions ? Ne sont-
ils pas poursuivis, repoussés et frappés dans l'ombre par l'a-
nimosité de leurs adversaires ? Au surplus, il serait ridicule
qu'un anticontagioniste vantât *sa résolution et son courage,*
puisqu'il nie le mal.

« C'est du fatalisme que cette doctrine. »

Cette accusation nous semble fausse. Il n'y a pas, on le sait
bien, de fatalisme à supporter des temps durs , de mauvaises
saisons transitoires.

« La médecine qui prévient le mal m'est plus chère que celle
» même qui le guérit. »

Il faudrait d'abord que vous prouvassiez, sans contéste,
que le mal est contagieux, et ensuite que vous avez le pouvoir
certain de le prévenir. Or, toute l'Europe a été témoin de l'i-
nutilité des mesures sanitaires contre les maladies que vous
rangez aujourd'hui parmi les contagions , et presque tous les

écrivains sont convenus qu'elles ne faisaient que multiplier les décès par la terreur qu'elles inspirent.

« La contagion, qu'il faudrait définir pour arriver à une solution, » n'a pas une même acception pour tous. »

Définissez - la donc, et n'achevez pas d'embrouiller cette question.

« Je ne doute pas qu'il ne s'élève des émanations morbides d'un » corps malade, et qui passent dans un autre corps. »

Eh bien ! expliquez-vous donc. Si ces émanations sont des espèces d'êtres vivants, qui se reproduisent chez ceux qui s'y exposent, n'êtes-vous pas forcé d'admettre que tout le monde, par des communications inévitables, finirait par être malade? ce qui est absurde et faux.

« On a remplacé le mot de contagion par celui d'infec- » tion. »

Oui, parce qu'il s'accommode mieux aux idées populaires ; parce qu'il rappelle notre répugnance aux mauvaises odeurs, et que cela peut donner du crédit à cette nouvelle doctrine.

« La dyssenterie, par exemple, constitue un foyer d'infection qui » attaque tous les prédisposés. »

Tout cela est erroné, et n'est pas la doctrine de nos écoles. Vous ne combattez rien. Il est évident que ne pouvant plus défendre la vieille contagion, vous cherchez à faire valoir celle par infection.

« Prophylaxie. Il faut répartir les dyssentériques dans plusieurs » salles. »

Cette recommandation est trompeuse et laisse dans l'embarras. Faut-il une salle pour chaque dyssentérique? ou faut-il les répartir dans des salles où sont tant d'autres malades ? Dans le premier cas, c'est prescrire l'impossible ; dans le second cas, c'est propager le mal et multiplier les foyers.

« Je persuadais que la maladie n'est pas contagieuse, en res-
» tant longtemps près des malades, et en les explorant avec
» soin. »

Alors, déclarez donc que le médecin a seul le privilége d'é-
viter l'infection ; et si vous observez que cette immunité ne
tient qu'à la tranquillité d'esprit, vous rentrez dans notre
doctrine. Donnez donc à tout le monde cette foi que les attouchements et la respiration des émanations du malade sont
sans danger, et n'appelez pas la terreur par une doctrine à
laquelle vous donnez le premier un démenti.

Maintenant que le choléra de Paris est passé, la science ne
songe pas à l'angoisse des départements. Au lieu de leur
adresser quelques fruits consolants de notre expérience, on
ne s'occupe plus que des analyses du sang, de l'air expiré
des cholériques, de diverses injections faites dans les veines.
On nous donne une liste baroque et singulière des choléras
asphyxiques, *foudroyants*, *sémi-asphyxiques*, *sub-asphyxi-
ques*, *algides*, *sub-algides*, *graves*, *intenses*, *cyaniques*, *sub-in-
tenses*, *légers*, etc., etc.; en vérité, les berniquets de Charles
Nodier sont cent fois moins ridicules que nos docteurs. On
semble se plaire à nous donner mille écrits prolixes, à multiplier les distinctions du choléra; mais c'est son histoire complète, raisonnée philosophiquement, qu'on évite de nous offrir.

Revue médicale. Coup d'œil sur les maladies des armées.

Une telle analyse, en temps de paix, d'un discours
universitaire de l'école de médecine militaire de Berlin,
nous a paru singulière. On semble mendier, à l'étranger,
des idées qui puissent venir en aide au contagionisme, que
l'on caresse, depuis dix ans, dans nos écoles, et dont on voudrait bien faire une vérité qu'on ne contestât plus.

« Les maladies des armées sont le typhus, les fièvres intermit-
» tentes, les dyssenteries, le scorbut, l'ophthalmie, le choléra. »

C'est la première fois qu'on professe un tel mensonge. Jamais le choléra ni l'ophthalmie n'ont été regardés comme des
maladies ordinaires du soldat.

« Depuis le xvᵉ siècle , jusqu'au xviiiᵉ , le typhus pestilentiel a
» régné dans nos armées, puis les fièvres putrides , puis le typhus
» adynamique, le typhus pétéchial , qui indique son analogie avec
» la peste. »

C'est très-faux , ces assertions ne visent qu'à servir la
mauvaise doctrine que l'école moderne voudrait faire admettre. Ce qu'on nomme ici le typhus n'est que la fièvre adynamique ou ataxique de Pinel , et n'est que le résultat éternel
et inévitable de la misérable position du soldat, d'un cam-
pement malsain , d'une nourriture défectueuse, du découragement , etc. Dans une ville assiégée, par exemple, où l'on
manquait de tout, comme à Torgau , en 1814 , où l'on était
exposé à tous les périls, les malades mouraient par masse.
Mais une fois que la ville eût ouvert ses portes à l'ennemi ,
celui-ci entra avec des provisions fraîches, avec la joie de la
victoire, et nul soldat ne contracta la maladie des assiégés.
Ceux-ci même ont eu souvent à bénir la charité du vainqueur ;
car leurs maux ont cessé sous des conditions meilleures.

On a donc tort de s'efforcer de faire regarder le soi-disant
typhus, comme une peste des armées , comme une maladie
dont on ne peut apprécier l'origine, ou comme une filiation
de la peste d'Orient. C'est une insinuation alarmante et perfide ; c'est une hérésie criminelle.

« Le typhus est une dégénérescence de la peste d'Égypte, qui
» sur le sol européen a pris une forme particulière. »

Voilà un mensonge qui ne peut que corrompre l'esprit de

la jeunesse médicale, et préparer des malheurs pour l'avenir. Citoyens ou soldats, nous aurions partout à redouter des fléaux décimateurs.

« Son apparition, ses progrès, tout rappelle son origine ; à peine » s'est-il montré en Espagne, en Italie, qu'il a été aussi redouté » que la peste. »

Peut-on se défendre de regarder ce discours autrement qu'une leçon détournée d'une doctrine de circonstance, une sorte de canonisation de la terreur et de la contagion.

« Les mesures peuvent préserver les armées. »

Quelles mesures pouvez-vous prendre contre un siége prolongé, et contre les misères et privations de toute nature qu'il entraîne nécessairement ?

« Le typhus ne se développe pas au milieu des troupes, sans y » être importé. »

Et par qui ?

« Et si les chefs ne peuvent l'arréter, la perte de l'armée est » inévitable. Une armée de 30,000 hommes sous François Ier fut » ravagée par cette maladie, au point qu'il en resta à peine quel- » ques-uns, pour porter la triste nouvelle. Les populations en souf- » frirent beaucoup ; car les traînards répandirent la maladie dans » les villes et villages. Alors des épidémies empêchaient l'accrois- » sement de la population. »

Après des enseignements aussi criminels qu'on cherche à jeter dans l'opinion publique, si nous avions quelques guerres, que deviendrait la pitié si nécessaire à nos pauvres soldats, qui resteraient en arrière de leur corps, et se trouveraient accablés par un accès de fièvre ? Ne semble-t-on pas inviter à les traquer comme des pestiférés, qui apportent une contagion mortelle ? Ne vient-on pas de dire que le typhus, cette maladie *spéciale* des armées, est aussi contagieuse que le fléau d'Égypte ?

« Dans la guerre de trente ans , le typhus et la peste transfor-
» mèrent le nord de l'Allemagne en un désert. Dans les guerres
» de Louis XIV , le typhus fut le fléau le plus funeste des ar-
» mées. »

Remarquons cependant que ce fléau n'a jamais suivi celles
de Napoléon. Le soldat, comme les autres hommes, ne doit
éprouver que les maladies des saisons et de sa situation obligée. C'est une honte, pour la science, que de nous présenter
ainsi le tableau mensonger des dangers mortels qui l'attendent
à l'hôpital! Napoléon aurait fait enfermer un docteur qui se
fût permis de publier des écrits aussi décourageants, et d'en
faire le sujet d'un discours devant une jeunesse nombreuse.
Toutes les anecdotes de ce discours sont pillées chez les historiens les plus crédules.

« Dans la guerre de sept ans , quoique cette maladie fût éteinte
» depuis longtemps, des troupes autrichiennes perdirent la moitié
» de leur monde. Cependant ce n'était que le *reflet* simple de la
» maladie , qui avait été si terrible dans les deux siècles précé-
» dents. »

N'est-ce pas nous préparer à regarder la première épidémie un peu grave qui nous surviendrait, comme *le reflet* du
choléra? N'est-ce pas insinuer toujours que les maladies *typhoïdes* ou *pestilentielles* (pour nous servir des expressions de
nos adversaires), se réveillent et peuvent sévir de nouveau ,
selon des causes qui nous sont inconnues ?

« Après la syphilis , ce furent les fièvres putrides, puis nos ty-
» phus ordinaires. Les causes de la diminution de ces maladies
» tiennent à la vie générale des nations , au perfectionnement de
» tout ce qui tient à l'état militaire , à l'influence de la médecine
» sur la santé des troupes. »

Quoi! vous pouvez vanter la médecine des armées, quand
vous venez de nous rassasier des images de tous les ravages de

la contagion passée et future, de nous effrayer des typhus auxquels le soldat ne peut se soustraire, *puisqu'ils se présentent à lui, sous mille formes!*

« Dans une autre séance, nous vous avons parlé des différentes
» épidémies qui ont affecté les peuples. Nous y trouverons la solu-
» tion des questions les plus importantes. Il en résultera que les
» maladies aiguës ou chroniques parcourent leurs périodes dans un
» temps donné ; que la maladie déclarée n'est que le point culmi-
» nant d'un état morbide général, qui ordinairement reste à l'état
» latent, jusqu'à ce qu'une cause occasionnelle détermine son dé-
» veloppement. Chaque période des grands développements de
» l'humanité amène avec elle des maladies différentes. »

Justification nouvelle de notre choléra ! Avec une telle doctrine, on reste maître de la vie des peuples.

Article Choléra, *du Dictionnaire de Médecine en 24 volumes.*

L'auteur, M. Delmas, s'efforce de nous montrer que cette maladie est le choléra des anciens, et qu'il ne lui manque que le caractère de l'extension qu'il a prise parmi nous. Il se hasarde jusqu'à s'appuyer de l'autorité de la Bible ; mais il se garde bien de nous dire que l'Ecclésiastique n'offre rien des caractères du choléra vagabond de l'Asie ; qu'il y est dit seulement, que « ceux qui mangent avec avidité se rendent malades jusqu'à se donner le choléra. » Il ne faut pas jouer sur les mots, avec un texte sacré. Nos adversaires, comme on le voit, ne cessent de quêter des autorités, pour justifier tout ce qu'ils ont avancé sur cette erreur pathologique. Parce qu'Hippocrate aussi, en parlant d'un cholérique, « *Quidam Athenis choierâ correptus,* » a dit : *vixit;* M. Delmas se croît autorisé à soutenir que notre fléau a été observé par le grand maître, et que les descriptions qu'on nous donne aujourd'hui, sont confirmées par la pratique des siècles. Mais tout cela u'a aucun rapport avec le diagnostic de notre fléau moderne.

« Les anciens ont remarqué le choléra sur les individus, et ja-
» mais sur les masses. »

Donc celui, dont on nous occupe, ne peut être qu'une
conception au moins suspecte.

« Hippocrate ni ses successeurs, jusqu'à une époque très-rappro-
» chée, n'en font pas une épidémie. »

Raison nouvelle pour se défendre de croire à une maladie
étrange et contraire à l'observation générale. L'auteur a beau
rapporter diverses épidémies de choléra, il n'établira jamais
un fait qui ait le moindre trait de ressemblance avec le fléau
asiatique. Mézerai dit bien qu'on vit des trousse-galants, en
1528 et 34; mais il en accuse le dérangement complet de la
saison, et une famine universelle. Or, rien de tout cela n'a
existé parmi nous, et la médecine aujourd'hui restera accablée
de cent difficultés qu'elle ne pourra résoudre dans cette honteuse matière. Nous ne voulons que cette persistance continuelle à s'entourer d'autorités et de citations tendantes à confirmer tout ce qui a été publié par nos écrivains sur le compte
du choléra, pour nous tenir en garde et redoubler de sévérité. Lisons les traités de toutes les autres maladies; y ver-
rons-nous cette marche insidieuse, cet empressement d'appeler la foi du lecteur, de l'assommer d'érudition, de statistiques
et de mille histoires romanesques, absolument dépourvues de
tout intérêt médical ?

« Petit à petit on cessa d'être indifférent sur l'*intérêt qu'inspire*
» cette maladie, et on acquit la preuve que des épidémies meur-
» trières sévissent de temps en temps dans les Indes orientales,
» et cela donna une idée de la malignité de ce fléau. »

Il est assez difficile d'aller vérifier ces assertions gratuites,

qui ne se rattachent qu'au besoin de justifier le voyage du
choléra.

« La distance, qui nous sépare du choléra asiatique, était assez
» grande pour que l'on crût n'avoir rien à redouter de ses atteintes.
» Personne ne croyait que cette épidémie, multipliée depuis quarante
» ans, nous concernât jamais directement, lorsque son extension
» démesurée, qui commença vers Jessore, en 1817, et vint troubler
» notre sécurité. »

Cela n'est pas. Aucun journal, aucun ouvrage *ex professo*,
que nous sachions, ne nous a parlé d'un choléra voyageur et
menaçant, depuis 40 ans, diverses contrées. Est-ce qu'une
maladie si funeste et *multipliée* pendant un si grand nombre
d'années n'aurait pas éveillé l'attention de toutes les académies européennes, et surtout celle des peuples voisins de son
foyer ?

« Ainsi la maladie n'a d'abord été que sporadique dans la plus
» haute antiquité ; plus tard elle a pris des retours annuels, puis,
» de loin en loin, elle a formé quelques épidémies plus ou moins
» graves. Bientôt elle sévit constamment dans les Indes ; puis
» enfin, prenant une intensité *inouïe,* elle est devenue *voyageuse*
» *universelle.* »

C'est votre doctrine qui est inouïe, et qui est contraire à
l'observation des siècles, comme à la raison.

« Que va-t-il advenir de la présence de ce fléau en Europe ?
» question ardue qu'il n'est pas sage d'aborder. »

L'auteur nous menace évidemment, sans s'exprimer ouvertement. S'il avait eu une pensée consolante à nous offrir, il
n'eût pas manqué d'exprimer ici son opinion. Comment concevoir qu'une cause morbifique qui, pendant des siècles, n'a
eu que le pouvoir de produire quelques cas sporadiques,
prenne insensiblement un caractère épidémique plus meurtrier, plus étendu, et finisse, au lieu de s'éteindre comme

tous les fléaux, par devenir une peste universelle? Où est
cette image dans les fastes médicaux? Nous parlera-t-on de
la variole, de la syphilis; mais les vieilles hypothèses sur
l'origine de ces maladies sont tombées dans l'oubli et le mépris. Le temps a fait justice de ces armes rouillées, dont on ne
peut plus se servir, sans se faire moquer. D'ailleurs, jamais un
auteur ne s'est déshonoré au point de dire que la syphilis, la
gale, la variole ont d'abord été sporadiques dans tel pays,
puis petite épidémie, enfin épidémie universelle.

« Le choléra, qui dépend d'une influence épidémique générale,
» est *presque toujours mortel...* »

Cela n'est pas. Il suffit de comparer la mortalité de ce fléau
chez les divers peuples.

« Hors les circonstances, à la suite desquelles le choléra géné-
» ral se développe, nous savons fort peu de choses sur sa
» cause. »

Comment alors appliquer des remèdes à une maladie que
vous ne comprenez pas?

« Il y a *certaines* grandes épidémies favorisées par *certaines cau-
» ses inconnues;* mais l'agent essentiel, particulier qui les engen-
» dre et les répand, on ne le connaît pas. »

Ces certaines *grandes épidémies,* ces *certaines causes inconnues* ne sont que des assertions sans preuves et sans exemple
dans les ouvrages de pathologie. Il serait fort commode pour
les inventeurs de pestes nouvelles, d'avoir toujours sous la
main une puissance mystérieuse, un agent secret pour expliquer et justifier leurs folles conceptions. En vain les prédica-
teurs zélés des fléaux pestilentiels s'accrochent à la nouvelle
doctrine de l'infection, ou veulent s'emparer de l'*aliquid divinum* d'Hippocrate, et en détourner le sens à leur profit;
jamais ils ne pourront l'appliquer loyalement et avec raison

dans nos débats. Notre sage maître a toujours trouvé et noté les causes apparentes de ses épidémies. Les changements des saisons, le genre de nourriture, les circonstances extraordinaires , le trouble des passions , etc., voilà ce qui a été considéré éternellement dans la pratique médicale !

Nous savons qu'Hippocrate a dit, DE FLATIBUS : « *Morbos unquàm vix aliundè quàm de aere oriri posse, cùm is aut copiosior, aut parcior, aut etiam plenior, aut et morbidis inquinamentis infestus in corpore subierit..... morbos omnes istius sobolis esse et ab hoc oriundos.* » Oui, il a pu laisser penser que la composition de l'atmosphère, dans certaines épidémies remarquables, renfermait quelque cause inexplicable, *aliquid divinum ;* mais cette cause qu'on peut supposer venir aggraver le mauvais état des saisons , il la maintient locale , et ne lui fait pas parcourir toute la Grèce.

« Dans l'Inde, les malheureux n'ont qu'une toile pour vêtement,
» et quand le vent du nord souffle, la température se trouve très-
» abaissée, et leur donne le choléra, qui fait des ravages qu'on
» croirait fabuleux, si nous n'avions pas sous nos yeux la triste
» expérience de sa puissance. »

Mais nous ne sommes pas sous le ciel brûlant de l'Inde. Nous ne couchons pas nus sur le sol humide. M. Delmas explique très-bien la cause du choléra asiatique ; mais le malheureux, mal couché, qui gagne la maladie, ne la communique pas à son voisin, mieux nourri et mieux couché. La cause avouée, palpable de la maladie des Indes, condamne sans retour notre choléra général , qui n'a pour toute étiologie chez nous que la contagion que repoussent la raison et l'expérience, ou l'épidémicité universelle qui est une absurdité inouïe, un fait sans cause. Si on veut un principe , il faut en admettre les conséquences. Or, nous avons suffisamment prouvé que les causes d'une épidémie sont locales, qu'elles ne peuvent

voyager, et que les lois de la décomposition des corps fluides
dans l'atmosphère, le leur défendent.

« L'affaiblissement par suite de maladies chroniques forme une
» cause secondaire, réelle, qui rend la cause essentielle plus facile. »

Voilà donc une cause essentielle, qui a besoin, pour être
morbifique, de mille causes très-mortelles. Il lui faut l'auxiliaire de la condition funeste des gens frappés de maladies
graves, des valétudinaires, nerveux, des prédisposés par la
misère, la saleté, la terreur, etc. Est-ce que toutes ces causes,
isolées ou réunies, ne peuvent pas expliquer une grande mortalité, sans l'admission d'un fait pathologique emprunté des
climats étrangers ?

« Toutes les épidémies, qui ont désolé l'Europe à différentes
» époques, ont été favorisées par diverses causes, par les mauvaises
» récoltes, la guerre, etc. »

Ne cherchez donc pas à vous réserver une cause particulière, une excuse pour expliquer et justifier votre choléra, et
dites avec nous que ces mauvaises récoltes, la misère, la
guerre, etc., constituent à elles seules ces épidémies funestes.
Pourquoi chercher à ces maladies une étiologie qui non-seulement est fausse, impossible à démontrer, mais qui a, outre
cela, le malheur de jeter dans les imaginations un état moral
dont vous affectez de ne pas tenir compte, et qui est, à lui
seul, plus mortel que vos agents hypothétiques. Si le public,
dans le cours de nos épidémies, n'était occupé que de l'idée
d'une cause naturelle, évidente, comme le serait celle d'une
disette générale, d'une guerre désastreuse, d'une saison extrê-
mement malsaine, il déplorerait, à la vérité, la mortalité qu'a-
mènerait de tels événements ; mais il n'éprouverait pas cette
terreur si funeste qui est attachée nécessairement à une cause
insolite et mystérieuse. Dans le premier cas, il peut mesurer

l'étendue du mal, il en connait la source, et l'espérance lui en
fait pressentir la fin ; dans le second, au contraire, il est me-
nacé de toutes parts, et les secours mêmes d'une science incertaine, indiscrète, ne font que multiplier les décès.

« Si l'enfance a été plus ménagée, c'est qu'elle n'est pas expo-
» sée aux travaux pénibles des parents, ni aux causes précé-
» dentes. »

Cela n'est pas : les enfants des pauvres partagent avec eux
les grandes causes du mal , l'humidité des logements, la misère, etc.; ils sont même plus mal nourris , plus mal vêtus
qu'eux, et n'ont pas le confortable du marchand de vins pour
compenser leurs privations; ils ont enfin une vie plus précaire.
M. Delmas, comme tous les contagionistes, nous fait des citations sans nombre et une histoire prolixe de tout ce qui s'est
passé en Allemagne, en Prusse, en Hongrie, en Egypte, etc.;
mais tout cela n'est pas de la médecine pratique, et a l'air de
n'être destiné qu'à en imposer au bénévole lecteur. Des preuves, des raisonnements, il n'en donne jamais : il affirme d'une
manière entortillée qu'*il ne doute pas*, et voilà tout. En général, nous ne pouvons trop le répéter, chez nos adversaires
il n'y a pas cette clarté , cet esprit de suite et de conviction
qu'on est en droit d'attendre d'une doctrine qui stipule au
nom de la santé publique et de la vérité.

« Toutes les causes que nous avons rapportées ci-dessus, ne
» peuvent rendre compte de l'épidémie dernière, qui de l'Inde est
» venue jusqu'à nous. »

Rien ne l'expliquera jamais. Il fallait d'abord se demander
s'il n'y avait pas quelque cause morale cachée, inobservée, à
consulter , avant d'accueillir le fait matériel; si le mystère et
l'effroi qui troublaient les populations, joints à un état fâcheux des saisons et à la situation actuelle de chaque malade,

ne pouvaient expliquer d'une manière satisfaisante la gravité du mal et l'élévation du chiffre ordinaire de la mortalité.

« Les débordements du Gange, avec les causes précédentes, sont
» des causes de grandes épidémies ; mais cela n'explique pas le
» phénomène de sa propagation jusque chez nous. »

C'est vrai, nous ne pouvons éprouver un fléau aux causes duquel nous sommes étrangers.

« Avant 1817, il ne s'était pas *implanté* au cœur de nos popu-
» lations. »

Cela n'est pas ; tout le monde sait bien qu'il n'est pas implanté parmi nous, et qu'il n'a fait que passer.

« On lui a supposé mille causes ridicules que nous rapporte-
» rons, *sans y croire,* telles que les changements dans les astres,
» les météores, tremblements de terre, odeur de la terre en cer-
» tains endroits, changement de couleur des eaux à leur source ,
» mort des poissons dans les étangs. *Bien certainement ces*
» *idées ne répugnent pas à la raison.* »

Et vous avez dit plus haut qu'elles étaient *ridicules, et que vous n'y croyez pas.*

« Ce sont d'ingénieuses probabilités. »

Si de telles extravagances méritent un compliment à l'esprit qui les a conçues, que faut-il donc dire de plus pour donner lieu à la critique ?

« Il en a été de même de l'altération du riz. On conçoit qu'une
» cause pareille, se répétant d'une extrémité du globe à l'autre,
» pourrait produire un fléau comme le choléra. »

Quoi ! est-ce que tout le globe vit de riz ? Est-ce que les bords du Gange fournissent tout le riz du commerce ? Est-ce qu'une mauvaise récolte est générale ? Il n'y a rien de si pauvre que ces insinuations.

« Empoisonnement des viandes et de l'air par les molécules de

» cuivre d'un aérolithe tombé dans la cour d'un de nos savants, ce
» qui a produit des rumeurs vagues dans le peuple. »

Comment le peuple aurait-il su ce beau miracle, si le savant
n'eût pas été un causeur charlatan et dangereux ?

« Voyez ce que c'est que la préoccupation et l'erreur ! mais cel-
» les des savants n'ont rien d'offensif, et ne sont pas cruelles
» comme celles du peuple. »

L'assertion nous semble hardie ! nous disons, nous, que ce
sont les erreurs, les idées malencontreuses, les mensonges
scientifiques qui jettent le merveilleux et l'effroi dans son esprit. Pourquoi ne cherchez-vous pas à désabuser ce peuple, à
le mettre en garde contre la crédulité ? Ne venez-vous pas de
dire que les idées de tremblements de terre, de poissons morts
dans les étangs, etc., comme causes du mal, étaient *bien certainement loin de répugner à la raison ?*

« Des animalcules *d'une espèce nouvelle.* Il *est certain* que le
» choléra mettant une sorte de bizarrerie dans la distribution de
» ses ravages, épargnant tel endroit, frappant tel autre, qu'est-ce
» autre chose que le résultat de l'instinct d'un être organisé, la
» preuve des habitudes inconnues d'un animalcule ? »

Et vous ne persiflez pas de telles impertinences ! et vous
dites : *Il est certain.* Comment veut-on que les absurdités les
plus grossières ne prennent pas du crédit, quand elles sont
présentées par un très-honorable médecin et même par un
journal aussi respectable que le *Moniteur ?* N'a-t-il pas dit le
26 septembre 1835 : « M. Larrey fait, sur le choléra qu'il a
observé dans le Midi, un rapport *plein d'intérêt.* Il dit que
la maladie lui paraît devoir être attribuée à la présence d'a-
nimalcules répandus dans l'atmosphère. »

« Une pareille opinion doit éveiller l'attention des savants; car
» la cause étant connue, on serait sur la voie de la cure efficace. »

Quelle guerre peut-on faire à des animalcules invisibles et répandus dans l'atmosphère ?

« De toutes ces hypothèses, il n'est *presque* rien. »

Ne laissez-vous pas penser que vous les acceptez au moins en partie?

« Le choléra ne peut-il être lui-même la cause de sa reproduc-
» tion par des *miasmes contagieux*. Cela est vrai pour beaucoup
» de monde. »

Vous ne combattez pas cette doctrine dangereuse, et votre insinuation indiquerait que vous la partagez ; que vous regardez le fléau en quelque sorte comme un Dieu qui ne doit son existence qu'à lui-même !

« Il est indubitable que les causes atmosphériques *ont la plus*
» *grande part* dans la production de ces épidémies, qu'on voit se
» déclarer tout à cou p, puis s'éteindre. »

La *plus grande part!* Ces mots nous laissent deviner les honneurs que vous voulez faire secrètement à la contagion.

« Si on pouvait écarter de Smyrne, du Caire, de Constantino-
» ple, foyers de la peste, les causes d'infection ; si on rebâtissait
» ces villes sur un plan meilleur. »

Dites donc si on rasait toute l'Égypte et les principales villes commerçantes de l'Orient ! Et si on supprimait le Nil, et les marécages que forment ses inondations annuelles! Vous cherchez trop ouvertement à nous faire partager votre erreur.

« Si on imposait aux habitants des réglements plus conformes à
» une bonne hygiène, la peste disparaîtrait de ces contrées, comme
: elle a disparu de Londres, où elle se rencontrait auparavant
» chaque année avec un caractère aussi contagieux qu'ailleurs. »

Nous pensons que ces vœux de reconstruction, dans les villes d'Orient, qui ne nous semblent guère ceux d'un médecin, indiquent la manière rusée dont nos adversaires veulent en finir, pour leur gloire, avec la contagion. Par suite de notre influence en Turquie, où la jeunesse et la nullité du sultan nous permettent la liberté de divers changements administratifs, il y aura, dans les villes qu'on vient de nommer, des constructions nouvelles, des imitations apparentes de nos institutions sanitaires, et on criera au miracle de l'extinction de la peste. L'esprit des journaux et celui de quelques ouvrages nouveaux sur cette matière nous confirment depuis longtemps dans cette pensée. N'a-t-on pas écrit hardiment dans *les Débats*, le 29 novembre 1843, que Fethi-Pacha, rempli d'un zèle éclairé, a pu *organiser des quarantaines et extirper la peste de l'empire* Ottoman ?

« La peste, propagée par contagion et par des causes *locales*, ne » ressemble donc pas au choléra. »

On n'avait pas encore osé dire que la peste se *propageât par des causes locales.*

« Il en est de même du typhus de 1814. Ici la contagion était évidente. »

Nous doutons que l'auteur puisse nous montrer cette assertion dans aucun ouvrage de maître.

« On pouvait suivre son extension, en suivant la trace de notre » malheureuse armée, de Torgau à Mayence, et de Mayence à Paris. » Partout où il y avait des contacts, il y avait transmission du mal » contagieux. »

Ah ! dites-nous donc, Marengo, Austerlitz, Vienne, Tilsit, etc., si jamais la victoire a reconnu la hideuse contagion pour sa compagne ?

« Nous croyons que le mouvement des troupes explique les pro» grès du choléra en Russie ; mais dans tout le reste de l'Europe, » on était en paix. Comment le fléau est-il venu à Paris ? »

Vous ne niez rien ; vous n'affirmez rien ; vous ne discutez

aucune doctrine. Vous affectez de nous tenir dans une disposition douteuse, mais amie de la contagion.

« Comment a-t-il épargné Lyon dont la population était *inquiète* et *souffrante?* »

Vous voulez ici insinuer que la peur et l'inquiétude ne peuvent causer la mortalité, sans la présence du choléra matériel. Mais nous vous dirons : Pourquoi avancer que les Lyonnais avaient peur? Où se trouvent leurs aveux officiels? N'avaient-ils pas l'espérance d'une immunité? La plupart de nos villes n'ont-elles pas été frappées à l'improviste? C'est le glas mortel de cette nouvelle : « *Le choléra est à Paris!* » qui a porté le dernier coup à la santé publique, et a été le signal et le prélude de ses ravages. Que dans Lyon on eût annoncé la même nouvelle, avec la solennité effrayante qu'on lui a donnée à Paris, et bientôt on eût eu à y déplorer les mêmes malheurs!

« On ne peut donc dire que le choléra est contagieux, comme la » peste. Nous ne savons pas comment se fait sa dissémination. Elle » se fait par des miasmes, dira-t-on, mais il faut d'autres preu- » ves. »

Cela n'est pas discuter et combattre une doctrine qu'on a l'air d'improuver. Il n'est pas possible d'embrouiller avec plus de soin cette matière, et de copier plus servilement l'esprit du rapport académique de Double en 1831.

« Si plusieurs personnes sont attaquées *successivement* dans une » maison, c'est que la même cause agit sur elles dans le *même moment*. »

Ceci est au contraire favorable au contagionisme et non à l'épidémicité qui attaque en *même temps* beaucoup de monde.

« La plupart des théories sont spéculatives, pleines d'arguties.

» Le choléra n'est donc pas contagieux. On a beau parler de
» causes prédisposantes, cela n'avance pas la question. C'est un ar-
» tifice de plus. Nous ne savons pas comment il se propage. »

Pourquoi admettez-vous si facilement une maladie, dont
rien ne vous explique ni la possibilité, ni les causes, ni la
nature? Au lieu de répondre successivement à toutes les argumentations fausses auxquelles elle a donné lieu, pourquoi
semblez-vous leur trouver des probabilités?

« Il est *certain* que l'homme n'a pas été le seul soumis à l'in-
» fluence épidémique. Tous les animaux, jusqu'aux poissons et
» aux oiseaux l'ont ressentie. »

Voilà donc un miasme qui non-seulement ne se dissout pas
dans l'immensité des flots atmosphériques, mais qui ne se
noie pas même dans le sein des fleuves et des mers, et qui,
bravant enfin toutes les causes naturelles de sa destruction,
va porter la mort dans tous les éléments! Remarquons
d'ailleurs que notre honorable confrère ne parle que de l'influence générale ressentie chez les animaux et les poissons,
ainsi que chez les oiseaux ; mais qu'il ne dit pas que cette
influence ait eu des suites mortelles. Or, nous demandons
comment on a pu s'assurer d'une *légère indisposition*, d'une
modification maladive dans la santé de ces animaux?

« En Asie, comme en Europe, *on* a vu cela. »

Et vous avez dit ailleurs : « Quant à la Perse, on ne sait
guère ce qui s'y passe.

« Nous avons vu des épidémies d'animaux en Pologne. MM. Car-
» rère et Métivier ont observé cela sur les poules à Choisy. »

Ce n'est pas le témoignage de quelques confrères préoccu-
pés qu'il faudrait rapporter, pour donner un air de raison à
de telles absurdités. C'est celui de la médecine universelle.
Au surplus, nous avons lu quelque part qu'il n'y avait pas eu

de choléra à Choisy. Il est évident qu'ici on n'a autre chose
en vue que de prouver, par ces assertions, qu'il y a une cause
générale et matérielle. et que l'imagination n'entre pour rien
dans l'action mortelle du choléra.

« Il y a eu, avant la présence réelle du choléra, des diarrhées,
» des états gastriques, des dyssenteries qui préparaient des affec-
» tions abdominales. Ces symptômes précurseurs n'étaient pas en-
» core le choléra ; ce n'était que le premier degré. »

Tout cela nous semble peu logique. Le premier degré d'une
maladie, c'est la maladie elle-même au premier degré.

« Bientôt des affections plus positives deviennent évidentes pour
» tout le monde. Un état de malaise annonce l'approche du fléau. »

Il est plus qu'approché, puisque vous venez de dire que les
symptômes de diarrhée, etc., étaient le premier degré de la
maladie. D'ailleurs, est-il bien sage de pronostiquer le choléra
à un malade qui n'éprouve qu'un simple malaise?

« Le *bon sens public* a appelé ce premier degré, la cholérine. »

Il n'a pu que répéter ce qu'une science insensée lui a appris.

« Elle attaque *toutes* les prédispositions maladives. »

Voilà, sans exception, les santés délicates presque toutes
condamnées à la mort ! Voyez les conséquences d'un tel pronostic ! Ne pouviez-vous plus justement attribuer à la terreur les symptômes de votre cholérine imaginaire, de votre
fléau, qui *agit au premier degré*, même avant d'être en *présence réelle?* Comptez alors toutes les prédispositions maladives que cette passion a pu atteindre, depuis que la publicité
nous occupe des images de la destruction qui s'avance. Prenez, dans ce total, les deux tiers des individus frappés mortellement, et vous serez étonné que votre cholérine, que nous

nommons la *terreur*, vous représentera exactement le chiffre
des victimes qu'on a eu à déplorer dans chaque pays qu'a
décimé votre prétendu fléau.

« Quelques malades tout froids et sans pouls se lèvent, pour al-
» ler *se cacher dans un coin*, ou se jeter dans un bain. »

Peut-on réellement pardonner de telles invraisemblances ?

« Il y a une multitude de symptômes dans cette maladie. •

De cette manière, il y en a pour tout le monde, et quelque
chose qu'éprouve le malade, c'est le choléra qu'il faut reconnaître ; quelque variété, quelque contradiction même qu'il
y ait dans l'énoncé de ces symptômes chez les divers auteurs,
ce sera toujours le choléra. C'est fort habilement trouvé !

« Nature du choléra. C'est un empoisonnement de l'air, par un
» agent répandu dans l'atmosphère. Comme la peste, il doit être
» rangé à côté d'elle. *Comme elle, il est contagieux.* Il est, pour
» les auteurs qui admettent cette théorie, un empoisonnement
» comme les fièvres intermittentes, qui sont douées de la propriété
» de reproduire les miasmes qui leur ont donné naissance. »

Toutes ces phrases sont des contre-sens nosographiques,
qui feraient soupçonner la préoccupation la plus aveugle.
Jamais de telles choses n'ont été écrites dans un ouvrage *ex
professo*, et nous sommes surpris que l'honorable docteur
Delmas n'en fasse pas justice par une critique sévère.

« Nous ne pouvons admettre la contagion ; mais en disant que
» le choléra est un empoisonnement, nous n'employons ce mot
» que comme une comparaison, une figure. Un coup de massue ou
» de foudre, ce serait aussi juste. »

Un coup de foudre qui vous avertit par la cholérine plusieurs mois à l'avance !..... Il est contagieux... il n'est pas
contagieux... il est épidémique.... il est contagieux comme
la peste.... il est un poison de l'air.... il n'est pas un poison

de l'air... Qu'est-il donc? N'est-ce pas affecter d'être obscur et inintelligible? L'auteur se bat les flancs, pour chercher et expliquer la nature du mal. Cela serait-il si difficile, s'il poursuivait une vérité? Il se complaît dans un galimatias inextricable. Ce sont des oui et des non continuels, qui se détruisent successivement, et jamais il ne songe à interroger le côté moral de la question, ni à se rendre compte de la lumière que son étude pouvait y apporter.

« Aucune des opinions n'est complète, juste, et ne saurait être » admise, qu'au préjudice de la vérité; tout y est mystère. »

N'est-ce pas sous ce mystère bien ménagé, que s'enveloppe et se plaît le système de nos adversaires?

« Le point de départ des symptômes, leur caractère, tout nous » échappe et nous étonne. »

Et pourtant on ose formuler, prescrire tout ce qu'il y a de plus actif dans la pharmacie!

« On croyait que le fléau s'éteindrait en arrivant à nous, car à » Berlin et à Dantzick il était déjà bien moindre qu'à Varsovie et » à Moscou. »

Souvenons-nous donc du choléra de Varsovie. « Ce n'est rien, disaient les Polonais eux-mêmes. » Cependant acceptons ce que l'auteur confesse sur le choléra de Berlin et Dantzick, où déjà il avait diminué d'intensité, et comparons ensuite les effets morbifiques de cette maladie, dans ces deux villes, avec ceux qui ont affligé Paris. Serait-il possible alors de ne pas excuser la dureté accusatrice que nous avons eu si souvent occasion de répandre dans nos sorties contre nos adversaires?

« Mais à Paris et au nord de la France, il se montre aussi furieux qu'au cœur de la Russie et de l'Inde. »

Tout cela n'est pas. Ni l'Angleterre, ni la Hollande, contrées aquatiques, qui appelaient particulièrement le choléra, n'ont noté un fléau qui ait désolé et décimé la population, comme on l'a vu à Paris. Lisons le *Moniteur* et les *Débats.* Ils ne nous ont jamais dit que le choléra a été *furieux* en Russie.

« La cause, c'est l'état de la société en France, et c'est moins du
» domaine de la médecine que de la politique. »

Voudriez-vous dire : Soyez en révolution, et vous aurez le choléra ! Cependant Moscou était bien soumise et bien calme ; des milliers de villes jouissaient de la même tranquillité, et elles ont été décimées par le fléau. Que répondrait-on à cela ? Notre Marseille a passé trois fois par ses verges, et aucun trouble politique ne l'agitait.

« Diagnostic. Le grand nombre des malades, dans une localité,
» la cholérine d'abord, puis la fréquence des diarrhées, qui ont pré-
» cédé le choléra, voilà de quoi porter un pronostic *fort probable*,
» sinon assuré. »

Et voilà pourtant ce qui va autoriser le médecin à nous dire : Vous avez le choléra, c'est *probable*, et je vais vous saigner à outrance, vous donner à prendre de la glace, du mercure, de la noix vomique, de l'opium, etc.

« Plutôt que de reconnaître de suite la présence du choléra,
» souvent on a pris certains cas sporadiques, et cette opinion que
» la terreur acceptait, ne disparaissait que plus tard, devant le
» grand nombre croissant des victimes. »

Donc il faut s'empresser de confirmer un diagnostic *probable*. Il faut se dépêcher de compter un cholérique, c'est-à-dire une victime presque certaine ! Nous pensons toujours qu'on ne peut s'empêcher d'accuser sans pitié une doctrine aussi coupable !

« Il importe que les hommes de l'art ne se laissent pas aller à
» une telle erreur.

Ce sont donc les autorités aussi qui veulent qu'on s'empresse de faire un choléra réel d'un cas supposable ; est-ce croyable?

« Pronostic. Les constitutions faibles, les *femmes enceintes*, les » *longs chagrins* figurent particulièrement dans le choléra. »

Les femmes enceintes ! Nous ne dirons pas, avec un de nos confrères, que ce diagnostic est un guet-apens contre la propagation de l'espèce humaine, que c'est jeter la terreur chez nos épouses, qui vont être mères ; que c'est leur interdire l'union conjugale, sous peine de mort : nous dirons seulement que de telles pensées ne sont excusables, qu'en les supposant dictées par la plus aveugle préoccupation.

« Traitement. Il ne peut qu'être empirique ; il n'y en a aucun » satisfaisant. »

A quoi bon alors un travail aussi long, aussi minutieux que le vôtre, pour arriver à une conclusion aussi humiliante?

« Prophylactique. A Berlin les triples cordons n'ont fait qu'ac— » croître la mortalité : elle n'a diminué que quand on s'est *relâ-* » *ché* de leur sévérité. Il y eut *de suite plus de moitié moins de* » *victimes.* »

Voilà donc enfin une estimation des effets de la panique. C'est un aveu important, qui prouve que *la terreur seule des mesures sévères* a plus que doublé le chiffre des décès. On peut se soustraire à la terreur des mesures, en les respectant, en s'y soumettant avec résignation ; mais quelles armes a-t-on contre la terreur qu'inspire la maladie ? Peut-on échapper à ses atteintes qui vous saisissent jusqu'au lit de la mort, et que le médecin lui-même vous confirme par ses ordonnances ? Terreur des mesures, terreur de la maladie ; c'est toujours la même passion qui agit sur les imaginations.

Or, ajoutez un *peu plus que le double* aux décès ordinaires de Paris, au nom de cette passion dont vous venez de confesser la funeste influence, et vous aurez précisément le total des victimes qu'on a attribuées au choléra.

« Les cordons à l'intérieur ont fait périr mille individus sur » treize cents malades. »

Si l'effroi seul des cordons peut causer tant de victimes, que ne doit-il pas produire sur les malades, quand [il est associé, chez les santés même les plus fortes, à l'idée de la mort, à la presque-certitude de ne pouvoir y échapper, à toutes les images et pensées désolantes, qui nous la représentent sans cesse, jusque dans le traitement des médecins? N'est-ce pas là encore une condamnation formelle de l'existence du choléra parmi nous?

« A Dantzick, si on a compté tant de victimes, c'est qu'il y » avait des cordons à l'extérieur, séquestration des maisons infec- » tées, etc., aussi il mourrait mille individus sur treize cents mala- » des. »

Il nous semble que c'est une contradiction avec ce qu'on a dit plus haut. Le choléra, a-t-on dit, y fut plus bénin que celui de Varsovie, qui fut peu de chose. Au surplus, nous sommes heureux de trouver dans ce dictionnaire un appui aussi remarquable, puisque nous voyons que le seul effroi des cordons a pu faire tant de mal.

« On nous dira que tous les tableaux de mortalité, ainsi que la » plupart des écrits, sont faux. »

Qui empêchera d'en dire autant de votre travail, et de toutes les assertions nouvelles, qui viennent se poser aujourd'hui comme les seules dignes de foi? Ne sont-elles pas un jeu obligé, que doit employer le mensonge, quand il se voit découvert?

« Notre conclusion est sans réserve; point de cordons; seule- » ment il faut empêcher les agglomérations, les masses armées. »

Tout cela est du contagionisme dissimulé ! Tout cela est de la politique, et une justification des mesures passées.

« Il faut établir des hôpitaux , et n'être point pris au dé-
» pourvu. »

Il nous *semble* que c'est recommander tout ce qu'il faut pour avoir la terreur, et constituer un fléau.

« Le traitement du choléra est une anarchie scientifique. Cha-
» que doctrine a ses prétentions ; l'esprit de système ne lui trouve
» aucune difficulté ; antiphlogistiques, toniques, antispasmodiques,
» astringents, évacuants, tout cela a été employé. »

Vous oubliez les réactifs chimiques les plus difficiles à manier, les poisons les plus actifs, les agents les plus hostiles à la vie. Ah ! combattez donc plus vivement une doctrine aussi coupable, et ne croyez pas à une maladie où partout règne une *anarchie déplorable !*

« Ici, c'est le tube intestinal qui était affecté ; là, on voulait que
» ce fût le système nerveux. Nous avons cherché au milieu de
» cela un résultat heureux, et le nombre en est petit. »

Tout petit qu'il est, au moins vous devriez bien nous l'indiquer.

« Nous avons perdu *le quart de nos malades.* »

On a vu plus haut que la terreur seule des cordons pouvait faire périr mille individus sur treize cents malades ! La terreur de la maladie n'a-t-elle pu faire périr ce quart de vos malades ?

L'auteur finit par dire qu'il a fait la médecine des symptômes, qui est la pire de toutes ; surtout quand on se rappelle quelle grande quantité de symptômes on compte dans le choléra. Pourquoi ne s'occupe-t-il jamais de la médecine de l'âme ? Érasistrate eût-il passé à la postérité, comme un modèle du médecin philosophe, s'il n'eût été plus soigneux encore d'observer les affections du moral chez un malade, que celles du corps, qui n'en sont le plus souvent que les conséquences? S'il n'eût fait que la médecine des symptômes, aurait-il sauvé Antiochus? Non, sans doute ; pendant qu'il hésite, et cherche à se rendre compte des souffrances de son malade, la belle Stratonice vient à passer sous ses yeux, et l'étiologie du mal n'est plus un secret pour lui.

Dans ce dictionnaire, nous avons noté ceci à l'article contagion :

« Facio dit que la doctrine des contagions, inconnue aux pre
» miers observateurs, ou même directement combattue par eux ,
» est une *invention* tout à fait moderne, tout à fait dépourvue de
» bon sens. »

Nous n'avons pu nous procurer cet ouvrage.

« Cependant, si Hippocrate, Galien , Avicènes, etc., ont gardé
» le silence sur la contagion, Aristote en parle. »

Aristote n'est pas médecin. Un phénomène aussi remarquable que celui-là aurait-il échappé à l'observation de tant de grands maîtres ?

« Nous avons le triste privilége d'avoir découvert la contagion
» de la variole, introduite en *décembre*, 714. »

Quelle crédulité ! pourquoi ne pas dire que la grande majorité des auteurs ne croit pas à cette fable !

« En 1500, la propagation de la syphilis fournit à la doctrine du
» contagionisme un renfort d'arguments. Elle fut admise, et les
» esprits furent disposés à la recevoir. »

On voit ici que l'auteur la partage sous certains rapports ; mais une chose qu'il nous oblige de remarquer ici, c'est la facilité que certaines erreurs de la science trouvent à se propager. En effet, une fois que l'idée de la contagion eut pris racine dans les écoles, on a vu de suite la contagion de la lèpre, de la variole, de la syphilis, de la peste, et conséquemment la création de certains établissements pour s'en garantir, tels que les lazarets, les maladreries, etc.

« Ses adversaires furent Montanus, Valériola, etc.; mais l'absur-
» dité révoltante du contagionisme, c'est de compter pour rien, dans
» la propagation du mal, les égouts, les cloaques, l'accumulation
» des matières putrides. »

Voilà encore des insinuations en faveur de la contagion par infection. On a l'air de faire bon marché du vieux contagionisme, pour faire adopter la nouvelle doctrine.

« On a reçu la doctrine de Fracastor comme une religion, au-
» dessus de toute controverse. »

Partout nous trouvons bien, chez nos modernes comme ici, des airs de désapprobation du contagionisme, mais nulle part nous ne trouvons une controverse franche, absolue, qui détruise cette doctrine. On se contente de la dépouiller de ce qu'elle a de trop absurde; pour le temps, de la modifier et de l'accommoder aux idées du jour. On se donne enfin mille peines pour procurer un air de vérité aux fléaux pestilentiels.

« Aux Etats-Unis d'Amérique, on est prononcé contre la *conta-
» gion à l'unanimité.* »

Ceci nous semble devoir appeler de graves réflexions. Pourquoi l'auteur ne s'y arrête-t-il pas ?

« Nous appelons *des réformes.* »

Nous nous attendions à ces dispositions : on verra tous les écrivains déblatérer contre le contagionisme et les institutions qu'il a consacrées, et cependant conclure à de simples réformes contre leurs propres enseignements.

« Car l'ancien édifice ne peut manquer de crouler. »

Vous voulez le faire reparaitre sous de nouvelles formes.

« Les maladies épidémiques ont un germe susceptible de se pro-
» duire, de se multiplier à la manière des êtres organisés. »

Comme il est aisé de voir que le contagionisme songe à se
réfugier ailleurs que dans ses vieux retranchements ! jamais
l'esprit humain n'a osé encore soulever des prétentions aussi
absurdes, que celles qui feraient de nos épidémies des êtres organisés et qui engendrent ! Cela ne demande pas de réfutation.
Avec leur doctrine nos adversaires ne perdraient pas au
change ; ils se feraient des pestes faciles, qui croîtraient et multiplieraient, comme Dieu l'a voulu pour tous les êtres de la
création !

« Une chose constante dans le typhus, c'est l'influence des cau-
» ses extérieures, la saison, la nature des aliments, leurs mau-
» vaises qualités. »

A quoi bon alors en faire une contagion ? Toutes les causes
influentes que vous rapportez, ne sont-elles pas celles qui sont
essentielles ? Ne rejettent-elles pas la contagion comme superflue, comme une étrange absurdité ?

« Témoin la fameuse *épidémie de Marseille* qui n'a pas exercé
» assurément ses ravages par la *contagion seule*. »

L'auteur se plaît à confondre les termes, et caresse encore
ici le contagionisme, en lui cherchant de nouveaux parrains.
L'histoire n'a point dit, que nous sachions, l'*épidémie* de
Marseille, mais *la peste*, la peste importée. C'est en confondant
ces deux mots qu'on nous amènerait à pouvoir appeler du
nom de peste, telle ou telle constitution médicale, telle ou
telle constitution hypothétique.

Nous défions un médecin qui a un peu de conscience
d'oser formuler une seule ordonnance contre une maladie
dans l'étiologie de laquelle il doit considérer à la fois,
comme on nous l'indique dans la pathologie des pestes, non-
seulement la contagion apportée de loin, mais encore l'épi-

démicité, l'influence des saisons, l'agglomération, l'encombrement, l'infection, la nature des aliments de mauvaise
qualité, la disette, les effets de la terreur, etc. Toutes ces
choses présentent des indications tumultueuses et contradictoires qui n'envisageraient aucun but certain, et ne pourraient
que tuer les malades.

« En effet, durant le fort de cette épidémie, on a vu dans les
» rues des milliers de cadavres, des immondices, etc.; certes, cela
» a dû contribuer au mal. »

Vous vous trompez. Le mal était fait, et au milieu de ces
cadavres accumulés, de ces tas d'infection, des milliers d'é-
trangers sont accourus hériter des morts, et n'ont pas été
incommodés de ces prétendus miasmes pestilentiels.

« Déidier dit qu'il y avait à Marseille des *pestiférés*, plus de
» six semaines avant l'arrivée du vaisseau Chataud. »

Donc, insinue l'auteur, il y avait une épidémie *pestilentielle* avant l'arrivée de la peste importée du Levant : donc on
peut se passer de celle-ci, et noter, parmi nous, des causes
pathologiques destructives.

« Voilà donc l'importation de la contagion, dans cette circon-
» stance, bien incertaine. Il en a été de même pour toutes les au-
» tres pestes, où on n'a jamais pu la démontrer. »

Alors condamnez donc sérieusement une telle doctrine, et
expliquez-nous comment, dénuée de toute raison logique,
elle s'est toujours maintenue en vigueur ! Voilà les hautes et
puissantes considérations qu'il faudrait faire prévaloir, au
lieu de lui faire une guerre simulée !

« Il est ridicule de proclamer qu'en cas de doute sur la con-
» tagion d'une maladie il faut agir comme si elle était eonta-
» gieuse. »

Non-seulement cela nous paraît ridicule et insensé, mais
nous trouvons que cette présomption est insidieuse et crimi-

nelle ; car au moyen de quelques doutes jetés habilement sur nos certitudes les plus positives, sur les convictions de tous les écrivains honorables et consciencieux, nos adversaires se trouveraient toujours maîtres de faire avorter la doctrine de l'anticontagionisme. C'est à l'aide de cette supercherie qu'ils ont bravé la sentence : « Dans le doute abstiens-toi, » et que, dans notre choléra, malgré tant de déclarations qui nous assuraient que le fléau n'était pas contagieux, ils n'en ont pas moins mis en usage les mesures et les lois sanitaires.

« Encore, si on pouvait dire du précepte favori du contagionisme, que si son application ne fait pas de bien, elle ne fait pas » de mal ; mais il n'en est rien. Elle importe des entraves au commerce. »

Ajoutez donc qu'il n'y a pas une seule de ces mesures qui ne soit homicide, par la terreur qu'elles inspirent.

« Nous invoquons aussi des quarantaines dans nos possessions » d'Afrique, contre le choléra, sans faire attention que cette mesure devrait, à la rigueur, s'appliquer à tous les bâtiments expédiés de France, puisque depuis deux ans le choléra n'a pas été » un seul jour sans y frapper quelques victimes. »

Tout est absurde dans les agencements du contagionisme. Nous le voyons agir contre le choléra, comme s'il était déclaré généralement contagieux, et comme s'il était impatronisé parmi nous.

Correspondance médicale.

(Extrait de nos lettres au docteur M***).

20 juillet, 1831.

« Mon cher ami ,
» Je ne redoute que l'esprit brouillon de nos docteurs qui » se plaisent à nous entretenir de la marche progressive, des

» symptômes graves et de tous les funestes effets de la *peste-*
» *choléra.* Eh! malheureux, n'en parlez pas : si elle vient,
» nous n'aurons qu'elle à guérir, et nous n'aurons pas à souf-
» frir quelque chose de pire qu'elle, la peur, que vous nous
» inoculez depuis six mois! Comment, dans un siècle qui se
» dit éclairé, croit-on si facilement au bavardage de tant
» d'imprudents écrivains? Comment ne s'élève-t-il pas un
» bon champion qui leur crie hautement : Votre fait est faux,
» vos descriptions jettent l'alarme; vous épouvantez l'Europe;
» vous tirez sur le peuple avec la carabine de l'épouvante. Of-
» frez partout vos soins et vos consolations, et taisez-vous,
» quand même vous seriez des dieux sauveurs !

» Les *Débats* nous disent que l'ignorance forme deux clas-
» ses : celle qui nie le fléau, et l'autre qui le regarde comme
» une ruse du gouvernement pour nous distraire des affaires
» politiques. Où les *Débats* ont-ils lu cela? Ils ne le disent pas.
» Je t'avoue que je suis l'ignorant de la première classe, et
» que je m'en fais honneur; je me sens armé d'assez bonnes
» raisons pour m'y maintenir. Quant à l'ignorance de l'autre
» classe, tu as de quoi me juger dans mes lettres.

» M. Dumartray, dit un journal, affirme que, pendant dix
» ans qu'il a habité l'Asie, sur six cents ouvriers, deux cents
» contractèrent la maladie, mais que pas un ne périt. Expli-
» que-moi donc comment un foyer pestilentiel est si bénin à
» sa source, et ne devient exterminateur qu'à des distances
» très-éloignées.

» Je réponds à ton article *cholérine.* Comment concevoir
» que des miasmes *empoisonnants* puissent nous *empoisonner*
» avant la présence du poison? Si le couteau cholérique nous
» a frappés cent lieues avant la pointe, c'est que sans doute,
» le coup était porté par quelque chose qui n'a pas été bien
» observé. Tu ne peux disconvenir que l'alarme n'ait pris do-

» micile dans nos esprits, bien avant l'arrivée du fléau. Pour-
» quoi ne pas reconnaître que la cholérine que tu observais
» chez plusieurs de tes clients, n'était autre chose que l'avant-
» garde du choléra moral ; n'était, en un mot, que la peur en
» miniature, la *pavorine* (si tu veux bien me permettre cette
» expression), avant la terreur qui nous a saisis, dans les villes
» où l'on a déclaré la présence du choléra?

   » Je lis dans le 1er Rapport académique signé, Esquirol,
» Leroux, Desgenettes, Pariset, etc. :

   « La maladie n'attaque qu'un individu sur deux cents. »

   » Ces docteurs, très-dignes de foi, en établissant ce chiffre,
» avaient eu sans doute tous les documents statistiques dési-
» rables. Je te prie de remarquer combien nous sommes loin
» de compte, si tu fais notre budget nécrologique. D'après
» cette estimation du Rapporteur nous n'aurions dû perdre
» que deux ou trois mille victimes, et tu sais qu'on en a
» compté dix-huit mille.

   Journal des Débats. 25 juillet 1837. « Il est certain que des trou-
» bles ont éclaté en Sicile. Le peuple se livre à des excès comme
» il arrive dans ces crises. »

   » Je défie qu'on m'explique raisonnablement la cause de
» cela. Comment en effet concevoir que le peuple se livre à la
» révolte contre les autorités, dans un moment où celles-ci ne
» cessent de vanter leurs mesures officieuses et leurs charités
» envers les pauvres; quand d'ailleurs toutes les nouvelles
» du jour accablent le courage, attristent et mortifient les for-
» ces physiques, tant par les privations qu'impose la peste,
» pendant cette sorte d'état de siége, que par les images dés-
» espérantes qu'on multiplie chaque jour?

   Idem. « La Porte paraît décidée à adopter un système sanitaire,
» pour abriter la capitale de la contagion extérieure. »

« On brûlera les effets des pestiférés ; on observera stricte-
» ment les ordonnances. »

» Il est aisé de voir que, n'osant plus parler maintenant de
peste, sans s'exposer à la honte d'être battus par les raisonnements qu'ils redoutent, nos adversaires se ménagent le
mérite d'avoir détruit ce cruel fléau, en pressant la Porte de
se soumettre à nos réglements sanitaires ; et pourtant, quelques mois plus tard, nous verrons Bulard, missionné du
gouvernement, vilipender, tout contagioniste qu'il est, nos
lazarets et leurs institutions !

Idem. 2 août. « Fièvre typhoïde à Joigny. Elle sévit sur la gar-
» nison, et présente des caractères inquiétants. »

» Ce qu'il y a là d'inquiétant, je pense, c'est la notice du
journal.

« Le ministre envoie M. Alquier pour constater la nature du
» mal. »

» Ne vient-on pas de la constater ?

« Grâce à ces mesures, tout est rentré dans l'ordre. »

» Cela fait bien de l'honneur aux médecins de cette garnison, ainsi qu'aux docteurs de Joigny ! Ne vois-tu pas encore
tout le mal que peut produire le droit que prend un ministre, de s'immiscer dans les affaires de notre pratique
journalière ; de décider, à l'aide de tel docteur de son choix,
qu'il y a là ou ici une fièvre, une épidémie, et d'effrayer la
population de telle localité par des empressements et des mesures qui vont précisément à un but tout autre que celui
qu'on se propose ?

« La confiance a succédé au découragement. »

» Qui pourra croire que M. Alquier, qu'on ne connaît pas,
a mieux rassuré la garnison que les docteurs amis, avec

lesquels elle a chaque jour des rapports d'estime et de considération ? Au moins on confesse ici, sans le vouloir, que la rassurance a produit sur-le-champ ses miracles.

« M. le ministre crée une faculté de médecine à Bordeaux. »

» Toutes ces places nouvelles ne seront-elles pas des appels à l'ambition ? Il est bien rare qu'au milieu de ces sortes de séductions, on ne voie pas fléchir les principes et la vérité. Tu sais que 18 écoles nouvelles ont été créées par les soins de M. le ministre et sur sa proposition. Penses-tu que ce soient les grenouilles qui aient demandé autrefois le mariage du soleil? Si, comme il n'y a pas de doute, ce ne sont pas nos professeurs qui ont demandé ce grand nombre d'écoles nouvelles, dis-moi donc ce qui peut avoir engagé le ministre à cette extension extraordinaire donnée à nos facultés médicales? Quel mal doit faire cette tendance à multiplier les sommités doctorales à la disposition du Pouvoir ! C'est la médecine qui conduit et gouverne en quelque sorte l'homme, depuis son berceau jusqu'au tombeau. Dès qu'elle ne sera plus indépendante, comment empêchera-t-elle qu'on porte atteinte au bien le plus précieux de notre vie? Toutes les lois pour lesquelles elle doit être consultée, et où elle doit faire prévaloir ses lumières et sa conscience, ne seront plus dictées que par des vues politiques qu'elle sera habituée à respecter et à suivre servilement.

Idem. 14 août. « Quand le choléra a éclaté à Palerme, il est arrivé ce que nous avons vu dans tous les temps et dans tous les pays. Le peuple, surpris par la nouveauté et la force de la maladie, s'abandonne aux soupçons, à l'épouvante et au désordre. »

» Cela n'est pas naturel. L'épouvante ne porterait pas au désordre, si l'administration préoccupée n'irritait pas les esprits, et par la confirmation d'un mal terrible, et par des mesures de violence. Pourquoi le peuple ferait-il des émeutes, sans cela? Dans *notre* épidémie de 1814, y a-t-il eu la moindre apparence de mécontentement contre les autorités? Il y a donc dans le trouble que cause *notre* fléau, une raison cachée, que les contagionistes n'expliquent pas d'une manière satisfaisante.

Idem. 16 août. « Notification à la Porte et à la Grèce, au sujet » de la piraterie qui ne prend aucune précaution et compromet » la sûreté publique dans les temps de peste. »

• Jamais on n'empêchera cela. Il est ridicule de prêcher à des pirates une vertu de prudence que tant de peuples civilisés et l'Angleterre elle-même méprisent. Les contagionistes n'osent plus faire les affaires de la peste, *et* se réservent d'avoir fait du fléau un livre mort, au moyen des mesures qu'ils ont indiquées au Grand Turc, et qu'ils vont même faire observer scrupuleusement aux écumeurs de mer !

Idem. 20 août. « A Palerme, en quarante jours, il a péri le » sixième de la population. Il a été commis des atrocités. On man- » geait de la chair humaine. Des femmes et des filles ont été vio- » lées. »

» Partout on tremble à l'idée du choléra, et ici on viole , on s'insurge, on mange des pestiférés !

« Grâce aux mesures, le calme est rétabli et on punit les cou- » pables. »

» Mais les coupables ne sont-ils pas ceux qui apportent la mauvaise nouvelle? Pourquoi l'administration, qui sait pronostiquer les troubles et les émeutes, ne prévient-elle pas ces malheurs? Pourquoi ne tend-elle pas, dès le principe, à calmer, à rassurer les esprits? Pourquoi les mesures arrivent-elles toujours quand le mal est consommé? Ce vice remarquable est général, et tu t'expliqueras difficilement de telles inconséquences.

Idem. 27 août. « Quelques individus malveillants de Naples,
» ayant fait courir le bruit que le choléra n'était autre chose qu'un
» système d'empoisonnement organisé par le gouvernement, lemi-
» nistre a rendu un décret qui défend de tels bruits. On sera tra-
» duit devant un conseil de guerre, et jugé. »

» Quelle source d'abus, de dénonciations calomnieuses et de
crimes ! Pourquoi juger militairement celui qui rapporterait
un faux bruit? S'il est calomnieux, s'il porte atteinte au
gouvernement, n'y a-t-il pas, dans tous les États, des lois
qui punissent ceux qui attaquent l'ordre de choses établi?

Idem. Rome, 1er septembre. « Depuis les illuminations et les
» prières, les décès ont doublé. »

» Donc, diront *les Débats*, nous avons eu raison, dans les
temps, de ne pas craindre d'effrayer, en exposant nos malheurs et nos pertes dans toute leur vérité, puisqu'on voit
qu'à Rome les réjouissances et les consolations même de la
religion n'ont fait que doubler la mortalité, au lieu de faire du
bien. Je pense pourtant que ce beau raisonnement ne te per-
suadera pas.

« On attend des troupes. Quand elles seront entrées à Rome,
» on déclarera que le fléau existe. »

» Pourquoi donc le peuple, qui sait si bien qu'il n'y a pas
de troupes imposantes, ne se met-il pas en révolte, comme
partout ailleurs, ainsi qu'il arrive, au dire du Journal?

Idem. Berlin, 3 septembre. « L'autorité continue à publier des
» bulletins du choléra. La publicité ne peut que faire du bien. »

» Comprends-tu enfin ces éternelles tendances justificatives
que je lis dans le *Journal des Débats?*

« *Fièvre typhoïde* à Londres. »

» Si je parviens, comme je l'espère, à faire oublier la fable
des pestes exotiques, ne va-t-on pas songer à mettre le typhus

à la mode? Tu vois déjà qu'on cherche à en faire l'acolyte des divers fléaux et le principal agent de nos épidémies. Pardonne-moi de revenir si souvent sur les mêmes griefs. Je suis entraîné à les signaler, chaque fois que je les rencontre.

« La peste est dans la Servie. Les quarantaines sont telles qu'on » n a rien à craindre. Chaque village s'est isolé complètement. »

» Mais c'est complétement impossible ! Il faut qu'on aille à ses besoins indispensables, à ses affaires. Il faut aller aux tribunaux, à l'église, chez les marchands, les boulangers, chez les médecins, et souvent les chercher dans un pays voisin. La déception de l'isolement *complet* est donc une absurdité.

Idem, 27 septembre. « Une Académie européenne présenterait » cet avantage, que, réunissant en congrès annuel les savants les » *plus avancés* de chaque pays, elle pourrait constater les progrès » et indiquer en même temps les points à éclaircir. »

» Il arriverait de là qu'on ne pourrait plus atteindre les erreurs les plus grossières, dès qu'elles seraient sanctionnées par cette sorte de tribunal sans appel. Il n'y aurait plus de liberté. Tout littérateur serait asservi à une majorité factice, dont le despotisme serait d'autant plus dangereux, qu'il serait sous l'approbation du Pouvoir, qui a toujours des intérêts secrets à servir. Ce n'était donc pas assez de former dans toute la France des sociétés littéraires, qui donnent une impulsion voulue et uniforme à tous les écrivains, et leur ôtent par ce moyen leur indépendance ! On voudrait encore une cour européenne de savants, dont toutes les intelligences auraient à ressortir. Ne serait-ce pas là l'esclavage absolu de la pensée?

Idem, 11 octobre. « Quelques-uns redoutent le fléau à Rome, » par la raison qu'il y a des réjouissances publiques pendant ce » mois. »

25

» Comprends-tu comment la joie peut faire craindre le choléra? Tu vois bien encore ici que ce n'est pas la témérité dans le jugement qui me porte à soupçonner, chez mes adversaires, la mauvaise foi ou du moins un aveuglement incroyable.

Idem, 31 octobre. « Le roi de Naples défend aux commissions » de s'arroger le droit d'établir des cordons sanitaires. On sait, » dit-on, que *d'ignobles intrigues* ont eu lieu entre les membres » de ces commissions et quelques médecins inconnus et faméli. » ques, qui cherchent à s'enrichir par ces mesures reconnues inu- » tiles. »

» Je prends acte de cet aveu. Fiez-vous donc aux commissions. On les honore ici d'une belle moralité ! Cela me rappelle Bulard le missionné, si vanté par les *Débats*.

» Depuis longtemps on nous occupe de phénomènes, de signes dans le ciel, de météores, d'étoiles filantes, de tremblements de terre, et le Journal n'a pas un mot de persifflage pour les fables les plus absurdes, qu'il nous rapporte à ces sujets : « On entend des gémissements sourds, qui sortent de dessous terre... les animaux courent, en mugissant... les oiseaux s'abattent et se laissent prendre... les cloches sonnent d'elles-mêmes ; cela mérite l'attention des savants. » — Ne se couvre-t-on pas de honte, en appelant les investigations des naturalistes sur ces nouvelles de vieilles femmes?

Idem, 20 novembre. « On écrit de Constantinople : Un Journal » ayant pour titre : *la Peste*, sera publié incessamment. M. Bulard » en est le principal rédacteur. »

» La cause du contagionisme est entre bonnes mains !

« Il y a *trente* malades à la Tour de Londres. Il en a guéri *cinq*, » en quelques jours. *Quinze* sont encore en traitement, *personne* » *n'a succombé.* »

» Cinq et quinze font vingt. Il y a trente pestiférés, et *aucun n'a succombé !* Tu m'avoueras qu'on ne peut guère insulter plus hardiment ses lecteurs.

« Il a trouvé la véritable manière de traiter la peste. »

» Cette gloire était donc réservée à un jeune pharmacien ! il a trouvé le secret de jouer avec une maladie qui, depuis tant de siècles, faisait le désespoir de la médecine !

« Il a démontré l'utilité des quarantaines qu'on suit avec la même » opiniâtreté qu'au XVIe siècle. »

» A quoi bon des quarantaines contre une maladie dont il a trouvé le spécifique ?

« Le maximum des quarantaines serait de sept jours pour les mar- » chandises et de vingt-quatre heures pour les personnes. »

» N'est-il pas évident que des mesures, ainsi réduites, ne sont que dérisoires, ne *sont pas les quarantaines du* XVIe *siècle* , et ne témoignent que l'envie de captiver la reconnaissance du commerce et de conserver une mauvaise doctrine ?

« Il a obtenu des autorités l'appui auquel il avait droit. Il fera » ses expériences aux frais du gouvernement. »

» Je crains bien qu'on ne dise que le gouvernement est par- tial, qu'il n'hésite pas de faire des frais, quand il s'agit de favoriser le contagionisme.

Idem, 8 octobre. « Invitation à étudier les mystères de la na- » ture, les *animaux microscopiques.* »

» Cette nouvelle tendance dans les études médicales me sem- ble cacher de vilains desseins. Le charlatanisme s'empare de tout.

Idem, 3 janvier 1838. « Peste à Odessa. Le gouvernement a » réuni les comités. On est tombé d'accord sur les mesures... On a » *fusillé* ceux qui tentent de passer. La Porte nous demande des » institutions sur les lazarets, qu'elle veut établir, pour préserver

» sa capitale de la peste. On s'empresse de la satisfaire, pour la
» suppression de ce fléau. »

» Ces insinuations ne te font-elles pas pitié? Comment con-
cevras-tu que la Porte, fataliste et incrédule, puisse demander à suivre nos institutions, à l'égard de la peste, quand,
ainsi que tu le verras bientôt, elle a chez elle des missionnés
de notre gouvernement qui vilipendent eux-mêmes nos lazarets? »

11 janvier 1838. « La fin de la peste commence à ranimer le
» commerce à Constantinople. On retombe dans la négligence des
» quarantaines. On n'en parle plus. »

» Belle disposition à nous imiter!

« On commence à entrer en accommodement avec l'anticonta-
» gionisme, on parle de concessions, et on réduit les quarantaines. »

» Je ne pense pas que mes instances auprès de nos ministres aient été sans fruit. On ne parle plus du choléra nulle
part, et la joie que j'en ressens flatte moins mon amour-propre que ma philanthropie. Je suis le chien qui a étranglé le
serpent dans le berceau de l'enfant, j'ai peut-être mordu trop
vivement. Mes dents, m'as-tu dit, sont teintes du sang de
l'animal; mais au fait, je crois l'avoir tué, et j'espère bien que
notre maître, le public, ne me tuera pas pour prix de mon
courage.

» Puisque le fléau est *sorti de l'Europe*, par je ne sais quelle
porte de la Sicile, qu'on n'en parle plus, et que mes adversaires semblent abandonner leur marotte, je vais reprendre la
suite des réflexions que m'ont fait naître tes lettres sur cette
matière, ainsi que sur la doctrine des pestes. Je te dirai d'a-
bord que je croyais trouver dans les journaux de médecine
quelques bons raisonnements de la controverse, ou du moins
une indication des auteurs opposés au système déplorable de

nos maîtres. Je n'ai rien découvert; je n'ai lu à la vérité que la *Lancette,* qu'on m'avait indiquée comme hostile à l'école, et disposée à une loyale critique. Cependant on n'y voit rien des diverses opinions que nécessairement devait présenter un grave et difficile sujet.

» Voici quelques articles que j'ai notés.

29 novembre 1830. « M. Cuvier lit à l'Académie les lettres des » nouveaux médecins qui s'apprêtent à partir pour observer le » choléra... Nouvelles très fraîches de la maladie prises *dans les* » *journaux politiques.* »

» Dans un cas aussi grave, où l'erreur pouvait coûter bien cher à la santé publique, ces *journaux* ne devaient pas, ce me semble, s'occuper de faire de la médecine, et nous apporter leurs certitudes, leurs doutes et surtout leurs alarmantes assertions. Ils auraient dû, pour mettre leur responsabilité à couvert, et se trouver à l'abri du reproche, ne nous offrir que des notices doctorales officielles, revêtues de signatures authentiques et capables d'inspirer la confiance.

« Ces médecins suivront les traces de la maladie et finiront par » l'atteindre. »

» Voilà les premiers pas du charlatanisme. Ne semble-t-il pas qu'ils vont courir après un voleur qui se cache?

« M. de Humbolt dit qu'on attribue l'importation des fléaux à » telles ou telles circonstances, et qu'ensuite on reconnaît que ces » circonstances n'ont pas eu lieu. »

» Voilà de la philosophie qui dit beaucoup!

« Il attribue le choléra à une modification particulière de l'air. »

» Au moins, c'est faire de bonne main le procès des mesures sanitaires.

« Description indigeste et insignifiante du choléra lue pendant » une heure d'ennui mortel. »

» Cela cependant supposerait des sceptiques dans l'assemblée ; car on ne peut s'ennuyer à la lecture de la description d'un phénomène intéressant, qu'on serait disposé à reconnaitre.

« M. Emery dit qu'il ne faut pas jeter intempestivement l'alarme dans le public. M. Renaudin dit que nous n'avons que des » nouvelles de gazette ou de diplomatie. »

» Voilà ce que je te disais dans le temps. Est-ce en effet sur des *on dit* de journalistes et sur la lettre d'un consul, que nos académies devaient se mettre en émoi, s'exposer à courir à la découverte d'une mystification ?

« M. Castel dit que la peur est le plus grand des sédatifs, et » qu'il y a danger et inutilité de s'occuper de cette question. »

» Réflexions excellentes qui ont été perdues, et que des préoccupations influentes n'ont pas voulu entendre !

« M. Robert, médecin du lazaret de Marseille, veut prouver que » la peste du xive siècle ressemble au choléra, qui ravage aujour- » d'hui le Nord. »

» Que penses-tu de ces insinuations téméraires de la part d'un docteur qui n'a pas même encore vu le choléra ?

« M. de Broglie voulait nommer trois professeurs nouveaux à la » Faculté ; M. Barthe s'est contenté d'un seul. »

» Dis-moi donc à quoi bon ces nominations extraordinaires ? Cela ne tend-il pas à introduire la dépendance dans nos écoles, et à faire des apôtres au choléra ?

« Depuis longtemps les intolérables abus qui souillent l'Univer- » sité, l'ont flétrie au point qu'il ne lui est plus possible de décheoir » dans l'opinion, et qu'il en est de même pour la Faculté de méde- » cine. On les supportait dans l'espoir que les concours allaient re- » nouveler ce personnel insignifiant, et amener des personnes ca- » pables ; cependant, le ministre de l'instruction publique détruit la

» réalité du concours ; il crée une chaire de pathologie générale.
» Comme il y a toujours des hommes prêts à justifier les actes du
» pouvoir, nous avons déjà entendu dire qu'à la vérité le concours
» empêchait le Gouvernement de nommer à son gré aux places
» vacantes, mais que cela ne l'empêchait pas d'en créer de nouvel-
» les. Cela peut amener le renversement de l'école, et renferme un
» fonds d'énigmes illégales, sous une apparence inoffensive. Sup-
» posons que le ministre, usant de son droit-prétendu de créer des
» chaires, s'avise d'en former vingt-quatre. Voilà vingt-quatre pro-
» fesseurs. Il en peut former trente, et se faire une petite Faculté à
» lui, à ses ordres, à sa dévotion. Heureusement qu'il y a en de-
» hors du gouvernement une force intéressée au maintien de l'or-
» dre, toujours prête à lutter contre ses erreurs, et essentiellement
» attachée à la franche exécution des lois. »

» Voilà une sortie vigoureuse que tu approuveras comme
moi, et qui développe des pensées que je t'ai exprimées depuis
longtemps. Tu verras seulement par la suite qu'on passera
par dessus ces justes réclamations que le ministre fera taire,
et qu'il restera plus influent que jamais dans nos affaires.

27 avril 1831. « M. Moreau de Joannès donne son itiné-
» raire et parle du choléra à perte de vue... M. Cuvier fait con-
» naître des manuscrits reçus de la Russie sur l'épidémie. »

» Pourquoi des manuscrits? Est-il présumable que les
Russes, qui sont censés être aux prises avec le fléau depuis
plus d'un an, n'aient fait imprimer aucun ouvrage classique
sur cette matière?

« Le ministre envoie quatre médecins et deux chirurgiens en
» Pologne, et deux médecins et un chirurgien en Russie. »

» Sans doute parce que la Pologne est plus grande que la
Russie !

« M. Cornac trouve singulier que ce soit un homme qui n'est
» pas même officier de santé, qui ait été consulté pour faire l'iti-

» néraire du fléau. Dupuytren gémit sur la faiblesse de cet ou-
» vrage. »

» Tu conna s mes pensées à cet égard.

« M. Pariset défend le ministre. »

» Parce que le ministre protége les doctrines dont il est le
zélateur ardent.

» Jusqu'ici je trouvais encore, dans ce journal, des pensées
amies des miennes ; mais, en continuant mes analyses, je
remarque que les numéros qu'on me présente à la Bibliothèque ne ressemblent pas à ceux que je viens de parcourir.
Le papier est plus neuf. Il est à peine froissé, malgré ses
quatre ans de date ; tandis que celui des feuilles précédentes
est fatigué, comme un journal qui a été mis en lecture.
L'esprit du journal, d'ailleurs, ne me semble plus le même.

« Dispute au camp médical en Pologne parmi les médecins. On
» ne s'entend plus ni sur la cause, ni sur le siége, ni sur la nature
» du choléra. »

» Quel champ de douloureuses réflexions ! C'était bien la
peine d'avoir tant applaudi à cette mission de notre ministère,
pour la voir aujourd'hui nous donner un tel scandale ! Voilà
pourtant les maîtres à qui nous allons bientôt confier la santé
de nos familles ! *Ils s'avouent dans l'ignorance de tout ce qu i
constitue la maladie ;* mais cela ne les conduira pas à nier
qu'elle existe. Ils n'en seront pas moins disposés à nous la
pronostiquer, et à nous persuader qu'il faut accepter tout ce
qu'elle présente de plus bizarre et de plus absurde.

3 août 1831. « Depuis six jours le choléra fait de grands rava-
» ges à Varsovie. »

» Compare les auteurs et les récits des autres journaux, et tu
verras combien cette nouvelle est fausse.

12 août. « M. Double était l'homme le moins fait pour rédiger
» un rapport. »

» La rédaction ne fait rien à l'affaire. Douze docteurs célèbres de l'Académie ne se sont pas moins rendus responsables, en signant ce rapport. Ce n'est pas la rédaction qu'ils avaient à juger, mais la fidélité et l'esprit des documents, sur lesquels il avait à établir ce rapport, dont une curiosité, bien naturelle en pareil cas, devait les porter à prendre une exacte connaissance. Malheureusement, ils ont accordé une trop grande confiance à Double.

« La prudence veut qu'on se garantisse du choléra, par des » précautions. Il est permis à l'Académie d'avoir des doutes, mais » non à la politique. »

» Pourquoi donc la politique aurait-elle le droit d'intervenir dans un débat académique, d'écarter ses doutes salutaires et de trancher, sans scrupule, une question qui lui est étrangère ? Son influence dans la balance ne serait-elle pas l'épée de Brennus ?

« La semi-publicité est dangereuse, et puisque le choléra est » dans Paris, pour ne pouvoir le cacher au public, il vaut mieux » dire ce qui est, que de dire que personne n'en meurt. »

» On ne vous demande pas de dire que personne n'en meurt, mais seulement de vous taire. Toutes ces nouvelles notices nous semblent arrangées selon un système convenu.

« Il faut inviter les journaux à publier les symptômes et les re- » mèdes. Nous *qui avons mission* de juger, faisons-le sans crainte; » loin que cela effraie la population, cela la rassurera. »

» Mais songez donc qu'il faut, avant tout, rendre les gens tranquilles, par des consolations et par des espérances, quand ils souffrent, et non par la crainte ou le calcul des dangers qu'ils ont à redouter! Comment pouvons-nous goûter les douceurs du repos, après la lecture épouvantable de tels articles ? *Somnia nos terrent veros imitantia casus.* Je ne

peux pas croire que ces pensées que nous venons de rapporter soient sorties de la plume d'un médecin, qui doit
savoir que les journaux politiques s'emparent des enseignements de nos savants et les livrent à la publicité.

« Les bruits fâcheux grandissent dans le vague. Il y a avantage
» à familiariser avec ce mot terrible de *fléau,* et si jamais l'épidé-
» mie vient à Paris, il serait plus utile de dire toute la vérité, que
» de s'imposer un silence qui ne peut qu'accroître la terreur et le
» mal. »

» Non, tu n'approuveras jamais des pensées aussi fausses et
aussi coupables! Une telle médecine ferait croire qu'elle ment
à sa conscience, par vue d'intérêt.

« M. Chomel, le 24 août, fait observer que l'Académie a déjà
» refusé la plainte que certains membres ont élevée contre le
» compte rendu de nos journaux, et qu'elle a décidé que ces débats
» lui sont étrangers. »

» Cet article essaie de justifier l'indifférence de l'Académie,
sur l'indiscrétion cruelle et funeste qu'on peut reprocher
aux journaux. Quoi! dans un moment aussi critique, quand
nous sommes dans l'attente d'un fléau qu'on dit si menaçant,
cette compagnie ne trouve pas le moyen d'empêcher les
journaux, même ceux de médecine, de répandre des doctrines et des nouvelles dangereuses pour la santé publique!
Elle ne s'empresse pas même de les compenser au moins par
des notices sages, instructives et consolantes! Tu as pu t'en
assurer, en lisant le rapport de Double.

« M. Larrey demande que l'Académie publie des bulletins. »

» On aurait eu alors des responsabilités honorables engagées
à ne dire que la vérité, et la science n'aurait pas aujourd'hui
à rougir d'avoir gardé le silence, sur le mal que nous a fait
la terreur des mauvaises nouvelles.

« Un autre membre dit que le règlement s'y oppose. »

» On a bien fait de ne pas nommer ce membre. Y a-t-il des règlements qu'il faille respecter, quand ils empêchent le bien si nécessaire des rassurances.

« Le ministre s'adresse à M. Moreau de Joannès, qui n'est pas » médecin, pour avoir des données sur les symptômes et les carac- » tères de la maladie... »

» Cela ne te montre-t-il pas que ce ministre était déjà en- traîné par la préoccupation. Tu sais comme il a mal accueilli la controverse et les observations les plus raisonnables.

« MM. Cloquet et Gaimard écrivent de Pologne : Sur cent qua- » rante-neuf malades dans les hospices, on compte cent morts ; » parce que l'*autorité avait voulu isoler et éloigner même les ma-* » *lades hors de la ville.* »

» Tu vois toujours partout l'autorité se mêler de faire la médecine, et s'exposer à multiplier le nombre des victimes, par ses mesures de terreur.

« A peine vingt personnes ont été frappées par le fléau, parmi » les gens de la classe aisée. »

» Ils ne comptent pas même un seul mort, comme tu vois. Est-ce là l'histoire de notre choléra ?

« Le discours de la couronne en Angleterre, le 1er décembre, » dit que, soit que le choléra soit indigène , soit qu'il soit ap- » porté du dehors, ses *progrès* n'ont été ni si étendus, ni si meur- » triers que sur le continent ; il n'est pas nécessaire de prendre des » précautions. »

» Avons-nous profité de cette grande leçon solennelle don- née près de 4 mois avant l'arrivée du choléra !

« M. Magendie répond à M. Moreau de Joannès que les *docu-* » *ments officiels* sont ceux auxquels les hommes instruits ajoutent » le moins de foi ; et pour donner une preuve de leur véracité, il

» déclare à M. Moreau que, le jour même où ce dernier annonçait,
» d'après ses documents officiels , la maladie de deux personnes
» du pays, il dînait, lui Magendie, avec l'une, et recevait de l'au-
» tre les nouvelles les plus rassurantes. »

» On a l'air de plaisanter ici les notices officielles, afin qu'on
attache peu d'importance à la critique qu'elles ont pu encourir; on fait bon marché enfin de tout ce qu'on pourrait regarder comme authentique; mais cependant ne serait-il pas pénible à la curiosité du public, qu'on alarme sur un sujet aussi
grave que le choléra, de ne pouvoir compter sur la fidélité
d'aucune nouvelle publiée, même par des organes qu'on est
accoutumé de respecter? Qu'est-ce donc alors que l'autorité
académique, sous laquelle l'administration met sa responsabilité à couvert, et qu'invoquent chaque jour toutes les feuilles
publiques?

« Le 15 février 1832 , Talleyrand écrit qu'à Londres, on n'a pu
» signaler que douze morts. Dans les quartiers propres , il n'y a
» aucune victime. »

» Quoique cette notice donne bien des démentis aux autres
nouvelles, n'es-tu pas indigné, comme moi, quand tu vois
accuser la malpropreté d'être la cause des ravages du fléau?
N'est-ce pas un moyen d'inquiéter particulièrement le pauvre, déjà si accablé de sa misère? N'oublie pas de tirer des
conséquences sérieuses de cet article. C'est la lettre d'un personnage aussi haut placé et aussi bien informé que devait
l'être Talleyrand, qui nous assure qu'au 15 *février* il y
avait à peine douze morts à Londres.

» Je n'ai pu aller plus loin dans mes recherches; il n'y a de
disponibles à la Bibliothèque que les numéros qui vont jusqu'à l'arrivée du choléra à Paris. Cela m'a semblé bien singulier.

» J'ai eu beau compulser les numéros du *National*, j'ai cru

remarquer qu'il ne rapporte pas, comme certains journaux,
un tas de lettres complaisantes et sans recommandation sur
tout ce qui se passe au loin, dans les pays frappés par le choléra. Ses articles sont empruntés à la Gazette d'Augsbourg et
à celle de Prusse, et n'ont pas ce ton d'alarme officielle que je
reproche aux *Débats*.

« Le docteur Pinel dit : En attendant des connaissances plus
» précises sur le choléra, il est un moyen de le guérir dès à pré-
» sent; c'est *de ne le pas craindre, ensuite de le nier.* »

» Voilà donc un médecin qui doute, qui, depuis près d'un
an, *ne trouve que du vague sur ce sujet*, et prêche déjà le
scepticisme ! Pourquoi donc les feuilles ministérielles ont-elles
été si opposées à cette prudente doctrine? Ne pourrait-on en
trouver la cause dans les opinions particulières d'un médecin
ami d'un ministre, ou de quelque docteur influent ? La prévention est une maladie si contagieuse!

« 27 août. Le choléra *commence* à exercer ses ravages à Var-
» sovie. »

» Tu as dû voir qu'on en parle ailleurs dès la fin de juillet;
ailleurs encore, dès le mois de juin. La *Lancette* dit même qu'il
s'est vu, dans cette ville, dès la fin de mars. Une maladie sur
laquelle les rapports sont si contradictoires, peut-elle être une
vérité? Toutes les nouvelles que rapporte ce Journal sont décousues. On voit qu'il n'y attache pas d'importance, et qu'il
parle du fléau par imitation, et pour dire un peu comme les
autres. On voit enfin qu'il n'y a là ni conviction, ni préoccupation disposées à faire prévaloir un système arrêté.

» Tu te rappelles le mot d'Armand Carrel : *Votre choléra
m'a l'air d'être une bêtise.*

« Il meurt ordinairement dix-neuf personnes à Berlin par jour.
» Depuis le choléra, cela va de vingt-trois à vingt-sept décès. »

» Ce n'est pas là notre fléau parisien. N'es-tu pas étonné
qu'au lieu d'apprendre la vérité, soit par nos ambassadeurs,
soit par les académies étrangères, soit par nos docteurs en
mission, on laisse des milliers de lettres impertinentes remplir
les colonnes des journaux même les plus respectables, et faire
des feux croisés d'alarmes sur nous !

» Je t'ai dit, dans le temps, que ma petite guerre avec les
Débats et le ministère avait déplu, m'avait, pour ainsi dire,
mis à l'index et m'avait attiré divers coups de pattes, diverses
morales détournées de la part de ce journal. Je n'ai pu m'empêcher de faire cette remarque, et de m'appliquer tout ce qui
ferait allusion aux prétentions de ma doctrine, par la raison
que précédemment, et malgré les difficultés de tout genre,
jetées dans l'administration par les partis hostiles, je n'avais
jamais rencontré ces remontrances et morales particulières.
On désignait ouvertement le rang des adversaires qu'on avait
à combattre. On qualifiait leurs erreurs, le genre de leurs
attaques ; on appelait, en un mot, un chat, un chat. Tu me
diras, après avoir lu ce que j'ai extrait des *Débats*, si j'ai eu
tort ou raison de croire qu'elles étaient un peu à mon adresse.
Songe que j'ai irrité un ministère, à la tête d'une majorité
savante, et probablement convaincue. Songe que tu as trouvé
toi-même mes argumentations gênantes et irréprochables.
Or, tu dois penser que mes adversaires ont dû mettre tout en
œuvre, pour déconsidérer mes travaux, et m'engager au
silence. Songe enfin qu'avant la lutte que j'ai commencée, je
ne trouverais rien de semblable à te citer, et que les nombreuses leçons et allusions, dont je vais te donner à peine la
centième partie, ont nécessairement en vue quelque obstacle
qu'on cherche à écarter.

« Le salut public dépend d'une sage résistance... Il faut mettre
» un frein aux *théories* aventureuses... Il faut qu'elles capitulent

» sous le joug des intérêts... Chacune des professions s'est posée
» maîtresse : chacune est devenue son propre prêtre ; non-seule-
» ment le notaire, mais le *médecin*, etc., se placent en dehors du
» grand ordre social, et essaient de faire graviter autour d'eux
» toutes les puissances sociales. Chacun veut augmenter ses préten-
» tions ; la hiérarchie est détruite... La politique d'à présent, c'est
» celle des intérêts réels. C'est l'immense besoin de stabilité et
» d'attachement aux institutions existantes. »

» Fort bien ; mais une doctrine qui tend à la conservation
de la santé publique, ne peut gâter cette politique, et quand
même l'administration se trouverait contrariée par des propositions de suppression salutaire que renferme cette doctrine, faut-il crier au provocateur! On a beau chercher à
arrêter les mouvements de l'esprit humain par ces beaux
mots : « Principes de conservation, principes de résistance! »
Ne peut-on aussi entendre par principe conservateur, l'obligation de sauver la science d'un préjugé qui la déshonore,
de détruire des principes qu'on démontre ennemis de la vie
des hommes, une doctrine féconde en malheurs? Ainsi que
M. de Lamartine, je ne veux pas de la conservation par
immobilité, de la conservation rétrograde, mais de la conservation par innovation. Ce n'est point effrayer le pays que
de lui montrer le besoin d'une abolition qui rassure la santé
publique, et je ne puis concevoir que la peste mise sur la
sellette, et condamnée comme une erreur malheureuse, soit
un sujet de polémique stérile et inquiétant pour le Pouvoir.

« L'esprit doit se mouler sur les circonstances... Il faut s'en
» faire une règle de conduite et se laisser emporter, en *fermant les*
» *yeux*... Les lois de septembre réprimeront toutes les tendances
» licencieuses... Il faut se défier des réformateurs, des frénétiques,
» des vaporeux. »

» Je ne croyais pas que les lois de septembre eussent été
faites pour les vaporeux.

« Il faut rester associé aux mesures de salut, et résister à
» ceux qui repoussent le développement de nos institutions... Nous
» ne sommes pas ennemis de la presse et de la liberté , mais de la
» licence. »

» C'est bien. Mais dès que je professerai une doctrine scientifique que vous improuvez, dès que j'émettrai une pensée
qui heurte vos préoccupations, vous trouverez que je provoque le désordre.

« Il n'y a pas une pensée généreuse, utile à l'humanité, à l'ordre
» social , qui ne puisse sortir *librement* du cœur qui l'a conçue et
» aller de toutes parts porter ses fruits. »

« Tu as assez de preuves du contraire.

« Il ne faut songer qu'à maintenir. »

» Avec de telles injonctions, il n'y a plus aucune observation
à faire contre ce qui est mal, aucun changement, aucune réforme à désirer. M. Guizot nous dit :

« Au sujet de tel fait , n'y a-t-il rien à faire , rien à dire? Et
» s'il y a quelque chose à dire ou à faire, nous ne sommes pas
» infatué au point qu'il soit vain de le tenter. Je n'ai point, pour
» l'esprit de l'homme en général, et pour la sagesse de mon temps
» en particulier, *tant* de mépris. J'ai plus de foi aux progrès des
» générations successives, et aussi plus de doute sur la parfaite
» vérité, sur l'irrévocabilité absolue des idées et volontés que cha-
» cune d'elles découvre en passant. Nous avons vu l'expérience
» démentie, et le bonheur public renier tant de prétendus principes,
» un moment célébrés , comme derniers termes de la science. Par-
» lons vrai : il y a beaucoup à rechercher pour l'honneur des scien-
» ces , pour raffermir et ennoblir leur empire. Elles ont besoin de
» passer par bien des examens et bien des épreuves. A coup sûr
» les générations qui s'avancent ne les leur épargneront pas. Qu'el-
» les s'apprêtent donc et se mettent en état de les soutenir... Les
» mots ont leur étoile. Ils naissent au milieu de certaines circon-
» stances qui déterminent pour des siècles leur sens et le caractère
» des faits qu'ils expriment. »

» Certes, tu conviendras qu'ici M. le ministre n'a pas en vue
ses adversaires politiques, et qu'il désigne évidemment ceux
qui discutent des points de doctrine, et qu'il décourage et
menace ceux qui embrassent vivement une controverse qui
lui déplait.

« Demandez à la science ce que c'est que *la peste?* elle a de *belles*
» réponses ; mais la *science n'a pas fait le monde. Il vit en proie*
» *à la lutte des opinions.* »

» Voilà, mon cher ami, un bel énoncé des pensées que je
t'ai manifestées depuis bien longtemps. Je suis heureux de
trouver quelquefois d'honorables appuis. Cependant je crois
démêler, dans le peu que dit M. le ministre sur la peste, qu'il
est loin de la nier. L'esprit de son discours ne vise qu'à des
réformes ou des modifications, et c'est là le grand danger que
je veux éviter. S'il me fallait renoncer aux conséquences absolues de ma doctrine, je voudrais devenir plus contagioniste
que mes adversaires. Je voudrais être plus conséquent qu'ils
ne le sont. Au lieu d'adoucir les mesures sanitaires, je les
voudrais encore plus sévères. Car on ne peut trop exiger de
sacrifices, quand on est certain qu'ils peuvent assurer la santé
publique.

« Nous aimons les utopies, mais non ces faiseurs de cauchemars
» funestes, qui appellent le désordre et le bouleversement ; ce qui
» me choque en eux , c'est la rigueur des principes et des consé-
» quences... Il faut tonner contre ceux qui accusent le gouver-
» nement de tout le mal ; qui font retomber sur le ministère la
» grêle , *les fléaux,* etc. »

» Toutes ces belles phrases ne me semblent qu'en vue de
faciliter les voies aux nouvelles prétentions du Contagionisme et de préparer quelques précautions oratoires à son
plaidoyer.

« La liberté ne consiste pas à détruire un obstacle, à *renverser*

26

» *des supériorités*. Le passé est difinitivement vaincu... Il faut fa-
» ciliter les rapports entre les hommes, les idées et les choses...
» Soyons hommes de notre temps... Il faut progresser, sans cesser
» de tenir compte *des faits que le passé a consacrés.* »

» A qui peut s'adresser cette morale ? Penses-tu que son
application regarde le légitimiste ou le républicain ?

« Il faut innover sans détruire. »

» Voilà le grand mot des contagionistes !

« Les théories préconçues, les systèmes téméraires n'ont pas
» entrée dans votre enceinte, dit aussi M. Martin (du Nord), aux
» conseillers généraux. »

» M. le ministre ne semble-t-il pas leur dicter une marche
voulue, et leur ôter leur libre arbitre ?

« Ce que veulent les ennemis du gouvernement, c'est que vous
» vous aigrissiez dans d'ineffaçables divisions, par d'imprudentes
» réformes. Les passions auraient voulu qu'on soulevât des ques-
» tions dont le moindre inconvénien tétait de ne pas être mûres, et
» de n'être bonnes qu'à aigrir les esprits. Il ne faut pas consumer
» le temps en inutiles querelles. La Chambre n'est pas venue pour
» juger les querelles des personnes, mais pour faire taire les pas-
» sions et les théories. »

» Tu te rappelleras que je venais de demander à quelques
députés, s'il ne serait pas à propos de soulever aux chambres
la question des fléaux contagieux.

« On exile en Hanovre tous ceux qui, d'une *manière quelconque,*
» excitent les esprits ; on veut contenir et maintenir. »

» Si cette mesure devient générale, alors nous n'avons plus
de progrès à espérer, de réformes à tenter, d'abus à détruire.
Nous sommes probablement arrivés à la perfection. Cependant, si la politique était bien assurée de la nécessité et des
bienfaits de ses lois sanitaires; si les partisans de la doctrine

qui les lui a dictées étaient bien convaincus de la force de
leurs raisonnements, pourquoi verrait-on des deux côtés tant
d'obstination à refuser de libres et longues discussions sur
cette matière? Pourquoi les anticontagionistes sont-ils vus
avec tant de défiance et de haine? Est-il naturel qu'on refuse le combat, quand on est assuré de la victoire, et doit-on
laisser soupçonner de mauvais vouloirs, dans le camp de la
controverse où se trouve le Pouvoir?

« Tâchons de nous maintenir dans cette ligne modérée, qui re-
» pousse les *théories barbares* et les écarts du génie. »

» Cette direction que prêche M. Salvandy me paraît gêner
la liberté des conceptions, et, du reste, n'est point explicite.

» Je lis encore ceci dans les *Débats* :

« Il ne faut pas enflammer l'Europe. Dans une théorie que l'on
» professe il faut considérer ce qu'elle introduit d'excitation dange-
» reuse. »

» On ne cesse de parler du besoin de résister à toute innovation. On s'irrite même contre ceux qui signalent un mal
grave, ou un abus à corriger, qui proposent enfin la moindre
modification des choses actuelles; et cependant tu ne dois voir
que des changements continuels, et dans nos lois et dans nos
mœurs, et dans nos usages et dans toutes nos institutions,
et dans tous nos établissements, de la part même de ceux qui
nous font ces recommandations? Il faudra pourtant bien
que, quand j'aurai mis la science en cause, chacun sache
qu'il y a des griefs à faire valoir contre qui de droit. On a
l'air de signaler ma doctrine comme capable de troubler
l'ordre établi et la paix de nos institutions; mais n'est-ce pas
aux contagionistes qu'on peut dire : C'est vous qui, avec vos
mesures alarmantes et sans motifs raisonnés, venez troubler
notre santé, nos relations commerciales et la tranquillité de
nos familles!

« Que deviendrions-nous, si on nous enlevait nos savants, nos
» magistrats

» N'a-t-on pas au moins le droit de les éclairer?

« La logique n'est que la moitié de la raison. La vérité et la rai-
» son, ne peuvent résulter que de l'accord des syllogismes avec
» les faits, de la logique avec l'expérience. »

» Tu vois ce que cela signifie ! J'aurai en vain donné contre
la peste les plus fortes raisons, les faits et l'expérience du
passé parleront plus haut que ma logique, et il faudra me
soumettre !

« J'en suis fâché pour les faiseurs d'utopies, pour nos têtes excep-
» tionnelles, il faut qu'elles prennent les choses comme elles sont,
» et qu'elles se déshabituent de prêter à leur pays leurs passions et
» leurs *idées absolues*, auxquelles ils se cramponnent. Nous ne
» voulons pas qu'on suscite des *embarras* au gouvernement... La
» politique persistera dans ses vues. »

» Ne pourrais-je dire à l'administration, au sujet de ses ré-
sistances à ma doctrine, ce que M. Thiers disait à la Chambre,
le 12 janvier, en parlant au ministère : « Vous voulez continuer ; *tant pis.* »

« Il faut respecter les opinions reçues... Il ne faut pas heurter
» des choses qui ont une longue possession d'état, une sorte de
» prescription incontestée. Il ne faut pas inquiéter des usages res-
» pectables, consacrer une rétroactivité fâcheuse... Il faut protéger
» l'inviolabilité du passé contre des haines absurdes. Gardons-nous
» de tout changement qui pourrait produire des commotions. Dé-
» concertons les insinuations perfides, à l'aide desquelles on cherche
» à égarer l'opinion. Le gouvernement ne doit pas souffrir qu'on
» enfreigne *nos vieux réglements*, au profit de telle ou telle doc-
» trine. Il faut décourager les faiseurs de systèmes, et leur ôter tout
» espoir d'être pris en considération. Le fond de leur discussion
» est toujours outrageant, quand la forme même garde une appa-
» rence de modération... Nous serions très-malheureux, si on nous
» retirait *nos savants.* »

» Tu vois ici bien clairement qu'il ne s'agit pas de la politique, et que dans les mercuriales détournées que je te rapporte, on a en vue des adversaires d'un autre genre.

« Il faut se concilier dans un esprit de paix et d'urbanité, sacri-
» fier le passé, abandonner tout ce qui tend à troubler la marche
» des choses... Il est des questions sur lesquelles, sans faire d'op-
» position, on peut donner des avertissements utiles... Il ne faut
» pas se mettre une multitude d'affaires sur les bras... Nous atten-
» dons les questions. Nous ne cherchons pas à les faire naître... Il
» ne faut pas rechercher les *vieilles* querelles. Hommage au
» passé ! laissons dormir les déclamations cent fois rebattues. »

» C'est le *millies decoctam crambem* de M. Pariset.

« On doit repousser ces sollicitations infatigables, qui s'adres-
» sent au Roi et aux Chambres, avec une persistance que rien
» n'excuse. »

» Tu te rappelles qu'en effet j'ai sollicité le Roi et quelques
députés.

« Arrière la critique... L'Académie doit diriger l'esprit humain,
» à la tête duquel elle est placée. »

Il serait peut-être peu fraternel de te rappeler ici l'épitaphe
de Piron.

« On ne veut plus de ces auteurs qui se sont exaltés, en fa-
» veur de la nature, contre la société, comme les Rousseau, etc.,
» etc. »

» Ingrats ! et votre liberté, et votre souveraineté du peuple,
et toutes vos idées constitutionnelles ! à qui les devez-vous ?
Il est évident que tous les ouvrages nouveaux que l'on vante
aujourd'hui tendent à favoriser la direction qu'on veut donner aux esprits, à mettre sous un jour convenu chacune des
branches de nos connaissances, à plier enfin les diverses
sciences sur un patron voulu. C'est ainsi que l'opinion pu-

blique se jette en moule, et qu'on s'en rend maître. Non-seulement on repousse tout ce qui sent la critique ; mais on écarte de la littérature tout ce qui témoigne l'enthousiasme, le désir du mieux être. On n'applaudit qu'aux tendances indiquées, à l'éloge du *statu quo*. Rien n'éveillera plus le cœur. Le vœu le plus innocent sera regardé comme un crime, s'il s'écarte de la convergence moutonnière.

« Il faut que le gouvernement participe aux grandes entreprises » de l'ordre matériel, comme de l'ordre intellectuel. »

» Je trouve qu'alors il n'y a plus de conceptions libres ; il n'y a plus rien de spontané et d'indépendant. Où sera le génie dans son abandon, quand le Pouvoir pourra, comme on a dit, venir toiser sa plume ?

« Il faut marier l'un avec l'autre, sans quoi il y a anarchie. »

» Les lois sont là pour punir les écarts de l'écrivain, et je crois que ce mariage du principe d'autorité avec celui de la liberté de l'intelligence, ne serait qu'un despotisme caché, et d'autant plus dangereux, qu'il interviendrait sous des formes généreuses.

« Le concours des gouvernements et des gouvernés est un fait » acquis désormais. C'est l'encouragement du gouvernement qui » met en saillie, pour le bien du pays, toutes les idées fécondes » et toutes les supériorités, en quelque rang qu'elles puissent » être. »

» N'y-t il pas là tyrannie flagrante ? Dès qu'une idée ne conviendra pas, on la repoussera, et on appellera des supériorités factices, pour l'avilir dans l'opinion publique. Rien ne se fera ; rien ne passera que sous les auspices du Pouvoir, et selon son bon vouloir. Tu en as vu la preuve, dans ma correspondance avec nos ministres du commerce. Y as-tu trouvé cet encouragement qui *met en saillie les idées fécondes ?*

Ai-je eu seulement l'avantage de leur inspirer un seul doute?

« Une réaction s'opère dans les bons esprits, et renverse des
» théories qu'on avait supposées *éternelles*. »

» Je crois que, sous ces expressions vagues à plaisir, on
indique les réformes qu'on médite en ce moment dans nos
institutions sanitaires.

« Il est à craindre cependant, que dans quelques cas on n'aille
» d'une extrémité à l'autre. Il ne faut rien moins que le concours
» des hommes de sens, pour empêcher que l'opinion ne se four-
» voie. L'esprit français est enclin à se transporter d'un système à
» un *autre absolu*. »

» C'est pourtant ce qui ne peut manquer d'arriver dans la
discussion de certaines matières. Il y a, par exemple, des contagions pestilentielles, ou il n'y en a pas. Il n'y a pas de
mezzo termine possible.

« Un rapport de la Faculté des sciences demande des modifica-
» tions à introduire dans l'enseignement. »

» Cette tendance nouvelle à bouleverser toutes les chaires
ne peut venir que d'une influence supérieure. Il n'est guère
probable que des professeurs demandent qu'on les supprime,
qu'on les déplace, qu'on leur donne de jeunes rivaux. Ne
penses-tu pas qu'on va, d'après l'esprit de ce rapport, tracer
un cercle scientifique, d'où ne pourront plus sortir les ca-
pacités mises en mouvement par une direction cachée?

« Il y aura parfaite égalité entre les sept facultés... Le ministre
» remettra chaque science à sa place. »

» Le voilà donc universel, infaillible, et tout ce qui sortira
désormais de sa création sera parfait et invariable! Tu devines bien que toutes nos chaires, à la dévotion du Pouvoir,
ne peuvent manquer de lancer l'anathème de leur majorité
contre toute idée qui voudra sortir du sillon qui aura été tracé.

« Les esprits philosophiques répugneront à descendre de l'empirée
» de leurs spéculations, mais il faut qu'ils s'attachent à des actes
» positifs, plutôt qu'à des phrases sonores et à des dissertations
» subtiles. »

» Je sens la portée de ces menaces. Dis-moi donc qui
osera avoir de l'esprit devant cette armée d'intelligences, que
le ministère aura à ses ordres? Tu sais que la médecine embrasse à la fois l'homme physique et l'homme moral; que la
politique et les lois ne peuvent rien entreprendre sur lui, sans
la consulter : mais que veux-tu qu'elle prescrive de bon, si
elle a un maître qui lui commande? Dès l'âge de 25 à 30 ans,
nos sujets distingués vont être à la merci du Pouvoir, et si
malheureusement celui-ci se trompe dans ses préoccupations,
comment veux-tu que ces jeunes professeurs accablés de titres
et de distinctions, résistent à des entraînements séducteurs?
La politique, au lieu de s'éclairer des lumières de la médecine
éprouvée, en fera son esclave, et, avec les meilleures intentions, elle ne pourra que consacrer des erreurs. L'art de
guérir ne peut donc être honorable qu'en faisant ses affaires
tout seul.

« Naturellement on se range du côté d'une doctrine qui, outre
» qu'elle est juste, se défend avec énergie, mais sans perturbation
» sociale. On ne s'associe pas au système qui n'a pas de garantie
» solide. Il faut que la loi fasse taire les clameurs des passions et
» des théories. »

» Je n'ai pas besoin de commentaires, pour te montrer la
portée de ces insinuations.

« Il ne faut pas affaiblir l'influence du pouvoir, et lui faire per-
» dre sa dignité, la confiance et le respect du peuple, ce qui ferait
» souffrir l'intérêt général. »

» Tu vois avec quel soin on écarte mes exigences *absolues*,
par les fausses considérations de l'intérêt public. Est-il croya-

ble que l'*autorité* perdrait de sa considération, si elle engageait la science à débattre une doctrine malheureuse, qui
menace sans cesse la vie des hommes? Ne se couvrirait-elle
pas au contraire de gloire, si les résultats d'une longue et
libre discussion amenaient la destruction d'un préjugé consacré par les âges?

« On dit au peuple que s'il n'est pas heureux, ce n'est pas à la
» nature des choses qu'il faut s'en prendre, mais aux vices de la
» société ; et l'on s'étonne de l'agitation profonde qui travaille les
» nations. Il y a de telles idées , de telles paroles qui ont de quoi
» égarer et soulever toute la multitude. Il faut l'action conserva-
» trice de la Providence, pour qu'un tel ravage répété partout ne
» tende pas à replonger le monde dans le chaos.»

» Alors, répondrai-je à M. Guizot, qui parle ainsi et cherche à nous intimider, il faut donc laisser subsister toutes les
erreurs, les plus vicieuses institutions, et tout approuver!
Il est malheureusement vrai que nos vices nous viennent
plutôt de la société que de la nature, qui est l'œuvre de
Dieu. Si M. le ministre a en vue les idées contraires à la doctrine des contagionistes ; s'il les croit capables de soulever la
multitude, n'y a-t-il pas un moyen bien simple d'empêcher
ce malheur, en les prenant lui-même sous son patronage, en
avouant leurs résultats salutaires, ou en laissant du moins
une liberté absolue à la controverse, au lieu de s'irriter contre tout ce qui tendrait à l'établir.

« Non, il n'est pas vrai que les *malheurs des événements* et les
» vices des institutions soient les causes dominantes de la triste
» condition des hommes ! »

» Alors il n'y aurait aucune différence à vivre sous le fouet
du despote, ou sous la justice d'un bon prince. Il serait égal
d'avoir Néron ou Henri IV pour souverain ! « Dieu n'a pas fait
la mort, et il ne se réjouit pas de la perte des vivants. Il a

tout créé, afin que tout subsiste. Toutes les créatures étaient saines dans leur origine, et il n'y avait, dans elles, aucune cause d'extermination. » C'est donc l'homme qu'il faut accuser de ses maladies, et l'on a tort de faire entrer dans les ordres de la Providence ces fléaux dévastateurs, que l'histoire menteuse nous rapporte.

« Que les institutions de jour en jour *deviennent plus justes.* »

» Elles ne le sont donc pas !

« C'est le droit de l'humanité. L'honneur de notre temps, c'est » de poursuivre l'accomplissement de cette pensée. Mais ne nous » repaissons pas d'orgueil et d'illusion. Ne nous promettons pas, » de *nous-mêmes* et de *notre savoir-faire,* ce que nous ne sau- » rions obtenir. »

» Comment poursuivre l'accomplissement d'une honorable pensée avec des restrictions même si peu dissimulées ?

« M. Fonfrede dit que le pouvoir est l'instrument de toutes les » concessions. C'est lui qui doit modérer le penchant naturel aux » hommes à oublier que leur puissance est limitée, et que leurs » droits ne sont pas seuls dans ce monde. »

» C'est vrai; mais il y a des lois qui avertissent les écrivains ; et, sous leur protection, ils ne doivent avoir rien à redouter des caprices ou des préjugés du Pouvoir.

« C'est au ministre à rapprocher les volontés diverses, à concilier » les vrais intérêts, et à garder *l'unité, les progrès*, la conserva- » tion. »

» Il me semble que les mots *unité et progrès* jurent avec celui de *conservation* et de *statu quo*. Le progrès suppose une tendance continuelle au changement, un pas nouveau vers le mieux. Mais que devient ce désir du progrès, quand on aperçoit quelque vice dans l'administration, si on n'a pas le droit de le signaler ?

« Il ne faut pas que chacun se passe ses fantaisies et se refuse
» aux *concessions réciproques.* »

» Tu sais qu'il est des circonstances où elles sont impossi-
bles.

« Il ne faut établir aucune question qui puisse troubler notre
» tranquillité, et former des prétextes à la haine. »

» Je te redirai toujours que, dans toutes ces prédications
qui me passent sans cesse sous les yeux, depuis que j'ai
exprimé vivement au ministère mon désir de publier mes
pensées, il m'est impossible de me méprendre sur leur sens
et leur application véritable.

« Il faut condamner les préoccupations de ceux qui songeraient à
» engager de nouvelles luttes. »

» Je te demande de compenser le bien immense que pro-
duirait ma pensée accueillie universellement, avec le petit mal
qu'elle pourrait causer à quelques amours-propres académiques, ou ministériels, et tu me diras si je dois me laisser
intimider.

« Il y a certainement des éléments d'opposition qui appartiennent
» à tout le monde ; mais à côté de ces éléments accessibles à tous,
» il y a des données moins saisissables, des rapports plus ou moins
» cachés, un avenir enfin où le regard seul du gouvernement peut
» pénétrer. »

» Tu vois qu'il s'agit, dans toutes ces réflexions, de signaler
le danger de certaines idées, et je te prie de me dire, si tu
connais un autre ouvrage que le mien, qui en ce moment
mérite une telle poursuite.

« Il ne s'agit plus de raisonner, d'argumenter ; mais d'établir
» des bases *matérielles*, et de s'arrêter à des actes. Il faut être
» scrutateur d'autant plus sévère dans une question grave, qu'elle
» *n'a jamais montré qu'une seule face.* C'est une chose très-facile
» de venir, après un certain temps, s'emparer de tous les faits pé—

» niblement découverts par des expérimentateurs, pour les consi-
» dérer sous de nouveaux points de vue, et en faire une théorie
» nouvelle... On peut appeler des modifications, mais sans perdre
» de vue les ménagements du langage. »

» Il n'y a pas d'arrangements possibles avec les adversaires
de la justice et de la raison. Doit-on être retenu, je te le demande, par une puérile considération de prétendue nécessité, de prétendus réglements et de respectables préjugés,
par des ménagements pour des passions, des intérêts coalisés,
ou pour des amours-propres offensés ?

« Les personnalités ne sont pas permises contre les commissions.
» Cela dégoûterait les gens consciencieux d'en faire partie. »

» Alors que ces commissions ne s'engagent pas dans des
questions obscures, et ne s'exposent pas au reproche d'avoir
embrassé ces questions sous les côtés les plus fàcheux et sans
les lumières d'une discussion préalable.

« Les médecins doivent se surveiller les uns et les autres. L'hon-
» neur du corps est un patrimoine commun. »

» Ce n'est donc pas un crime de signaler tout ce qui peut
porter atteinte à sa considération !

« Il s'opère des modifications dans les esprits ; on ne court plus
» vers les opinions *passionnées ou exclusives.* »

« C'est ce qu'on appelle en termes de marchands : *très-bien
faire l'article.*

« Il ne faut pas laisser planer sur le ministère d'offensantes in-
» sinuations, et déconsidérer le pouvoir, en lui suscitant des em-
» barras... Si quelques améliorations sont nécessaires, le gouver-
» nement saura les accomplir. »

» Se servirait-on du mot *amélioration,* si ces personnalités cachées s'adressaient aux partis hostiles ? L'administration
m'a si mal accueilli, que je redoute qu'elle n'ait vu, dans ma

doctrine, autre chose qu'un sujet de trouble et d'agitation. Je persiste toujours à penser qu'elle doit rester absolument étrangère à nos débats ; qu'elle doit se tenir en dehors de la lutte, et qu'elle ne peut rien perdre de sa considération dans le cas même où quelques-uns de nos ministres se seraient trouvés compromis par la science, se seraient obstinés à défendre une grave erreur, et à ne pas convenir loyalement qu'ils se sont trompés ; qu'ils ont été séduits par les apparences. En général, les gouvernements devraient abdiquer ce que leur autorité, dans les conquêtes de l'intelligence, peut avoir de suspect, de violent et de captieux. Je trouve que dernièrement un orateur à la Chambre a frondé avec raison les développements que le ministère veut donner aux comités historiques ; il les regarde comme une espèce d'embrigadement des gens de savoir. « Notre pays, dit-il, peut être selon les vues de certains ministres, mais ce sera funeste à la pensée. A la place de cette antique république des lettres, nous n'aurons plus bientôt, si cela continue, que des ouvriers ès lettres et sciences. » Tu me permettras de douter de l'infaillibilité de nos ministres en fait de médécine ; s'ils doivent obéir aux entraînements, aux doctrines du jour, au moins ils ne doivent pas faire de cours, et donner leurs enseignements. Le génie de nos professeurs n'a pas besoin de leçons ; qu'on les laisse prononcer et discuter librement entre eux. C'est insulter leur gloire que de prendre la parole pour eux. Tu sais qu'en 1835 M. Duchâtel, à la tribune, avait en quelque sorte tranché la question si épineuse de la contagion de la peste, et voulait m'imposer silence au nom d'une majorité immense qu'il me représentait. Tu vois qu'il y avait là de la témérité. Je ne reconnais de majorité respectable, que celle qui a le Roi à sa tête. Du reste, dans les sciences, la majorité n'est rien, elle se déplace à la moindre découverte. C'est un être fictif qui se compose d'une faculté numérique de suffrages, et qui est trop mobile dans ses décisions, pour compter définitivement sur lui. Demain peut-être, je puis avoir la gloire de la changer en ma faveur. Il faudrait désespérer du monde, si les mauvaises doctrines s'enchaînaient les unes aux autres, et finissaient par faire des lois irrévocables. Les événements, les révolutions, les doctrines, se jouent des efforts des hommes, qui veulent fonder à perpétuité. Nous voyons tout cela périr, ou au moins se modifier. Pourquoi donc la peste seule aurait-elle le privilége d'une consécration éternelle! Eh quoi! il faudrait accepter sur cette monstruosité médicale un *nec plus ultrà!* Il ne serait plus permis d'entrer dans le sanctuaire sauvage du Contagionisme? Ses dieux inconnus et sanguinaires garderaient sur ses mystères le droit d'un *veto* absolu! Tout y serait sacré! Ce serait même un crime d'y toucher, comme à une arche sainte! Cela n'est pas supportable. Cela même excitera le soupçon des sceptiques et jettera dans les âmes honnêtes le désir de percer à jour cette triste matière!

« On a repris avec chaleur, disent les *Débats*, la question de sa-
» voir si les chaires de nouvelle création doivent être mises au
» concours, ou si le ministre a le droit de nommer directement le
» professeur pour la première fois. »

» La médecine, qu'on a accusée d'être conjecturale, quand elle est enseignée même par des Hippocrates, comment veux-tu qu'elle échappe à des reproches mérités, quand des ministres viendront y apporter leurs idées, leurs préjugés, leur influence, nommer des commissions, des professeurs de leur choix?

« Depuis vingt ans c'est le ministre qui nomme. »

» C'est un très-grand mal.

« Les corps savants ne sont pas à l'abri de faiblesses hu-
» maines. »

» Au moins ils sont juges compétents.

« Il est bon que le gouvernement ait sa part d'influence. »

» Partout ailleurs, c'est possible; mais en médecine, il ne peut
que s'égarer et faire le mal ; tu l'as vu dans le choléra. Se per-
mettrait-il ainsi des empiétements dans les affaires spirituelles? La médecine n'est-elle pas aussi une religion? N'a-t-elle
pas son sacerdoce respectable, auquel nulle puissance ne peut
imposer que les lois communes à tous?

» Après toutes les nouvelles des heureuses dispositions de la
Porte à imiter nos institutions sanitaires, il me semble qu'il
était bien naturel que, dans la discussion du budget du ministre du commerce, on parlât des lazarets, qu'on avait pro-
jetés l'an dernier, ainsi que des déterminations de la Turquie
à suivre notre système établi contre la contagion. Il était bien
naturel, enfin, qu'on nous donnât la grande nouvelle de la
mort de la peste. Cependant il n'est question de rien de tout
cela. Le journal dit seulement quelques mots sur les précautions sanitaires prises à Constantinople, pour empêcher le
fléau qui règne à Jaffa. Donc, va-t-on dire, vous voyez la
nécessité et l'avantage des mesures! Elles ont empêché le
mal de s'étendre jusque vers la capitale ; et l'administration
du sultan a bien fait d'imiter l'Europe. Pourquoi, s'écriera
alors le Contagionisme, essayer la doctrine insensée de nos
adversaires, quand la nôtre fait tous les jours de nouveaux
miracles? Tu conçois que ce triomphe captieux excitera nécessairement les prétentions du Contagionisme, et qu'elles
s'étendront bientôt à toutes nos épidémies un peu graves ;
car tu vois déjà qu'on attache le caractère alarmant de contagion à beaucoup de maladies, qui n'inquiétaient autrefois

nullement la pratique. Les épidémies vont jouer un rôle d'importance qu'elles n'avaient pas. N'as-tu pas lu dernièrement que le ministre, informé qu'il y avait un *typhus* au collége d'Amiens, avait de suite envoyé MM. Orfila et Rostan, pour y observer la maladie? Cependant à quoi bon, dis-moi, cette sollicitude, pour un cas pathologique *qui n'avait fait mourir personne?* A quoi bon effrayer les habitants de la ville, et préparer de fâcheuses prédispositions chez ceux qui viendront à tomber malades, après avoir lu la publication des mesures empressées du Pouvoir? Quel est donc le *talent spécial* de guérir le *typhus*, qu'on prête à M. Rostan? Pense-t-on que ce docteur ne repousse pas ce compliment injurieux, qui n'irait qu'au charlatanisme? Ne dirait-on pas que nous avons en France des épidémies assez nombreuses, pour occuper des spécialités? Si, pour un mal qui n'a fait aucune victime, M. le ministre se donne le droit d'envoyer des médecins de son choix, qui se permettent, à leur tour, comme tu l'as vu, de dicter leurs ordonnances aux médecins du pays, et de troubler leurs prescriptions salutaires par des indications indiscrètes et de nouvelles méthodes, que ne fera-t-il pas dans des circonstances épidémiques qui auront coûté la vie à beaucoup de monde? Ne vois-tu pas toujours le ministère exerçant la médecine et nous forçant d'épouser les sentiments, les préjugés et les traitements de ses créatures? Que devient alors la liberté de la pratique? J'ai toujours regardé comme un contre-sens ce titre de *médecins des épidémies.* Ces maladies sont-elles jamais les mêmes? Ne varient-elles pas de manière à ce que nul docteur ne puisse se vanter de connaître les mille physionomies qu'elles peuvent présenter ; et, par cette raison, ont-ils le droit d'usurper une prépondérance injurieuse sur leurs confrères? Reconnaît-on aujourd'hui les épidémies de Sydenham et de tant d'autres auteurs ?

Voilà donc des docteurs auxquels on donne une mission qui
ne peut être que très-mal remplie ! Ils seront cent fois plus
étrangers à la maladie que les médecins du pays. Ceux-ci,
du moins, ont l'habitude des localités, du régime de vie des
habitants, de leurs tempéraments, etc. Ils ont d'ailleurs le
très-grand mérite de ne pas effrayer leurs malades, et leur
pratique silencieuse, à coup sûr, fait plus de bien que la
solennité alarmante que des médecins étrangers viennent
donner à un mal passager.

» Plus les meneurs du choléra se sont jetés dans les contradictions, plus ils ont chargé son histoire d'allégations fausses
et de faits imaginaires, et plus il y a eu de jour à des turpitudes. Le charlatanisme, enchanté de voir que la déception la
plus grossière n'empêchait pas la croyance publique d'aller
toujours croissant, enchanté surtout de n'encourir aucune
improbation, aucune flétrissure, n'a plus eu de bornes, et ne
s'est occupé que des moyens de nous entretenir dans une illusion qui faisait son profit. Le but d'humanité qu'on semblait
poursuivre n'était plus qu'un contre-sens moral. En effet,
n'était-ce pas compromettre le langage de la raison, en l'exerçant sur un chaos inexplicable ? N'était-ce pas compromettre
celui de la charité, en l'exerçant contre son but même, et en
la faisant servir au triomphe de l'erreur ? N'était-ce pas aussi
compromettre l'honneur de l'art, en le détournant de ses
voies consolatrices ? C'est au moyen de la confiance du malade, tu le sais, que nous faisons souvent des cures merveilleuses ; or, dis-le moi, quels droits, par exemple, y avaient acquis
ces jeunes médecins qu'on envoie dans nos familles déso-
lées ? Je ne demande pas mieux que de reconnaître en faveur
de la conscience d'un très-grand nombre de mes adversaires,
qu'il y a eu plus de malheurs que de fautes de leur part,
dans l'observation de la maladie ; aussi je déplore plus leur

conduite que je ne la condamne. Je ne veux pas confondre dans la même catégorie ce qui vient de la bonne foi, et ce qui est insinué par le charlatanisme ; et si je te parais quelquefois manquer à une indulgence charitable, c'est que les expressions vives sont le résultat du cri d'un cœur froissé ; j'en demande pardon. Tu sais qu'elles ne découlent d'aucun ressentiment particulier.

« Nous avons besoin de faire respecter les principes conser-
» vateurs. »

» Fort bien ; mais je pense qu'on doit appeler aussi principes conservateurs l'obligation de porter un grand coup à des principes que je reconnais nuisibles à la vie des hommes, et l'obligation de sauver la science d'un préjugé qui la déshonore. Les peuples peuvent-ils rester toujours victimes de ses jeux cruels, et, quand je crois en découvrir la source, faut-il me blâmer de la faire connaître ? « *Ob lacrymas an accusabor ?* Me ferait-on un crime de m'affliger du deuil qui pèse sur l'humanité, et du désir de le lui épargner à l'avenir ?

« 8 ju n. État sanitaire d'Alger. 42,067 hommes. 51,136 sont
» entrés dans les hospices ; c'est-à-dire que chacun y est entré une
» fois et un sixième de fois. Il y en a qui y sont entrés cinq à six
» fois. »

» Nos officiers, nos généraux, nos princes ont-ils été ainsi malades ? On n'en parle pas.

« 4,500 sont morts. 300 ont péri par l'ennemi. Je ne sais pas le
» nombre de ceux qui ont été jétés à la mer dernièrement, pendant
» la traversée en France. La mort des hôpitaux est la règle. La
» mort à l'ennemi est l'exception. M. le ministre a ordonné des
» ceintures. »

» Parlait-on d'une telle mortalité dans les premières années de notre occupation de l'Algérie ? N'y aurait-il pas, pour expliquer ces pestes effrayantes, quelques causes cachées, quelques imprudences, qui ne sont point encore venues à l'esprit des observateurs? Ne crois-tu pas que le ministre fait encore ici la médecine à contre-sens? Parce que des empiriques, sans raison, nous avaient prescrit dans notre choléra des ceintures de flanelle, est-ce un motif pour énerver, par un vêtement très-chaud, de jeunes hommes déjà accablés par une température très-élevée et insolite pour eux? D'ailleurs, dans la crainte sans fondement d'une maladie, garnir et protéger le ventre, sans songer à tenir chaudement les pieds, la poitrine et les autres parties du corps, n'est-ce pas appeler sur le soldat toute sorte de maladies rhumatismales et catarrhales? Une fois que le militaire sera habitué à ces flanelles, dès qu'il les quittera par caprice, incommodité ou négligence, n'est-il pas évident qu'il s'expose à aller à l'hôpital?

« 20 juin. Les émanations à Montfaucon excitent, chaque année, » des plaintes unanimes sur leurs qualités délétères. Supprimer ce » réceptacle hideux, serait très facile, parce qu'on est parvenu à uti- » liser toutes les matières animales. »

» Il y a sans doute là un voisinage fort dégoûtant; cependant on n'a jamais remarqué qu'il y ait eu, dans les environs, plus de maladies graves ou épidémiques, que dans tout autre endroit. Le choléra même y a moins sévi que dans Paris.

8 juillet. 400,000 litres de liquide infect s'échappent journel- » lement de la voirie de Montfaucon, et ne nous donnent pas la » peste. »

» Qu'on nous explique donc cela, et qu'on ne nous fasse pas toujours peur des exhalaisons putrides, auxquelles on fait jouer un si grand rôle dans l'étiologie de cette maladie! Qu'on n'insinue pas dans l'opinion publique, que ces miasmes sont des causes incessantes de mortalité; et surtout qu'on

ne se fasse pas un mérite de les avoir écartées : sans doute il
est fort sage à une cité d'éloigner tous les objets dégoûtants,
et d'observer diverses mesures de propreté; mais qu'on ne
nous fasse pas accroire qu'elles ont le mérite d'être infaillibles
et curatives des épidémies, qui frappent de temps en temps
la population; ce serait une déception indigne de la médecine.

« Tunis est une ville enveloppée par un grand fossé, où dort de
» *tout temps* une eau croupissante d'où s'exhalent des puanteurs
» insoutenables ; et cependant elle a toujours été à l'abri des épi-
» démies qui ont ravagé l'Orient. Le choléra lui-même qui a
» *visité le monde entier,* »

» Cela n'est pas.

» Qui a frappé Alger, Bone, Constantine, Tripoli, l'a respectée. »

» Et cependant, selon cet article, cette ville même s'est ac-
crue de 30,000 hommes émigrés de ces divers endroits où
sévissait le fléau ! Qu'on me permette donc de rêver sur ce
miracle d'immunité, dans une ville saturée d'autant de miasmes
morbifiques , et de désirer qu'on m'explique sur quoi repo-
saient ces terribles pronostics, qu'on faisait dans le temps aux
Marseillais, au sujet des pauvres habitants de Toulon, qu'on
accusait de reporter le choléra et la mort partout où on
leur offrait l'hospitalité ! Comment aussi s'est-il fait que
30,000 hommes, s'enfuyant des lieux infectés du choléra,
n'aient point porté la maladie à Tunis déjà si disposée à recevoir l'infection par ses eaux empestées, et que, d'un autre
côté, on ait accusé si légèrement les émigrés de Toulon
d'avoir causé la recrudescence du choléra de Marseille, où
ils venaient chercher un refuge ?

« 22 juillet. Une lettre de Constantinople dit que l'empereur
» Alexandre ordonne la fondation des établissements de quaran-

» taine, pour protéger la côte contre la peste ; mais le *véritable*
» *motif* était d'attirer vers la Crimée le commerce qui se portait
» ailleurs. »

» Serait-ce donc ainsi qu'on pourrait expliquer le but de la
plupart de nos lazarets ? Auraient-ils donc généralement une
cause politique, comme l'insinue cet article ? Tu sais que je
rejette cette pensée.

« 17 juillet. Le choléra, dit M. Donné, nous a frappé de stu-
» peur. *Tout* a été mis en usage d'un bout à l'autre de l'Europe,
» pour s'opposer à ses ravages. »

» Tout, malheureusement, excepté la médecine morale.

« Les *armées* ont été requises pour s'opposer à son passage. »

» Quel moyen insensé ! Rappelez-vous donc que notre Académie nous a dit que c'étaient les *armées russes* et les rassem-
blements d'hommes qui le propageaient, et qu'aucune des mesures de quarantaines n'avait réussi contre la propagation du
fléau ; que toutes les puissances avaient confessé qu'elles n'a-
vaient fait qu'augmenter le mal. M. Donné me semble donc
avoir grand tort de flagorner l'Europe sur des mesures qu'elle
a abandonnées promptement, et qui ont été généralement cri-
tiquées.

« Les villes ont mis en dehors tous leurs moyens et leurs res-
» sources. »

» Se sont-elles corrigées d'entrer dans des voies qu'elles savaient avoir été partout plutôt nuisibles qu'utiles ? Voilà ce
que vous deviez dire.

« Chacun rivalisait d'ardeur et de zèle, et longtemps avant l'ar-
» rivée du mal, des médecins étaient envoyés en mission pour l'é-
» *tudier*. Tout cela est très-bien. »

» Tout cela est très-mal.

« Et chacun a fait son devoir en cette pénible circonstance. »

» Dites donc quel devoir on a à remplir dans un cas où les savants ignorent même ce qu'ils ont à faire?

« Mais pourquoi l'habitude nous rend-elle si peu soigneux d'un » mal (la phthisie) bien autrement *cruel*, qui nous *dévore* chaque » année *bien plus d'existences* que n'a fait le choléra?

» Voilà qui est hardi!

« Et qu'on semble si peu redouter, que c'est à peine si on con- » sent à se déplacer pour le fuir, et qu'on le regarde s'avancer len- » tement, jusqu'à ce qu'il soit au-dessus des ressources de l'art. »

» M. Donné croit-il avoir fait du bien à tous les lecteurs des *Débats* actuellement affectés de quelque maladie de la poitrine? Est-il permis de prétendre que la phthisie extermine encore plus nos populations que le choléra? Si Paris a compté vingt mille victimes de ce fléau en six mois de temps, il faudrait donc, d'après les calculs du docteur, y compter près de cinquante mille poitrinaires, dévoués à la mort chaque année; et tu sais qu'il ne meurt que quarante à cinquante individus chaque jour dans les douze arrondissements, ce qui ne porte la mortalité générale qu'à vingt mille; tu vois qu'on ne peut se jouer plus singulièrement de la crédulité publique.

« 3 juillet. Maladie *pestilentielle* à Joire-Saint-Géri qui décime » la population. En vingt-quatre heures, on est au bord du tom- » beau. Plus de cinquante personnes ont déjà succombé. Pour ne » pas redoubler l'effroi des habitants, on s'abstient de sonner les » cloches. »

» Ç'aurait l'air d'une hypocrite charité! Dans un petit endroit est-il possible de cacher une grande mortalité? Et puis, d'ailleurs, la presse ne se met-elle pas en mesure de paralyser cette discrétion, en publiant une mauvaise nouvelle qu'on s'efforce de dissimuler à Saint-Géri?

« 30 août. Encyclopédie nouvelle. »

» Défie-toi de cet ouvrage qu'on nous vante comme une bonne conception ; je suis assuré qu'il y règne une tendance à dénaturer , à détruire même toutes les vérités philosophiques et scientifiques des siècles précédents ; à donner à la jeune génération actuelle la dangereuse mission de faire table rase de nos vieilles écoles, de notre vieille société, et d'introduire, dans les esprits, toutes les croyances qui peuvent servir les vues du jour. Tu vois qu'on songe à changer toutes nos idées. On nous donnera une histoire nouvelle, une médecine nouvelle. On interprétera toutes nos connaissances, au gré des besoins qu'on nous crée. Je redoute donc la baguette magique avec laquelle on transformera tout en faveur de la cause qu'on veut faire prévaloir. On va tout refondre, excepté ce qu'on veut conserver ; et pourtant tu sais combien on déclame contre ceux qui signalent le moindre abus.

» Pourrais-tu faire concorder cette invitation de M. Guizot faite à la jeunesse, *de s'élever au niveau de la société qui s'élève autour d'elle et de tout conquérir*, avec cet avertissement :

» Gardons-nous du danger de porter trop loin la perfection...
» défions-nous de ces vaines théories, dont la mise en pratique se-
» rait la chute du gouvernement ? »

» Ne te semble-t-il pas qu'on songe toujours à inquiéter mes prétentions ? Quoi ! est-ce que les gouvernements sont basés sur la doctrine de la contagion ? Seraient-ils donc bouleversés, parce qu'on ne croirait plus aux maladies pestilentielles , et que nos ministres auraient applaudi eux-mêmes à la démonstration de cette vérité ?

« Partout se forment des sociétés, pour *rallier* les esprits... Il ne
» faut pas perdre de vue les applications, mais employer les idées
» pour les faire passer dans les faits, et ne pas livrer les idées à
» leur propre fantaisie, ni les faits à la seule routine, mais les ré-
» gler selon quelque *haute vue d'ordre* et de progrès. Il faut re-

» couvrer le *respect du passé*. C'est là qu'est la morale et le pro-
» grès en toute chose. »

» Je te laisse à commenter toutes ces leçons singulières.

» 1er octobre. On ne parle plus guère de peste ; mais on a
soin de rapporter toutes sortes d'assertions et d'histoires qui
viennent à l'appui du passé ; et on insinue toujours que ce
sont les nouvelles mesures, prises à Constantinople, qui ont
produit ce beau miracle de la destruction du fléau d'Égypte.
Le choléra aussi n'existe plus nulle part ; mais à l'occasion
d'une affaire des tribunaux, d'une charité évangélique, d'un
voyage au loin, de Paganini même, etc., etc., on trouve le
moyen de rappeler ses ravages au souvenir du public, et de
maintenir ses croyances sur cet événement.

» Écoute ce que dit M. Guizot le 2 et 3 novembre 1838 :

» Sur les règles en général et sur les principes du devoir, les
» esprits sont tombés en proie au doute, grand corrupteur du genre
» humain. »

» Je crois cependant que le doute a été regardé comme le
fondement de toute bonne philosophie. Quoi ! serait-il donc
permis de tenter cent paradoxes absurdes, et de les insinuer
dans l'opinion publique, de s'appuyer d'histoires qui datent
des temps de barbarie, et n'offrent que des préjugés en délire ?
Imposerez-vous au côté adversaire l'obligation de respecter
ces histoires ? Y interdirez-vous le doute et la critique ?

« On a tort de dire que le mal provient non de la nature et de
» notre condition essentielle, mais *uniquement* de la société mal
» réglée ; »

» Sauf le mot *uniquement*, je pense que c'est très vrai, et
qu'on blasphème, en attribuant à la nature, qui est l'ouvrage
de Dieu, tous les maux que nous voyons.

» Et que la société est mal réglée, au profit de quelques-uns, qui

» ont substitué leurs volontés et leur intérêt à la volonté et à l'in-
» térêt de tous. »

» Je crois que sur mille maux, ou vices de l'homme, il
y en a plus des trois quarts qui viennent des imperfections de
l'état social.

« On a tort de dire que c'est la société qu'il faut réformer, et non
» l'homme, qui n'en a pas besoin. »

» Je ne dirai pas cela. On ne doit pas pousser les choses à
l'absurde. Il faut corriger ce qui est mal dans l'homme, si
l'éducation, contre le vœu de la nature, y a déposé des germes
de mal ; mais surtout il faut rectifier sans cesse les bévues de
la société, qui est l'ouvrage de l'homme si sujet à l'erreur, et
faire la guerre à tout ce qui est faux ou dangereux.

« C'est cette maxime qui a enfanté cette misérable impatience
» de ce qui est, cette soif insatiable du changement. »

» Il y a loin de ce travers impardonnable à cet amour de la
perfection des choses qu'ont en vue le critique et le douteur.
Dis-moi quel est le plus recommandable de celui qui propose
des réformes salutaires, ou de celui qui s'irrite de la moindre
opposition, et se raidit, dans son obstination systématique, à
rester sur toute chose dans le *statu quo*, que veut son bon
plaisir?

» Je trouve dans les *Débats* ces plaintes contre l'opposition,
qu'on pourrait appliquer mot pour mot à notre Académie,
relativement au choléra : « Voici comme elle a procédé : elle a
mis en avant, sincèrement sans doute, un fait de toute fausseté, et, avant qu'il puisse être démenti, elle en a déduit certaines conséquences. S'il ne survient aucune opposition, alors
elle triomphe ; ce qu'elle a étourdiment avancé lui reste
acquis comme une vérité incontestable ; ce qui n'est pas démenti devient une histoire. Elle raisonne à perte de vue,

elle bâtit sur des chimères ; insensiblement ses assertions entrent dans son langage, se formulent avec une sorte de précision et prennent figure. Les journaux les recueillent et les écrivent sur leur drapeau, et des absurdités qui, dans l'origine, semblaient au-dessous d'une réfutation sérieuse, grandissent peu à peu, grâce à une infatigable persévérance et à cette crédulité stupide qu'elle rencontre dans une partie de la foule..... Ce n'est pas du premier coup, sans transition habile, sans adroit manége, que la prévention a su donner un air de vérité à cette mauvaise doctrine. On l'a glissée avec adresse ; s'il y a eu quelques protestations adversaires, on n'en a tenu nul compte, et on n'en a pas moins bâti une thèse absurde sur les bases fragiles que nous avons signalées. Une fois la doctrine lancée, toutes les oppositions ont été condamnées d'avance à subir les flétrissures des protégés. Avec un peu d'art et d'assurance on a répété chaque jour les mêmes assertions ; en fatiguant les lecteurs des mêmes histoires, on a accrédité peu à peu le mensonge. On l'a fait pénétrer dans les esprits prévenus, on l'a enraciné même chez ceux qui naturellement ont peu de foi pour les mauvaises nouvelles, et on l'a répandu dans la foule où se trouvent tant de gens crédules. »

» Encore une fois, je suis aussi disposé que toi à excuser les grandes fautes qui ont été faites ; mais il faut les signaler. Je n'aime pas à blesser à plaisir les consciences ; je dis seulement comme un moraliste : Se tromper, c'est tromper soi, si naïvement que cela arrive ; quand on trompe soi, on n'est pas loin de tromper les autres, et on les entraîne d'autant plus facilement dans son erreur, qu'on se trouve dans une position sociale, honorable, élevée, et propre à lui donner du crédit. C'est de la meilleure foi du monde alors que l'on ment au profit de la cause qu'on a embrassée, et qui souvent flatte à la

fois notre amour-propre et nos intérêts. On défend avec chaleur ce qu'on croit fermement, et dans un siècle accusé d'é-
goïsme, de vanité et de la soif de l'or, penses-tu qu'il n'ait
pas été possible que le mensonge ne soit venu quelquefois au
secours d'une doctrine que la raison désapprouvait tout bas?
Rousseau ne trouve-t-il pas que le fanatisme même est quelquefois excusable dans ses excès? N'est-il pas souvent la vertu
en délire, la vertu qui exagère, qui se trompe, qui ment à
elle-même? De nos jours, le fanatisme de la liberté n'a-t-il
pas été jusqu'à compromettre les cœurs les plus humains, les
intelligences les plus éclairées? Le fanatisme religieux de la
Saint-Barthélemi qui criait : *Tue, tue, tue !* ne croyait-il pas
servir la sainte cause de Dieu? Dans notre fanatisme littéraire, penses-tu que la vanité aussi ne soit pas consciencieuse,
quand elle met ses propres productions au-dessus de toutes
celles des siècles qui nous ont précédés? On peut donc se
tromper, égarer ses contemporains sans encourir leur malédiction, mais sans avoir pour cela des droits à échapper au
fouet de la satire.

» Dans nos affaires du Mexique, remarque bien qu'à peine
on nous a parlé de la fièvre jaune. C'était pourtant bien là le
cas de savoir quelque chose de positif sur les ravages qu'on
attribue à cette maladie, à laquelle on a donné tant de célébrité à Barcelonne en 1822. Que faut-il donc penser de ces
fléaux pestilentiels, si bénins sur le théâtre de leur naissance,
et si terribles quand ils se mettent à voyager dans les régions
lointaines? Notre armée cependant n'est-elle pas exposée aujourd'hui aux causes ordinaires de l'endémie funeste du pays,
indépendamment de toutes celles qu'amènent les privations,
les fatigues, les changements de nourriture et surtout l'inclé-
mence du climat? On a vanté avec éclat les travaux de Bulard et les nouvelles mesures sanitaires qu'il a fait adopter à

la Turquie ; mais ne trouves-tu pas que les contagionistes sont ici terriblement en défaut? Quelle que soit la confiance qu'on ait la bonté d'avoir dans son plan de congrès contre la peste d'Orient, qui est-ce qui nous dira pourquoi nous n'entendons plus parler du choléra ni de la fièvre jaune, malgré nos contacts plus fréquents et plus intimes avec l'Amérique et l'Asie? Où sont donc les Bulard qui nous ont garantis de ces fléaux?

« 21 novembre 1838. Il faut savoir résister à l'influence des co-
» teries dans le choix du personnel des commissions exploratrices.
» Il faut surtout éviter d'employer quiconque ne sera pas *l'homme*
» *de la chose*, et que des personnes étrangères voudraient faire ar-
» river, pour avoir une influence clandestine et des communica-
» tions particulières. »

» Le ministre a donc eu tort d'employer M. Moreau de Joannès dans l'affaire médicale du choléra. Son grade militaire ne le rendait assurément pas *l'homme de la chose.*

» Dans de telles entreprises, les travaux doivent être la pro-
» priété du gouvernement, et sous son contrôle *unique,* dans un
».seul esprit et en commun, afin qu'au retour on puisse ordonner
» une publication homogène. »

« Je trouve que c'est là une bonne manière d'être le roi de l'opinion et d'écarter les contradicteurs.

« 12 novembre. Tous les diplomates reconnaissent l'habileté
» de Reschid-Pacha. Trois fléaux ravageaient la Turquie. Il est
» parvenu à faire entendre aux théologiens que ce n'est pas con-
» trevenir aux prescriptions du Coran, que de prendre des mesures
» contre la peste. »

» Observe-bien comme tous ces articles , depuis quelque temps, visent, avec une allure progressive, au but qu'on veut atteindre, et comme tout y est arrangé systématiquement!

« Enfin le ministre l'a emporté, et il a vaincu l'obstination des
» fanatiques, et la *loi punit de mort* celui qui apporterait des ob-
» stacles aux *mesures sages* qu'on vient de prendre. »

» On punit de mort ! voilà les mesures de douceur des contagionistes ! Je ne pense pourtant pas que le journal, qui
rapporte, sans réflexion critique, la menace de cette loi barbare, veuille aussi l'établir parmi nous.

« Déjà de nombreuses sociétés travaillent, sans relâche, à cette
» *œuvre philanthropique*, et ont réussi à étouffer ce fléau. Espé-
» rons que dans *quelques années* la peste disparaîtra de la Tur-
» quie, comme du reste de l'Europe. »

» Pourquoi remettre cette espérance à quelques années,
puisque vos sociétés ont réussi à étouffer le fléau? Ces insinuations calculées ne vont plus cesser de reparaître, à des
intervalles rapprochés, et tu en devines la portée.

« 11 décembre. La fièvre jaune, qui avait disparu depuis 1813,
» a tout-à-coup envahi la Pointe-à-Pitre et la Basse-Terre. »

» La fièvre jaune est regardée comme une endémie du
pays, et n'est pas quinze ans sans y sévir. Ici on veut évidemment faire un rapprochement en faveur de notre choléra, et
conserver aux fléaux pestilentiels, la vertu d'apparaître et de
disparaître à leur gré. Le choléra trouverait, dans la calamité
de la Guadeloupe, un précédent favorable, et dans une quinzaine d'années, on pourrait venir nous annoncer que le fléau
d'Asie est revenu parmi nous, comme aujourd'hui la fièvre
jaune a reparu au bout de quinze ans à la Guadeloupe.

« On est étonné que M. Ménetrier, conseiller, qui n'a pas quitté
» la Basse-Terre, ait pu rester à son poste, quand tout le monde et
» les médecins considéraient la fuite, comme le meilleur remède
» contre la peste. Espérons que les magistrats d'Europe auront
» secoué le préjugé du distique : »

> *Hæc tria tabificam pellunt adverbia pestem*
> *Mox, longè, tardè, cede, recede, redi.*

Voilà une hardiesse extrême. Pourquoi inviter les magistrats, qu'envoie la France, à mépriser une recommandation

aussi salutaire que la fuite dans les temps de peste? Qu'ils restent à leur poste, s'ils le trouvent bon; mais qu'ils n'empêchent pas la population de fuir un danger imminent, et qu'on ne condamne pas insidieusement une hygiène si sage et indiquée par les médecins, et même par la Bible.

« La fièvre jaune n'est pas plus l'état normal des Antilles que le » choléra ne l'était à Marseille et à Paris. »

Jamais on n'avait entendu parler de choléra ni à Paris, ni à Marseille, avant 1832, tandis que la fièvre jaune est une vieille endémie connue de tout temps aux Antilles et nullement comparable au fléau d'Asie, qui nous était absolument étranger.

« 19 janvier 1839. Les exhalaisons des terrains marécageux, à » la Vera-Cruz, remplissent l'air de miasmes empestés. Les petites » dunes, dit M. de Humbolt, pressées les unes contre les autres, » concentrent la chaleur, et forment une fournaise qui développe » les germes de la maladie. Rassurons-nous; nos braves marins » n'ont pas beaucoup à craindre. Une fois que les vents du nord » soufflent, la fièvre jaune, si elle ne disparaît pas complétement, ne » fait plus que peu de ravages : une ou deux victimes en un mois. »

» Médite cela; quand c'est un personnage aussi distingué qui parle. C'est donc la disposition des lieux qui fait la peste? Comment une maladie qui ne sévit dans son foyer que quand une saison mauvaise s'y prête et la développe, peut-elle aller ravager des peuples à des milliers de lieues de là, quand il n'y a, pour la créer, sous leur latitude, aucune des conditions nécessaires? Applique cette réflexion à la peste d'Orient, au choléra, et tu me diras si cela peut s'accommoder avec la doctrine d'une contagion transmissible. En effet, si un simple vent du nord suffit, comme tu viens de le voir, pour annuler sur-le-champ l'activité mortelle de la fièvre jaune; comment concevoir que ce mal puisse être transporté à des distances immenses, sans perdre ses propriétés morbifiques?

» Il est à remarquer que, dans l'histoire des fléaux pestilentiels, ce ne sont pas les rois de la science qui ont parlé *ex professo* de la première peste qui a décimé les hommes. Aucun
de nos grands maîtres n'a traité cette grave question, de
manière à fixer l'opinion. On dirait qu'ils ont craint de nous
instruire, et de dire toute la vérité sur ce triste sujet? C'est
toujours l'empressement du non-savoir qui professe. C'est
toujours l'administration civile qui, entraînée par une première et fatale erreur de la science, prescrit et gouverne nos
santés; qui tranche sur les difficultés de la maladie la plus
difficile à juger! C'est elle qui fait les lois les plus effrayantes, qui dispose des arrangements du présent, qui raconte le
passé. C'est Périclès qui entasse dans Athènes, comme nous
l'avons vu, les populations des campagnes environnantes;
c'est par l'ordre de son aveugle préoccupation, que la famine, la misère et toutes les horreurs d'un fléau factice ex-
terminent les citoyens? c'est sous ses yeux, et par sa volonté
peut-être, qu'un érudit, étranger à l'art de guérir, se charge
de porter à la postérité des documents mensongers et des
précédents d'un dangereux exemple! C'est lui, c'est Thucydide, qui va indiquer à la politique à venir l'étendue trompeuse de ses devoirs, pendant les calamités publiques; qui
l'invitera à jeter partout la confusion, la terreur, et par conséquent les éléments certains de la mortalité. N'est-ce donc
pas de cette intrusion de Périclès dans les affaires de la médecine, que découlent, et cet empressement des magistrats à
se mêler de la santé publique pendant les épidémies pesti-
lenticlles, et l'idée affreuse de la contagion?

« 18 février 1839. Eloge de la traduction d'Hippocrate, par
» M. Littré. — Le rôle que Varron et Pline donnent à Hippocrate

» dans la peste d'Athènes n'a rien d'authentique. Thucydide,
» témoin oculaire qui a fait de cette peste une mention *justement*
» célèbre, et estimée par la précision des détails, n'aurait pas man-
» qué de faire aussi mention d'Hippocrate et de son intervention
» providentielle. »

»Voilà bien le bout de l'oreille du contagioniste! Quoi!
l'honorable M. Littré peut nous dire que la fable absurde et
la description extravagante que Thucydide nous donne des
symptômes de la peste sont des choses justement estimées!
Je doute fort que nos confrères partagent cette pensée.

« Quoiqu'il eût pour fils et pour gendre des médecins connus,
» cela ne pouvait être à l'époque de la peste, où il était à peine
» âgé de trente-deux ans. Nous savons d'ailleurs que ces grands
» fléaux ne se détournent pas par les secours de l'art humain ; et les
» feux allumés, dit-on, par son ordre, ne pouvaient avoir plus de
» puissance contre l'*épidémie venue de loin,* que la médecine con-
» temporaine n'en a eu à Paris contre le choléra, *parti* des bords
» du Gange. »

»Tu vois reparaître sans cesse, chez mes adversaires, cette
envie d'assimiler notre fléau asiatique à la peste *venue de
loin,* et de justifier ainsi sa présence parmi nous. Pourquoi,
en parlant d'une traduction d'Hippocrate, qui a dit tant de
belles choses sur l'art de guérir, aller justement parler d'une
peste, dont il n'a jamais dit un mot, au dire même du tra-
ducteur, et occuper si longuement notre attention sur cette
matière spéciale, dans cet article littéraire? En toute occasion
ne reconnais-tu pas ce besoin singulier que mes adversaires
éprouvent pour se mettre à couvert, et confirmer leur doctrine dans l'opinion publique?

« Tout récit qui tend à attribuer à l'art de guérir le pouvoir
» d'arrêter de tels ravages est mensonger. »

» Cela n'est guère consolant, et du reste ne fait pas l'éloge de nos mesures et lois sanitaires.

» Tu me dis que les seuls médecins auront à s'intéresser à mon travail. Tu te trompes, je crois. L'homme instruit, le peuple même a le droit et le désir non-seulement de parler de ses maux, mais encore de prendre part aux doctrines qui les expliquent, et de les apprécier instinctivement, et d'après le bon sens naturel. Dans nos affaires d'intérêt, de politique, dans les discussions des choses même qui nous sont étrangères, est-ce que tout le monde ne veut pas avoir son opinion? ne voulons-nous pas en général nous associer de pensée avec notre avocat, notre mandataire, nos artistes? N'y a-t-il pas partout ce verdict du public à consulter, et à redouter fort souvent? Comment la médecine seule ne reconnaîtrait-elle aucune juridiction? Pourquoi tous les esprits se récuseraient-ils sur ses actes et ses doctrines? Pourquoi donc, sur une question qui touche à la santé publique, seraient-ils indifférents? Pourquoi abdiqueraient-ils le droit si naturel de se rendre compte d'un événement qui nous menace, qui peut nous atteindre demain, le droit, en un mot, de comprendre la possibilité, ou l'absurdité d'une peste, d'une maladie bizarre, dont on vient nous effrayer? Je veux donc que ma doctrine pénètre dans toutes les classes de la société, et partout où il y a une famille jalouse de conserver la vie de ceux qui lui sont chers; que tous mes lecteurs puissent faire subir une sorte d'examen embarrassant à mes confrères tenaces dans leur système. Ils répondront, il n'y a pas de doute, mais dans des termes vagues, gênés, obscurs. « Nous ne vous comprenons pas, leur dira-t-on. Vous ne répondez clairement à aucune de nos questions; nous attendrons des réponses plus satisfaisantes, pour suivre vos ordonnances. » Dans les questions médicales, dans les matières même les plus abstrai-

28

tes, il y a toujours des côtés que tout le monde peut apprécier et juger, fort souvent mieux que le docteur. Dans plusieurs consultations, où les grands talents de nos célèbres confrères avaient eu beaucoup de peine à éclairer un diagnostic embarrassant, j'ai eu souvent occasion de remarquer qu'une simple observation de la part d'un parent du malade, d'un assistant, d'un domestique même, nous mettait plus sûrement sur la voie de la véritable médecine à suivre, que l'asservissement scolastique auquel nous nous abandonnons ordinairement, dans nos investigations cliniques. Le public peut soupçonner aussi bien que nous toutes les causes morales qui sont, hélas! le plus souvent celles qui portent un grand jour sur la véritable cure à opérer, et qui malheureusement sont presque toujours négligées dans la pratique. Nos littérateurs seront-ils donc moins philosophes que Plutarque, Rabelais, Montaigne, Molière, Rousseau, etc.? Accepteront-ils sans façon, sans contrôle, une maladie insolite, qui n'a jamais paru dans nos climats? Avons-nous l'habitude de voir de temps en temps des fléaux pestilentiels étrangers nous décimer? Plutarque ne nous porte-t-il pas à penser que toutes les maladies possibles ont existé de tout temps, et que l'impatronisation d'un mal étranger est un contre-sens? Est-il un seul esprit qui ne puisse au moins se prononcer sur les effets de la terreur? Est-il bon qu'on trouble l'imagination des malades? Qui oserait nier sa compétence de juré dans ces questions? A quoi servirait donc le sens commun? Dans une consultation, qui touche notre famille, restons-nous étrangers même aux raisonnements de nos docteurs? Ne voulons-nous pas toujours, et avec raison, entrer dans la connaissance de nos maux? Nous contenterions-nous de leurs explications à la manière de Sganarelle? Ne changeons-nous pas fort souvent nos médecins, parce qu'ils nous semblent

avoir mal connu, mal expliqué nos souffrances ; parce qu'ils
ne les ont pas consolées ? Et dans une calamité qui nous décime, nous resterions indifférents ! nous ne nous reconnaî-
trions pas le droit d'interroger, de raisonner, de demander aux
docteurs des comptes qui satisfassent l'intelligence ? nous ne
voudrions pas être éclairés et marcher, en pleine assurance,
avec la science, qui nous aurait donné toutes les satisfactions
désirables ! je ne puis croire cela. Le public est plus docteur
qu'on ne croit. Nous ne devons avoir rien de caché pour lui,
rien d'obscur, comme les augures d'autrefois. Le meilleur
médecin est celui qui est lumineux et bien compris de son
malade. Je suis d'avis que celui-ci le renvoie, dès qu'il ne
saisit pas parfaitement la justesse de ses raisonnements et
les motifs de ses ordonnances. Le malade, *dégagé toutefois de
préjugés*, ne doit faire qu'un avec son médecin. C'est alors
que la confiance commence et établit ses miracles, s'il y a lieu,
et quand la nature n'est pas tout à fait contraire. Le public
ne sait-il pas aussi fort bien comprendre la puissance des
consolations et des paroles d'espérance au lit des malades, et
n'est-ce pas là encore qu'il pourra trouver mes adversaires en
défaut, et prononcer contre eux ? Si nos docteurs lui disent
pour toute explication sur le choléra : Voilà des faits, des symptômes, des autopsies ! il pourra répondre : Nous voulons bien
ne contester rien de cela ; mais vous ne nous empêcherez pas
de vous demander compte des effets de la terreur. Celle-ci est
aussi un fait incontestable. Vous en êtes convenus. Commencez donc par nous satisfaire d'abord sur ce point. Dites-nous
franchement tout le mal qu'elle peut faire. Ah ! mon ami,
c'est là alors que le public sera un souverain juge du préjugé
malheureux ! C'est sur cette question, qu'il trouvera mes adversaires confus et muets. C'est là qu'ils n'oseront, par pu-

deur, nier l'évidence, et qu'ils seront obligés d'avouer leur erreur.

» Tu liras, le 27 mars, un pitoyable article des *Débats* qui tendrait à jeter dans l'opinion l'idée effrayante qu'une fièvre typhoïde peut être transportée au loin, par une famille de mendiants vagabonds, et être capable de répandre les ravages de la peste partout où ils passent. C'est encore une concordance odieuse qu'on cherche à prouver, entre la peste et nos fièvres malignes, une nouvelle justification du passé!

Il y a des malheurs affreux qui frappent telle ou telle cité de loin en loin, et auxquels on ne pense plus dès qu'ils sont consommés. On les range de sang-froid dans les pages de l'histoire, sans avoir songé à en éclairer les causes, à les prévenir, ou à les classer, s'il y a lieu, parmi les déceptions de ce monde. Tels sont les préjugés de la peste contagieuse. Hélas! à peine le temps a-t-il passé quelques jours sur le deuil général, que nous oublions déjà nos pertes douloureuses, sans nous occuper de les épargner à la postérité! La science elle-même semble se plaire à caresser un phénomène insolite, à lui donner plus de consistance et de crédit, par de nouveaux faits, qu'elle s'empresse d'accueillir et de joindre au passé, sans songer à en interroger la source et les causes. Voilà une grande faute, que j'indique et qu'il est temps de corriger. Nous venons d'être atteints d'un fléau inouï. Des millions de victimes sont tombées, et aucun ouvrage satisfaisant, aucune doctrine concordante ne nous en ont expliqué les pourquoi! La philanthropie doit-elle donc dormir, quand elle peut épargner à la postérité des maux, que pourraient lui amener des jours aussi deplorables que ceux de notre avril 1832? Ne serait-il pas méritant de provoquer des lumières sur une maladie, qui au fait n'a rien de réel? Pouvons-nous, selon les expressions d'un auteur, rester dupes d'un pouf, victimes d'une blague?

» Assurément, si jamais nous avons eu des occasions favorables à la propagation de la peste et de ses sœurs d'Asie et d'Amérique, c'est depuis l'application des machines à vapeur à la navigation; et pourtant, depuis bien des années, plusieurs vaisseaux visitent l'Orient; de nombreux bâtiments sillonnent toutes les mers, établissent de fréquents rapports entre tous les peuples du monde, observent à peine quelques précautions, comme pour la forme, et nulle part on ne parle de l'importation d'aucun fléau pestilentiel. On ne dira pas que ce sont les mesures sévères de quarantaine, qui nous ont épargné ces malheurs. Est-ce dans un moment où des ouvrages récents viennent de les persifler, qu'on peut espérer qu'elles soient observées avec exactitude? Tout le monde sait combien l'Angleterre se joue de ces moyens, qu'elle ne semble employer que par égard pour les crédules.

» M. le ministre ne vient-il pas de réduire le temps des quarantaines à une durée dérisoire de vingt-quatre heures? Est-il possible au reste que, parmi tant de bâtiments en relation commerciale, il ne se soit pas glissé assez de négligences capables d'apporter la peste là, ou ici? Je ne pense pas qu'on ose prétendre que ce sont les lois et établissements des lazarets, que la Porte, au dire des journaux, nous aurait empruntés, qui nous ont valu ce bienfait. Comment croire que cette puissance, où règne l'insouciance et le fanatisme, où le prince maladif laisse aller les affaires à l'abandon, et déclare d'ailleurs qu'il entend être le maître chez lui, et ne pas recevoir d'impulsion étrangère; comment croire, dis-je, que cette puissance s'assujettisse à des institutions nouvelles, qui répugnent à sa religion; quand elle voit que, non seulement le peuple le plus négociant de la terre n'en fait presque aucun

cas, mais que la France elle-même est sur le point de changer
ses établissements et son code sanitaire, qu'on vient de traî-
ner officiellement dans la boue?

« La question de la morve des chevaux est soumise à l'Acadé-
» mie *par le ministre de la guerre,* qui demande à être éclairé
» sur le moyen d'arrêter et de prévenir ce fléau. »

» La vie des chevaux mérite-t-elle donc d'inspirer plus
d'intérêt que celle des hommes? Voilà le pouvoir qui éveille
l'attention de l'Académie sur une maladie qui dormait, sans
alarmer beaucoup notre école d'Alfort; et quand on lui
demande de proposer aux corps savants un concours, pour
éclairer les obscurités reconnues d'une maladie, qui vient de
faire périr plus de cinquante millions d'hommes, et qui décimait encore notre population, il répond qu'il n'a pas le droit
de prescrire des concours.

« On va renouveler les débats de la contagion et de la non–con-
» tagion, et *probablement* on ne parviendra pas à résoudre le pro-
» blème. »

» Il en sera toujours ainsi, tant que le gouvernement gardera son préjugé, qu'il apportera son influence dans les débats, et qu'il repoussera les adversaires du contagionisme.

« La bonne foi l'emporte rarement sur l'esprit de parti. »

» Où peut-il être cet esprit de parti si tenace, si ce n'est
dans le camp où se trouve une force invincible, la *raison du
plus fort?*

« Les *contagionistes* trouvent mille faits ; ceux qui défendent
» le *système de l'infection* en apportent autant, et le public est
» entraîné également par le plaidoyer des deux avocats. »

» Remarque donc ici qu'on ne parle pas même des anticontagionistes, aussi ennemis de la contagion que de l'infection ;

qui ne sont qu'un même système, sous deux formes différentes. D'ailleurs, l'assertion de l'auteur est très-fausse. Le public
n'a jamais été au courant des dires de la controverse, et il a
trop de bon sens pour ne pas juger promptement l'affaire
sans retour, si on n'avait grand soin de l'embrouiller, de la
tenir dans le doute, au lieu de la lui développer, et de mettre
sous ses yeux les raisons apportées de part et d'autre.

« En médecine, les cours de justice restent muettes. On a beau
» les presser de se décider, elles attendent les matériaux du temps
» et des documents certains. »

» Que penserait-on d'un tribunal qui, après quatre cents ans
que durerait un procès éclairé par les lumières de plusieurs
milliers de volumes de controverse, refuserait encore de prononcer son jugement? Ne l'accuserait-on pas de vouloir, à
mauvaise intention, éterniser les difficultés de l'affaire, et
d'être un prévaricateur? Quoi! Depuis des centaines d'années
qu'on agite la question du contagionisme, on en serait encore
à attendre des documents? N'est-ce pas une sorte de déni de
justice mal dissimulé? Les hommes meurent tous les jours,
sous le préjugé des fléaux contagieux. Ses adversaires sont
prêts au combat, et éternellement on remet la cause, sous le
prétexte qu'elle n'est pas suffisamment éclairée! Est-ce ainsi
que se témoigne le bon droit?

« Nous avons vu les incertitudes du contagionisme, »

» En pouvez-vous dire autant de la doctrine contraire? Pourquoi passez-vous sous silence votre opinion sur son compte?

« Quant au typhus, à la fièvre jaune, à l'hydrophobie; en sera-
» t-il de même pour la morve? »

» Tu devines où tend cette longue précaution oratoire! assimiler insidieusement la morve à l'hydrophobie, n'est-ce pas appeler l'opinion à se décider en faveur de la contagion nouvelle?

« L'autorité *deviendra pressante* sur cette question de la morve,
» il *s'agit des chevaux*, dont la perte ne se répare pas avec des
» écus. »

» Et quand il s'agit de la *vie des hommes*, l'autorité doit-elle
être moins pressante ?

De la Morve.

» Voilà donc encore un fléau, depuis 1832 ! La mort ! toujours la mort ! En lisant tant d'articles, qui semblent faire
l'éloge des *inventeurs* de la morve, on reste affligé de voir si
souvent la science nous mettre, sous les yeux, la découverte
de ces plaies, qui s'acharnent à la destruction des hommes,
surtout quand nous venons d'être décimés par un fléau déjà
inexplicable ! Qui ne serait tenté de dire avec le prophète :
O épée, ne te reposeras-tu jamais !

« L'infection précède la contagion, dans quelques maladies de
» l'homme. Il est facile d'établir qu'il doit en être de même pour
» la morve ; car comment de mauvaises écuries, des caves sales
» et mal aérées ne donneraient-elles pas la morve aux chevaux ?
» Dans les casernes, ils sont trop pressés ; l'air s'y corrompt. De là,
» la source de la maladie. »

» Il n'y a pas un mot de toutes ces assertions qui soit vrai.
Il n'y aurait donc pas un seul fermier dans nos campagnes,
dont les chevaux ne seraient morveux, et dont les domestiques ne seraient exposés journellement à la mort !

« Le ministre s'occupe d'agrandir les écuries. »

» Qu'il attende donc au moins que la cause du mal soit bien
constatée.

« Les chevaux auront plus froid. Mettra-t-on des calorifères ? »

» Pourquoi pas des tapis ?

« Avisera-t-on à *de meilleure nourriture ?* car on peut attri-
» buer le mal à cela. »

» Mais cela est hors de doute. A quoi bon mêler des choses

absurdes, avec une vérité si palpable? Pourquoi ne pas parer
d'abord à cette cause mortelle de la mauvaise nourriture,
avant de faire des frais énormes et insensés de nouvelles constructions?

« Le mauvais fourrage donne la diarrhée, qui cause ensuite
» l'infection des écuries· »

» Empêchez donc le mauvais fourrage, et vous n'aurez
plus à craindre la diarrhée et votre infection hypothétique.

» Ainsi les déjections, la désoxygénation de l'air, par le grand
» nombre de chevaux entassés, forment une atmosphère sembla-
» ble à celle qui donne le typhus dans nos hôpitaux. Comme ce
» dernier, né de l'infection, il se propage par contagion. »

» Je n'ai pas besoin de te faire remarquer la portée de ces
assertions. Tu vois toujours comme avec ce mot d'*infection*
on cherche à agrandir le linceul de la contagion. C'est un
parti pris chez mes adversaires. C'est la saleté des lieux, des
eaux, ce sont l'encombrement et l'infection, qui sont les
causes *primitives, spontanées, essentielles* de tous les fléaux
pestilentiels et contagieux.

« Voilà donc la morve, née *spontanément* de diverses causes,
» parmi lesquelles l'infection tient le premier rang et se propage
» par contagion. »

» Mais tout cela n'est pas. Ne vient-on pas de dire qu'une
mauvaise nourriture pouvait causer le mal? Or, n'est-il pas
absurde d'attribuer à la contagion, à l'infection, la morve
qu'un fournisseur infidèle aurait donnée à des chevaux pour
lesquels il aurait livré une nourriture funeste? Ici la maladie
peut-elle être regardée comme spontanée? N'a-t-elle pas une
cause évidemment préparée et factice?

« Il est aisé de prouver que quantité de maladies réputées con-
» tagieuses, telles que la syphilis, la gale, la teigne, les dartres, le
» vaccin même ont la même origine. »

» Si l'Académie était jamais capable d'accueillir des pensées dont l'effet serait aussi désastreux pour la société, il faudrait désespérer de l'avenir. Ce serait non-seulement applaudir aux lois homicides établies contre la contagion des pestes, mais ce serait redemander la vieille inquisition des maladreries, où, comme dit Fodéré, on enfermait des *gens qui n'avaient rien, et dont on était bien aise de se défaire?*

« Infection animale. Cet *être nouvellement créé* se reproduit » comme tous les êtres de la nature qui portent des germes, se re- » produisent, se renouvellent, se multiplient, à la faveur des cir- » constances favorables au développement de ces germes. »

» Si l'auteur rapporte cela comme l'hypothèse d'un insensé, qu'il le dise donc au moins, et qu'il la couvre de toute la ré- probation qu'elle mérite !

« La succession des maladies virulentes et contagieuses affai- » blit leur activité et les rend moins dangereuses. Les virus s'é- » teignent en quelque sorte avec le temps. »

» Toutes ces assertions sont extravagantes et déshonorent à jamais le contagionisme, réduit aujourd'hui à mentir auda- cieusement. L'infection n'est pas un être créé nouvellement. Elle n'est qu'un mot, et un mot n'a pas de germes. D'ailleurs les germes, dans la nature, sont permanents, inaltérables, et ne s'éteignent pas, comme les prétendus germes de la conta- gion, qui n'ont de vie et de créance, dans nos écoles, que tant que l'opinion veut bien y souscrire. Tu vois que, tout à l'heure, l'infection était un être qui se multipliait par germes, et que, deux lignes plus bas, il est dit qu'elle forme une suc- cession de maladies qui s'éteignent avec le temps. Une preuve pourtant qu'elles ne s'éteignent pas, c'est que nous avons encore les virus, dont on vient de parler. Seulement je suis loin d'admettre ces virus et leur contagion, à la manière de mes adversaires. Je ne reconnais, tu le sais, que l'inoculation, sous la peau, ou de surface à surface, d'une humeur capable d'y produire un état morbide.

« Aussi faut-il les aller reprendre à leur source, comme pour la » vaccine. »

» Cela n'est pas, cela n'est pas. Depuis son invention, la vaccine a toujours la même vertu, les mêmes symptômes et les mêmes avantages. Dans nos pathologies, les virus dits vénériens, dartreux, cancéreux, rabiques, etc., etc., ont toujours été les mêmes ; et celui de la morve, qui était très-contesté par la grande majorité de nos vétérinaires, qui dormait, sans qu'elle causât des inquiétudes parmi nous, s'éveillerait tout à coup, au lieu de s'éteindre, comme les autres germes, et viendrait jeter partout la terreur et les dangers d'une contagion nouvelle, subtile et toujours mortelle ! En vérité, il n'est pas possible d'être modéré envers ceux qui professent de telles choses !

« Il est d'observation que les personnes qui succombent les pre-» mières dans les grandes épidémies, sont frappées comme de la » foudre, comme on l'a vu dans le choléra. Il en est autrement au » déclin. Ces maladies vieillissent et tombent en quelque sorte en » caducité ; elles ne reproduisent plus de germes et ne se commu-» niquent plus. »

» Tu te souviendras cependant que le choléra dans sa vieillesse, en disparaissant de l'Europe *par la porte d'Italie*, a fait des solitudes dans les principales villes de ce pays, et dans le Midi de la France.

RAPPORT *au Préfet de Police sur les faits de la Morve communiquée à l'homme, par* MM. PARISET, JUGE, EMERY, GUÉRARD *et* HUZARD. — (*Il est approuvé.*)

« Défense de laisser coucher les palefreniers dans les écuries où » sont des chevaux morveux, ou *suspects seulement.* »

» Voilà donc la morve contagieuse, dit-on, et toujours mortelle pour l'homme ; qui se gagne, en couchant seulement
dans une écurie où cette maladie est *simplement soupçonnée.*
La terreur de la guillotine était-elle plus funeste que celle de
nos fléaux modernes ? En se condamnant au silence, on pouvait éviter le fer du bourreau ; mais les pestes vous prennent
au dépourvu, et mettent votre philosophie et votre prudence
en défaut. Comment fuir un fléau qu'on vous oblige de subir,
malgré vous, sous la force des baïonnettes ? Comment échapper à la guillotine de la peste, du choléra, de la fièvre jaune
et de la morve, qu'on met aujourd'hui en permanence et
que nous aurons, chaque jour, à redouter, si je n'ai pas le
bonheur de faire taire les prétentions de mes adversaires.

« Toute personne, qui a un cheval, un âne morveux, est tenue
» d'en faire la déclaration devant le maire, et à Paris devant le
» commissaire de police. »

» Que fera le propriétaire, si son vétérinaire lui assure
que ses animaux se portent bien ?

« Défense d'exposer en vente aucun animal *suspect.* »

. » A quel signe reconnaîtra-t-on une maladie, qui, même
avec tous les symptômes, est contestée comme contagieuse
par le plus grand nombre des vétérinaires?

« Défense de les employer à aucun service. Des vétérinaires fe-
» ront de fréquentes visites sur les places et marchés, pour les re-
» connaître et les conduire en fourrière. L'animal sera visité par
» un vétérinaire désigné. On le rendra s'il est sain : s'il est ma-
» lade, et que le propriétaire y consente, on l'abattra ; sinon on
» nommera un vétérinaire breveté, pour visiter contradictoire-
» ment l'animal. En cas de dissidence, on nommera un tiers qui
» statuera pour être abattu, s'il y a lieu.

» Voilà des milliers de portes ouvertes à l'injustice, à la prévention et à tous les vices de la plus déplorable doctrine !

« On pourra faire traiter l'animal dans son écurie ; mais de ma-
» nière à être isolé, et c'est l'administration qui désignera le local ;
» en attendant, l'animal restera en fourrière. »

» Jamais on n'a proposé nulle part une inquisition aussi
folle, aussi inique et aussi inexécutable !

« Si le propriétaire le croit guéri, nouvelle visite du vétérinaire,
» qui autorisera ou refusera... Si la fourrière est loin du pays du
» propriétaire, on indiquera la route pour retourner chez lui, et le
» local où il pourra coucher. L'autorité pourra le faire accompa-
» gner par un préposé aux frais du propriétaire. »

» La critique répugne en vérité à descendre à la réfutation
de pareilles mesures. Voilà donc un âne suspect arrêté, mis
en fourrière, à vingt lieues peut-être de son écurie, visité
contradictoirement par des experts, qui va coûter, avec tous
ces frais d'expertise, plus de quatre fois sa valeur ! Ne serait-il pas plus simple de le confisquer, sans tant de cérémonies ?

« On fera de temps en temps des visites chez les messageries,
» diligences, rouliers, aubergistes, maîtres de poste, loueurs et
» marchands de chevaux. Faute de se soumettre à ces articles, on
» placera les chevaux en fourrière, et le propriétaire sera tenu de
» consigner les frais de nourriture pour huit jours , sauf restitu-
» tion, s'il y a lieu. Si le propriétaire refuse, l'animal sera abattu.
» Les écuries seront lavées, aérées, purifiées à la diligence des
» maires, et on ne pourra se servir des animaux, que quand des
» experts auront jugé qu'il n'y a plus de causes d'infection. »

» Quel comble d'absurdités et de matières à contestation ! Ne
trouves-tu pas que ce rapport prête des armes à la déconsidération de la médecine et de l'art vétérinaire ? Tu vois tout
le mal que peuvent faire des commissions ! On les crée pour
chaque occurrence, et dès qu'une coterie veut donner de l'im-

portance à telle question, on en désigne les membres, selon
des vues personnelles, et c'est ainsi qu'on favorise l'esprit de
parti.

» Après de tels écrits, faut-il craindre de lever certains
voiles, pour éviter de laisser entrer de tristes clartés dans la
doctrine du contagionisme et ménager des susceptibilités?
Non, mon ami, je ne pense pas que je doive me taire. Les
inspirations de Dieu descendent aussi quelquefois sur de ché-
tives et indignes créatures, et je sens que je dois me faire entendre de tout le monde. « La question que je traite est d'une
application universelle, de sentiment public et de philosophie
commune. Il faut que je l'agite dans toutes les intelligences.
C'est un engagement consciencieux scellé dans ma pensée, et
il faut qu'il soit accompli. » On aura beau paralyser mes
attaques, on ne leur ôtera jamais leur importance. Fais donc
attention aux maux que recèlerait l'avenir, si on ne jugeait
pas définitivement cette honteuse matière!

» La médecine est trop versatile, pour que notre vie lui ap-
partienne dans un Bulletin des lois. « Il y a déjà assez de taches
d'infamie et de sang à effacer de dessus la terre. Nos codes sanitaires fument encore de l'odeur répugnante de la barbarie. Il
y a encore bien des lois, où la morale et la charité sont oubliées. » Faut-il donc craindre de jeter un coup d'œil trop
clairvoyant dans l'antre de la peste, et une œuvre à encourager, n'est-ce pas celle d'un sincère anticontagionisme?

22 janvier 1840. « Le *ministre invite* l'Académie à s'occuper
» des moyens de guérir, ou de diminuer la fréquence des cas de
» morve, dans les chevaux de notre cavalerie. »

» Je trouve que l'administration confirme bien lestement la
réalité d'une maladie, dont on n'avait jamais entendu parler
d'une si terrible manière.

Idem. 29 janvier, je lis : « A Alexandrie, l'abolition des quaran-
» taines et de toutes les mesures sanitaires est un événement bien
» triste. Ce sont les *inconséquences* de nos consuls qui ont amené
» cela. »

» Si nos consuls européens peuvent commettre des *inconséquences*, après quatre cents ans de durée de nos institutions
sanitaires, que pouvons-nous attendre de l'administration de
la Turquie dans ces établissements nouveaux, dont nous
nous flattons de leur avoir fait comprendre l'utilité?

« Le gouvernement déplore la triste nécessité, où il a été ré-
» duit... Dernièrement, tous les consuls décidèrent de donner li-
» bre passage aux navires venant de Constantinople. »

» Quoi! voilà l'Egypte, pays de la peste, qui a peur que
Constantinople ne la lui apporte? N'affecte-t-on pas de jeter
une obscurité désespérante sur cette matière? Si quatre consuls, qui ne sont pas médecins, peuvent de leur propre mouvement décider la question des garanties contre la peste, je
te demande quelle confiance on peut avoir dans la doctrine
qui les a instituées; et quelle puissance aujourd'hui prétendrait les rendre génerales et strictement observées ?

Idem. 11 février. « Nous avons enfin à annoncer le rétablisse-
» ment d'une intendance sanitaire *dans toutes les règles*. M. Co-
» chelet a obtenu que tous les réglements fussent remis en acti-
» vité. »

» Il est singulier que je ne voie toujours que *nos agents* figurer dans cette lutte en faveur du contagionisme. Ah! si la
contagion était une vérité, aurait-on besoin de recourir au
faux et à l'entortillage de ces notices ?

» J'ai eu occasion de témoigner bien souvent mon mécon-
tement sur l'influence dangereuse que l'administration exerce
dans nos domaines. Vois si j'ai raison. Je lis, dans la statistique de la France pittoresque :

« L'Académie de Médecine est instituée *spécialement*, pour ré-
» pondre *aux demandes du gouvernement*, sur ce qui regarde la
» santé publique, et principalement sur les épidémies, les épizoo-
» ties, les différents cas de maladies les plus graves. »

» Ne serait-il pas bien pénible de reconnaître que ce n'est
pas l'Académie qui a l'initiative, et que, dans son rapport
fait d'après la lettre de M. de Montalivet, du 4 mars 1831,
elle a pu être entraînée plutôt par l'influence et la préoccupation de l'administration supérieure, que par les avertissements de l'intendance de Marseille, composée de gens étrangers à la médecine, et qui, par conséquent, n'ont pas le droit
de lui imposer des travaux ? Dans le même ouvrage tu verras qu'en 1832 on a augmenté le personnel de l'enseignement médical, qu'on a créé dix-huit écoles secondaires, et
qu'on ne parle que de docteurs chargés de missions scientifiques. Dans notre choléra, compte combien de médecins ont
été mis à l'œuvre par ordre supérieur? A peine sur deux
mille, à Paris, en trouveras-tu quelques-uns qui n'aient pas
été attachés au char funeste? Comment veux-tu que tant de
créatures missionnées, et à la dévotion du Pouvoir, ne soient
pas entraînées dans la préoccupation et dans l'erreur première? Voilà alors l'Evangile malheureux du jour, prêché,
même par tous ceux qui sont nos amis, qui veillent journel-
nellement sur nos santés, et qui méritent notre reconnaissance! Est-il possible qu'avec cette armée de docteurs, qui ap-
portaient, dans nos esprits, leur déplorable conviction, tout
le monde ne l'ait pas partagée? C'est à l'aide de cette multitude de médecins, employés pendant notre calamité et fascinés par vingt-six journaux scientifiques alarmants, que la
controverse et l'antagonisme n'ont pu trouver de place, et
n'ont fait qu'une opposition de comédie !

» Tu as lu, le 16 novembre 1839, le rapport qu'on fait au

roi, sur les lois sanitaires, à l'égard de la fièvre jaune. Est-
ce qu'une commission a le droit de venir surprendre Sa Majesté, et de provoquer des ordonnances sur une matière
grave, avant d'en avoir éclairé la nécessité par les débats d'une
discussion solennelle? Tu as dû voir aussi, le 25 février
1839, que l'ambassadeur anglais avait refusé de donner son
assentiment aux nouveaux réglements sanitaires. J'aime et
j'approuve cette résistance prudente.

» En vain M. le rapporteur nous dit que les intérêts du
commerce et de la navigation réclament ces changements; je
te ferai observer toujours avec raison que cela ne peut entrer dans les considérants d'une loi. Des ordonnances, des
lois anciennes et faites par le concours des lumières de la
science d'autrefois, ne peuvent être changées, ou modifiées
que par de nouvelles lumières et de nouveaux progrès connus et bien appréciés. Or, comme tu vois, on ne se base sur
rien de tout cela. Dans ce rapport, le conseil supérieur de
santé décide, ordonne, et le roi sanctionne.

« Un système, pendant une longue suite d'années, *avait paru*
» nécessaire pour protéger la santé publique contre l'importation
» des maladies *réputées* contagieuses. »

» *Réputées*, tu l'entends! On a donc établi des lois de sang
sur un soupçon, sur une idée!

« Mais les notions acquises par la science, les changements sur-
» venus dans les communications entre les différents peuples, les
» précautions adoptées dans les pays *qui étaient le théâtre des*
» *maladies pestilentielles,* ont déjà permis d'adopter des adoucis-
» sements notables à la rigueur des anciens réglements. »

» Comme on ment au Roi! Pourquoi ne pas expliquer ouvertement quelles sont ces nouvelles notions acquises? Si on
a trouvé le secret d'échapper aux fléaux contagieux, qu'on

cesse donc de redouter le concours que j'appelle, pour y discuter cette matière, et qu'on ne nous fasse pas des concessions
trompeuses qui égarent l'opinion, l'endorment et étouffent
une question vitale, qui reste toujours sans solution. Ce sont
justement les communications plus fréquentes survenues entre les peuples, qui auraient dû, selon le contagionisme, redoubler la rigueur des réglements, et on vient prier le roi de les
adoucir et même de les modifier à l'extrême! Je sais bien
qu'on va m'objecter que le Rapport ne néglige pas de motiver tous ces adoucissements, *sur les précautions* adoptées
nouvellement en Orient. D'abord, on se gardera bien de nous
dire quelles sont ces précautions ; si elles peuvent être générales ; si les mœurs et la religion des différents peuples,
ainsi que leurs intérêts opposés les peuvent accepter dans
une égale sévérité. Encore une fois, pour peu que tu te don-
nes la peine de réfléchir à cette absurde excuse, tu verras
qu'elle n'est qu'une déception ; que ni le commerce, ni la
guerre ne peuvent s'accommoder des barrières insensées et
arbitraires des lazarets, et que cette *grande affaire de la santé
publique* est subordonnée aux affaires de bourse. On ne me
fera pas croire que, depuis que nous avons quelque influence
en Turquie, « nous leur avons fait partager nos institutions ;
que nous leur avons fait venir le goût de la propreté, et
qu'ils ont senti la nécessité de balayer leurs ruisseaux, de dessécher leurs marais, etc. » Qu'une telle jonglerie s'adresse au
peuple crédule, je le veux bien; mais qu'elle ose venir tenter
Sa Majesté, c'est passer toutes les bornes du respect et des
convenances. Remarque bien que le Rapport vient de parler
des *précautions* qu'on a prises dans les pays qui étaient le théâtre des maladies pestilentielles. Or, je te demande, si tu as lu
quelque part, que dans le pays de la fièvre jaune et du choléra, on ait pris, comme en Turquie, nos institutions sani-

taires en affection ? Nous voilà donc seulement tranquilles sur la contagion d'Orient !

»Tu te plains quelquefois de mes sorties sévères ; je ne pense pourtant pas avoir dit aux contagionistes des choses aussi fortes que celles que je viens de lire dans une épigraphe signée *Svinette*. Je te la rapporte textuellement :

« Au lieu de toucher, comme à l'ordinaire et après coup, de lâ-
» ches et furtifs revenus sur la propagation de la peste, et d'en être,
» par ce seul fait, les auxiliaires et les valets, si les médecins,
» plus magnifiquement édifiés qu'ils ne le sont, à l'égard de la di-
» gnité de leur sacerdoce, osaient se proclamer les organisateurs
» suprêmes et les ministres officiels de la santé nationale ; s'ils for-
» mulaient un code pour le régime de vie, pour l'ordre à suivre
» dans les travaux, la politique elle-même céderait le pas à la
» science. Cette glorieuse initiative lui appartient de droit, et le sa-
» lut du monde en dépend. Mais ceux-là, hélas ! sont nos démons,
» qui devraient être notre Providence !... »

» Le contagionisme, instruit de la guerre qu'on lui prépare, n'ose plus, ne peut plus défendre sa vieille doctrine. Il ne lui reste plus qu'à se taire, à dire qu'il a vaincu les fléaux pestilentiels, et que si on n'en parle plus, c'est qu'il a trouvé les moyens assurés de les détruire complétement. Veux-tu voir les administrations engagées dans cette tactique? Écoute :

« M. le ministre (au sujet de la morve), avant de procéder à
» l'urgente réforme des vieilles écuries de notre cavalerie, pour les
» rendre plus saines, demande à l'Académie »

» Remarque bien qu'on nous donnerait à entendre ici que ce n'est pas l'Académie qui a l'initiative.

« De déterminer la quantité d'air nécessaire à un cheval pen-
» dant vingt-quatre heures. »

« *Rapport sera fait à la cour du foin que peut manger une
» poule en un jour.* »

« Ne trouves-tu pas que ces investigations dépassent

toutes les bornes de la puérilité? Les millions de bons cultivateurs qui conservent si bien leurs chevaux en bonne santé, s'occupent-ils de choses aussi ridicules? Ils ont soin de leur donner de bons aliments, et ne consultent pas l'Académie pour cela, pas même le vétérinaire du village.

» Le *National* me semble avoir bien raison de demander des concours, pour éclairer les questions où se trouvent de grandes difficultés.

« Ouvrez, dit-il, une enquête publique, où chacun puisse expri-
» mer librement sa pensée. Le public éclairé serait l'intermédiaire.
» La discussion perdrait de son animosité, et dépouillerait le ca-
» ractère de personnalités hostiles qu'elle conservera toujours, tant
» qu'elle sera débattue entre deux adversaires, laissés à eux-
» mêmes. »

» Que ne doit-il pas arriver, quand l'un des deux peut se cacher derrière le Pouvoir?

« La question appartient à tout le monde. Sur le point principal
» elle est toute philosophique. Instruite à la face du pays, sous
» l'œil d'une presse attentive, la grande procédure serait bientôt
» jugée, et quoi que fassent les mauvais vouloirs, les préventions,
» les préjugés des membres des commissions, ces fâcheuses ten-
» dances seraient contre-balancées par l'indépendance et l'impar-
» tialité des journaux amis du peuple, admis dans l'enceinte du
» tribunal et rendant compte chaque jour au pays de ces graves
» débats. »

» Applique le sens de cet article au choléra, et tu y trouveras la justification de mes prières à l'administration.

« Le *Moniteur* nous apprend que, depuis cinq jours, les mesures
» de quarantaines sont *remises en vigueur* en Égypte. »

» Qu'est-ce donc qu'une charte sanitaire qui a tant de textes différents chez les divers peuples, qu'on a tant de peine à élaborer, et qu'on suit ou qu'on viole à volonté, suivant le caprice

des intendances ou des administrations? L'état de discorde
qui règne, et parmi les consuls étrangers, et parmi les autorités du pays, et dans l'esprit même des institutions, ne te
fera-t-il donc pas rêver? Le contagionisme n'exploite-t-il
pas évidemment une doctrine qui n'est qu'une chimère?

« Il *importe donc* peu que la peste exerce ses ravages en Égypte,
» pourvu que les consuls européens puissent continuer à favoriser
» leurs protégés par des *mesures* exceptionnelles, où même violer
» personnellement les réglements, comme il est arrivé plusieurs
» fois. »

» Soulève-toi donc contre de tels tripots, qu'on nous donne
comme les arbitrages de notre salut! Est-il possible que des
intendants, des consuls et des médecins, réunis pour traiter
cette matière de la contagion, et appliquer contre elle ses
lois de sang, puissent conserver entre eux une gravité sincère, et ne pas rire de leur rôle bouffon?

« On voit que ces Messieurs cherchent à intervenir dans les af-
» faires du pays, et que non-seulement ils refusent les quarantai-
» nes, mais qu'ils vont jusqu'à vouloir défendre au Gouvernement
» de les faire subir aux navires venant des endroits où règne la
» peste. »

» Voilà donc encore ici un Gouvernement qui fait la médecine, qui veut avoir des quarantaines, contre l'avis même
des consuls et docteurs européens! Cela ne te semble-t-il pas
singulier? Tu ne trouveras au reste jamais l'harmonie au
camp de mes adversaires, mais un va-et-vient de législation
fort peu édifiant.

« Les inquiétudes de la peste sont calmées par le zèle que vien-
» nent de déployer les intendances. Les marins seront consignés à
» bord, pendant onze jours. Pendant ce temps-là on *purifiera*. »

» Note bien ce mot :

« On purifiera les cabanes de leur famille ; car c'est là que se dé-
» couvre le foyer du fléau chaque année. »

» Alors ce n'est plus le Nil et ses marais infects, qui causent
la peste d'Egypte. Ce sont *les cabanes sales des marins !*
Relis donc le Rapport au Roi, où l'on vient de signaler les
pays qui sont le théâtre des maladies pestilentielles. Ces maladies ont donc d'autres causes que la puanteur d'une cabane
de marin ! Et tu n'ouvrirais pas les yeux sur ces agencements
de nouvelle fabrique ! Tu ne verrais pas les tendances d'un
malheureux système, qui ne sait plus à quel saint se vouer,
et qui aujourd'hui est à genoux devant l'infection, et la prie
de nous faire accroire que tous les malheurs de la peste ne
sont dus qu'aux odeurs miasmatiques de la maison du pauvre ! Or, tu sais avec quoi on désinfecte. C'est le chlore, que
les contagionistes répandent partout à profusion ; et tu te
rappelles les aveux de l'Académie à ce sujet. Le *Moniteur*
même nous dit, le 30 octobre 1837 : « La fumigation des
maisons où règne le choléra, peut coûter la vie à beaucoup
de personnes ; car le chlore a produit beaucoup de maladies
de poitrine. » Et ailleurs : « Tous ceux qui se servent de
chlore *meurent.* »

» Tu sais le beau trémoussement qu'on vient de se donner,
pour nous faire croire que la morve est toujours funeste à
l'homme. On a prétendu que la maladie tenait à l'entassement et à la mauvaise disposition des écuries ; cependant il
me semble que le *National*, 4 mars, ne donne pas dans la
jonglerie moderne, et qu'il accuse, comme causes véritables,
le mauvais fourrage et la mauvaise nourriture qu'on donne
aux chevaux. Il désire que le ministre fasse une enquête.
Mais tu penses bien qu'on ne l'accordera pas plus que le concours que je demandais, pour y débattre la question des

pestes. On aime mieux admettre la morve *ex plano*, plutôt
que de songer aux réclamations contre la mauvaise nourriture des chevaux, et tu sais qu'on va s'amuser à leur faire de
beaux râteliers en fer, et une *mangeoire séparée!*

» Je t'ai déjà parlé de l'ordonnance contre les chevaux morveux. Il paraît que cette matière, que je croyais abandonnée,
et contre laquelle j'avais lancé quelques-unes de mes idées,
vient de reparaître. Il y a près de 8 mois qu'on l'avait laissé
dormir. L'Académie n'en parlait plus dans aucun de nos
journaux. Voici ce que je viens de lire dans le *National ;* l'article est de M. Littré : « Que de séductions n'a-t-il pas fallu
consommer, pour arriver à oser jeter, dans l'opinion publique et dans l'honorable pratique médicale, une monstruosité
aussi révoltante que la morve contagieuse pour l'homme !
Quelles combinaisons n'ont pas dû employer ses partisans ,
les contagionistes, ces éternels ennemis de la population ,
chaque fois qu'ils ont entrepris de fortifier leur épouvantable
système? » Conçois-tu que pas un seul de nos savants ne s'é-
lève contre une telle hérésie ! Quoi ! tu ne vois pas un traité de
pathologie, pas même un article médical qui ne compte des
critiques, des détracteurs ; et quand il s'agit d'épouvanter la
terre par un fait téméraire, par l'annonce d'une maladie insolite et incurable , personne n'essaie même une controverse
sérieuse ! Des adversaires bénins se font complaisamment
quelques passes d'armes. Du reste, tout le monde se tait et
accepte le funeste présent. Cependant Salomon a dit : « La
raison peut-elle suivre une doctrine pleine de déguisements,
et des pensées qui sont sans intelligence ? Les faits les plus
matériels n'échappent point à son jugement... C'est la Sagesse
qui donne la connaissance de ce qui est , et qui juge la pensée
des hommes et la vérité de leurs doctrines... La raison m'a
fait apprendre à concevoir ce qui était caché, et qui n'avait

point encore été découvert ; car il y a dans elle un esprit
d'intelligence qui est saint, unique, multiple dans ses effets,
subtil, disert, agile, sans tache, clair, doux, ami du bien,
pénétrant, que rien ne peut empêcher d'agir, bienfaisant,
amateur des hommes, bon, stable, infaillible, calme, qui pénètre tout, qui voit tout, qui renferme en soi tous les esprits, qui est infatigable, pur et subtil... La malignité ne peut
prévaloir contre elle... C'est la raison qui pénètre ce qu'il y a
de plus caché dans les discours. »

» A chaque instant, le livre de la Sagesse nous recommande
l'usage des lumières de l'intelligence. « Ne nous laissons pas
séduire aux découvertes trompeuses de la science. C'est la
Sagesse qui nous aide contre ceux qui veulent nous surprendre par leurs tromperies. »

» Quel mauvais génie nous a donc toujours détourné de
suivre de si belles leçons !

» Voici l'analyse des trois articles. Le premier est du 15 décembre (je crois).

« La morve avait été l'objet de bon nombre d'observations dans
» les recueils de médecine, lorsqu'en 1837 M. Royer, à la Cha-
» rité, observa une maladie qui en avait tous les symptômes. »

» Je ne sache pas que nos bons auteurs et nos académies
modernes aient jamais observé et rangé dans nos traités de
pathologie la morve des hommes. Comment reconnaître dans
un hospice un cas de morve ? A quels signes ? Ceux qui sont en
saillie chez le cheval ne peuvent se trouver chez l'homme. Le
jetage du poumon a lieu à cause de la pronation de l'animal vers la terre ; il ne peut expectorer comme l'homme qui
a la tête élevée au-dessus de la poitrine ; par conséquent ses
narines ne peuvent être enflammées, ulcérées comme chez le
cheval, et M. le docteur serait fort embarrassé de nous dire à
quels symptômes, communs à l'homme et au cheval, il a re-

connu la maladie signalée à la Charité? Je te prie de remarquer que c'est précisément en 1837, époque de mes plus vives attaques contre le choléra, qu'on s'avise aussi de découvrir une autre maladie extraordinaire, comme pour nous montrer que la nature peut se répéter dans le produit bizarre de ses productions ; que la morve nouvelle ne serait que la confirmation du fléau asiatique, et que la raison humaine doit s'accommoder à ces singularités, à ces découvertes, sans pouvoir les expliquer jamais. On pourrait croire du reste que M. Royer a plus particulièrement étudié l'hippiatrie que la médecine, puisqu'il reconnaît, *de suite,* que la maladie qu'il a sous les yeux dans sa visite est la morve.

« Cette maladie qui frappait un palefrenier est différente de toute » autre. »

» Pourquoi ne pas donner cette différence? Dans une affaire aussi grave, il faut soigneusement chercher la vérité et nous disposer à la reconnaître? Ne dirait-on pas qu'on veut nous forcer la main, comme pour le choléra, et nous obliger à croire, sans songer à nous convaincre par des démonstrations claires et satisfaisantes? Ne reconnais-tu pas ici la puissance malheureuse de la préoccupation? La médecine aveugle semble aujourd'hui ne marcher que d'erreur en erreur, et on se contentera de nous donner des observations. Cependant il est évident, par tout ce qui se passe, pour moi du moins, qu'on frappe à la porte de toutes les innovations et des idées les plus folles, pour les amener par les cheveux et venir déposer, comme témoins à décharge, en faveur du choléra.

« Les adversaires opposent que les symptômes ne sont pas ceux » qu'on remarque chez le cheval. Cependant, chez l'un et chez » l'autre, les fosses nasales sont ecchimosées et gangreneuses. Il » y a des pustules discrètes ou confluentes, du pus dans le tissu

» cellulaire, des points hépatisés dans les poumons , ce qui suffit
» pour rapprocher ces deux maladies. »

» Il est clair que si on veut établir à toute force des similitudes entre la morve et nos phthisies, on pourra, avec quelqu'adresse, persuader les praticiens crédules et amis des
choses étranges; mais la bonne foi n'osera jamais se charger
de professer une telle monstruosité. Personne ne croira que
quelques points hépatisés (qu'on ne peut d'ailleurs reconnaître qu'à l'autopsie), et quelques ecchimoses des fosses nasales suffisent chez l'homme, pour faire, de cet état pathologique, la morve du cheval.

« D'autres ont dit que la maladie appelée *morve* aiguë chez
» l'homme, dans ces derniers temps, maladie dont on pouvait
» constater la physionomie toute spéciale, était une affection nou-
» velle *comme le choléra*, et due à une influence inconnue, mais
» complétement indépendante de la contagion. Rien *de moins*
» *exact que cette assertion*. D'abord la première observation, où a
» été établi le rapport entre l'affection du cheval et celle de
» l'homme, remonte à 1813. »

» Tu vois que tout en disant que l'assertion est inexacte, on
fait des rapprochements entre la morve et le choléra, et qu'on
ne sera pas fâché d'aider ces deux maladies par la même
doctrine, de confirmer en un mot l'existence de l'une par
celle de l'autre. Remarque aussi, en passant, qu'on fait remonter la découverte de la morve à 1813 , et qu'on a fait
dater de 1817, celle du choléra. Ne dirait-on pas que les
historiens de ces deux maladies se sont entendus ?

« Aujourd'hui on a trouvé, dans des recueils antérieurs, des
» histoires d'affections restées obscures pour les médecins qui les
» ont consignées, mais où les principaux symptômes de la morve
» sont très-reconnaissables. »

» Comme on lui prépare avec habileté sa généalogie et son

écusson ! C'est la même préoccupation que pour le choléra !
Eh quoi ! il suffira donc de fouiller dans les archives médicales, et d'y trouver quelques faits obscurs, bizarres, vaguement décrits par des subalternes, pour autoriser la science du
jour à en faire des certificats, pour justifier enfin une absurde
et funeste découverte !

« Ce qui a pu en marquer le caractère véritable, c'est que les
» médecins ne connaissaient pas la morve chevaline et ne pouvaient
» qu'attribuer à des formes anomales de l'érysipèle, la morve
» chez l'homme. »

» On se trompe ici. La morve affectant particulièrement
les personnes qui soignent les chevaux, il était naturel que
les vétérinaires aient eu, de tout temps, occasion de remarquer
que le mal, qu'ils apercevaient sur eux, sur leurs confrères,
ou sur les palefreniers qu'ils avaient sous les yeux, était aussi
celui qu'ils observaient sur leurs chevaux ; et cela n'est écrit
nulle part.

« Il a été aussi observé que s'il était vrai que la morve passât
» du cheval à l'homme, la chose ne serait pas restée ignorée jus-
» qu'à présent, et que les exemples s'en seraient présentés en
» foule. »

» L'observation en effet est juste et forte. Comment cette
maladie, qui est toujours si mortelle et si frappante, dans ses
caractères, aurait-elle échappé à l'observation des siècles ?

« On a dit que jamais les écarisseurs n'avaient attrapé le mal ;
» que trois cents jeunes gens, à Alfort, qui tous opèrent et ouvrent
» des chevaux malades, n'ont éprouvé aucun accident ; que les
» quinze cas observés appartiennent à l'Angleterre et à l'Al-
» lemagne, et qu'il n'y a pas de pays où il y ait plus de
» cas de morve qu'en France ; que les infirmeries de cavalerie en
» sont remplies ; et que jamais les vétérinaires n'en ont été af-
» fectés. »

« Il est clair que tout cela doit être contraire à la découverte malheureuse de la morve.

« Il ne s'est pas écoulé trois ans, sans que l'observation ne soit
» venue réfuter une à une toutes ces objections. »

» Quand la science une fois s'est préoccupée de telle ou telle
recherche, tu sais qu'elle ne tarit plus sur les observations
qui tendent à lui donner de la vogue et de la considération ;
les preuves statistiques alors ne manquent pas.

« Des palefreniers, des équarrisseurs, des élèves à Alfort, des ca-
» valiers sont morts de la morve. »

» Avec la ressource des faits complaisamment arrangés et
rapportés dans les journaux, on excite l'attention des praticiens curieux, et bientôt, comme pour le choléra, tu trouveras des imitateurs, et tu ne liras que des cas nombreux de
cette maladie. M. Littré, en terminant cet article par la citation d'un grand nombre de cas tous mortels, nous dit :

« Tel est ce nécrologue, triste document qui *prouve* que la
» morve n'est pas rare chez ceux qui approchent les chevaux.
» C'est ma *conviction irrésistible, en faveur* de la contagion. »

» Est-il pardonnable de se servir du mot de *conviction irrésistible*, quand il s'agit de nous présenter un fléau épouvantable qui n'a jamais été signalé dans la pratique universelle, qui n'a pas encore eu de controverse sérieuse, et dont
la cruelle conception sort, à peine depuis un an, de la tête,
non pas de deux ou trois vétérinaires, mais (croiras-tu cela?)
de deux ou trois médecins?

« Voyez, ajoute-t-il, les conséquences de ces *démonstrations !*
» l'ignorance de la morve a coûté la vie aux vingt-quatre person-
» nes dont on vient de parler, et elles eussent été sauvées, avec
» quelques précautions fort simples et *fort aisées.* »

» Remarque bien qu'on n'indique pas quelles sont ces précautions, et qu'on a cependant déclaré que la maladie est toujours mortelle. Je ne vois pas non plus pourquoi on s'apitoie seulement sur les 24 victimes récentes de la morve ; et qu'on ne plaint pas les milliards de victimes qui eussent été sauvées, si la belle découverte de M. Royer eût été connue , depuis que l'homme a des rapports avec le cheval sujet à cette maladie, c'est-à-dire depuis les premiers jours de la création.

2e Article. « La morve n'est pas contagieuse, suivant l'opinion » *du plus grand nombre, même aujourd'hui.* »

» Et tu verras plus loin que, malgré cette déclaration formelle et suffisante, il en sera, pour cette maladie, ce qu'il en a été pour le choléra. Tu sais qu'après l'avoir déclaré universellement épidémique, on a laissé percer des doutes qu'il pourrait bien être contagieux, et cela a suffi, comme tu sais, pour que l'administration s'armât de toutes les lois et me · sures établies contre la contagion.

« Question d'économie politique du plus grand intérêt, parce que » cette maladie *est fréquente,* et qu'elle exerce de grands ravages » dans nos armées. »

» Dans un temps de paix, où le cheval ne fatigue pas, est-ce possible, sans qu'il y ait une cause inétudiée ? Pourquoi *ces grands ravages* n'atteindraient-ils pas les écuries de nos fermiers, etc.? Ce sont les questions faites chez ceux qui ont des chevaux habituellement, qui éclairciraient l'énigme.

« Si la maladie n'est pas contagieuse, on a raison de ne prendre » aucune précaution ; *mais* si elle l'est , il est possible, avec des » *mesures bien entendues,* d'en diminuer les ravages. »

» Tu devines bien que ces insinuations appellent des recherches qui ne manqueront pas de constater des cas nombreux de contagion, et par conséquent de provoquer des mesures de police. C'est la même tactique que celle qu'on met en jeu depuis deux ans, en faveur de la peste. On veut absolument la contagion, la contagion *quand même*, la contagion à tout prix. C'est l'idée dominante à l'Académie, et tu sais jusqu'où peut aller l'entraînement d'une doctrine !

« Les maladies contagieuses se communiquent par inoculation, » ou par contact médiat, ou immédiat. La petite vérole par les » deux moyens. La rage *paraît* n'avoir que l'inoculation. »

» Est-il permis de mettre, sur la même ligne, la morve, la variole et la rage ! Qui ne serait tenté d'appeler cela de la mauvaise foi ?

« Des expériences montrent que la morve se communique des » deux manières. »

» Viennent des observations à l'appui de l'assertion ; cela va sans dire.

« On injecte, ou on inocule le pus de la morve. »

» Et l'on voudrait que l'introduction d'un tel poison dans les veines ne produisît pas de mal ! On voudrait induire de cette opération que la morve est contagieuse? De telles expériences de coterie n'ont assurément pas le droit de convaincre la pratique médicale.

« Il faut une certaine disposition de l'animal, pour recevoir l'im» pression de la communication morveuse ; peut-être aussi quel» que altération du sang. »

» On cherche, dans ces allégations gratuites, à se mettre à couvert contre les objections qui apporteraient des démentis.

3ᵉ Article. (Il se compose de faits arrangés avec une certaine adresse·) « Les adversaires, dit M. Littré, repondent par » des faits contraires, dictés par un intérêt privé. »

» Ne peut-on à plus forte raison rejeter ce soupçon sur les

partisans de la contagion toujours assurés de l'accueil de l'administration ?

« Tel cheval morveux peut encore rendre des services. On ne
» veut pas l'abattre. On cache le mal, et quand la contagion est
» évidente, on dit qu'elle est spontanée. Voilà ce qui a amoindri le
» nombre de ces négatifs. »

• Voilà donc le cheval du fermier, du paysan, sous la surveillance d'un homme qui peut être un ignorant, un malintentionné ! Un maréchal de village pourra faire abattre le
serviteur utile d'un pauvre malheureux, qui n'a souvent que
cela pour gagner sa vie ! Il faudra qu'il souscrive à la déclaration que peut dicter un jugement erroné, ou quelque
mauvais sentiment, et tout cela pour obéir à une folle doctrine qui à peine vient de naître !

« Seulement il faut dire que la morve chronique n'est pas conta-
» gieuse, dans tous les cas, à toutes les époques, sous toutes les
» formes, dans toutes les circonstances, pour tous les chevaux. »

» On jette habilement le vague et l'incertitude sur les conditions de la contagion de cette maladie, mais dans le doute,
on ne s'abstiendra pas. Au contraire, on conclura qu'il faut
des précautions contre une maladie, qui *peut être quelquefois
contagieuse !*

« La contagion de la morve aiguë n'est contestée de per-
» sonne. »

» On a dit le contraire au commencement du 2ᵉ article.

« Et cependant elle n'est ni absolue, ni immanquable. »

» Voilà de quoi rendre la contestation éternelle. Chaque
adversaire apportera des observations contraires.

« M. Renaut dit que l'inoculation est plus subtile que la coha-
» bitation. »

« La moitié même résiste au danger de la cohabitation. Cette

» immunité est conforme à tout ce qu'on sait des maladies con-
» tagieuses. »

» C'est une erreur impardonnable.

« Les anticontagionistes attribuent dans tous les cas le déve-
» loppement de la morve chronique à des fautes contre l'hy-
» giène. »

» La morve chronique n'est, ce me semble, que le développement de la morve aiguë.

« Mais, par le fait précédemment établi, il est certain que quel-
» ques cas de morve échappent à cette explication et doivent être
» assignés à la contagion. »

» Comme toutes ces assertions sont obscures et embarrassées ! où sont les certitudes frappantes qu'il faudrait apporter en témoignage d'un fait aussi alarmant pour la société ?

« Tel cheval qui n'a pas encore donné la morve, peut la donner
» subitement. »

» Voilà ce qu'on appelle faire gauchement l'article ! Défendre la contagion par de tels moyens, c'est confesser que
cette doctrine est perdue ! Le faux la tue, à chaque effort de
ses partisans.

« Aujourd'hui, au contraire d'autrefois, on croit que la morve
» aiguë est très-contagieuse, et que la chronique ne l'est pas du
» tout. »

» A l'autre page, il a dit qu'elle ne l'est pas dans tous les
cas. Quelle pitié de publier des choses aussi dénuées de certitude ! Si on insiste tant sur les dangers de la morve aiguë,
ne serait-ce pas pour laisser plus de latitude à l'intervention
de l'autorité, et lui préparer plus de mérite dans ses mesures
ultérieures contre le mal ?

« Les *anticontagionistes* ne croient pas la contagion de la
» morve chronique et ne reconnaissent que celle de l'aiguë. »

» Un *anticontagioniste* sincère ne croit à aucune contagion.

« Mais c'est une assertion nouvelle et fausse. La morve aiguë se
» transforme en chronique, et la chronique en aiguë. Le farcin aigu
» en chronique, et *vice versâ*, et celui-ci en morve. »

» Ces enseignements me paraissent bien loin de la vérité.

« En Allemagne, on tue de suite le cheval morveux, dans la ca-
» valerie ; on tue même les chevaux sains, qui ont cohabité avec
» eux. »

» Il ne manquerait plus à cette abominable doctrine que
de proposer aussi d'abattre le fermier et toute sa famille,
quand un domestique ou un valet d'écurie aurait apporté
parmi eux la contagion de la morve !

« La morve chronique »

» Pourquoi pas la morve aiguë ?

« Peut donner le mal à l'homme ; comment ne le ferait-elle pas
» de cheval à cheval ? Les vétérinaires disent que la maladie est
» causée par le mauvais régime, les écuries malsaines, les excès
» de travail, etc. »

» Cela est très-rationnel, et je ne vois pas pourquoi on
vient ici essayer de donner un démenti à l'observation générale et confirmée des siècles.

« Mais attribuer à tant de causes une seule et même maladie
» parfaitement caractérisée, c'est jeter un grand doute sur la
» réalité de ces influences ; car vous rencontrez la maladie dans
» des écuries excellentes, chez des chevaux bien nourris. »

» Ce raisonnement est trompeur. Les anticontagionistes
ne disent pas qu'il faille, pour contracter la morve, la réunion de toutes ces causes. Une seule suffit pour la déterminer. Dieu n'a pas créé la morve. Voyez le cheval et les animaux sauvages ; ils ne connaissent pas les maladies. Ce sont
les fatigues, les sueurs arrêtées, la mauvaise nourriture, etc.;

qui les développent. Or, l'hygiène du cheval n'est pas celle de l'homme, qui ne peut par conséquent contracter, ni partager les maladies de cet animal.

« L'étiologie de la morve en est à ce point où était celle de la » fièvre typhoïde, il y a vingt ans. »

» Le mot de fièvre *typhoïde* est vague et ne signifie rien. Qu'entend-on par là? Pourquoi ne désigne-t-on pas le nom générique de cette fièvre? Veut-on parler de la fièvre putride, maligne; de la fièvre des armées, des prisons, des gastro-entérites modernes? Qu'on le dise donc, et qu'on ne se serve pas insidieusement d'un mot qui rappelle celui de peste.

« C'était l'humidité, le froid, la mauvaise nourriture, les lieux » malsains, le chagrin qui étaient la cause du mal. »

» Ce sont encore les mêmes éléments de cette maladie, de ces fièvres de mauvais caractère, pour tous les praticiens observateurs, étrangers aux coteries d'école.

« Mais on a vu que la fièvre typhoïde avait éclaté dans des cir- » constances opposées, au sein de l'opulence, comme au sein de la » misère. Cette enquête a été faite. On la doit à un beau travail de » l'école de Paris. »

» On fait bien de ne pas nommer les masques, car ils encourraient les malédictions qu'on doit à une funeste doctrine.

« Dès lors, il est *bien établi* que le typhus n'a pas de causes con- » nues. »

» Vous donnez un démenti à la pathologie de tous les siècles et de toutes les nations.

« Il vaut mieux reconnaître qu'on les ignore, que de recourir à » des hypothèses, et il en est de la morve, comme du typhus. »

» Ne voient-ils pas, les maladroits, qu'ils ferment la porte à l'intervention des administrations, après l'avoir ouverte avec tant de zèlé? Quelles mesures, quelle thérapeutique même peut-on apporter à une maladie dont on ne connaît pas la cause?

« La possibilité de communiquer la contagion exige donc des » précautions, pour préserver la vie des hommes. »

» Voilà où on voulait en venir. On ne songe pas que ces mesures n'ont pas un but vers lequel elles puissent se diriger; qu'exercées au nom d'un pouvoir compromis, elles ne reposent que sur une jeune hypothèse, et ne font que répandre une terreur mille fois plus dangereuse que le mal qu'on prétend guérir, surtout après avoir confessé qu'on ne sait à quelle cause s'adresser pour cela!

« Il faut donner aux administrations une force que la doctrine » des anticontagionistes tend de plus en plus à diminuer. »

» Chez les contagionistes, nous voyons toujours avec peine le philanthrope s'effacer devant l'homme politique.

» Peut-on s'empêcher de concevoir des doutes injurieux sur de telles dispositions, quand l'auteur lui-même déclare, dans son deuxième article, que la morve n'est pas contagieuse pour la grande majorité des vétérinaires? Par quel motif l'administration se rangerait-elle donc du côté de la minorité? Explique-moi, si tu peux, cette énigme.

» Nouvelles réflexions sur divers articles, où il est question de la morve. Tu me pardonneras bien des répétitions.

» Il y a dans ce monde des opinions erronées que l'amour-propre s'obstine à défendre avec un tel aveuglement, qu'il ne craint pas d'y compromettre la conscience, le bon sens et l'honneur. Déjà notre siècle peut se reprocher d'avoir accueilli bien légèrement de nombreuses déceptions médicales. La médecine elle-même n'a-t-elle pas quelque repentir de n'avoir pas fait entendre magistralement sa voix en faveur de l'humanité et de la justice dans les lois sur les enfants trouvés, sur les nourrices, les filles mères, les aliénés et sur le système pénitentiaire, cette sorte de guillotine en détail? Peut-elle respecter assez peu ses glorieux enseignements, et s'abaisser aujourd'hui jusqu'à accepter la folle invention qui nous fait redouter la contagion de la morve des chevaux? Qu'est donc devenue cette grave et noble science d'Hippocrate, cet art divin qui apportait des consolations aux hommes, quand il ne pouvait leur rendre la vie? La médecine est-elle désormais destinée à consterner les populations et à leur annoncer, à des intervalles mesurés, de nouveaux fléaux décimateurs? Nos vieux professeurs souffriront-ils encore l'affront qu'on veut faire à leur sagesse? Voici l'article des *Débats* sur la morve :

> « L'Académie est entraînée, *malgré elle*, dans une *question intéressante* d'un *fait* médical d'une *gravité réelle*, sur laquelle le
> ministre *a cru* devoir consulter l'Institut. »

Tout ce début n'est-il pas entaché d'une préoccupation évidente? Y met-on quelque chose en doute? Où est la nécessité d'être entraînée, *malgré elle*, dans une question, je ne dirai pas *intéressante*, comme le prétendent les *Débats*, mais honteuse et dépourvue de raison? Est-il prudent d'alarmer le public, parce qu'il a plu, à un ou deux médecins, de baptiser d'un vilain nom quelques cas singuliers de phthisie, que leur aurait offerts leur pratique depuis six mois, et de nous assurer, sans examen et par anticipation, que ces faits sont réels, et qu'ils sont la découverte d'un nouveau fléau, impatronisé parmi nous? Y a-t-il péril en la demeure? et M. le ministre fait-il bien de prendre l'initiative sur nos corps savants, et de se hâter d'intervenir et d'encourager en quelque sorte, d'entraîner même le zèle médical, qui va tendre à nous gratifier d'une maladie dégoûtante et pestilentielle? L'Académie ne

s'en occupait pas. Pourquoi l'entraîner? Depuis quand entendons-nous nos médecins se plaindre que la morve décime les
personnes qui touchent et pansent les chevaux? Pourquoi
presser la science de s'occuper d'une conception malheureuse,
tombée dans l'esprit de quelques médecins, et que le plus
grand nombre des docteurs méprise indubitablement. Si l'A-
cadémie est *entraînée malgré elle*, pourquoi la consulter?
Attendez donc qu'elle soit éclairée, que le fait extraordinaire
qui l'occupe soit confirmé, et que la pratique générale l'ait
reconnu sans conteste. Et puis d'ailleurs l'Institut, ce corps
savant et respectable sous tant de rapports, peut-il, en conscience, croire que ses décisions doivent nous commander
une foi aveugle, comme celle qu'avaient les disciples du
grand philosophe de l'antiquité, qui s'inspiraient à sa disci-
pline, et qui, soumis à la puissance de ses préceptes, s'é-
criaient humblement : « Il l'a dit! » Nous n'avons guère l'habitude de faire la médecine de notre Académie. D'ailleurs
encore ne gardait-elle pas un prudent silence sur cette maladie nouvelle? A quoi bon exciter son attention sur un objet
qui ne méritait, sans doute, que son indifférence? Si la maladie, qu'on nous annonce, a existé de tout temps, comme
on le dit aujourd'hui, et que la science l'ait méconnue jusqu'à nos jours, faute d'attention, ne pouvons-nous donc
attendre un plus ample informé, et laisser, au temps et à un
concours établi, le soin de juger cette ignoble affaire, sans
exciter les esprits à des recherches anticipées, et sans nous
faire déjà redouter d'avance un danger que rien ne justifie,
et que repousse la pratique des siècles? Serait-il croyable
qu'une maladie aussi saillante dans ses symptômes insolites,
et aussi infailliblement mortelle, eût échappé à la connaissance
de tous les auteurs et praticiens de ce monde? On nous assure
que la maladie est toujours mortelle. A quoi bon alors nous

annoncer une hideuse cause de destruction sans remède,
quand, avant cela, nous vivions en parfaite sécurité et sans
accident? La crainte d'un mal grave n'est-elle pas pire que le
mal lui-même? Nous avons, disent les inventeurs de la
morve, le mérite de vous tenir en garde contre cette maladie.
Oui, mais c'est à peu près, sauf l'intention, celui de la chatte
de la fable de Phèdre envers l'aigle et la laie. Il est évident
qu'on nous apporte l'effroi d'une maladie, d'un fléau *sans
remède*. A quoi en effet se réduisent des mesures qu'on n'oserait indiquer, et dont cependant on rehausse le singulier
mérite? Parlera-t-on de l'avantage des mangeoires isolées?
Mais n'a-t-on pas dit que le voisinage seul faisait contracter
la maladie? Parlera-t-on de la propreté plus soigneuse à
recommander dans les écuries, de l'entassement? Mais ces
mesures ne s'observent-elles pas de tout temps, et partout?
Veut-on faire d'ailleurs un salon d'une écurie de village?
L'inquiétude fausse, que l'on jette dans les campagnes par
la publicité indiscrète ou prématurée de cette contagion
meurtrière de la morve, ne peut être compensée ni par de
beaux témoignages de zèle, ni par les rassurances que l'on
attache à de puériles ordonnances de police, ou à des mesures
de salubrité hypothétiques. La morve, dont, selon l'expression hardie des *Débats*, la médecine va *s'enrichir*, est, à mon
avis, la conception la plus extravagante qui soit jamais tombée dans l'esprit des hommes. C'est une sorte de couverture
du choléra, et je doute fort que jamais les académies européennes lui accordent les honneurs d'une discussion sérieuse;
car tu as vu que, sans les sollicitations de notre ministère,
nos corps savants étaient loin de s'en émouvoir. Fais bien
attention que la morve *farcineuse*, épithète qu'on vient de
surajouter à la maladie, comme pour la rendre plus redoutable dans l'esprit public, est très-subtile à l'état aigu; c'est-

à-dire lorsqu'elle commence, et qu'un vétérinaire expert
même aurait de la peine à la reconnaître. Or, voilà donc tous
ceux qui aiment les chevaux, qui par état ou par goût ont
de fréquentes communications avec eux, qui ne peuvent ni
reconnaître, ni deviner le danger; les voilà donc avertis
qu'ils sont exposés à une mort certaine, s'ils ont eu le malheur d'approcher souvent un cheval morveux! Les qualités
d'observateurs *fins et habiles* que les *Débats* donnent aux
inventeurs de la morve (je te cite l'heureuse expression), me
semblent une insulte à l'humanité. On n'est pas fin et habile,
quand, sans preuves, sans discussion scientifique préalable,
sans concours justificatif, on vient annoncer aux peuples une
vilaine nouvelle, qui menace à chaque instant la vie.

« Il n'y a *plus à douter; il faut se résigner :* l'homme peut con-
» tracter la morve, comme le cheval, et *la maladie est toujours*
» *mortelle.* »

» Je n'ose laisser échapper ici toute mon indignation !

« C'est M. Rayer, cet esprit exact et plein de sagacité, qui a mis
» au jour ce fait confirmé par les praticiens les plus distingués et
» les plus savants. »

» Cette assertion me paraît très-fausse, car tous les praticiens qui n'étaient pas éveillés sur ce fait, ne peuvent encore
avoir eu le temps de faire la preuve des expériences, dont
M. Rayer ne s'occupe lui-même que depuis six mois. Au surplus, regarderait-on comme des choses jugées définitivement
les doctrines mêmes de nos plus célèbres professeurs? Que
sont devenues, dis-moi, les classifications de Pinel, les gastrites de Broussais et peut-être vingt traités de nosographie
depuis cinquante ans? Remarque bien qu'on ne nomme aucun
des savants et praticiens qu'on nous donne comme garants
de l'exactitude de la découverte moderne, et qu'on ne cite

aucun mémoire à l'appui. Est-il bien permis d'élever un rêve funeste, un cauchemar, à la hauteur des créations bienfaisantes du génie? Les *Débats* s'extasient sur cette découverte curieuse, et se demandent ce qu'on pensait de la morve, quand elle arrivait dans les hôpitaux, avant les recherches de M. Rayer. Je leur répondrai qu'on ne pouvait penser à une maladie qui n'a jamais existé que dans l'imagination de son téméraire *inventeur*, et que depuis trois mille ans que la médecine a son code immortel, des milliards d'observateurs, aussi attentifs que lui et M. Breschet, donnent un long démenti à la misérable innovation pathologique qu'on s'efforce de mettre en vogue. Il n'est pas imaginable que, depuis tant de siècles que la phthisie occupe l'art de guérir, on n'ait pas remarqué, avant ces docteurs (je ne dirai pas dans les hospices, mais dans la pratique civile et surtout dans les campagnes), que la morve était contagieuse pour l'homme, et que celui-ci présentait souvent, dans cette affection de la poitrine, les mêmes symptômes que ceux qu'on observe dans la morve du cheval, qui n'est elle-même qu'une sorte de phthisie?

« Il a bien découvert le fait; mais il ne l'a pas créé. Il existait » de tout temps. »

» Observe bien le soin qu'on prend, pour éviter à M. Rayer le reproche d'avoir *inventé* une chose abominable. Mais on a beau faire; la *création* du contagioniste restera, je l'espère, un mensonge pathologique d'autant plus condamnable, qu'on s'empresse d'en faire une vérité incontestable, et qu'on ne se donne pas même la peine de le parer d'une forme syllogistique. Quelques faits mal observés n'ont pas le droit de venir encore affliger notre pathologie, déjà surchargée de fléaux mensongers, et tu trouveras, comme moi, qu'il est étrange qu'on vienne insulter les praticiens observateurs

de toutes les nations, et trouver leur jugement et leur clair-
voyance en défaut, au nom de deux champions contagionistes.

« Il n'est pas un *seul médecin* maintenant qui ne soit frappé de
» l'aspect particulier de la physionomie de la morve. »

» Cela supposerait que la maladie est très-commune. Avec
une assertion aussi positive , avec un garde-à-vous aussi
pressant et crié aux oreilles d'une nuée de docteurs, quatre
fois plus nombreux qu'autrefois et *affamés par le besoin*
(si on en croit les *Débats*) ; avides enfin de saisir une occasion
d'observer un fait nouveau et de faire briller leur savoir,
comment veux-tu que les investigations ne se tournent pas
de ce côté, et que tous les praticiens ne voient bientôt l'a-
nimal dans la lune?

« Rassurons-nous tous, qui ne sommes pas palefreniers , ni gar-
» çons d'écurie. »

» Voilà de l'égoïsme bien condamnable! la charité chré-
tienne des *Débats* oublie donc que, dans plusieurs départements, les paysans vivent en quelque sorte avec leurs animaux ; que le fermier et ses enfants sont sans cesse à l'écurie,
à la charrue, avec leurs chevaux, dont ils respirent l'exhalaison pulmonaire ; que partout le cheval est l'ami de l'homme,
qui le caresse de la main chaque fois qu'il l'approche. Il faudra donc désormais qu'il lui retire son affection, et ne voie
plus dans ce pauvre animal qu'un dangereux serviteur, qui
au moindre attouchement peut souvent lui donner la mort?

« Depuis *l'invention* de cette maladie, la contagion n'a été re-
» marquée qu'à l'état aigu, et cette forme est heureusement très-
» rare. Ce n'est pas elle qui ravage notre cavalerie. C'est la forme
» chronique. »

» Il me semble qu'une maladie, avant d'être chronique, a

existé d'abord à l'état aigu (c'est l'opinion générale); or, cette forme ne doit-elle pas être aussi fréquente que l'autre?

.» Voici ce que je lis dans le *National :*

« Depuis six mois, deux élèves vétérinaires sont morts de la » morve. »

» Est-il croyable, que ce soit des élèves jeunes, vigoureux, qui aient été victimes de ce fléau, plutôt que les professeurs souvent âgés qui étudient assidûment , et par zèle et par devoir, les phénomènes du mal les plus cachés, qui doivent fouiller partout, présider aux dissections, pour explorer les altérations organiques?

« Autrefois le vétérinaire français était non-contagioniste à » l'égard de la morve. »

» Qui donc a pu le faire changer *subitement ,* au point de rendre la maladie contagieuse même pour l'homme?

« Mais des faits bien constatés en Allemagne , en Angleterre, » etc., prouvent contre cette non-contagion, qu'avaient acceptée » des hommes *jeunes* d'expérience. »

» Peut-on appeler jeune d'expérience la masse des praticiens de toutes les nations? des *faits constatés* en Allemagne et en Angleterre peuvent-ils faire taire des observations séculaires? Depuis quand ont-ils parlé? Cela ne s'accorde pas avec la notice des *Débats*, qui fait à M. Rayer l'honneur de *l'invention* de la morve.

« Nous avons vu que la morve est absolument identique chez le » cheval et chez l'homme. »

» Comment concilier cela avec ce que nous avons vu ailleurs?

« L'écoulement nasal n'a pas lieu quelquefois chez l'homme. » Chez lui l'éruption gangréneuse à la peau est le premier signe de

» l'infection ; chez le cheval c'est le *jetage*. La maladie produit
» chez l'un et chez l'autre une éruption particulière ; mais ce ca-
» ractère est moins apparent chez l'homme..... La morve chroni-
» que présente des difficultés qui ne se rencontrent pas chez les
» chevaux. »

» Voilà cette maladie que ses *inventeurs* veulent affirmer
n'avoir *pas présenté une seule erreur de diagnostic*, sur quinze
cas survenus dans les hôpitaux ! Rappelle-toi donc combien
nos maîtres mêmes étaient embarrassés fort souvent, pour
prononcer sur la nature d'une maladie, simple en apparence !
« *Quàm varia sunt morborum signa!* » a dit Baglivi, je
crois. Et ils voudraient, nos inventeurs de la morve, qu'une
maladie bizarre, absolument étrangère à nos observations,
fût, dès les premiers jours de sa découverte, ou plutôt de sa
fatale conception, assez tranchée dans ses symptômes, pour
être toujours reconnaissable, à ne *jamais s'y tromper!* C'est
par trop insulter la raison et l'expérience.

« Ce qu'il faut, avant tout, c'est de prévenir la maladie chez les
» chevaux. »

» Ce qu'il faut avant tout, c'est d'expliquer clairement
pourquoi la morve n'était pas même regardée comme conta-
gicuse entre les animaux par nos vétérinaires, et pourquoi
il prend envie tout à coup à l'école moderne de lui donner
cette terrible qualité, et de nous gratifier d'un nouveau fléau
toujours mortel pour l'homme. Je sais bien qu'ici les contagionistes viendront faire l'étalage trompeur de l'infaillibilité
de leurs mesures prochaines et de leurs dispositions, comme
tu l'as vu à l'égard des autres pestes, et nous dire : « *Nous
avons pris des mesures contre le mal.* » Mais peuvent-ils empêcher les mille et mille causes renaissantes, qui reproduiront
éternellement la maladie, comme on l'a vu de tout temps
pour la phthisie chez l'homme? Emploieront-ils un abatage

général, qui serait une inquisition d'autant plus criante, qu'elle reposerait sur une doctrine en litige, et qu'elle ne détruirait pas les causes reconnues du mal? Si les contagionistes ont de nouveaux moyens hygiéniques sûrs, exécutables et à la portée de tous, qu'ils les publient donc et ne nous leurrent pas.

« Ce qu'il faut surtout, c'est de ne pas propager le doute sur le
» principe contagieux prouvé par ses ravages. »

» Quoi! il ne sera pas même permis de mettre en doute les absurdités d'une vilaine conception qui ne date que de six mois, et tu croirais que, dans l'erreur que je te signale, il n'y a rien d'insensé et d'odieux? Je ne le pense pas. Faut-il donc aimer ces découvertes honteuses, qui s'enveloppent de ténèbres et fuient la lumière de la discussion, ou les épreuves d'un concours?

« Le moment est venu de mettre un terme aux incertitudes et
» aux irrésolutions de l'administration, dont les doutes ne sauraient
» être prolongés sans nuire aux intérêts des armées et à la santé
» des hommes. »

» Où sont donc nos malheurs, pour avoir attendu jusqu'à ce jour? Je suis peiné de voir que l'administration se jette aussi aveuglément dans cette affaire, et qu'elle accepte aussi légèrement cette inconcevable hérésie. Ne saute-t-il pas aux yeux de tout le monde que, dans cette matière, M. le ministre est loin du doute, et qu'il penche en faveur du contagionisme? Tous les médecins observateurs ne vont-ils pas alors être entraînés dans la préoccupation ministérielle, et la morve, contagieuse pour l'homme et toujours mortelle, n'aura-t-elle pas, au moyen de ce puissant patronage, la chance certaine d'être bientôt regardée comme un fait acquis, et rangée parmi les vérités pathologiques, ainsi que la fièvre aune le choléra, etc.?

» Je suis d'autant plus étonné de cette notice, qui semble
ne pas mettre en doute la contagion, que, le 4 mars, ce même
journal dit que :

« De nombreuses plaintes se sont fait entendre sur la mauvaise
» qualité des fourrages de notre cavalerie , et que le ministre ne
» répond pas aux réclamations du colonel qui s'était plaint que ces
» fourrages étaient plus propres à rendre les chevaux malades,
» qu'à les nourrir... Que la morve qui désole nos escadrons ne pro-
» vient pas seulement de l'entassement, mais du mauvais foin et de
» l'avoine échauffée, gâtée, qui ne peuvent que contribuer au dé-
» veloppement de la contagion. »

» A quoi bon, je te le demande, relater la contagion, quand
on indique des causes aussi déterminantes que le sont des
nourritures empoisonnées? La contagion ici, c'est la mauvaise foi du fournisseur !

» Les fléaux pestilentiels sont-ils dans les décrets de la
Providence? Doit-on les respecter, si suspects qu'ils paraissent à la raison? Faut-il les subir, sans en chercher la cause
et l'écarter, s'il y a lieu? Doit-on les laisser entre les mains
de la science qui a pu se tromper, et les faire figurer dans
nos cadres nosographiques, ou entre celles d'une politique
compromise et qui pourrait en abuser? Peut-on combattre
ces fléaux et détruire la doctrine qui les a établis? Peut-on
les nier? Peut-on enfin signaler l'ignorance et la terreur,
comme leurs éléments primitifs, sans offenser personne , et
démontrer que toutes les pestes sont des faits erronés et mal
observés? Voilà ce que je voudrais que ton jugement et ta
conscience m'apprissent bien franchement. Si on laissait les
populations se multiplier selon l'ordre du créateur : « *Crescite
et multiplicamini;* » si on encourageait le mariage; si, l'on
pardonnait, comme le Sauveur, aux Madeleines, au lieu de
les obliger, quand elles se trouvent mères, à une déclaration

humiliante devant un commissaire de police, au lieu de les exposer par là au suicide, ou à l'avortement; si on conservait religieusement les institutions de saint Vincent-de-Paul; si les médecins et les administrations surveillaient concurremment la santé de l'enfance et nous donnaient des hommes vigoureux; si on excitait partout cette gaîté si amie de la vie, ces réunions de famille et de société; si en même temps le vœu du bon abbé de Saint-Pierre s'accomplissait sur la terre; si les hommes heureux, travailleurs, et gouvernés sagement, s'abandonnaient, dans une joie commune et dans un bien-être général, aux impulsions licites de la génération; si nous n'avions, au milieu de notre bonheur, à supporter que les maladies ordinaires et inévitables, que la nature a attachées à notre condition sociale; si nous n'avions pas à redouter les maux que nous apportent les préjugés des hommes; si la science ne venait jamais nous affliger de ses fléaux imaginaires, que deviendrait le chiffre de la masse de nos descendants, dans un futur éloigné?

» Serait-ce donc pour éviter un *encombrement* qui pourrait être fatal à la société, et l'exposer aux guerres civiles, qu'il faudrait approuver, de l'aveu même de plusieurs contagionistes, les fléaux qui éclaircissent, disent-ils, les rangs de la milice humaine? Je ne crois pas que tu partages jamais cette abominable pensée.

» Si la peste devait être redoutable, fréquente et même commune, ç'eût été dans les lieux les plus voisins de son foyer, et surtout en Syrie. Cependant, si on consulte le temps de nos croisades et les auteurs qui en ont parlé, on verra que ceux-ci nous rapportent toutes les merveilles de ce pays, berceau de notre foi religieuse, et qu'à peine ils prononcent le mot *peste*. Il me semble qu'une chose aussi terrible dans ses résultats aurait dû figurer en première ligne dans leurs

écrits, et partout ce fléau n'est qu'un sujet de récit rare et
presque indifférent. Si tu lis tout ce que l'antiquité nous dit
de l'Egypte; si tu parcours tous ces temps où l'on ne songeait guère à nos lois sanitaires, à nos mesures contre la peste;
tu seras étonné de n'y voir aucune mention de maladies contagieuses et transmissibles, qu'on voudrait si bien mettre de
mode aujourd'hui, sous des dénominations diverses.

Toutes les nations civilisées allaient autrefois en Égypte,
pour y acquérir des lumières et des sciences élevées. Aujourd'hui, nous n'y allons qu'avec la crainte d'en rapporter
la peste. Rappelle-toi ce que M. Pariset m'a dit dans sa correspondance avec moi, pour me forcer à croire à la subtile
transmission de ce fléau : « Allez, me disait-il, en Syrie, au Liban, et vous y apprendrez tous les malheurs de la contagion. »
Sans obéir à M. le secrétaire, il me semble que tout ce qui se
passe aujourd'hui, et depuis plusieurs années, lui donne un
long démenti. Tu peux lire aussi, le 4 décembre 1842, dans
les *Débats* cette notice :

« Ceux qui ont cru que le traité du 15 juillet aurait pour effet de
» pacifier et de consolider l'Orient, reviennent aujourd'hui de leur
» erreur. On n'y a appelé que l'anarchie et l'agitation, jusque dans
» les principautés du Danube, à la porte de l'Allemagne. »

Or, je te demande, comment est-il possible d'observer des
mesures sanitaires dans un pays exposé si souvent au fléau de
la peste, dans un pays qui est, en ce moment, au milieu de
toutes les conditions qui la font éclater? Cependant, la santé
publique n'y souffre nullement. Un service régulier est établi
par les bateaux à vapeur entre la Chine et l'Angleterre, en
passant par l'Égypte. On supprime presque partout les quarantaines, en les réduisant à une durée dérisoire; nous sommes sans cesse en contact avec les peuples dits pestiférés,

et la peste encore une fois ne sévit nulle part. Cela, dis-moi, milite-t-il en faveur de la contagion de la peste d'Orient?

» Dans tous les ouvrages historiques de Volney, de MM. de Chateaubriand et de Lamartine, etc., etc., on ne parle jamais de quarantaines à observer. Ce mot même, je crois, n'y est pas prononcé; et aujourd'hui il est sous la plume de tous nos journaux et de tous nos écrivains.

» Deux choses m'ont frappé dans la lecture des souvenirs d'Orient. D'abord, la pensée de M. le curé de Jérusalem qui ne croit pas à la peste. Ensuite, une déposition bien favorable à l'anticontagionisme, que nous offre M. de Lamartine: Il est dans cette ville, foyer de la peste, le 29 septembre, et le 5 octobre, après avoir traversé un long terrain infect et remué pour la sépulture d'un nombre prodigieux de cadavres, il était auprès de son épouse et de sa fille qu'il était allé rejoindre. Il me semble que c'est là respecter fort peu les lois du contagionisme, et qu'il est loin de les approuver; car il ne se serait pas exposé à compromettre la santé de sa famille. Tu connais les nobles sentiments de notre illustre poète, et les vers touchants qui expriment si bien dans son ouvrage les longues douleurs d'un père frappé dans ses plus tendres affections; j'invoque donc l'empressement et l'immunité de son retour vers les siens, comme des témoignages remarquables en faveur de ma doctrine.

» Oui, mon cher confrère, toute médecine qui s'exerce sur une maladie dont on ne connaît pas la cause, est une sorte d'homicide. Depuis près de six cents ans que la loi est intervenue dans la pathologie des pestes, et y a apporté la terreur, les condamnations à mort, ou aux galères, la science n'a cessé de confesser que la cause de ces maladies était inconnue. De nos jours encore, où nos Académies regorgent de lumières, on

a déclaré, dans le Rapport de Double (page 16), intitulé :
Rapport et Instruction pratique sur le choléra, rrédigé d'après
la demande du Gouvernement, 1832, mois de février , « Que
la cause de la maladie était *absolument inconnue.* » Qu'est-il
arrivé? C'est que la commission s'est trouvée réduite à nous
prescrire la médecine des symptômes, la médecine empirique,
la médecine du charlatan. Eh bien ! que penserais-tu d'un
docteur qui traiterait ses clients, sans s'enquérir d'où viennent leurs souffrances , et qui dans son incertitude, loin de
faire une médecine expectante, n'emploierait que la médecine la plus violente? Ne le maudirais-tu pas comme un insensé? Voilà pourtant la situation très-condamnable, où se
trouvent nos docteurs dans les temps de peste! Toutes les
maladies, tu le sais, *se convertissent,* comme disent les auteurs,
en *celle-ci.* «On n'en reconnaît plus qu'une seule qui efface toutes les autres. » Toutes les santés, à la moindre indisposition,
sont donc condamnées à subir la peste. L'alarme du malade, la
préoccupation du médecin, tout se prête à cette erreur malheureuse et presque toujours funeste. Quelle quantité effroyable de décès ne doit-elle pas produire? Encore si l'art se con-
tentait d'observer en silence, et de faire une médecine douce
et patiente, en s'abandonnant aux ressources de la nature ! Mais
c'est tout le contraire. C'est à qui se livrera à des conjectures,
à des idées systématiques, pour arriver à quelque résultat
désiré. L'ignorant, aussi bien que le professeur, ne se gênent
point, pour essayer quelque chose de leur façon , et chacun
se donne un bill affreux d'indemnité, en disant: *Melius an-
ceps remedium, quàm nullum !* C'est à qui frappera à toutes
les portes de la pharmacie la plus audacieuse !

» Le contagionisme veut absolument garder la victoire,
par devers lui. Il prend toutes les formes, les couleurs et les
nuances possibles, tous les degrés enfin, depuis le rigorisme

31

le plus cruel, jusqu'à la concession la plus humble. Il faut qu'il vive; il faut qu'il plaise au public, qu'il le séduise, et, pour cela, tu lui vois faire des coquetteries dans les journaux de toutes les opinions. Il veut amalgamer toutes les idées et les mettre à son service. Il a trouvé l'art de se faire approuver par tous les partis, et de leur faire publier tout ce qui peut assurer un jour le triomphe définitif de sa doctrine. Voilà ce que dit *la Quotidienne*, 29 août :

« La morve ne se développe pas spontanément chez l'homme, » mais par inoculation accidentelle sur une surface muqueuse, ou » par le *séjour habituel* dans une écurie où sont des chevaux » morveux. On a observé cela sur les palefreniers et les vétéri- » naires. »

» Pourquoi la morve acquise par des attouchements ne se- rait-elle pas plus fréquente chez le fermier, le maquignon et le cavalier qui ne cessent d'avoir des contacts intimes et pro- longés avec le cheval, et qui l'approchent bien plus souvent que le palefrenier qui ne touche l'animal qu'à certaines heu- res, ou que le vétérinaire surtout qui le voit et l'approche un instant? Pourquoi prend-on ces exemples de morve dans nos écuries militaires, plutôt que dans celles du fermier, du loueur, du marchand de chevaux, où l'espace et la construc- tion sont sans doute bien plus souvent reprochables?

« Depuis *deux* ans qu'on *fait attention* à cette maladie, *quinze* » *cas* ont été observés dans les hôpitaux, et tous sont morts promp- » tement. »

» Pourquoi ces observations se sont-elles faites justement dans les hôpitaux et non chez les particuliers? Est-ce que les docteurs de la pratique civile sont moins attentifs et moins bons juges que les médecins de nos hôpitaux? C'est donc du service militaire, et des docteurs qui fréquentent les écuries, qu'il nous faut attendre désormais des leçons de médecine !

« Cette transmission n'est pas nouvelle ; mais elle n'avait pas
» été observée ni soupçonnée par les médecins, et l'*imperfection*
» de l'autopsie la faisait confondre avec la pustule maligne. »

» Ne dirait-on pas que l'ouverture des cadavres soit devenue depuis peu une démonstration mathématique ? Si ce
genre de recherches n'était pas un charlatanisme imposteur,
on ne craindrait pas de dire ici, d'une manière explicative
et affirmative : « Voilà ce qu'a découvert le scalpel ! Voilà les
résultats constants de l'autopsie ! et surtout on ajouterait :
Voilà ce que ces investigations ont fait gagner à la science
pour la cure de la maladie ! Mais non. On se contente d'en
imposer à la crédulité publique. D'ailleurs, est-il possible
qu'on ait pu confondre la morve avec la pustule maligne, qui
affecte la peau ?

« Aujourd'hui l'erreur n'est plus possible ; tous les caractères
» sont précis et constants. L'inoculation du cheval à l'homme et de
» l'homme au cheval a mis cela hors de doute. »

» Et on ne craint pas de publier de tels travaux ! Quoi !
on inoculerait une maladie qu'on sait toujours mortelle à un
homme qui se prêterait à cela ? Ce serait un meurtre ! j'aime
à penser qu'on entend ici par *inoculation* celle qui est accidentelle. Mais alors, comment peut-elle être prouvée ?

« M. Magendie a aussi ses faits d'opposition. Quinze chevaux,
» placés en état de santé près de quinze chevaux morveux, ont
» *presque* tous échappé à *cette rude* épreuve. »

» Ici M. Magendie ne me semble pas un franc adversaire.
Il flatte le contagionisme qui ne demande que la plus petite
concession pour être satisfait. Comme pour le choléra, il suffira à mes adversaires qu'on avoue que quelques cas pourraient faire soupçonner la contagion, pour être autorisés à
prendre des mesures de salubrité. C'est toujours à cette grande
justification désirable du passé qu'on s'accroche, et bientôt tu

verras partout la mise à exécution des ordonnances motivées
sur la prudence et sur la nécessité d'éviter la propagation
d'une *maladie souvent contagieuse*. Je te prie au surplus de
me dire, si tu comprends aisément que M. Magendie se soit
procuré quinze chevaux *bien sains*, pour les sacrifier à des
expériences que ses adversaires prétendent toujours mortelles? Si l'on a pris pour cela des chevaux qu'on mène à l'é-
corcheur, quel fonds peut-on faire sur de telles épreuves?

« L'assertion de M. Magendie ne nous paraît détruire en rien
» l'observation de M. Breschet ; car, d'une part, on a déclaré que
» presque tous les chevaux sont sortis intacts ; mais on n'a pas
» prouvé que les autres sont exempts de la morve. D'autre part,
» M. Breschet *a démontré* que la morve chronique, quoique con-
» tagieuse, l'est beaucoup moins que la morve aiguë. »

» Si la morve aiguë, dès les premiers jours de son début,
et quand les symptômes sont à peine sensibles et reconnais-
sables, est *plus contagieuse*, comment éviter les malheurs
qu'elle entraîne avec elle? Avant qu'on se soit aperçu du vrai
caractère de la maladie, elle aura déjà fait plusieurs victimes.
Cela est incontestable. En vérité, je ne puis comprendre que
des docteurs aussi célèbres aient pu partager les aburdités
qu'on apporte pour établir cette nouvelle maladie, et jouent
un jeu aussi ridicule entre eux !

« Magendie n'est pas plus heureux dans sa réfutation, quand il
» prétend que la morve est *seulement* charbonneuse, en écartant
» même du problème l'infection des écuries. Comment conçoit-il
» les cas de morve observés chez l'homme, à la suite d'une inocu-
» lation *accidentelle*?-Ici toute théorie doit céder devant la maté-
» rialité du fait? »

» Mais la matérialité du fait n'est-elle pas une fable? Comment se rappeler une inoculation *accidentelle*, se ressouvenir
qu'on avait eu, plusieurs mois avant la confirmation de la

maladie, un petit point de l'épiderme à nu? La raison ne doit-elle pas passer avant tous les faits du monde? C'est elle qui d'abord doit les interroger et en juger la valeur, et jusqu'à présent tu ne vois que des flatteurs de leurs prétendus adversaires, des ennemis pour rire. Ne trouves-tu pas étonnant que dans la découverte d'une maladie, qui présente, absolument comme notre choléra, les mêmes difficultés, les mêmes bizarreries, le même insolite, les mêmes obscurités, tous nos savants se trouvent déjà d'accord? On dirait que toutes ces discussions ne sont que simulées, et que la prévention ne songe point à sortir de son aveuglement.

» Tu me parles absolument comme M. Duchâtel, à la tribune en 1835, à l'égard des mesures sanitaires. Il disait : « Nous sommes très-embarrassés. Il faut que nous répondions aux exigences des nations, qui cesseraient leurs rapports de commerce avec nous, si nous n'observions pas les lois de quarantaine dans les temps de peste. Notre commerce en souffrirait, etc., etc. » Je ne crois pas cela. Au contraire, je trouve qu'en exprimant hautement, aux différents peuples, l'heureuse doctrine de l'anticontagionisme, en leur montrant tout le mal que font les cordons et les Lazarets, nous y gagnerions, sous tous les rapports; nous aurions éveillé leurs méditations et celles des puissances; nous aurions donné un salutaire exemple aux savants étrangers; nous aurions dit à tous : Nous ne vous obligeons pas à suivre notre doctrine. Etablissez, si vous le jugez toujours à propos, des réglements sévères contre nous, nous nous y soumettrons; nous subirons, dans vos ports, toutes les rigueurs que vous voudrez nous imposer; mais nous n'userons pas de représailles envers vous. Vous pouvez arriver chez nous en toute liberté de pratique. Nous ne croyons pas à la peste, nous ne craignons pas vos contacts. Nos ports vous sont ou-

verts sous toutes les conditions de santé possibles..... Il me
semble qu'une telle profession de foi, logiquement motivée
et publiée partout, favoriserait notre commerce et ne le perdrait pas, comme le pensait M. le ministre.

» Notre ministère, comme tu l'as vu vingt fois dans mes
lettres, croit marcher dans la vérité, et ne veut pas qu'on
l'éclaire, et qu'on soulève le moindre voile de son administration. Il veut qu'on le bénisse même pour les erreurs les plus
graves. L'ombre de la critique lui fait peur. Juge donc quel
désir il doit avoir d'écarter toutes les lumières qui découvri-
raient qu'il s'est laissé compromettre. Aussi tu sais comme
j'ai eu à souffrir dans nos bibliothèques mêmes, où l'on me
refusait tout ce que je demandais. Au reste, cela ne m'a pas
découragé, et je crois être assez riche. Il n'était pas possible
que parmi les centaines d'auteurs, que j'ai analysés et qui ont
pourtant presque tous écrit en faveur de la contagion, il ne
se soit pas trouvé des consciences honnêtes, qui aient laissé
échapper quelques bons aveux au milieu de leur aveugle
préoccupation. Ce sont tous ces laisser-aller de leur naïveté,
tous ces demi-jours glissés dans leur inadvertance, que j'ai
recueillis soigneusement, et dont l'ensemble formera les plus
formidables argumentations contre leur propre doctrine.
Nos *illustres*, dis-tu, crieront que je les calomnie; ils feront
retentir leur indignation dans les journaux; mais sois tranquille. Si je suis encore de ce monde, je répondrai avec calme.
La calomnie se cache dans les ténèbres, et ne s'imprime pas
à la face du soleil. Vas, ce n'est pas la calomnie et le mensonge que craignent mes adversaires; c'est l'histoire; c'est la
confrontation de leurs écrits; c'est la vérité de leurs propres
aveux qu'ils redoutent. Ils ne s'aperçoivent pas même que
l'irritation et la maladroite frayeur qu'ils témoignent, quand
la lumière veut pénétrer dans l'obscurité où ils se réfugient,

tournent contre eux, et montrent combien ils sont peu sûrs
de la justice et de la droiture de leur cause !

» Les journaux d'hier nous apprennent :

« Qu'un grand nombre de familles quittent le faubourg du Tem-
» ple et de Saint-Martin, pour se soustraire à *l'odeur pestilentielle*
» de Montfaucon qui, hier même, disent-ils, allait jusqu'au Palais-
» Royal par le vent nord-est ; que plusieurs cas de fièvres se sont
» déclarés dans la classe ouvrière, obligée de vivre dans cette at-
» mosphère. »

» Puis-je en conscience pardonner à la science des nouvelles aussi peu croyables? Est-ce que Montfaucon n'était pas
Montfaucon il y a dix ans, vingt ans, cent ans? S'est-on jamais plaint de sentir une odeur funeste, exhalée de son foyer,
et répandue dans l'intérieur de Paris, au point d'en faire dé-
serter les habitants ? Il faut que la doctrine des contagionistes
soit bien coupable pour travailler ainsi l'opinion publique,
et chercher sans relâche à lui faire partager les idées menteuses de l'*infection*. Le 19 décembre 1842, le *Journal des
Débats* nous vante un ouvrage de M. Henri Boyard, où l'on
nous effraie sur le danger des lieux infects de la capitale, et
où diverses causes d'insalubrité sont, dit-on, constatées dans
les ordonnances de nos rois. L'auteur parle du cimetière des
Innocents avec ses douze cents mille cadavres, de la halle humide avec ses matières en putréfaction, des rues adjacentes
avec leur odeur de marée, de beurre fondu et de fumier,
comme étant des foyers d'*infection* pestilentielle, qui ont fait
de tels ravages dans de pareilles localités, que les maisons
étaient veuves de leurs habitants. Mais il est bien difficile
d'ajouter foi à une telle fable, car c'est dans ce quartier même,
c'est dans la rue de la Chanvrerie que la galanterie de l'un de
nos rois avait choisi la demeure de sa maîtresse. En effet, la
santé publique ne souffre pas dans ces lieux plus qu'ailleurs,

et puis, quelque sévères que soient des ordonnances de police, on ne parviendra jamais à épargner à l'odorat la sensation des miasmes nauséabonds qui s'échappent journellement de ces localités. Du reste, tu sais combien le contagionisme moderne a tort d'y attacher de l'importance et surtout des dangers.

» Je ne puis croire que les contagionistes soient sincères dans la lutte que quelques-uns engagent su r certains points. Ce ne sont que des combats pour rire, *ludicra certamina*, espèce de joute qu'ils se font avec des anticontagionistes très-accommodants, pour avoir l'air d'avoir vidé la controverse ; passe d'armes, en un mot, qui n'a d'autre résultat que de tromper le public par cette comédie, et de laisser la matière dans le même état. « On s'explique de part et d'autre en termes douteux, ambigus, qui peuvent avoir, et un sens vrai et un sens faux. L'équivoque, la restriction mentale les accompagnent toujours. Sans cesse ils usent de détours et de mille tromperies déguisées, pour ne pas dire la vérité , et n'avoir pas l'air de mentir en même temps. La bonne foi n'apparaît dans aucune de leurs assertions. Elles ne sont, dans leurs ouvrages, que des mensonges palliés, des subtilités inventées exprès, pour tromper en bonne conscience ; elles se cachent sous des expressions louches qui les rendent obscures et embarrassent le lecteur, qui ne sait plus de quel côté se déterminer. »

» La nouvelle majorité, relativement à la peste, voudrait aujourd'hui prétendre qu'elle naît sous l'influence des conditions d'insalubrité, d'infection et de causes *météorologiques insaisissables*, et que par conséquent elle ne désigne pas, afin de donner plus de latitude à la défense future de cette doctrine ; afin d'en conserver tout le vague, qui lui est si favorable et si nécessaire. Ses partisans ne s'aviseront pas de dire ce qu'ils entendent par insalubrité, infection. Est-ce dans telle ville, telle contrée, chez tels habitants, telles professions, telles manufactures que cela se remarque? Ils ne le diront pas; ils se feraient maudire et donner de honteux démentis? Est-ce la demeure du pauvre qu'on indique comme foyer d'insalubrité? mais on ne corrigera jamais cela. Donnez-lui un logement tout neuf, dans huit jours il sera sale et infect par la misère; et tous les jours on aura de nouvelles et incessantes occasions de peste. Est-ce l'encombrement que l'on redoute dans cette classe populeuse? mais alors qu'on soit donc conséquent, et qu'on ne l'oblige pas, au moindre signe morbifique, à venir s'enfermer dans un hospice, où tout est encombrement, infection, miasmes mortels, aspect de la mort et image de souffrances !.

M. Chambret, en parlant du Brownisme, nous dit :

« *Que cette doctrine s'est répandue avec une rapidité étonnante* » *d'un pôle à l'autre,* exerçant de toutes parts l'influence la *plus* » *déplorable et la plus meurtrière* sur l'espèce humaine. »

» N'est-ce pas ainsi qu'on a pu faire partager à toutes les académies de l'Europe l'erreur du choléra? Si un *système meurtrier* a été si rapidement accueilli, avec une sorte de fanatisme, dans le monde entier, il te sera facile de concevoir qu'on n'a pas eu de peine à éveiller l'attention générale sur une maladie neuve, piquante, originale, qui excitait la curiosité de notre siècle investigateur et ami du merveilleux.

« Le premier besoin de l'homme souffrant est d'être rassuré; » mais comment arriver à cet heureux résultat, lorsque totalement » aveuglé sur ses plus chers intérêts, on le voit disposé à admettre » avec la plus déplorable crédulité tout ce que le premier impos- » teur lui présente avec audace, comme si dans tous les états de » santé et de maladie, et depuis la naissance jusqu'à la mort, nous » étions destinés à être la proie des empiriques et charlatans de » toute espèce. »

» Si M. Chambret a pu parler ainsi de la facilité que les fausses doctrines et les préjugés trouvent à se propager et à prendre créance parmi nous, au nom même de l'ignorance ou de la préoccupation, qu'arrivera-t-il donc quand ces préjugés et ces erreurs de la science nous seront présentés sous un couvert honorable, et auront le malheur de naître dans un corps académique? Qui osera se défendre de croire, par exemple, à un fléau que nous pronostiquent tous les savants de l'Europe, et comment faire revenir l'esprit public sur la foi qu'il leur aura accordée? Comment montrer que ces grandes intelligences ont pu se tromper et s'entraîner mutuellement dans une préoccupation commune?

« Les causes des épidémies, indépendamment des vicissitudes » atmosphériques, de la nature des vents, des miasmes délétères, » peuvent aussi tenir à des *conditions inappréciables*, dépen- » dantes de l'électricité, du magnétisme et d'autres causes indéter- » minées. »

» Voilà le rideau derrière lequel veulent aujourd'hui se cacher les contagionistes, battus sur tous les points; mais peuvent-ils, en conscience, être persuadés de ce qu'ils professent? Je défie même qu'ils comprennent ce qu'il croient, ou ce qu'ils ont l'air de croire. Ils auront à invoquer ces causes *inappréciables*, et peut-être, si j'en crois les travaux qui occupent maintenant la science, on nous montrera bientôt qu'elle se trouve en état de les déterminer. Tu sais qu'on cherche des moyens de reconnaître les qualités de l'atmosphère, et qu'on l'interroge même dans des ballons. Nous verrons un jour qu'on affirmera que c'est à certaines dispositions de l'air, qui étaient restées jusqu'alors inconnues, que nous devons attribuer les épidémies pestilentielles, particulières ou générales. Tu conçois dès lors quelle reconnaissance on devra aux savants et aux administrations qui, au moyen de leurs procédés et de leurs *mesures*, viendront nous déclarer

qu'ils nous ont préservés ou guéris de tel ou tel fléau épidémique.

Article ACADÉMIE *, du COURRIER.*

« La peste d'Orient est-elle ou n'est-elle pas contagieuse ? Faut·
» il rester dans les mêmes errements ? Faut-il renoncer à toutes les
» quarantaines, et jeter à la mer tous les Lazarets ? Faut-il profiter
» de toutes les facilités de communications qu'une telle révolution
» dans la *politique sanitaire* devrait amener infailliblement ? »

» Remarque bien ces mots que je souligne. Tu vois qu'il
est impossible de traiter la matière des pestes, sans se trouver
aux prises avec l'administration supérieure.

« Telles sont les questions du docteur Aubert. L'Angleterre
» *ayant adopté* la mesure hardie de leur *suppression*, il en est ré-
» sulté un ensemble de faits singuliers, concernant la rapidité des
» communications. »

» Si l'Angleterre supprime *hardiment* les mesures sanitaires, il est certain que ce ne peut être qu'après les convictions de ses académies et de ses écrivains, presque tous anticontagionistes.

» Comme, d'après la rigueur de la durée des quarantaines dans
» la Méditerranée, il faut trente-sept jours pour aller d'Alexan-
» drie à Marseille, et qu'on peut être à Londres en quinze jours,
» on arrive à cette conséquence qu'il faudrait, pour économiser du
» temps, passer par Londres, pour aller de l'Egypte en Provence.
» Selon les mesures de l'Angleterre, les navires en patente nette
» ne font pas de quarantaine : dix jours après avoir quitté les
» quartiers infects du Caire ou d'Alexandrie, les passagers sont
» débarqués dans les quartiers de Londres. »

» Tous ces arrangements du contagionisme ne te font-ils
pas pitié ? Ne vois-tu pas comme il fait sa cour à notre siècle
calculateur ?

« Pas plus que MM. Chervin et Bulard, M. Aubert ne croit pas à
» l'efficacité des quarantaines. »

» Qu'il nie donc formellement la peste contagieuse, et ne
propose pas un *mezzo termine* perfide?

« Si on adoptait pour le Havre les mêmes réglements que les
» Anglais, il aurait des avantages sur Marseille, quant à la rapidité
» des communications avec l'Orient. Les longues traditions et les
» souvenirs *terribles* feront encore croire longtemps à la commu-
» nication du fléau qui a *tant de fois* désolé cette contrée. »

» Comme on s'égare! avec quelle ruse on nous effraie sur
les conséquences de la peste contagieuse! Comme on laisse
voir une intention de respecter le préjugé, et avec quel soin
on évite de sortir du doute et de mettre la question aux
débats!

« La question va devenir commerciale. »

» Il me semble qu'auparavant il faudrait qu'elle fût décidée médicalement, et chez tous les peuples, puisque cela
intéresse tout le monde.

« Il faudrait que Marseille fît comme toutes les autres nations. »

» Quelle marche tortueuse on prend pour ne pas rendre
justice à la doctrine que j'ai exposée si clairement! Et pourquoi, sans tant de cérémonies, partant des sages considérants
de l'Angleterre, ne pas repousser, comme elle, le contagionisme d'une manière absolue, et laisser toute liberté aux relations commerciales? Tu devines bien ce qui a amené sourde-
ment ces agencements singuliers. Est-il naturel que tous les
gouvernements, et notamment le nôtre, s'occupent de la peste
et de nouveaux réglements sur cette matière, sans appeler
préalablement la science à nous donner ses résolutions solennelles, et à juger les nouvelles pratiques qu'on se propose
d'adopter, en imitant l'Angleterre?

« Lorsqu'on quitte un lieu infect, on peut *emporter un germe*
» qui sera de quatre à huit jours à se développer. »

» Mais tout cela n'est qu'une assertion gratuite; on sait
bien qu'on ne peut emporter un germe. Sa dissolution dans
l'air s'y opposerait. D'ailleurs cette incubation supposée tout
nouvellement de quatre à huit jours n'est évidemment qu'en
vue de rendre un hommage adulateur aux concessions qui viennent d'être proposées, ou accordées par les administrations.

« Mais d'après les réglements anglais qui permettent aux voya-
» geurs de débarquer sous patente brute, après vingt-quatre heu-
» res d'observation et après quinze jours de voyage, il est clair que
» la période d'incubation n'est pas dépassée, et que des maladies
» peuvent éclater à terre, de manière à ce qu'un voyageur, un beau
» jour, pourrait arriver à Paris ou à Londres avec la peste dans sa
» malle. »

» Ce semblant de prudence n'est-il pas suspect à l'extrême?
N'est-il pas fondé sur la théorie nouvelle et hypothétique de
l'incubation? Qu'on demande donc à l'Angleterre, à ses
corps savants et à tous ceux qui nient la contagion, pourquoi
ils se moquent des précautions sanitaires, et qu'on ne joue
pas un jeu mal déguisé. D'ailleurs peut-on arriver à des résultats heureux, en partant du faux pathologique de la contagion?

« C'est sur ce terrain un *peu inquiétant* que les conclusions de
» M. Aubert sont fort peu *rassurantes*. »

» Tu conçois que si on jette dans le public des inquiétudes,
même sur des concessions de cette nature, c'est pour l'inviter
à se révolter si on vient à lui révéler que la peste est une
imposture, et que toutes les mesures sanitaires sont des jou-
gleries.

« Il ne croit nullement à la peste par les effets et les marchan-
» dises. »

» Quelle importance attacher à une opinion que ne justifie aucun raisonnement?

« Il faut surtout se défier des navires, à bord desquels les *mala-* » *dies* se sont déclarées pendant la traversée. »

» Toutes les *maladies* sont donc la peste? Il n'y a pas de traversée qui ne soit accompagnée de quelques cas maladifs, et souvent de décès. Alors tu vois qu'il faudrait se défier de toute navigation, et qu'on serait incessamment sous la terreur du fléau !

« Il est clair qu'il faut les séquestrer, moins pour empêcher une » communication qui est peut-être imaginaire, que pour étudier un » mal douteux, et contre lequel il *vaut mieux être prudent.* »

» Remarque bien toujours cette marche tortueuse de mes adversaires, pour arriver à la conservation de leur principe. Quelle inquiétude mortelle ne va-t-on pas jeter chez les malades? Tous vont donc être séquestrés comme des pestiférés, parce que l'un d'eux aurait eu peut-être une fièvre qui présenterait quelques caractères sérieux? Voilà la bonté et la justice des contagionistes !

« Nous craignons qu'il n'y ait là une concession faite au conta- » gionisme qui pourrait compromettre la *bonne cause du progrès.* »

» Il n'y a rien de clair, ni d'explicite dans cet article. C'est une épée à deux tranchants. A force d'amasser les obscurités, tu vois que mes adversaires ressemblent à ces poissons qui troublent l'eau, dans la crainte d'être pris.

« La période d'incubation est très-incertaine, et ouvre la porte à » des dispositions infinies. »

» Toujours on redoute les explications, et on aime mieux prévenir les esprits et les alarmer sur un danger imaginaire, en les disposant à rejeter tout ce qui peut détruire un pré- jugé qu'on veut conserver, et qu'on appelle la *bonne cause* , le *progrès*. Je n'ai pas besoin de te mettre en garde contre les insinuations de cet article.

« Reste à savoir si le fléau n'affecte pas certaines localités, s'il
» n'éclate pas, *comme le choléra, sans cause connue, sans trans-*
» *mission, favorisé par les circonstances non-seulement physi-*
» *ques*, mais vitales, *jusqu'ici inappréciables.* »

» Il ne nous manquerait plus que l'adoption de cette doctrine diabolique, qui justifierait non-seulement la présence incompréhensible du choléra asiatique parmi nous, mais qui pourrait nous donner la peste d'Egypte et tous les autres fléaux contagieux, sans le besoin des communications commerciales! Ces calamités nous viendraient, comme le choléra, par des *causes inappréciables*, et il n'y aurait pas à les interroger! Nous sommes encore sous les émotions de notre fléau, et tu vois qu'il n'en faut pas davantage dans tous ces articles que je te rapporte, pour troubler le jugement et la réserve des écrivains, inquiéter l'opinion publique et fausser le caractère de tous les écrits. La préoccupation est encore là. Finalement M. Aubert propose cinq jours de quarantaine avec patente brute, et vingt-quatre heures d'observation avec patente nette ; mais de quel poids peut être une simple assertion, sans l'ombre même du raisonnement?

« Il y a à l'Académie une commission permanente qui a été insti-
» tuée pour examiner ce problème. »

» Tu penses bien qu'on ne choisit pas des anticontagionistes absolus, pour composer cette commission *permanente*.

« On penche vers un renouvellement intégral. L'*initiative* de
» l'Angleterre inviterait toutes les puissances à *revoir* leur code
» sanitaire. »

» Mes lettres au ministère prouveraient que je voulais faire honneur de cette initiative à la France, et que je ne sollici-

tais pas simplement une révision des mesures du contagionisme, mais leur abolition complète, basée sur des raisons
que je pense inattaquables. Comment m'expliquer cette gloire
qu'on attribue aux Anglais? Sans doute je vais voir la commission conclure à la concession de certaines mesures d'adoucissements. Le terrain de la résistance devenait périlleux ; on
se place sur celui des accommodements, on travaille dans
l'ombre. La libre discussion, on la travestirait aujourd'hui en
doctrine séditieuse; on se garde bien d'encourager tout ce
qui serait raisonnement, démonstration, débats ; on ne veut
que gêner et intimider une opinion, dont on veut éviter la
publicité, et on finira par faire prévaloir le système de M. Aubert, et trancher ainsi une difficulté qui règne depuis des
siècles. Toutes ces notices que je t'envoie ne sont, comme tu
le devines, qu'un travail adroitement disposé. Avec de telles
ruses, tu vois que les contagionistes ne sont pas près de
perdre leur procès ; qu'ils se servent de mille degrés de juridiction à parcourir, et qu'ils en ont encore à appeler pour
des siècles, avec leurs modifications et leurs plans toujours
nouveaux.

« Les mesures de M. Aubert conserveront à la France les avan-
» tages de ses priviléges, lèveront les entraves du commerce et em-
» pêcheront l'introduction de la peste en Europe. »

» Qui ne se laisserait aller à de telles séductions?

« En la supposant même contagieuse, cela rassurera les popula-
» tions sur l'effet des nouvelles mesures, et ne nuira en rien aux
» intérêts particuliers, puisque les employés aux Lazarets seront
» conservés. »

» Je ne puis croire que ce soit un médecin qui machine de
tels arrangements.

« Marseille se réjouira d'une telle réforme, et sera rassurée sur

» l'avenir de son commerce, les intérêts généraux, particuliers, de
» localité, tout sera satisfait. »

» Comment ne serait-on pas entraîné dans ce piége, quand
on sait notre siècle si occupé des biens matériels?

« Ce projet de réforme repose sur des bases *certaines* et des *faits*,
» et équivaut à une abolition presque complète des quarantaines
» actuelles, sans danger, sans froissement, et sans répandre la ter-
» reur parmi les populations. »

» Est-il possible qu'une semblable déception passe inaper-
çue, et qu'on l'accepte comme un bienfait?

» Il n'y a pas, mon cher ami, un seul passage, une seule parabole, une seule maxime dans les saintes Écritures, qui
n'ait fourni aux auteurs diverses applications morales, par un
sens plus ou moins détourné. Pourquoi y négligerais-je de
fortes armes contre mes adversaires! Pourquoi n'y puise-
rais-je pas de grandes leçons de sévérité à leur égard, ou de
modération, quand l'honneur de la vérité le permet? Tu me
trouves trop enclin à la critique et trop souvent exposé à la
férule du précepte : « Ne jugeons pas, de peur d'être jugés. »
Mais que veux-tu? Je sens que la vérité est à moi, et je ne
crains pas qu'on me juge. Au surplus, « tout ce qui n'est que
pour l'auteur ne vaut rien. » Supprime ce qui te semblera de
la vanité ou de la prétention ambitieuse : *Recide orna-
menta.* « Tu crains aussi que ma doctrine absolue ne jette de
l'odieux sur mes confrères, et ne soulève l'indignation publique, en réveillant un terrible passé; mais n'est-il pas plus
probable qu'il en résultera, sans trouble, la destruction d'un
mauvais système, et que ses défenseurs, obligés eux-mêmes
de rendre hommage à la vérité, s'exécuteront de bonne grâce?

» Je suis heureux au moins que tu t'aperçoives des menées
et manœuvres des contagionistes. » Oui, habiles à éviter la
condamnation qu'ils redoutent , ils emploient toutes les

32

ruses de la malice pour conserver leur vieux crédit. Leurs cœurs ne s'occupent qu'à inventer de nouveaux piéges. » Ils n'observent que des choses vaines et sans fruit... *Dilexerunt malitiam magis quàm æquitatem... Dilexerunt omnia verba præcipitationis, linguæ dolosæ !*

« Je t'ai dit que je blâmais certaines dénominations répandues dans le public par nos journaux, relativement aux épidémies, dont on a pris l'habitude de nous entretenir depuis notre choléra. Voici ce que je lis à l'article *effluve* du *Dictionnaire des Sciences médicales,* § 51 :

« Le public attache au mot *effluve* une idée trop absolue de dan-
» ger : ce nom seul porte la terreur dans l'esprit du vulgaire. »

» Imagine donc alors quelle terreur doivent inspirer les mots de peste, contagion, miasmes, infection, typhus, épidémies dont on nous afflige depuis si longtemps ?

« Il convient de dire ici que beaucoup d'effluves n'exercent au-
» cune influence fâcheuse sur la santé, alors même qu'elles sont
» d'une odeur désagréable. Ainsi une *longue expérience* et des ob-
» servations authentiques ont constaté que l'atmosphère qui avoi-
» sine l'atelier où l'on prépare la poudrette à la Villette n'est pas
» insalubre aux ouvriers qui y sont employés, ni aux habitants des
» lieux circonvoisins. »

» Que penseras-tu alors de l'article des *Débats* (page 487 de ce volume) ?

« Ramazini dit que l'air des ateliers est souvent un préservatif de beaucoup de maladies. »

» Comment concilier ces pensées justes et ces observations incontestables, avec ce que l'on dit de si effrayant sur l'entassement et l'infection, et qu'on nous montre comme la cause de toutes les épidémies et maladies contagieuses ? Tu m'avoueras que mes adversaires ne sont pas heureux dans leurs assertions. Tu devines bien qu'ils ne parlent tant de puna-

teur et d'infection, que pour inspirer, dans le public, plus
d'horreur pour la peste, et pour l'obliger à la reconnaissance,
quand ils se vanteront d'en avoir détruit toutes les causes
au moyen de leurs mesures.

« Le monde est déjà assez disposé à servir ses propres intérêts, sans lui en faire comme une sorte de religion, sans lui
présenter l'égoïsme comme un devoir, comme une vertu. On
s'attache à n'occuper les hommes que des intérêts présents,
comme si ceux de l'avenir n'étaient rien. » La postérité,
semble-t-on dire, s'arrangera comme elle voudra. « Le public
en effet ne prend en considération que les idées et les événements du jour. Un fléau vient de nous décimer, il ne s'intéressera pas même à tout ce qui pourrait l'épargner à la postérité. Il ne songera pas que l'histoire fourmille de récits de
fléaux pestilentiels, qui ont ravagé ici telle ville, ici telle partie du globe, une autre fois le monde entier, et qu'avec la
doctrine du contagionisme, des calamités semblables peuvent
un jour épouvanter nos familles, au moment où elles s'y
attendent le moins !

» Je t'envoie l'analyse de quelques articles des journaux de
médecine :

Revue médicale.

Janvier 1841. « Epidémie depuis trois ans à Rochefort ; le sous-
» intendant militaire informe l'autorité supérieure. Son rapport est
» transmis au ministre qui l'envoie à l'examen du conseil de santé,
» qui demande à son tour qu'une commission, formée par des offi-
» ciers de santé militaires et des médecins civils de Rochefort,
» s'occupe de rechercher les causes de cet accroissement effrayant
» des malades. »

» Mais tout le monde sera mort, quand vous arriverez !...
Ne te fais-tu pas encore une belle idée de la médecine politique ?

Fièvre typhoïde. « L'inventeur de ce mot qui n'a pas de sens
» est sans doute un de ces médecins habiles à profiter des cir-
» constances politiques, pour s'installer dans les chaires et s'assurer
» le monopole de l'enseignement. Cela lui a valu la croix d'hon-
» neur ou quelque place lucrative à la cour du roi citoyen ; car nos
» gouvernements sont très-magnifiques à l'égard de la coterie. »

» Je te rapporte cette sortie virulente, pour te montrer
combien mes hostilités sont éloignées de ce ton que je condamne.

« Epidémie de Toulon, de Rochefort, de Marmans, de Coulom-
» miers, de Montpellier, des Landes, de Vesoul, etc., etc. »

» Cela ne finit plus ! Voilà encore, cher ami, des jeux ordinaires de la pathologie moderne !

Juillet, 1841. « Si le choléra *dort* aujourd'hui, pouvons-nous
» assurer qu'il ne viendra pas bientôt épouvanter le monde, et se-
» mer le deuil dans nos familles ? Longtemps assoupi, il peut se
» réveiller sous telles conditions atmosphériques. »

» Et tu croirais qu'on est tenu à la modération envers des
écrivains qui prophétisent des choses aussi épouvantables et
aussi dépourvues de vraisemblance !

Octobre 1841. « La plupart de nos médecins, sans éducation
» morale et religieuse, dévorés par le besoin de briller et de par-
» venir, se laissent aller à croire que tout est bon, pourvu qu'on
» arrive au succès, et j'épargne le tableau. »

» Aidé d'une accusation aussi grave, me pardonneras-tu
d'avoir un peu soupçonné la conscience de quelques-uns de
mes adversaires ?

Avril 1842. « Epidémie à Londres. Son germe échappe aux in-
» vestigations. Point de marais à signaler, point d'entassement,
» de misère. »

» On veut évidemment attribuer cette maladie à des causes
occultes ; nouvelle justification préparée au choléra.

Mai 1842. « Epidémie qui frappe les soldats. Ils meurent fou-
» droyés ; j'en étais navré. Tous présentaient des altérations céré-
» brales et du pus dans la base du cerveau. »

» Comment du pus peut-il se former en 24 heures?

« Je maudissais mon étoile qui faisait coïncider ces épidémies
» avec mon mois de service. »

» Quelles tristes réflexions à faire ici?

« J'avais tant souffert du choléra et de l'impuissance de l'art, je
» souffrais encore plus. Celui-ci enlevait les sujets robustes, les va-
» létudinaires, vieillards , enfants malsains ; tous ne succombaient
» pas ; mais l'autre ne tuait que les robustes, frais, vigoureux, tous
» sans presque d'exception. »

» La pratique a-t-elle jamais osé noter des choses semblables et si contraires à l'observation générale ?

« L'invasion de l'épidémie de Strasbourg a commencé par les
» militaires. »

» Y a-t-il des hommes plus sobres et plus réguliers par position et par nécessité que les soldats en garnison? Pourquoi
la maladie choisirait-elle précisément ceux qui ne devraient
pas la craindre? Il y aurait donc là des raisons que ne rapporte pas l'auteur !

« De là, elle s'est propagée sur les populations ; son étiologie est
» impénétrable. »

» Oh! que non !

« Sujets vigoureux, vingt-un morts sur quarante malades ; tan-
» dis que l'autre épidémie tuait vingt-neuf malades sur trente. »

» Ne serait-il pas plus honorable pour notre confrère de se
taire ?

« Opium donné à très-haute dose : trois ou quatre décigrammes
» par jour. »

» Cela ne pourrait-il pas s'appeler une sorte d'empoisonnement? Sydenham a décrit les épidémies de la pratique ; mais
a-t-il noté des choses aussi effrayantes, et a-t-il employé des
moyens aussi téméraires?

Juin 1842. « Epidémies de typhus convulsif dans les provin-
» ces méridionales de l'Italie. »

» Pauvre Italie !

« Elle se répandit dans une vingtaine de villes et de villages, et
» fut même observée à Naples. »

» Qu'on lise l'histoire de la médecine clinique , et les
auteurs qui ont décrit les épidémies de leur pratique; y trouvera-t-on, comme de nos jours, cette fureur de saturer l'esprit public de la nouvelle de ces épidémies meurtrières?
Non sans doute. Il y a donc à soupçonner dans cette malheureuse disposition de la science quelque chose d'extravagant ou d'intéressé qu'il répugne d'approfondir! Ne semble-
t-on pas nous montrer la nature acharnée à la destruction de
l'homme et des animaux? Pour justifier cette dégoûtante
doctrine, et toutes ses inventions impies, ne vient-on pas de
publier dans tous les journaux, que les pommes de terre
venaient d'être frappées dans presque toute l'Europe d'une
sorte de choléra? On a exploité la circonstance malheureuse
d'une année froide et humide qui a effectivement altéré toutes
les productions de la terre, et on s'est plu à noter spécialement la maturité défectueuse des pommes de terre, pour donner quelque crédit au système qui veut absolument nous
prouver que, comme pour le fait du choléra , des causes
occultes donnent naissance à certaines calamités qui peuvent
atteindre tous les règnes de la nature.

« Causes : l'influence terrestre, atmosphérique, la population en-
» tassée , pauvre , mal nourrie , vivant avec les bestiaux et dans
» les émanations des rizières. »

» Mais ces causes ont toujours existé dans ces lieux ; pourquoi ne sont-elles mortelles qu'aujourd'hui ?

« Ne trouve-t-on pas dans ces détails de la maladie tous les ca-
» ractères des épidémies observées en France, à la même époque,
» soit à Strasbourg, à Avignon, à Versailles, à la Rochelle, à
» Metz? »

• Tous ces rapprochements mensongers me semblent cacher une vilaine doctrine. On voudrait nous faire accroire que les épidémies, comme le choléra, peuvent prendre une extension illimitée. Mais pour peu qu'on y réfléchisse, on découvre, en lisant surtout les bons auteurs, que la vérité n'accompagne pas l'histoire qu'on nous fait. Une maladie qu'on nous dit causée en Italie par l'encombrement des hommes avec les bestiaux, par la misère, par l'exhalaison des rizières, ne peut être la même dans tous les lieux que cite l'auteur. Versailles, par exemple, peut-il être comparé en aucune manière à Naples? Et puis, cet encombrement qu'a inventé le contagionisme pour établir sa doctrine de l'infection, comment le déterminer? Combien faut-il d'individus réunis pour qu'il ait lieu? Peut-on voir l'encombrement dans la famille du pauvre composée tout au plus du père, de la mère et de trois ou quatre enfants? Autrefois nos fermiers présentaient à leur foyer une vingtaine d'hommes, de femmes et d'enfants, en hiver; les réunions de la veillée remplissaient la ferme d'un monde joyeux jusqu'à dix heures du soir, et la plus brillante santé régnait parmi eux. Placera-t-on l'encombrement dans nos spectacles, nos cafés, nos églises, nos fêtes, nos assemblées, nos colléges, nos congrégations? Dans tous ces lieux, cet encombrement est *évident*, et pourtant les contagionistes n'oseront l'y *reconnaître* comme *cause funeste*. Ils se feraient maudire. C'est donc sur un faux qu'est basée l'infection.

« Les malades mouraient en vingt-quatre heures. »

» Comme des empoisonnés !

« Le ministre envoie en commission un contagioniste qui publie
» à son retour un rapport, et conclut à la réduction des quarau-
» taines à onze jours. »

» Tu as lu ailleurs que les administrations sont contagionistes par situation ; or, en confiant une mission à un médecin
qui partage déjà leurs opinions, est-il possible qu'elles aient
un rapport impartial et conforme à la vérité?

« La contagion, admise par les uns, *repoussée par les autres,*
» mais prise comme principe, rend les lois sanitaires inexécuta-
» bles, parce qu'elle repose sur deux bases incomplètes et incertai-
» nes. »

» Convenez que la base du contagionisme est incertaine et
sans appui, à la bonne heure ; mais ne calomniez pas ses adversaires. Leur doctrine n'a rien de ce que vous lui reprochez.

« La période d'incubation que *personne ne nie.* »

» Cette assertion n'est-elle pas bien hardie? Vous oubliez
donc qu'il y a des anticontagionistes qui nient et la peste, et
l'incubation, et tout le misérable échafaudage de votre doctrine? Ne venez-vous pas de dire vous-même que la contagion était admise par les uns et *repoussée par les autres ?*

« Dans certains endroits on fait des recherches plus ou moins
» longues; ailleurs, on ne fait rien du tout. Les intendances rè-
» glent les choses selon leur caprice, et si l'on diffère chez tous
» les peuples sur les lois, c'est qu'on est incertain sur les princi-
» pes. »

» Dites-donc toute la vérité; c'est qu'on n'a jamais pu
trouver un seul principe raisonnable et fixe sur lequel on
puisse les établir. Comment reconnaître des principes certains dans une étude, où dès le commencement règne l'obscu-

rité, là mauvaise foi et les contradictions les plus désespérantes ?

« Ce n'est pas l'expérience, la raison et les faits qui ont d'abord
» guidé dans la doctrine du contagionisme ; c'est l'imagination,
» la peur, le hasard, et le plus souvent l'*intérêt*. »

» Cet intérêt est toujours le même ; seulement aujourd'hui
on doit reconnaître qu'il est devenu plus artificieux, et que le
contagionisme prend toutes les formes, pour sauver quelque
chose d'un vieux crédit qui lui échappe.

« On doit se souvenir de ce grand bruit au sujet des établisse-
» ments sanitaires en Turquie. La presse allemande enregistrait ce
» mouvement progressif de la civilisation ; mais connaissant l'es-
» prit du Grand-Turc, j'étais loin d'être convaincu. »

» Voilà ce que je t'écrivais dans le temps :

« Les quarantaines en Turquie cachaient autre chose qu'un in-
» térêt scientifique et philanthropique. »

» Tu vois que mes adversaires me font toujours beau jeu,
en révélant les turpitudes que déguise si mal leur système.

« En 1842, les États slaves jouèrent la même comédie à l'égard
» de la Turquie, et c'est ce qu'avait fait l'Autriche à leur égard. »

» Belles recommandations pour mes adversaires !

« Il ne faut pourtant pas croire que l'Autriche veuille l'abolition
» des quarantaines ; c'eût été une imprudence qui aurait fait
» crier. »

» Et qui ? N'est-ce pas mettre insidieusement l'esprit public
en garde contre l'anticontagionisme absolu ?

« Elle a été plus adroite ; elle semble les conserver, tout en les
» abolissant de fait. »

» Voilà comme on voudrait nous leurrer et nous endormir,
en nous proposant la même conduite. »

« Quelle confiance peuvent avoir les contagionistes dans une or-
» ganisation qui n'a plus de bases?

» Qui n'a jamais eu que celles du caprice et de l'*intérêt*,
comme vous l'avez dit vous-même; et pourtant c'est avec un
tel système qu'on songe à entrer en accommodement?

« Organisation que les gouvernements anglais, autrichien et au-
» tres ont violée, mise de côté, et à laquelle la France ne croit plus,
» et qu'elle n'ose renverser. »

» Ne vois-tu pas que le contagionisme se sent frappé à
mort, et cherche à tomber, comme le gladiateur, dans une
belle pose?

« Quarantaines abolies à Trieste, en Grèce. L'Orient confond le
» temps de la quarantaine avec celui de la route. Malte attend que
» l'usage sanctionne ces nouvelles mesures. »

» Est-ce l'usage qui doit prévaloir ici, et résoudre une si
grave question? Exposez donc les raisons qui ont décidé tant
de nations à abandonner le contagionisme.

« Enfin, dans les pays voisins, les marchandises entrent en libre
» pratique aussitôt leur arrivée. Notre *gouvernement lui-même* a
» facilité tout à l'heure un violent manque de respect aux lois sa-
» nitaires. »

» Tout cela n'est pas se rendre de bonne grâce et cache
une arrière-pensée. C'est de la conservation à tout prix, tout
en démontrant, comme tu viens de le voir, que le contagionisme est une absurdité généralement reconnue.

« A quoi donc est exposée l'Allemagne, ainsi que l'Angleterre et
» les pays qui communiquent avec elles? *Jamais l'Europe n'a*
» *été ainsi menacée, et la santé publique plus compromise.* »

» Quelle comédie on nous joue! Après tout ce que tu viens
de lire, te serais-tu attendu à cette singulière terreur que
l'auteur nous inspire?

« Si la contagion venait par l'Allemagne, on aurait encore le
» temps de prendre des mesures ; mais contre l'Angleterre nous
» n'avons rien à faire, et on nous amènera la peste en France d'au-
» tant plus facilement que les médecins ne connaissent pas cette
» maladie, ce qui, par les contacts, la répandrait bientôt partout. »

» Comment ne pas saluer avec reconnaissance la charité du
contagionisme, après de telles sollicitudes! Ah! quelle intrigue persistante dans ce parti aveugle !

« Une réforme est donc nécessaire. »

» Dites donc une abolition! Soyez donc conséquent avec
vous-même, puisque partout on abandonne les mesures sanitaires, et qu'il n'en est résulté aucun mal.

« Les uns veulent qu'on augmente la durée des quarantaines ;
» ce sont les contagionistes purs. »

» Nommez-les donc, afin qu'on sache qu'il y a des hommes
qui sont conséquents dans leurs principes.

« Les autres veulent une diminution graduée ; ce sont les conta-
» gionistes ébranlés. »

» Où sont les raisons de ces deux catégories? Vous vous
garderez bien de les exposer.

« Enfin , les non-contagionistes demandent l'abolition complète
» des quarantaines. »

» Il est aisé de voir ici qu'entre ces trois doctrines, vous
offrez un juste milieu qui tentera le public, et que vous avez
l'intention de faire prévaloir.

« Si vous êtes contagioniste, on vous dira : Prouvez la conta-
» gion, car vous nuisez au commerce par vos entraves. Si vous
» êtes anticontagioniste, vous touchez à bien des amours-propres,
» à des intérêts particuliers; vous *épouvantez les populations.* »

» Mais n'est-ce pas vous qui nous alarmez avec malice ?

Vous voyez bien que vos institutions sanitaires ne sont respectées nulle part depuis longtemps, et que personne ne se plaint.

« On criera : Prouvez la non-contagion. »

» Mais ces preuves ne peuvent être plus complètes après tout ce qui se passe, et surtout après avoir entendu les raisonnements de cette doctrine, que vous passez sous silence. D'ailleurs la non-contagion n'a pas besoin d'être prouvée. Elle ne se pose pas comme une doctrine. Elle n'a d'autre mission que de démontrer le faux du contagionisme; elle n'a que des droits à présenter, elle n'a qu'à revendiquer la liberté traditionnelle de communiquer sans entraves avec tous les peuples, et à dire à ses adversaires : Vous êtes des novateurs : *Prior possideo; olim possideo.* J'ai une immense prescription à vous opposer ; je ne vous connais pas ; retirez-vous.

« Vous ôtez l'existence à tous les employés des Lazarets. »

» Le beau malheur !

« La question scientifique sera toujours une impasse. »

» Vous voudriez bien la réduire à cette extrémité; mais vous n'y parviendrez pas, malgré vos empressements à disposer l'opinion publique à recevoir le *mezzo termine* qu'on caresse depuis si longtemps.

« Il faut savoir si les faits prouvent que les quarantaines sont » utiles ou inutiles. »

» Cela a été prouvé mille et mille fois ; et si vous ne voulez faire intervenir que les faits sans la raison qui doit les juger, c'est une sorte de prévarication. C'est vouloir éterniser la controverse, parce que de part et d'autre on peut sans cesse apporter des faits nouveaux et contradictoires.

« Il faut savoir si l'Autriche et l'Angleterre ont raison. »

» Et qu'importe la raison de l'une ou de l'autre, si vous ne nous en faites part. Pourquoi ne nous serait-il pas permis d'être encore plus anticontagionistes que ces deux puissances? Pourquoi ne développerions-nous pas les vérités de cette doctrine aux diverses nations avec toutes ses preuves, ses clartés et ses immenses avantages ?

Janvier 1841. « Dans un mémoire très-prolixe de M. Aubert, » on s'efforce de prouver que c'est la civilisation et les mesures sa- » nitaires bien observées qui ont tari les sources de la peste en » Orient et partout, même dans l'antiquité; que les guerres civiles, » les malheurs, la misère ont fait reparaître les épidémies, mal- » gré les Lazarets; que la Provence réunit encore les éléments fa- » vorables à la peste. »

» Ce ne sont là que des suppositions cruelles et sans preu- ves!

« Que les bords du Rhône et de la Camargue sont continuelle- » ment dans un état humide et chaud qui prédispose à ce fléau, » et que si une épidémie doit encore se montrer, elle se dévelop- » pera en Provence. »

» Cette assertion n'a rien de vrai. Pourquoi menacer la Provence de la peste? Combien de pays aussi chauds et aussi humides sont dans les mêmes conditions qu'elle, sans éprou- ver d'autres affections que celles attachées à ces localités? Et puis d'ailleurs n'est-ce pas par des navires ou des effets contaminés que le mal arrive du Levant?

« Les pestes du xviie siècle furent *générales*. »

» Combien de fois t'ai-je mis sous les yeux ces fables har- dies qui voudraient bien arriver à justifier l'immense propa- gation du choléra asiatique?

Septembre 1843. « La question, de scientifique qu'elle était, s'est transformée en question politique. »

» Comment l'anticontagionisme pourra-t-il se mesurer avec des adversaires qui se défendent sous la protection du Pouvoir?

« Je vais mettre les pièces sous les yeux du public. »

» Rappelle-toi que ce sont mes propres paroles. Médite bien les idées renfermées dans cet article. On veut que les esprits ainsi prévenus par un faux anticontagionisme se trouvent mal disposés en faveur de ma doctrine absolue. Ah! ne trouves-tu pas ridicule que la politique accepte un rôle dans des débats semblables?

« Il faut une décision que je réclame au nom de la santé publique
» compromise. »

» Qui ne se laisserait prendre à un tel piége?

« Depuis 1841, il se fait sur une *vaste échelle* une expérience
» sur l'utilité des quarantaines qui sera concluante pour ou con-
» tre. »

» Quelle expérience pouvez-vous faire? Nous n'avons la peste nulle part.

« La France, l'Angleterre et l'Autriche en sont les théâtres,
» puisque de Smyrne, d'Alexandrie et de Constantinople, on peut
» arriver sans faire des quarantaines. L'Angleterre a donné le si-
» gnal. »

» Quel mal se donne le mensonge pour éviter sa condamnation!

« Les quarantaines, établies d'après les croyances de l'Europe,
» sont *journellement* violées et *toujours* illusoires. »

» Et cependant on conclura à la conservation de ces lois, sauf quelques modifications! L'auteur cite plusieurs faits qui prouvent que l'introduction des effets dits pestiférés n'a pas eu de suites fâcheuses. Clot-Bey, dit-il, a introduit en France des flacons de pus de bubons. Il lui a certifié ce fait et il assure que cela n'a causé aucun mal... Et l'on n'a pas puni un médecin qui a commis un tel crime, devant des lois sévères qui ne sont pas abrogées! On peut être anticontagioniste, se moquer du pus d'un bubon ; mais l'apporter en France, sans avoir vaincu préalablement le préjugé et la terreur des esprits, sans avoir démontré par toutes les raisons désirables la fausseté du contagionisme, il me semble que ce n'est pas un trait qui puisse faire honneur à Clot-Bey. »

« Il faut déterminer la durée de la période de l'incubation. »

» Ne dites-donc pas alors que vous êtes anticontagioniste ; tous les faits que vous allez invoquer, ne peuvent-ils être détruits par des faits contraires? Tout cela ne peut-il pas passer pour un jeu de comédie? N'a-t-on pas des faits qui montrent que le miasme de la peste peut rester caché et inoffensif pendant plusieurs années? La peste de Marseille en incubation dans le vaisseau Chataud, n'a-t-elle pas été plusieurs mois sans causer ses ravages? Ne venez donc pas, après ces témoignages de longue incubation, nous persuader sans preuves votre incubation de dix jours!

« Jusqu'en 1836, on ne s'était pas occupé de cette question. Les » gouvernements français et anglais l'ont soulevée, et ont compris » que les choses ne pouvaient rester dans cet état. »

» Cela n'est pas. Il y a longtemps que les Anglais ne croient pas à la contagion, et s'il était vrai qu'on s'occupât de cela dans leur Académie, on en trouverait les traces, dans le journal que j'analyse, aux articles de médecine étrangère, et on n'y trouve rien qui y ait le moindre rapport. L'immense commerce des Anglais s'oppose à l'observation des quarantaines. Ils aiment mieux laisser aux autres nations les entraves qu'apporte ce préjugé, et garder les avantages de l'anticontagionisme qui favorise leurs opérations commerciales.

Décembre 1843. « Je déclare que toutes les fois que je nomme-
» rai M. le ministre du commerce et que je lui attribuerai telle
» chose, c'est qu'il aura mis sa signature sur des lettres dont il
» n'a pas compris la portée, et qu'il ne pouvait comprendre, mal-
» gré son bon vouloir et le bon sens qu'il montre sur les quaran-
» taines. »

» Ceci me semble un plaidoyer en faveur de MM. les
ministres que j'ai instruits, comme tu sais, de ma doctrine
absolue, et qui par conséquent devaient savoir la portée de
l'importance de leur signature sur tout ce qui regarde la
peste.

« On cherche à porter la question sur le terrain scientifique, au
» lieu de la laisser sur celui des chiffres et des faits. »

» Ne sait-on pas comme tout cela devient élastique sous la
plume des partis intéressés ? Et d'ailleurs est-ce avec des
chiffres qu'on peut résoudre la plus grave des questions
médicales ?

« Dans le cercle scientifique on avance à rien. »

» Avez-vous essayé franchement ce moyen, le seul qu'approuve la raison ?

« Les administrations *qui sont contagionistes* connaissent ce
» moyen, et savent à l'avance que c'est ainsi que toutes les ques-
» tions y seront insolubles. »

» Pitoyable justification ! Rappelle-toi ma correspondance
avec le ministère, et cherches-y son bon vouloir et son désir
de placer la question sur le terrain scientifique d'un concours.
L'auteur, comme tu dois le voir, singe l'anticontagionisme
trompeur de tous ceux dont je t'ai déjà donné l'analyse.

« Ne pouvant trouver des faits contraires aux miens, on en a
» arrangé ; on devait le faire. C'est un parti pris. S'il le faut on en
» fabriquera de toute pièce *revêtue de la signature du minis-*
» *tre.* »

» Devrait-on souffrir qu'on imprimât des choses aussi honteuses pour lui ? Quoi ! il prêterait sans scrupule sa signature à la confirmation de faits mensongers, sur l'appréciation desquels il sait lui-même qu'il est absolument incompétent ? ce serait une insigne prévarication ! Tu vois ici quel mal a pu faire la préoccupation du ministre, dans sa lettre du 4 mars à l'Académie en 1831.

« Autrefois les contagionistes faisaient brûler ou pendre leurs » adversaires ; aujourd'hui , réduits à l'impuissance et à l'agonie, » ils propagent sous le masque de la bonhomie le doute par paroles » et non par écrits, ils s'en gardent bien. »

» Tu reconnais ici mes pensées et presque mes expressions.

« On veut détourner l'attention de mon principe révolutionnaire » qui déclare que le temps du voyage sera compté comme temps » de la quarantaine. »

» Voilà l'anticontagionisme déguisé qu'on veut faire prévaloir ! La belle faveur, en vérité !

« Pour ne pas froisser les intérêts et rassurer les esprits effrayés, » j'ai jugé à propos de faire des concessions. »

» Tu vois qu'un système malicieux s'entend partout pour arriver à des conclusions semblables, c'est-à-dire à empêcher l'anticontagionisme absolu d'être pris en considération.

» Mars 1844. *Suite des articles de la* Revue médicale.

» Tu sais combien la santé du paysan est forte, et peut résister, par la seule patience et la puissance du principe vital, à toutes les intempéries des saisons et aux durs travaux des champs. Et bien! on veut faire pénétrer, nous dit-on, les *bienfaits de la médecine* dans les campagnes et y organiser des médecins. Tu ne verras peut-être là qu'une charité hypocrite et une sorte d'envie de détruire la pépinière de nos populations, en les efféminant, comme les habitants des villes par des soins méticuleux et une médication aventureuse.

» Quand je lis les plus anciens ouvrages sur la contagion, il m'est bien difficile de ne pas croire que la science de ces temps d'ignorance et de barbarie n'a pas su qu'elle faisait le mal. Je puis donc penser, sans scrupule, qu'elle a songé à se dérober aux regards d'un avenir vengeur, en jetant entre elle et lui le voile d'un mystère effrayant dont elle a nourri l'esprit des peuples et des administrations. Oui, si l'on ne rend pas justice à l'anticontagionisme absolu, il est à craindre que la doctrine de mes adversaires ne couvre la terre de deuil, et que le fanatisme médical, se jouant de notre crédulité dans ses spéculations intéressées, ne cesse plus de passer sur toutes les époques un niveau homicide, et ne fasse plus de ses annales que le domaine affreux de la dévastation. Hélas! cette malheureuse doctrine sera d'autant plus difficile à détruire, dans l'esprit même des grandes intelligences, qu'elle est un sophisme enté sur le séduisant principe de la charité et de la conservation de la vie des hommes.

» Tant que nous n'aurons sur la peste et les fléaux contagieux que des rapports faits par des commissions aux ordres d'un ministre; tant que son zèle l'autorisera à employer les moyens qu'il croit convenables pour appuyer et décider cette question en faveur d'un parti qu'il protége, nous n'aurons qu'une doctrine de *Moniteur*, une doctrine officielle. Est-ce donc ainsi que la pathologie établit ses œuvres sérieuses?

» Ne puis-je dire, en me servant des expressions de M. de Cormenin à ses adversaires : « J'ai contre moi trente mille confrères, notre académie, l'autorité surtout, et toutes les presses entraînées par les enseignements et les notices incessantes de la science. J'ai avec tout cela les esprits éclairés et les ignorants, tout ce qui est officiel et le peuple lui-même

ami du merveilleux et crédule à l'excès. Me voilà donc seul
contre tous ! Vraiment cela me donnerait trop d'orgueil !
Tant de millions d'hommes contre moi, et oser tenir bon !
Oh ! c'est que j'espère que la vérité n'a pas perdu ses droits,
et que tout ce qui n'est pas intéressé à garder son opinion,
ouvrira les yeux et cédera à la force de la raison. »

» Hélas ! oui, mon cher ami, la médecine matérialiste, plus
que les autres enseignements de la société, est avide de ri-
chesses, et ne peut que saisir avec empressement tout ce qui
est capable de faire son profit. Elle doit donc caresser la contagion qui lui fait de nombreux malades et grossit les revenus
de sa clientèle. Un confrère auquel je reprochais sa foi au
choléra, me disait ingénument : Comment voulez-vous, mon
cher, que je nie une maladie qui m'a fait gagner 15,000 fr. ?
Aussi tu vois que pas un seul docteur ne s'est récrié contre
les divers fléaux dont on nous a fait présent depuis quelques
années ? Comment un médecin peut-il rester inoccupé, quand
il a aujourd'hui à sa discrétion l'encombrement et l'infection
pour pronostiquer et diagnostiquer neuf ou dix maladies
contagieuses, et donner à ses clients la peste, la fièvre jaune,
le choléra, la suette, le typhus parisien, la dothinentérie,
la phthisie, la morve, la pellagre et je ne sais combien d'épidémies insolites et funestes ? quand il a, pour sanctionner
ces folies, la crédulité publique, la puissance du préjugé et
souvent la protection de l'autorité que la science compromet
d'autant plus facilement qu'elle est accoutumée, depuis des
siècles, à faire respecter des lois sanitaires au nom desquelles
elle croit proteger la santé publique ?

» Je ne sais quel diable vous donne des conseils, écrivait
saint Bernard à Louis VII, en lui parlant des choses mauvaises qu'on avait suggérées à ce roi ? » *A quo enim, nisi à
diabolo, procedere hoc consilium, dixerim, per quod fit ut in-*

cendia incendiis, homicidiis homicidia addantur? Ne sont-ce
pas là les malheurs qu'on pourrait reprocher aux partisans de
la contagion? *Non quærunt,* ajoute-t-il, *in hoc honorem ves-
trum, sed suum commodum; imò nec suum commodum, sed
diaboli voluntatem; ut regis (quod absit) potentiam concepti
furoris habeant effectricem, quam suis se posse adimplere viri-
bus non confidunt.* Voilà comme le contagionisme a séduit le
Pouvoir, et s'est fait une force qu'il n'aurait pas eue sans lui!

» Je trouve que saint Bernard parle encore plus durement
au roi que je ne parle à mes adversaires. Ce Père de l'Église
repousse avec chaleur les injures qu'il avait faites au Saint-
Siége, et réclame ses libertés. N'est-il donc pas permis aussi
de venger les torts faits à l'humanité? Ne puis-je dire à messieurs les ministres trompés par la science : « Vous adhérez
à une doctrine à laquelle ses partisans mêmes reprochent des
choses honteuses, et des maux affreux dont vous êtes les
témoins. » Ne voyez-vous pas que vous suivez une doctrine
de désolation; qu'on vous en fait le chef pour avoir un défenseur, un vengeur, et qu'il est temps de retirer votre pied en
arrière ?

» *Maladie des pommes de terre.*

» Tu as raison de t'élever contre les articles désolants que
des écrivains imprudents insèrent dans nos journaux. Malheureux, leur peut-on dire, n'effrayez donc pas le peuple !
vous lui arrachez son pain quotidien, s'il a la faiblesse de vous
écouter! Vous répandez la mort sur chacun de ses repas! Le
pauvre n'osera plus vivre. L'habitant des campagnes naturellement crédule va se trouver sous l'influence d'une crainte
continuelle! Il croira, dès le moindre malaise, dès les plus
légers symptômes, avoir mangé quelques germes de maladie
mortelle. Vous avez troublé sa tranquillité, sa paix et cette

santé dont il a tant besoin pour supporter ses travaux, et
vous osez lui offrir vos avertissements comme des bienfaits!
Vous avez l'air de le plaindre et de songer à lui éviter les
malheurs d'un fléau! Votre pitié ne semblerait-elle pas une
dérision? Chaque année tel produit de la terre peut souffrir
et porter les marques d'une maturité défectueuse, à raison
de telle intempérie des saisons. Tel fruit n'a pas ses qualités
ordinaires; il est verreux, entaché et ne se garde pas; le raisin
ne mûrit pas et pourrit sur pied; le vin est à peine potable.
Le froment même rend souvent une farine moins blanche,
plus rare et défectueuse, etc.; mais malgré ces résultats d'une
fâcheuse température, tous ces vivres s'écoulent dans le commerce, et chacun, selon son tempérament, s'en arrange ou
s'abstient d'en faire usage. On n'a pas besoin de savants, pour
savoir ce qu'il faut retrancher, ce qui est salutaire ou nuisible.

» Mais que vont faire toutes ces publications indiscrètes et
mensongères? Elles mettent sous les yeux du public une perspective douloureuse, en désignant le jour où doit commencer
la famine; en assimilant, pour ainsi dire, la mauvaise qualité
des pommes de terre (sa maladie si l'on veut) au choléra
d'Asie. L'administration trop crédule et trop empressée jette
l'alarme par ses mesures sans but certain, et croit servir les
intérêts de la population. Non-seulement on va redouter de
manger des *cryptes noirs* et *pestilentiels*, des *botritis*, des *vi-
brions;* mais on tremblera de s'en être nourri depuis longtemps.

» Jamais les annales médicales ni les feuilles publiques
n'avaient autrefois l'habitude de nous annoncer de telles
choses. Si l'Académie croit ses investigations curieuses et
intéressantes, qu'elle les garde pour elle, jusqu'à ce que ses
certitudes soient du moins bien constatées.

» Qu'elle se rappelle qu'il n'est pas permis même de faire

un grand bien, quand il faut d'abord causer du mal. « La charité qui accompagne une grande imprudence, ne fait jamais aucun honneur. »

» Pourquoi nous rapporter *la terrible épidémie* de 1816 et 17, et nous dire qu'elle n'avait pour cause qu'un premier degré de décomposition des pommes de terre? N'est-ce pas nous prédire en quelque sorte le même malheur ? N'est-ce pas ouvrir, à la plus légère affection qui frapperait épidémiquement la population, la porte à une étiologie désolante qui ne pourrait manquer de faire de nombreuses victimes?

« Il est possible, nous dit-on cruellement, que nos campagnes » soient infectées pour quelque temps. »

» Est-ce ainsi que mes adversaires entendent l'esprit de consolation et de rassurance ?

« Les renseignements adressés suffisent pour prendre des mesu- » res immédiates. »

» Nous verrons pourtant plus tard qu'on a fait des reproches à l'autorité de s'être laissée aller à des *ordonnances intempestives qui n'ont fait qu'inspirer la terreur.* En effet, quelles mesures appliquer contre une chose qui n'a rien de certain? Si vous soupçonnez un mal réel, prenez des précautions politiques en silence; mais n'effrayez pas. Attendez que le peuple lui-même se plaigne et reconnaisse une sorte de disette, et vous lui répondrez avec une sorte de bonté paternelle : Soyez tranquille; on a pourvu à vos besoins; nous sommes riches de tout ce qui est nécessaire à votre nourriture.

« Il faudra rendre libre l'entrée de telles subsistances en Belgi- » que. »

» Mais puisque vous savez que le mal est presque général, est-il naturel qu'un peuple qui n'a pas lui-même de quoi vivre exporte sa principale nourriture? «Charité bien ordonnée commence par soi-même. Ou dites donc au moins qu'on ira au loin chercher des subsistances.

« Dans le Nord la maladie est inconnue. »

» Pourquoi avoir dit qu'elle était presque générale ?

» Dans les provinces rhénancs le mal a été exagéré par des spécu-
» lateurs. »

» Voilà pourquoi le ministre n'aurait pas dû être si crédule! Je crois fermement que non seulement dans le Nord, mais que partout on a publié des faits où l'exacte vérité n'a pas été respectée, et qu'avant peu les belles investigations académiques seront oubliées.

» Tu as dû voir que M. Philipar avait mangé et fait manger à ses amis des pommes de terre malades, sans aucun inconvénient. N'est-ce pas un trait odieux et indigne de l'amitié? Faites des expériences sur vous ; c'est déjà un crime ; mais n'empoisonnez pas vos convives.

« Nous sommes fâchés , a-t-on dit , que quelques fonctionnaires,
» entraînés par des craintes exagérées , aient pris sur eux de tran-
» cher la question officiellement sur des points dont la solution
» était douteuse. »

» Il me semble qu'un fonctionnaire n'a pu prendre des mesures administratives, sans y avoir été autorisé par une administration supérieure.

« A Rouen, à Vernon, des gendarmes, suivant des mesures pré-
» maturées , faisaient jeter toute pomme de terre tachée d'une lé-
» gère teinte de noir. »

» Tu vois ici la justice et l'esprit des mesures ! N'est-ce pas ainsi que la terreur organisée conduit à des violences? je n'ai encore entendu ici que des récits révoltants au sujet des pommes de terre exposées sur les marchés.

« Ces mesures portent la terreur au sein des populations. »

» Ce n'est pas un journal qui devrait faire cette juste réflexion. C'est le ministère qui aurait dû la prévenir, et pourtant tu l'as vu, mettant toute la science en émoi, donner de
l'importance à cette matière, et la présenter avec une solennité qui lui faisait méconnaître les voies de la paix! Il ne
faut pas avoir les pieds légers, quand il s'agit de répandre
une mauvaise nouvelle.

« La maladie d'aujourd'hui n'est pas nouvelle; seulement elle
» n'attaque ordinairement que des tubercules isolés, et aujourd'hui
» elle a acquis un développement *presque général*, ce qui fait sa
» gravité. »

» J'espère que tu me permettras de penser que cette réflexion tend à faire un rapprochement de cette maladie avec
le choléra d'Asie, qui n'avait jamais sévi, a-t-on dit dans le
temps, que dans les lieux où il régnait endémiquement, et
qui ensuite est sorti de ses limites, et a pris une extension
extraordinaire sur les diverses parties de la terre.

« Cette maladie paraît avoir pris de l'extension d'abord vers le
» nord de l'Allemagne. Elle a traversé cette contrée, et dès l'an-
» née dernière a envahi la Belgique, puis le nord de la France. »

» Cela ne te rappelle-t-il pas l'itinéraire du choléra et le
rôle qu'on lui a fait jouer ?

« Elle a frappé indistinctement toute espèce de sol. »

» Le choléra, a-t-on dit, a frappé indistinctement toutes
les latitudes.

« Elle s'est montrée capricieuse dans sa marche. »

» Rappelle-toi la *marche bizarre* du choléra.

« Elle a respecté des champs voisins. »

» Toutes ces absurdités ont été dites pour le compte du
choléra. Je ne voudrais que cette audacieuse assimilation de

la maladie des pommes de terre avec le fléau asiatique, pour m'attirer des sympathies et obliger mes lecteurs à condamner ces deux folles conceptions. Ils verront jusqu'à quel point on veut les jouer, et leur faire accroire qu'il y a des causes occultes et inexplicables qui peuvent produire des effets merveilleux et similaires dans les divers règnes de la nature. La terre a été saturée d'eau, et la belle saison a été froide : *Fructus qui illic nascuntur, nullum incrementum accipiunt, effeminati sunt, et præ aquarum copiâ imperfecti sunt, ideoque ad maturitatem non perveniunt.*

» Voilà ce que dit Hippocrate, et cela explique mieux et plus sagement la cause de la mauvaise récolte des pommes de terre, que toutes les notices alarmantes de nos journaux.

« On voit par ce qui précède que la maladie des pommes de terre » présente des analogies avec ces épidémies qui viennent de siècle » en siècle *diminuer l'espèce humaine.* »

» Es-tu convaincu enfin? Ai-je eu tort de te dire dans ma dernière, que la mauvaise récolte, sur laquelle on s'est plu à faire des récits exagérés, servirait à établir une sorte de justification de notre absurde choléra? Comment vais-je pouvoir le nier maintenant, si le public aujourd'hui est assez bon pour accepter une épidémie sur les pommes de terre, et sa ressemblance avec ce fléau de l'Asie?

« *Partie* d'une extrémité de l'Europe, elle semble devoir envahir » toute sa surface. »

» Le rapprochement ne finira pas!

« Développement rapide le 9 août..... N'y a-t-il pas dans ces » circonstances quelque chose qui rappelle la marche du choléra, » lorsque, confiné de temps immémorial dans le chaud climat de » l'Inde, il sortit tout à coup de ses limites, s'avança d'année en » année, parcourut l'Asie, atteignit l'Europe, s'y promena en tout » sens, frappa ou épargna sans raison les villes et les villages? »

» Pense-t-on, par cette comparaison effrontée, justifier les deux maladies et confirmer l'une par l'autre ? Tu m'avoueras qu'il faut bien de la retenue, pour s'abstenir de dire ici toute sa pensée. Il faut que des consciences inquiètes du jugement qu'elles redoutent, soient bien abandonnées de l'esprit de vérité, pour se trouver réduites à une si misérable défense!

« Massillon a dit que la vérité avait une puissance dont un bon cœur avait peine à se défendre. « Elle force en sa fa-
» veur une raison saine et épurée, et met tôt ou tard un esprit
» sage et éclairé dans ses intérêts. Les préjugés, les enseigne-
» ments d'une science aveugle peuvent entraîner momentané-
» ment; mais enfin, la vérité perce le nuage, parce qu'on ne
» trouve qu'en elle la conviction et le réel. Les écrits, si recom-
» mandables qu'ils se présentent, ne peuvent séduire que des
» hommes qui ne veulent pas réfléchir et comparer, pour re-
» connaître les déguisements et les finesses utiles des trom-
» peurs. C'est alors que dans une si grande inégalité de rai-
» sons, on ne peut plus les croire. » Est-ce là le triomphe qui sera réservé à la doctrine que je défends ? Combien de fois m'as-tu vu espérer et désespérer ?

« Nous respectons les décisions du monde, diront beaucoup de
» gens instruits et consciencieux. Ce que la multitude approuve,
» nous l'approuvons. Ce que l'exemple commun autorise, nous y
» donnons nos applaudissements et nos suffrages. Les erreurs pu-
» bliques nous sont plus chères que la vérité. Nous n'osons con-
» tredire le langage, les opinions et les préjugés du monde. Nous
» craignons la singularité comme un vice. En vain la réflexion
» nous découvre des illusions, nous fait naître des préventions et
» remarquer les fausses voies que la science a suivies, nous par-
» lons comme le monde, et nous donnons notre approbation à une
» doctrine dont nous sentons les inconséquences et souvent les
» mensonges, dont notre raison contredit en secret les décisions.

» Nous nous laissons entraîner avec la multitude, nous n'osons être
» seuls de notre côté; nous craignons le ridicule. Tantôt c'est le
» respect, la complaisance pour nos savants, tantôt *ce sont des*
» *condescendances pour nos docteurs, nos amis;* tantôt la crainte
» des décisions et des mesures qui nous rendent la vérité aussi
» indifférente que le mensonge. »

» Voilà, mon ami, des paroles de Massillon que j'ai retrou-
vées presque littéralement dans la bouche d'un très-grand
nombre de personnes fort instruites, et très-portées à rendre
justice à la thèse que je défends ! N'est-il pas déplorable que le
choléra, dénué de toute explication raisonnable, réduit à une
confusion vraiment affligeante sous la plume même de nos
plus grandes célébrités, soit devenu la doctrine du monde
entier ? Quoi ! la voix qui démontre ce faux ne sera pas entendue !

« Elle sera absorbée, pour ainsi dire, par le bruit formidable de
» la multitude (car ce qui domine, ce qui décide de tout, ce sont
» les erreurs et les préjugés en crédit). Une tradition d'aveugle-
» ment va se propager dans le monde, et passer des pères aux en-
» fants. Ils suivront de fausses apparences, et ceux-mêmes à qui
» la lumière de la vérité pourrait luire en secret, croiront se trom-
» per en voyant que l'exemple commun dément l'évidence secrète
» de leur conscience et de leurs raisonnements. »

» Ah ! mon ami, ne me laisse pas nourrir cette pensée affligeante !

» Les contagionistes sentent quelquefois la vérité leur apparaître; mais ils en éloignent bientôt les rayons, parce qu'ils
cherchent la nuit et l'obscurité, pour couvrir leurs mauvaises
œuvres. La plupart disent, non pas ce qu'ils pensent, mais
ce qu'ils désirent. « Ils voudraient bien qu'il n'y eût pas
une vérité qui les choque et les condamne ! Ce qu'ils ne peuvent corrompre, ils l'altèrent ; ce qu'ils ne peuvent abolir,
ils le détournent, ils le mêlent, ils le falsifient ; ils tâchent de

l'éluder par de vaines subtilités , en formant des doutes, en cherchant à transiger avec l'évidence, et à en faire perdre la trace par des détours infinis! *Nihil laborant nisi non invenire quod quærunt.* S'ils accordent tant d'adoucissements , s'ils rabattent tant de leurs prétentions, c'est qu'ils veulent nous tromper. Ils ont reconnu mille fois que leurs mesures sanitaires n'avaient produit que des malheurs; qu'il n'est pas permis de faire le mal, pour opérer même un grand bien , et cependant l'expérience, cette maîtresse des téméraires et des insensés, ne les a pas corrigés. « Quand nous doutons de la justice de nos actions, Cicéron ne leur dit-il pas aussi que c'est une bonne maxime de s'en désister tout à fait; car l'équité reluit assez d'elle-même, tandis que le doute semble vouloir envelopper dans son obscurité quelque dessein mauvais. »

» Et c'est ce que l'on est toujours tenté de croire dans les écrits des contagionistes.

« Ce qui, dans les sciences, a tant besoin de consultations ,
» de rapports, de recherches , cache quelque chose d'inique.
» Le chemin de la vérité n'est pas de ces chemins tortueux
» qui ressemblent à des labyrinthes, où l'on craint toujours
» de se perdre. C'est une route toute droite. Son sentier est
» étroit, mais il n'a pas de détours. Elle ne se cache pas; sa
» propre lumière nous la manifeste. C'est dans les passages
» obscurs et embarrassants que la fraude et l'erreur se réfu
» gient. C'est là qu'elles se mettent à couvert et que l'inté
» rêt dresse ses embûches. »

» La pensée qui t'a frappé dans ma lettre n'est pas de moi, me dis-tu ; elle est de Massillon. C'est possible. Je crois t'avoir déjà prévenu que très-souvent tu trouverais dans mes écrits des expressions, des phrases mêmes qui ne m'appartiennent pas, et que je n'ai pas accompagnées de guillemets, parce que je l'ai oublié, ou parce que ces emprunts auraient été modifiés sous ma plume et accommodés au sens que je désirais. Je n'ai voulu, dans cette sorte de plagiat involontaire, que donner plus de force à mon raisonnement, et cela m'a semblé permis; car Michel Montaigne, si je ne me trompe, a dit que les idées des autres une fois élaborées dans son esprit, lui appartenaient de droit. Je n'aurai pas, je le sais bien, le bonheur du philosophe, et souvent tu rencontreras de belles choses qui ne sont pas de moi et dont je me suis servi presque textuellement. Tu voudras donc bien me pardonner. Je ne croyais pas avoir un jour à produire un ouvrage; j'amassais des notes, des matériaux, et maintenant que j'ai à mettre tout cela en ordre, il n'est plus temps de chercher si telles ou telles pensées sont ou ne sont pas de moi.

» Eh quoi, mon cher ami, nous voyons un avocat général appeler l'orage de la vindicte publique sur la tête d'un prévenu qui n'a souvent eu que le malheur d'avoir été faible et de s'être laissé entraîner dans une émeute ou dans un complot ; sa conscience n'y était pour rien, et des jurés vont peut-être reconnaître son innocence, sous la puissance des raisons justificatives de son défenseur! Cependant, pour effrayer la malveillance, le ministère public va tonner avec tout l'emportement du zèle : il prêtera les intentions les plus criminelles au prévenu; il cherchera, par tous les moyens que lui suggérera son éloquence, à entraîner le jury dans toute la sévérité des lois! Et quand il s'agit de convaincre le monde entier des crimes patents et avoués dont s'est rendue coupable une folle et cruelle doctrine; quand on a à rappeler, au nom de l'histoire, les millions de victimes qu'elle a sacrifiées, l'écrivain que sa conscience a obligé de dire la vérité, ne pourrait pas aussi remplir le devoir d'un ardent vengeur de la vie des hommes! Il ne pourrait invoquer contre elle un anathème universel! Il faudrait user de précautions oratoires en sa faveur ! il faudrait employer des ménagements, n'oser révéler ses turpitudes et les monstrueux résultats de ses enseignements ! Non, non ; la raison et la justice nous disent qu'il faut nous laisser libres de lever les voiles de ses épouvantables mystères, nous laisser exposer tous nos chefs d'accusation! Il faut que le jury de tous les peuples, éclairé enfin et convaincu, puisse venir déclarer son verdict, et dire avec nous :

« *Oui, sur toutes les questions, le contagionisme est coupable.*

» Je n'avais pas encore lu Pinel. Voilà ce qu'il pense sur la peste. Je le trouve très-contagioniste ; cependant écoute ses aveux :

« Insuffisance de la science pour l'arrêter ; mesures *fausses* ou » précaires ; abus d'une certaine autorité d'opinion dont on est » investi ; misérables conflits d'amour-propre ; amour de la célé» brité, ou de vains préjugés d'école. »

» Un anticontagioniste parlerait-il mieux?

« Dans des siècles peu éclairés, idées de la peste associée avec un » ordre d'événements extraordinaires, présages de mauvais augure, » comètes, météores, nuées d'insectes, etc. »

» Tout ce que notre siècle de lumières se plaît cependant à nous rapporter chaque jour.

« Fréquence extrême d'autres maladies graves. »

» N'est-ce pas ce qui se passe depuis le choléra?

« Il faut être peu surpris de cette crédulité, même chez les au» teurs les plus distingués. »

» Je dois être bien étonné alors que Pinel lui-même ait été puiser aux sources les plus suspectes pour faire son article.

« Dans la peste de Marseille, qui s'est passée de nos jours, nous
» ne pouvons trouver un seul auteur d'accord sur cette histoire et
» ses symptômes. Quatre médecins connus et *désignés par les
» magistrats* disent que ce n'est pas la peste. Le chirurgien et le
» médecin des forçats soutiennent le contraire. Le gouvernement
» envoie des médecins de Montpellier, qui disent aussi que ce
» n'est pas la peste ; mais, par une contrariété singulière, ils écri-
» vent au Régent que c'est une vraie fièvre pestilentielle. Chirac,
» premier médecin du Régent, et *homme de la plus haute distinc-
» tion*, déclare que ce n'est qu'une fièvre maligne, et blâme les
» médecins de Marseille, qu'il *accuse de répandre de fausses ter-
» reurs, pour rendre leurs secours plus nécessaires.* Ces déplora-
» bles conflits d'amour-propre doivent à jamais répandre l'oppro-
» bre sur ceux qui les ont suscités. »

» Pinel devrait dire au moins que ce sont les chirurgiens
et médecins des forçats qui ont eu la haute influence et qui
ont suscité les conflits. Ne trouves-tu pas étrange que notre
professeur se montre contagioniste en la compagnie de médecins subalternes? Il n'a donc pas lu Chirac, *cet homme de
la plus haute distinction!*

« Beaucoup de mémoires imprimés *avec approbation* ont été
» *supprimés par autorité, et ont disparu.* »

» Voilà une accusation bien grave !

« Tous les écrits de ces dignités soutenues par l'intrigue et la
» faveur, toutes ces réputations usurpées ont aussi disparu, et il
» ne reste de bien précis sur cette peste que l'ouvrage d'un méde-
» cin *ignoré* (le jeune Bertrand). »

» L'auteur oublie ce qu'il vient de dire de Chirac? A quoi
servent donc le rang, l'instruction et la célébrité, si tout ce
que nous enseignent nos professeurs de ce temps-là doit être
effacé sous les enseignements d'un *docteur ignoré* qui n'apporte aucune clarté, aucune argumentation sérieuse et convaincante contre ses adversaires?

» Je suis surpris que Pinel, si grand admirateur d'Hippocrate, vante si chaudement le talent observateur de Thucydide dans la peste d'Athènes. Cet historien, comme tu sais,
n'en a fait qu'une fable insensée.

» Après l'histoire de cette peste, le Nosographe nous fait
celle de Moscou avec des détails très-prolixes.

« Aussitôt qu'une personne était *menacée*, on l'enfermait jusqu'à
» ce que les signes de la peste fussent bien caractérisés, et alors
» on l'envoyait à l'hospice des pestiférés. »

» Je te demande quelle terreur cela devait inspirer aux
malades, et quel mal il devait en résulter !

« *Le peuple était obligé d'aller à l'hospice, ainsi que les domes-*
» *tiques.* Les nobles restaient chez eux en quarantaine, pendant
» onze jours. Les administrations en partie croyaient que les *mé-*
» *decins* avaient *inventé* le nom de peste comme une *chose fabu-*
» *leuse.* Peu de personnes étaient convaincues de la présence du
» fléau. »

» Tu retrouves la plupart de ces aveux chez presque tous
les auteurs.

« Emeutes du peuple. Il pénètre dans les hospices, en ouvre les
» portes, embrasse les morts, et la contagion se propage ainsi.....
» Les nobles et négociants furent presque tous exempts. »

» Je n'ai pas besoin de relever le ridicule de toutes ces
fables.

« Mertens exempta de la peste l'hôpital des orphelins, où étaient
» mille enfants. »

» Quand on vient de lire que la contagion s'est propagée
dans la ville, parce que le public a pénétré dans les salles de
malades, et y a embrassé les morts, comment expliquer le
privilége des enfants soignés par ce médecin ? Comment se
faisait-il qu'en les visitant, chaque jour deux fois, et après

avoir été lui-même vingt fois en contact avec des pestiférés, il ne leur rapportait pas ce mal si contagieux ? Malgré toutes les précautions qu'il dit avoir prises pour cette maison, est-ce qu'il est possible que des contacts n'aient pas eu lieu avec ces enfants ? On a beau vouloir attribuer au séquestre l'immunité signalée dans leur hospice, et empêcher qu'on ne l'attribue à ce que le jeune âge n'est pas accessible aux terreurs de l'imagination, on ne pourra défendre au physiologiste et au philosophe de prendre cette pensée en grande considération.

« Il fit fermer deux portes de cet hospice, et n'en laissa
» qu'une. »

» Les excrétions de 1000 enfants malades sont assez mal odorantes. Je voudrais bien que les partisans de la contagion, par infection, qui ne parlent que d'air libre, de ventilation, répondissent sur ce procédé de Mertens qui condamnait toutes les portes inutiles, pour échapper à la peste, et ne laissait pas pénétrer l'air du dehors dans les salles.

« La première mesure à prendre, de la part des médecins qui
» reconnaissent la peste, c'est de prévenir le gouvernement de la
» gravité du danger, en empêchant d'ailleurs que la multitude ne
» soit instruite du vrai caractère du mal, et que l'épouvante ne se
» developpe. »

» Ceci est contradictoire. Si l'épouvante est mortelle, n'oblige-t-on pas le gouvernement à la répandre, en le faisant intervenir dans la calamité publique, au moyen de ses mesures sévères ? Comment cacher au peuple un mal pour lequel on le force à aller dans un hospice, où l'on n'entre que pour mourir ?

« Je savais, disait Desgenettes, que le prestige des dénominations
» influait vicieusement sur les têtes humaines ; je me refusai à pro-
» noncer le mot de peste, et je traitai l'armée comme un malade,

» qu'il est *presque* toujours inutile et souvent dangereux d'éclairer
» sur sa maladie. »

» Et chez nous, depuis notre choléra, dont tous les journaux se sont plu à nous décrire les *inévitables ravages*, nos
médecins ne sont occupés qu'à nous révéler cent fléaux épidémiques, ou contagieux, et à publier les avantages d'une
cruelle indiscrétion !

« Quel tableau présentent ces hospices de pestiférés ! un air im-
» pur et contagieux, l'aspiration de vapeurs fétides, la terreur, la
» tristesse, la pénurie des objets nécessaires à tous les malades, la
» dureté des gens de service qui semblent s'aigrir par l'aspect
» même de tant d'horreur, l'attention des médecins partagée entre
» un si grand nombre de malades ou plutôt de mourants, des mé-
» dicaments donnés à la hâte et avec une sorte d'uniformité, par-
» tout l'image de la douleur, du désespoir et de la mort ! quel hor-
» rible séjour pour un esprit observateur qui a besoin de se rendre
» un compte sévère des impressions qu'il reçoit, ce qui demande
» surtout le silence et le calme ! »

» Et c'est pourtant dans ce séjour affreux que les contagionistes s'empressent d'envoyer les pauvres malades!

« Sydenham reconnaît, indépendamment des causes générales
» des épidémies, des altérations cachées et inexplicables de l'at-
» mosphère. »

» Mais, dit Pinel, n'est-il pas raisonnable de former des
doutes sur des causes semblables?

« Peut-on parvenir, à travers tant d'obscurités et de confusion,
» à distinguer non-seulement le caractère des maladies qui tien-
» nent à la température de l'atmosphère ou à son humidité, mais
» encore celui de celles qui dépendent d'une autre cause générale,
» dont le *vrai caractère peut n'être qu'un sujet de conjecture*, mais
» dont on peut cependant constater l'existence par ses effets sur
» l'organisation de l'homme et sur la production d'une certaine
» maladie. »

» Voilà, je crois, ce qu'on tente aujourd'hui de mettre en
crédit. On voudrait résoudre ce problème en faveur du choléra. Tu liras plus loin les Etudes de l'atmosphère en ballon
et les travaux de M. Eugène de Salle, qui me semblent dirigés
dans les mêmes vues.

19 *mai* 1842. (Débats). *Instructions de M. de Bourqueney au
drogman de l'ambassadeur de France.*

« Abus récentsde l'administration des quarantaines ottomanes ;
» un grand relâchement a eu lieu dans cette branche importante
» du service public. »

» Mais cela arrivera toujours chez un peuple dont la première loi religieuse est le fatalisme.

« Lorsque les puissances, énergiquement soutenues par les no-
» bles vues du sultan, dans l'espoir de délivrer le monde d'un fléau
» qui l'avait dévasté si longtemps, sacrifient les convenances et les
» intérêts de leur commerce, elles avaient le droit d'espérer que le
» gouvernement ottoman ne s'arrêterait pas dans la carrière où il
» était entré, et dans laquelle le succès avait couronné ses premiers
» efforts. »

» Que les contagionistes jouent, pour leur compte, une
comédie ignoble, pour sauver leur doctrine; qu'ils aient la
hardiesse de se présenter aujourd'hui comme des amis du
genre humain, cela ne me surprend pas ; tu as pu cependant
juger la droiture de certains écrits ; mais quand je vois des
consuls, des ministres se laisser compromettre par de telles
machinations, croire que la peste va disparaître de la terre, et
que cela ne tient qu'à la bonne volonté du Grand-Turc, dont
toutes les puissances elles-mêmes ont la plus mauvaise opinion, je t'avoue que c'est à faire pitié, surtout quand je me
rappelle quantité d'articles des *Débats*, où ils rapportent et
l'incurie et l'esprit récalcitrant de ce gouvernement, qui ne

cesse de montrer qu'il se moque de nos institutions, et qu'il n'a de directions à recevoir de personne.

« Il vaudrait mieux abolir complétement les quarantaines, que » d'en compromettre l'efficacité. »

» C'est précisement ce qu'on pourrait dire des quarantaines réduites tout récemment à 24 heures. Il serait plus loyal de les abolir tout à fait, que de les réduire à une durée dérisoire; d'ailleurs, cette résistance seule de la part d'un peuple qui aurait la peste à ses portes, prouverait qu'il ne veut pas être dupe d'une jonglerie, et qu'il sait mieux raisonner que nous.

« Elles imposent des charges et sacrifices pénibles, des difficul- » tés continuelles, en gênant la circulation des marchandises et des » voyageurs. Ces inconvénients ne peuvent être compensés par » l'efficacité des mesures qui ont pour objet la santé publique , et » ces mesures ne peuvent être efficaces, qu'autant qu'elles sont » *complètes.* »

» Ces aveux seuls les condamnent, et témoignent de leur folie, autant que de leur inutilité. Comment amener toutes les puissances commerciales à partager les mêmes vues sur la contagion, sur une doctrine qui est en litige depuis qu'elle existe, et à leur faire suivre bien exactement les mêmes mesures sanitaires, dans un moment où les missionnés de notre gouvernement et tous les écrivains s'empressent, à qui mieux mieux, de déchirer les réglements et les institutions de nos lazarets? Est-il permis enfin de se servir de ces expressions de *mesures complètes,* quand depuis plus de 5 ans on les baffoue et qu'on les réduit à des limites qui équivalent presqu'à leur suppression?

« La peste fait en ce moment des ravages sur plusieurs points » de l'empire, et les hommes les plus capables d'apprécier la direc- » tion que prendra le fléau , considèrent la capitale comme très-

» sérieusement compromise , à moins qu'on n'adopte sur le champ
» les améliorations pour le service. »

» Des hommes, *chez les Turcs* , qui devinent la direction
que prendra une maladie contagieuse ! Voilà de ces assertions
qui passent toutes les bornes de l'impudence, et qui prouvent
même contre la contagion; car il n'est pas possible que
l'homme le plus capable devine que tel voyageur doit partir
de telle ville où règne la peste, et se rendre à Constantinople !

« Il suffira de les indiquer au gouvernement ottoman , pour
» qu'il sente la nécessité de les adopter. »

» Ne-voyez-vous pas qu'il se moque de vos institutions, et
que s'il s'y soumet, ce ne sera jamais par conviction, mais
par quelques considérations politiques?

« Ce serait une source de regrets éternels , pour les ministres
» turcs , si leur négligence amenait la réapparition d'un horrible
» fléau, au sein de l'empire. 1º La sublime Porte donnera au con-
» seil de santé une preuve de sa confiance , en lui remettant un
» pouvoir d'étendre ses attributions. »

» Comme tout cela est vague et introduit l'arbitraire !

« 2º Les arrêts du conseil devront être exécutés avec rapidité.
» 3º Les employés seront payés exactement. 4º Le conseil choisira
» ceux qui lui paraissent les plus capables, sans *exception de reli-*
» *gion ou de nationalité.* »

» Tu vois qu'on cherche à parer à toutes les objections,
et qu'on a besoin de *quelques contagionistes français,* pour
mettre l'affaire en train.

« 5º Elle fera des réparations au lazaret de Koutouly. »

» Et tu croirais bonnement que la plus sotte des doctrines
commande avec ce ton au Grand-Turc! Une cause qui emploie
de tels moyens, pour se donner de l'importance, te paraît-elle
fondée sur la conscience du bon droit?

« Les *Débats* veulent qu'on respecte nos savants. Oui, sans doute, je me sens tout disposé à leur rendre justice individuellement ; mais comme corps enseignant, faut-il les suivre servilement ? Ne serait-ce pas abuser de la gloire du nom d'académicien, que d'en faire des infaillibles, surtout quand nous les voyons se taire sur les enseignements les plus absurdes, et sur des manœuvres qui déshonorent la science, comme tu l'as vu dans un article de ce Journal, du 19 mai ? Si nous voulons savoir la force et la justice des jugements des académies, rappelons-nous donc qu'autrefois elles ont donné raison à Scudéri contre Corneille et à Desmarets contre Molière ; rappelons-nous la vogue de Chapelain, encensé par tous les savants, même à l'étranger.

» Et aujourd'hui même pourrions-nous suivre avec déférence leurs décisions ? Pouvons-nous dire qu'ils nous offrent des écrits indépendants ? Tout ce qui appartient aux arts et aux sciences, n'est-il pas converti en rouage de la grande machine politique, obéissant à l'impulsion d'un moteur unique et roulant à la volonté et au profit d'un maître ? Au surplus, voilà ce que disent les *Débats* eux-mêmes, le 30 mai :

« Le mandarinat des corps littéraires deviendrait la plus stupide » chose de l'univers, si, à jamais renfermés dans cette enceinte, ils y » étaient à l'abri de toute critique ; si de temps en temps l'appré » ciation candide de leurs actes et de leurs progrès n'empéchait » pas même, au risque et péril du libre penseur, ces dieux manda » rins de dormir. Quoi ! ne pas attaquer l'Académie ! mais c'est sa » destinée et sa gloire ! »

» Tu vois donc que je n'ai pas eu tort de blâmer, avec indignation, l'Académie, quand j'ai eu à lui reprocher de graves erreurs, car celui qui, en jugeant, regarde à la personne, ne fait pas bien. Enfin je te citerai ces mots de Cicéron en parlant des académiciens : *Cur cogimur eos sequi, qui inter se dissident ?*

» Tu sembles aussi vouloir quelquefois que je ferme les yeux sur le passé ; mais n'est-ce pas ce passé mauvais qui, révélé, profitera à l'avenir? La méditation nous porte à reconnaître les erreurs, les imprudences et à les signaler. « La raison ne peut découvrir la raison des œuvres de Dieu ; mais elle peut pénétrer celle des œuvres des hommes. » C'est ce précepte que j'ai tâché de suivre dans mes investigations.

» Je ne me lasserai donc pas de déchirer les voiles qui cachent tous les vices et les inconséquences de l'aveugle contagionisme. Déjà l'Allemagne, comme tu le sais, avait déclaré en 1831 que les mesures et cordons sanitaires causaient un mal extrême, et n'avaient point empêché la propagation du choléra. Nul doute que la Prusse a dû faire la même réflexion, et n'a pu regarder le fléau comme contagieux. Nul doute encore qu'il en a été de même chez les nations où aucune guerre, aucune agglomération d'hommes ne pouvaient expliquer la présence de la maladie par des contacts, comme on les avait supposés entre les Russes et les Polonais. Partout ailleurs, on a donc été obligé de l'envisager sous le caractère épidémique. Rappelle-toi enfin que le rapport académique a déclaré que si le mal nous atteignait, malgré nos mesures, c'est qu'il n'est pas contagieux. Cependant cela a-t-il empêché les autres puissances, et notamment l'Italie, d'exercer les rigueurs les plus vexatoires et les plus cruelles? Prenons-y bien garde; les partisans du contagionisme se constituent les maîtres impitoyables de notre vie. Rien n'est capable de les éclairer. Demande à nos voyageurs tout ce qu'ils ont eu à souffrir de leur part dans les pays où l'on redoutait l'introduction du choléra. Lis le chapitre des Eaux d'Aix dans les *impressions de voyage* de M. Alexandre Dumas, tome Ier.

» Tu me diras peut-être que c'est une histoire plaisante, où l'esprit a mis plus de poésie que de vérité; soit. Mais ce qu'on ne pourra nier, c'est la juste critique que l'auteur verse sur la violence des mesures de police, et sur l'empressement téméraire des médecins contagionistes. Tu y verras que ni la réflexion, ni l'expérience de nos voisins ne les arrêtent. Ils ne se contentent pas de commander dans la science, ils veulent être un pouvoir terrible même dans l'Etat.

» Voilà quelques pensées de Cicéron sur les droits de la raison.

« Les sens ne jugent pas bien la vérité. C'est l'intelligence ; c'est
» l'esprit et la raison qui sont propres à juger les choses, parce
» qu'ils les voient telles qu'elles sont. La science n'est que dans
» la perception de l'âme et de la raison. Aussi pour disputer, il
» faut bien s'entendre et expliquer la valeur des mots, pour arri-
» ver, par des arguments, à des preuves et à des conclusions qui
» persuadent. »

» Voilà ce que tu n'obtiendras jamais des contagionistes.

« Sans cela, la discussion n'est qu'un moyen de couvrir de ténè-
» bres les choses les plus claires. »

» *C'est un fait,* est une locution du jour qui semble interdire à la raison le droit d'en examiner la vérité, mais je ne me laisse pas séduire par cette fausse autorité de langage. Fait de qui ? Est-il celui de la science éprouvée, ou de quelqu'un ? Ne puis-je mettre ce prétendu fait en accusation ? S'il n'y a pas erreur volontaire, de la part de celui qui l'avance, ne peut-il au moins y avoir folie et témérité ? Doit-on même respecter un fait, par la raison seule qu'il est consommé, et qu'il y a prescription contre lui ? Voilà bien un fait ! Nos sens nous en font apercevoir les résultats physiques ; mais l'âme et la raison sont toujours là, dans l'obligation de le juger, d'en apprécier toutes les conditions, avant d'y ajouter foi.

« C'est l'âme, c'est la raison, qui sont juges souverains des per-

» ceptions. La raison approche à l'appel des sens qui lui deman-
» dent son consentement, et après avoir comparé, examiné, argu-
» menté, elle conclut. La vérité philosophique lui apparaît, et si l'on
» veut que le fait passe d'autorité, sans examen, alors il faut écar-
» ter l'âme et la raison. »

» Va, ce n'est pas la nature qui a caché la vérité dans le
puits ; ce sont ceux qui ont quelque intérêt particulier pour
qu'elle y reste !

» Tu voudrais que je n'émisse que des propositions en
forme de doute, et que dans mes enseignements, je fusse
APATHIQUE. Je te répondrai, par ces mots de l'Ecriture :
« Celui qui est mou et lâche dans son ouvrage, est le frère de
celui qui détruit ce qu'il fait. » Il est impossible d'être maître
de son ressentiment dans la controverse où je me trouve
engagé. Le public me saurait mauvais gré de défendre la
cause de l'humanité, sans la chaleur qu'elle doit inspirer,
surtout quand j'ai à lutter contre des adversaires hardis, qui
ne demanderaient pas mieux que de profiter de mon humilité, pour prendre le ton du commandement, et faire tourner
l'opinion en leur faveur. Il faut donc qu'un plaidoyer se
sente de la grandeur de son sujet. Je ne dois pas même respecter le rang élevé de mes adversaires ; car, « il n'est pas bon de
faire acception des personnes, et d'avoir égard à la qualité
des hommes qui se trompent, pour se détourner de la vérité
dans le jugement..... Ceux qui les reprennent avec droiture
seront loués. » Je suis fâché quand je me sens entraîné à les
irriter. Je voudrais conquérir leur voix à la thèse que je
soutiens, sans les offenser, et avoir leur assentiment sur les
choses principales, sans leur faire d'autres concessions que
celles qu'exigent les convenances parlementaires : car j'ai
besoin des suffrages de tout le monde, pour le succès de ma
cause. Je ne voudrais pas les blesser gravement, mais leur

faire rendre les armes. Trouve-moi donc ce secret. Je disais
à un ecclésiastique que tu connais : « Il est nécessaire, dans
l'intérêt général, de reprendre celui qui s'égare dans de
mauvaises doctrines, et de lui répondre, en détruisant ses
opinions scandaleuses, par une réponse sage et forte, pour le
convaincre lui-même, ou au moins ceux à qui il pourrait
nuire, de l'injustice de ses impostures, de la fausseté de ses
sentiments. » Il faut démasquer le contagionisme, et montrer
tout le mal que cause la terreur de ses menaces. « Imitez-les
courageux serviteurs de l'humanité, me dit-il. Imitez les
Belzunce ; ne craignez pas de visiter, de secourir les malheureux pestiférés. » La leçon est belle, lui ai-je répondu ; mais
ces exemples de haute vertu, pouvez-vous espérer qu'ils seront suivis par la multitude? La crainte de la mort est un
sentiment naturel, et vous resterez seul dans la pratique de
votre généreux dévouement.

» Au lieu donc de prêcher une abnégation qui n'est pas
dans la nature, n'est-il pas un moyen de conserver entre les
hommes cet esprit de bienveillance que commande la religion? Si on peut prouver que la doctrine des maladies dites
contagieuses est sans fondement; si on parvient à guérir les
imaginations de la crainte mortelle qu'elles inspirent; si on
démontre que les épidémies les plus graves ne tiennent qu'à
des causes atmosphériques ou à des événements communs à
tous ceux qui y sont exposés ; alors, au lieu de fuir sa famille,
ses amis, on s'empressera de leur porter des secours, des
consolations. Le pauvre sera visité par les âmes pieuses, et
les malheurs publics seront adoucis par les bienfaits d'une
charité mutuelle.

» Le *Journal des Débats*, qui, dans un temps, a déclamé
contre ceux qui se servent des textes de l'Ecriture sainte, s'en
sert lui-même, pour plaisanter un député qui avait invité les

électeurs à s'adresser à lui, pour qu'il fût fait justice à leurs réclamations : *Venite ad me qui laboratis*, dit-il avec ironie, *et ego reficiam vos*. Au commencement de notre choléra, quand il mettait dans la bouche de certains hommes du peuple ces paroles : « Divertissons-nous ; demain nous ne serons peut-être plus de ce monde. » Ne faisait-il pas aussi allusion à un passage du prophète Isaïe ?

» Il me semble que mes citations ne portent point avec elles cette malignité déplacée, qu'on peut reprocher à celles que je viens de rapporter, et qu'elles ont un à propos plus honorable. Quelle que soit du reste la sévérité qui me les dicte, j'ai sûrement bien des raisons de craindre que mes sentiments ne se soient écartés de l'humilité. « O mon cœur, me suis-je demandé souvent, ne vous élevez-vous point d'orgueil? et le sentiment profond du bien que mes pensées méditaient me justifiait aux yeux de ma conscience... Alors, je reprenais courage, et je disais : *Neque enim cessabit homo, nisi compleverit quod locutus est*. Je ne crois donc avoir d'orgueil que celui de mes convictions, parce que je sens qu'il n'y a chez moi ni intérêt particulier, ni intrigue. Vieillard sur le bord de ma tombe, je ne suis passionné que pour le bien général. Cependant, quoique je me surveille, dans tous les mouvements de la vanité, quand tu croiras les reconnaître dans mes écrits, ne m'épargne pas tes avertissements. Mais, encore une fois, ne juge pas mes vivacités par l'apparence. Elles portent souvent l'empreinte de l'indignation, et je pense qu'il est permis au zèle de se revêtir de cette arme.

» Une preuve que la contamination dont parle l'Ecriture sainte, ne serait pas la contagion que mes adversaires seraient bien aises de mettre sur la même ligne, afin de légitimer leurs mesures de séquestre, c'est qu'après avoir men-

tionné tous les animaux censés impurs, le Seigneur dit :
*Nolite contaminari animas vestras ; ne tangatis quidquid
eorum, ne immundi sitis.*

» Tu me dis que je serai poursuivi par mes adversaires
comme un diffamateur. Je dois m'attendre à leurs hostilités
violentes. Effrayés de la portée de mes accusations, ils sentent combien il en coûtera à leur amour-propre d'avouer
qu'ils sont coupables au moins d'irréflexion et de témérité, et
qu'ils ont commis une grande et déplorable erreur. Il faut
pourtant qu'ils se résignent à entendre des reproches contre
lesquels je leur laisse l'excuse d'une conscience trompée.
Autrement, il faudrait dire non-seulement adieu à la satire,
mais à toute critique littéraire, qui par la publicité, irait révéler les fautes les plus nuisibles à la société. Cependant, je
viens de lire cet article d'un Journal : « On voulait que la
diffamation existât par cela seul que le fait était de nature à
porter atteinte à l'honneur et à la considération du plaignant;
mais la Cour de Cassation vient de rejeter le pourvoi, en se
fondant sur ce que l'intention coupable est l'élément essentiel
et caractéristique de tout délit, et qu'il ne se trouve dans la
loi aucune exception à ce principe d'ordre commun. »

» Tu comprends alors qu'en déclarant et en laissant voir
partout, comme je l'ai fait de bonne foi, que je n'ai aucune
intention de nuire à personne, et que mes reproches accusa-
teurs n'ont en vue que de servir les intérêts de la société, je
puis me trouver dans la même condition que le prétendu
diffamateur, qui vient d'être acquitté.

» Ah ! mon ami, je serais bien affligé s'il ne m'était pas
permis de publier toutes mes pensées, et si j'étais réduit à
n'offrir qu'un travail de doute et d'hésitation, devant des
adversaires qui professent aussi hardiment le mensonge. Il
y aurait donc impunité pour ceux qui commettent le mal , et

il serait défendu de le découvrir à l'opinion publique! Pourtant n'est-ce pas une idée bien affreuse de pressentir qu'un jour, nos enfants, notre postérité pourraient être victimes d'une doctrine épouvantable, et qu'une cruelle politique, étrangère à notre civilisation, puisse dire! Il y a trop d'hommes ici! je veux me donner le plaisir de les détruire par la peste. Néron avait imaginé de se donner la joie de mettre le feu dans Rome, et de la voir se consumer par les flammes; mais encore son crime laissait aux malheureux la vie et l'espérance : il ne détruisait que leur fortune et leur avoir ; tandis que dans la peste, le machiavélisme se promet d'autres jouissances. Il a besoin de la mort. Il extermine autour de lui, pour être plus à son aise.

« 8 août. On a voulu régénérer la Turquie; mais on n'a pas » pu. La cure qu'on a entreprise est impossible. L'administration » turque veut vivre comme elle a vécu. »

» Et cependant on avait imaginé de lui faire adopter nos institutions sanitaires! Tu te rappelleras les beaux temps de Bulard et de son congrès, et avec quel enthousiasme les *Débats* nous parlaient de ses travaux, de ses expériences et de ses succès à la tour de Léandre !

« Je lis ceci dans les *Débats*, 29 août. Si, dans la vie politique, » les méprises sont coupables ; si, sur la place publique, elles sont » criminelles : dans le domaine de la pensée et dans les régions » philosophiques la hardiesse est légitime. La témérité même est » de droit naturel. Sur le terrain politique, repoussons avec énergie ces appels au renversement; mais dans la sphère de la philosophie, respectons les écarts de l'esprit humain, quand ils se » présentent sous la sauvegarde d'un intérêt parfaitement honorable, quand même on y mêlerait quelque ivraie au bon grain ; car » c'est le désir du bien qui l'anime. »

» L'idée en effet sanctifie la forme. N'est-ce pas là la défense

» forte et brillante que tu approuverais en faveur de la doctrine
» que je veux mettre au jour ?

» Si la science n'avait à se reprocher que la foi inconsidérée qu'elle a accordée au choléra, je lui pardonnerais tous les
malheurs qui en sont résultés, car la manière hardie dont
on a affirmé le fléau, a pu imposer même aux esprits les plus
capables de figurer dans une controverse ; mais quand, pour
justifier cette déplorable erreur, je lui vois faire tous ses efforts pour convaincre l'opinion publique que ce fléau n'est
qu'un événement qui n'a rien de nouveau, et qui est analo-
gue à plusieurs autres rapportés par l'histoire ; quand, à l'appui de cela, on ne cesse de nous affliger par le récit de nombreuses maladies qui ravagent certains départements, et par
la découverte de plusieurs contagions à redouter, tu me permettras de manifester mon indignation. L'art de guérir n'a-
vait point encore affligé les peuples, par de telles monstruosités successives. O fléaux des hommes, ne vous reposerez-
vous donc jamais ? Nuées d'épidémies funestes, typhus, fièvre jaune, choléra, morve ! non, ce n'est pas le Seigneur qui
vous envoie ! vous ne pouvez être que des conceptions de l'i-
gnorance ou d'une préoccupation malicieuse.

« Il y a bientôt deux ans, dit le *National*, que la Syrie, malgré
» l'intervention de nos zélés chrétiens et de la diplomatie euro-
» péenne, est en proie à toutes les misères, incendies, égorgement
» des femmes, des enfants, de toute la population jetée à la fureur
» soldatesque. »

» C'était bien le cas pour les contagionistes d'avoir à nous
montrer la peste dans ce malheureux pays, de nous entretenir de ses ravages ; et pourtant il n'en est pas question. Aucune feuille publique n'en parle.

« *National*. 12 octobre. M. Eusèbe de Salle prie l'Académie
» d'admettre au concours du prix Monthyon le travail sur la peste

» qu'il a lu devant elle. Les faits , dit–il , que j'ai communiqués,
» démontrent avec évidence que *l'omnipotence atmosphérique* est
» toujours la condition la plus appréciable et même la principale
» condition de la propagation de la peste. L'origine de cette mala-
» die est due à l'état complexe de la contagion atmosphérique et
» des localités. »

. » M. Dumont répond :

« Qu'est-ce qu'une omnipotence atmosphérique, comme condi-
» tion appréciable d'une maladie ? Dans l'état actuel de nos connais-
» sances, c'est une inconséquence scientifique , entée sur un style
» précieux, et voilà tout. »

» Je jugerais cette doctrine plus sévèrement.

« Il y a 25 ans, dit-on, que le choléra d'Asie, inobservé jusqu'a-
» lors en Europe , et sorti de ses limites naturelles, s'est répandu
» tout à-coup au loin, et a fait, sur tout le globe, d'innombrables
» victimes. »

» Un tel événement, incroyable, parce qu'il est contraire à
toutes les observations de la médecine, devait occuper la
science et la porter à interroger un tel mystère. Cependant,
nous voyons qu'elle y reste étrangère. Un an, ou deux ans
avant la malheureuse invasion du fléau, c'est à qui en raison-
nerait à perte de vue. Les monographies abondaient de toutes parts. Mais à peine eût-il quitté notre capitale, que ni les
journaux, ni l'Académie ne s'en sont occupés magistralement. Ils ont gardé un silence absolu, et tous les écrivains
ont repris la série de leurs travaux accoutumés, sans chercher à expliquer une monstrueuse énigme. Moi seul peut-
être, j'ai demandé à nos ministres que la question fût mise à
un concours. N'est-il pas digne de remarque, qu'au lieu d'interroger les savants sur une maladie qui venait de coûter
tant de larmes, on se soit occupé si activement de la peste
d'Orient, et de la doctrine sur laquelle reposent nos insti-

tutions sanitaires? En effet, tu as vu successivement paraître, avec de nombreux articles sur cette matière, les ouvrages
de MM. Brayer, Bulard, Clot-Bey et Aubert. Aujourd'hui
encore, on nous annonce ceux de M. Eugène de Salle et de
M. Gosse. Je ne vois pourtant pas à quel titre M. de Salle
prétend au prix Monthyon. Je ne vois pas quel bien public
résulterait d'une doctrine qui nous conserve la peste, et ne
nous la présente qu'avec quelques modifications perfides.

» Les contagionistes veulent encore étendre le terrain des
causes de l'infection pestilentielle, et voilà qu'ils les soupçon-
nent dans les conditions, inconnnes jusqu'ici, de l'atmosphère ! N'as-tu pas entendu les rapports de divers investigateurs, qui sont allés, en ballon, étudier les phénomènes
qu'elle présente dans ses plus hautes régions? Cela a conduit
sans doute M. de Salle à imaginer que l'origine de la peste
était due à l'*état complexe* de la condition atmosphérique et
des localités. Ainsi donc, l'indiomètre en main, on viendrait
nous prouver que notre maison est malsaine, que notre atelier est impur, etc., et que ce sont des conditions suffisantes
pour nous amener la peste ! Ah ! sont-ce là les bienfaits que
nous promet le système de la contagion par infection? Je
demanderai d'abord sur quelle peste M. de Salle a fait ses
expériences? Depuis longtemps, on ne parle pas de ce fléau
établi longuement et sérieusement quelque part ; à peine en
cite-t-on quelques cas isolés, et comme pour mémoire. Comment démontrer avec évidence les causes physiques d'une
maladie qu'on n'a pas vue sévir depuis longtemps d'une manière très-remarquable ; d'une maladie aussi obscure dans
tout ce qui la constitue, et aussi controversée que la peste?
Comment oser marcher sur l'expérience du passé et sur les
doctrines de tant d'écrivains anciens et modernes, avec lesquels l'auteur se trouve nécessairement en opposition , sans

songer à combattre d'abord victorieusement tous leurs raisonnements! On a beau préparer l'opinion publique, et faire
lire dans les articles *Académie* que

  « *L'étude de l'atmosphère est une investigation nouvelle qui sera*
» *féconde* en applications ; que le ballon sera un moyen de scruter
» les parties de l'atmosphère où se passent des phénomènes qui
» réagissent d'une *manière formidable sur la terre ;* que des so-
» ciétés se forment, pour faire des expériences ; qu'il est temps
» qu'on pénètre les causes générales et permanentes des maladies
» si longtemps négligées ; que la chimie, entrée dans une nouvelle
» voie, va corriger le vice des ateliers mal ventilés, qui deviennent
» des foyers d'altération lente, où la nature humaine dispa-
» raît. »

  » Je ne reconnais, dans ces investigations trompeuses,
qu'on salue avec enthousiasme, autre chose que le désir
d'embrouiller encore davantage la question des fléaux pestilentiels, et de préparer un terrain plus favorable au contagionisme. Hélas! tu le sais, nous ne comprenons que difficilement ce qui se passe sur la terre ; nous ne discernons qu'avec
peine ce qui est sous nos yeux. Tu sais que les mauvais médecins, qui ne savent pas ou qui ne veulent pas savoir les causes d'un cas pathologique, disent, « *qu'il tient à des causes
occultes,* » et qu'il y a longtemps qu'on a dit que ces causes
occultes sont des ressources pour l'ignorance et le charlatanisme, qui ont un intérêt à ne rien expliquer, dans la crainte
d'être pris en défaut de logique. « Vous ne pouvez sonder
les choses qui sont au-dessus de vous ; à peine pouvez-vous
juger celles dont nous sommes les tristes témoins tous les
jours. » Et pourtant, tu le vois, « nous croyons pouvoir mesurer le vent, pénétrer la source des abîmes du firmament et
rendre raison de toutes ces choses!... La mer a prouvé la vanité de nos pensées. Les sables se sont élevés comme des montagnes, et les flots orgueilleux sont venus s'y briser... Pou-

vez-vous changer les lois de celui qui donne du poids aux vents, qui prescrit des lois aux pluies, et qui marque le chemin aux foudres et aux tempêtes? » Et voilà nos modernes qui veulent aujourd'hui rejeter tous les raisonnements d'une longue controverse, et même les leçons de la sagesse des nations, pour écouter les nouvelles propositions d'un médecin dont on ne pourrait toutefois démontrer la fausseté, qu'en prenant un ballon, pour aller contrôler ses opérations! En vérité, il faut l'avouer, mes adversaires me font la partie bien belle à gagner! A force d'accumuler, chaque jour, des armes si misérables pour leur défense, il n'est pas possible que les intelligences attentives ne découvrent le but honteux de leurs prétentions! Pourquoi nous tromper, en nous annonçant aussi solennellement des découvertes qu'il est si difficile de confirmer? Dites-nous donc bien que vous avez interrogé les secrets de l'atmosphère supérieure, que vous avez fait parler des causes inconnues jusqu'alors ; faites-nous croire que vous avez pénétré les mystères de la plaine des airs. Hommes menteurs, ne serez-vous pas obligé, en définitive, de confesser que vous n'avez rien à opposer aux météores, aux plaies du Seigneur?

» Je ne puis m'empêcher de croire que toutes ces investigations nouvelles sont faites en l'honneur du choléra, et pour sa justification. On veut en faire une sorte de miracle, un événement arrivé en conséquence de quelques lois de la nature jusqu'alors inconnues; et à force d'occuper les esprits des recherches qu'on fait dans les hautes régions de l'air, on finira par dire qu'on est à même d'assurer qu'on a découvert enfin le secret de tous les fléaux décimateurs, que la pathologie n'avait pu expliquer jusqu'ici.

» N'as-tu pas remarqué que c'est seulement en France qu'on ne cesse, depuis les désastres de notre choléra, de nous

parler de peste, de quarantaine, d'épidémies désastreuses, de
mesures sanitaires, de modifications à faire dans nos lazarets,
et que, dans nos divers traités de commerce avec les autres
États, il n'est nullement question des précautions contre les
fléaux contagieux! Toutes les puissances restent muettes à cet
égard, et nous laissent seuls défendre la cause du contagionisme. On se contente de nous citer l'Allemagne et l'Angleterre, comme modèles à suivre; mais on ne rapporte aucun
extrait de leurs traités *ex professo*, aucun raisonnement qui
explique leur doctrine.

« 14 avril. Le Roi, nous disent les *Débats*, a agréé l'hommage de
» l'ouvrage de M. Gosse intitulé : *Réforme des quarantaines.* »

» Quoi ! vous n'avez jamais pu vous accorder depuis des
siècles, ni convenir de principes communs, ni vous contenter
d'aucune des idées que chacun de vous a successivement
adoptées ; mais « flottant au hasard, comme des enfants abandonnés à leur propre faiblesse, et vous laissant emporter à
tous les vents de doctrine, vous n'avez fait qu'errer de dogme
en dogme, d'opinions en opinions, éternellement incapables
de fixer l'inconstance de votre esprit; » et vous voulez aujourd'hui nous donner pour certains les nouveaux arrangements de votre système ! Ne cédez-vous pas, en dépit de vous-
mêmes, à l'insurmontable ascendant des vérités qui vous accablent?

» Tu as vu, dans le temps, comme on est reçu quand on propose une doctrine qui demande la suppression de nos institutions sanitaires, et qui a, pour se justifier, et la logique et la
raison ; ne penses-tu pas, comme moi, qu'en sollicitant l'accueil du roi sur cet ouvrage de M. Gosse, c'est lui faire pré-
juger la question? Il me semble que c'est compromettre Sa
Majesté, et la montrer favorable à un contagionisme adouci.
N'est-ce donc pas une chose faite pour exciter le soupçon, que

cet empressement singulier, depuis dix ans, de tant de médecins, qui, sans à-propos excusable, viennent tour à tour apporter leurs ouvrages dans un sens de conservation à l'égard
du contagionisme? N'est-ce pas une comédie honteuse, où l'on
feint une sorte de scepticisme, une guerre simulée contre la
contagion qu'en définitive on accepte, sauf quelques pauvres
modifications trompeuses, puisqu'on admet toujours la nécessité de certaines mesures de précaution? Je voudrais que
tu remarquasses mieux cette guerre souterraine contre l'anticontagionisme absolu. Comment veux-tu qu'il trouve désormais un seul partisan, quand tous ceux qui songeraient à
traiter cette matière voient l'accueil qu'on fait au contagionisme mitigé? C'est ainsi qu'on va faire de la force même le
droit. Comment osera-t-on attaquer les propositions erronées d'une dangereuse doctrine, quand le roi lui-même a
reçu l'hommage d'un travail qui semble la consacrer?

» J'écrivais dernièrement à un littérateur distingué qui ne
se croyait pas compétent, pour avoir une opinion sur la controverse entre les contagionistes et leurs adversaires, et je lui
disais, je crois, avec raison : « Mais si tout le monde se ré-
cuse, qui sera donc le juge dans ce grand combat contre les
erreurs de la science? »

» Tu as dû lire ces paroles remarquables de M. de Lamartine à la tribune : « Je ne me dissimule pas les inconvénients de
ma situation. Je ne suis ni ingénieur, ni marin, mais je me suis
dit que c'est ici un cas où l'ignorance ne doit pas se retirer à
l'écart; un cas, ou un esprit systématique de la science est plus
dangereux que l'ignorance. En effet, un esprit systématique
obstiné dans la science résiste à la lumière qui frappe l'ignorance. » Je puis donc espérer des sympathies et des juges qui
ne craindront pas d'avoir leur sentiment sur la matière que
je traite.

« Les témoignages des Académies passent comme leurs opinions. Ceux de la raison universelle sont immortels, impéris-
sables. Quand il s'agit d'affranchir la vie des hommes, de
leur épargner les horreurs des fléaux décimateurs, de leur apprendre par les raisons les plus claires et les plus simples que
ces maux ne sont fondés que sur des préjugés trompeurs,
qui osera, dans un démêlé qui intéresse l'humanité entière,
refuser le concours de ses lumières et le jugement de son intelligence? Un juré a-t-il besoin de connaître la jurisprudence,
pour condamner un coupable?

» J'aime à voir des journaux, des littérateurs reconnaître
et saisir tout ce qu'il y a de ridicule et d'application fausse
dans la prétendue maladie des pommes de terre. C'est d'un
bon augure pour mon ouvrage. J'ai lu avec joie la riposte
ferme et juste du *National* à M. de Gasparin qui prétendait
que la mauvaise récolte de ces tubercules ne pouvait être attribuée aux conditions atmosphériques. M. Alphonse Karr
plaisante aussi à merveille cette pathologie d'un nouveau
genre. Tu vois que les philosophes et nos bons cultivateurs
ne manqueront pas de trouver les côtés défectueux des puériles investigations de nos savants. Ces savants ne semblent-
ils pas nous enseigner que la nature ne veut pas faire de ja-
loux, parmi ses créatures? Après nous avoir gratifiés du fléau
asiatique, ne nous ont-ils pas montré l'extension maternelle
de ses bontés sur les animaux, puis sur les végétaux? Il n'y
a plus que les minéraux qui attendent la maladie. Ah! quel
bonheur, si l'or pouvait avoir le choléra! Notre budget s'en
trouverait peut-être un peu malade; mais bien certainement
nous nous en porterions mieux.

» Je me défie plus d'un anticontagioniste adouci, que
d'un contagioniste outré. Celui-ci, du moins, est conséquent
dans ses principes; et, s'il me fallait décidément renoncer à la

victoire absolue que je poursuis, j'aimerais cent fois mieux toute la sévérité des vieilles lois, les quarantaines de quarante jours, et toutes les rigueurs des cordons sanitaires, que ces concessions excessives, suspectes et sans à-propos, que mes adversaires, poussés dans leurs derniers retranchements, s'empressent de faire aujourd'hui, pour apaiser, par des transactions, les prétentions qu'ils redoutent. Un franc contagioniste peut-il se soumettre au moindre relâchement sur la sévérité des mesures? N'est-ce pas, en effet, par la seule négligence de ces mesures, a-t-on dit, et par l'hésitation de l'intendance de Marseille, à déclarer la présence de la peste en 1720, que cette ville a perdu la dixième partie de ses habitants? Si la contagion était une vérité bien prouvée, il serait de la plus grande inconséquence d'exposer la santé publique, en faisant des concessions qui ne peuvent que préparer des malheurs un jour ; car pourrait-on jamais se féliciter d'une tranquillité présente, dès qu'on aurait à considérer les maux possibles de l'avenir?

« 27 février. Broussais a soulevé la médecine tout entière, jus- » que dans ses fondements. Il a tenu dans sa main le fil d'un sys- » tème *qui a régné sur toute l'Europe.* »

» Ici, comme dans toutes les investigations d'école; dans certains ouvrages en vogue, dans telle innovation, dans l'invention du choléra, on voit tout ce que peut l'entraînement.

« 27 février. M. Royer est nommé à l'Académie. Il sera un *juge* » *compétent*, plein de lumières et d'autorité, pour se prononcer » dans un grave problème d'hygiène administrative et de méde- » cine comparée, que soulèvent depuis quelques années ses *pro-* » *pres travaux* sur les maladies qui se transmettent des animaux » à l'homme. »

» Voilà donc ce docteur nommé à l'Académie, pour avoir inventé la morve transmissible à l'homme, et toujours mor-

telle! Regarde avec quel soin on rehausse son mérite aux
yeux du public, et comme on nous dispose à accepter ses travaux avec reconnaissance! Comment veux-tu que maintenant
la critique ose mordre sur lui? La distinction, qu'il vient de
recevoir, n'écarte-t-elle pas les adversaires qui seraient tentés
de le combattre? n'invite-t-elle pas tous les docteurs à se
ranger de son avis? Ne court-on pas dans ce siècle calculateur vers les doctrines que favorise le Pouvoir? Comment
veux-tu qu'un ministre, chargé de l'hygiène administrative,
ne soit pas plein de reconnaissance envers celui qui lui offre
l'occasion de servir la santé publique? Du reste, ne penses-tu
pas que M. Royer, que le journal porte aux nues, et qu'il
regarde comme très-compétent, va juger dans sa propre
cause?

« Il représente l'art vélérinaire dans sa partie la plus élevée. »

» N'avons-nous pas assez de vétérinaires, sans qu'on les
prenne parmi les médecins? Ne perds pas de vue cette tendance sourde et continuelle à étendre les domaines et la considération du contagionisme. C'est un nouvel artifice de situation. Ah! si cette doctrine était vraie, depuis tant de siècles,
n'aurait-elle pas jeté, au sein de longues et libres discussions,
une immense clarté parmi les hommes de la science? Peut-on
se défendre de la regarder comme un pernicieux mensonge,
quand encore aujourd'hui les plus déplorables ténèbres l'obscurcissent davantage?

« 26 février, *Débats*. Le *Times* dit qu'il professe si peu d'en-
» thousiasme pour le droit de visite, et les avantages que l'Angle-
» terre peut en retirer dans ses croisières, sur les côtes *pestilen-*
» *tielles* de l'Afrique , qu'il souscrirait volontiers au sentiment que
» la chambre française exprime dans son adresse. »

» Voilà donc des croisières sans cesse exposées à recevoir

et à communiquer la peste! Tel bâtiment négrier qui veut se soustraire à une visite qu'il redoute à bon droit, ne peut-il dire qu'il est infecté, et éviter ainsi le danger d'être pris? Ou s'il est réellement pestiféré, ne va-t-il pas perdre l'équipage du vaisseau visiteur, qui, à son tour, va être abordé par divers autres bâtiments, et propager ainsi la contagion! Tu conçois par là combien ce droit de visite, sur lequel on insiste tant, milite singulièrement en faveur de ma doctrine.

» Tu as raison; je sais que je me glorifie trop souvent de mes pensées. C'est de la vanité, sans doute; et quand même le but que je me propose me donnerait quelque droit d'être vain, rappelle-moi tant que tu le pourras à la modération : mais pourtant ne gêne pas mon plaidoyer charitable. Dans ma controverse je sais qu'il y a deux choses à observer; d'abord, l'inviolabilité de la conscience de mes honorables adversaires; ensuite, la pensée directrice, le danger d'un système dont la science est responsable. C'est là le principal ennemi que je veux attaquer sans ménagement. « Je sauterai, tant que je pourrai, par-dessus la tête des personnes, pour prendre corps à corps leurs funestes enseignements. » Si mon style est trop souvent déclamatoire, tu me rendras la justice qu'il ne cesse jamais d'avoir en vue la démonstration de quelque vérité.

« 9 août. Je lis dans les *Débats* : La philosophie, c'est la liberté » même de l'esprit humain, avec ses dangers et avec ses avantages. » C'est cet esprit d'examen qui discute et qui contrôle la sagesse, » les règles et les pouvoirs à établir. C'est cet esprit de recherche » qui, dans les sciences exactes, interroge la nature matérielle, et » qui, dans les sciences morales et politiques, s'efforce de connaître » les lois de l'homme et de la société. Voilà ce qui fait sa force et » son impérissable durée ! »

» Ces pensées-là ne justifient-elles pas, n'encouragent-elles pas mes travaux? Ah ! si j'avais le bonheur de discuter avec des adversaires de bonne volonté ; s'ils pouvaient me prouver que je soutiens une thèse coupable, assurément, je serais fort heureux et j'aimerais abandonner des pensées qui m'affligent ; mais je n'ai aucun de ces avantages avec eux !

» S'il y a, dans le préjugé des fléaux pestilentiels, un mystère que je ne dois pas interroger, ni chercher à comprendre, fais-moi-le donc pressentir. Inspire-moi une foi que je n'ai pas ; car je me donne beaucoup de peine à remuer une matière qu'il faudrait peut-être *ensevelir d'oubliance éternelle.*

» Oui, tu as raison, j'imite, comme dans Plutarque, les adversaires des stoïciens, qui, en « récitant leurs contredits, entremêlent quelques explications, pour aggraver l'absurdité de cette secte et en détourner le lecteur ; ce qui est une manière de disputer fort propre contre les erreurs envieillies et qui ont grande vogue dans le monde ; car, en montrant que ceux qu'on estime les plus habiles à les enseigner et maintenir, ne savent ce qu'ils disent et se confondent eux-mêmes, c'est reprocher ouvertement à tout homme qui y adhère, qu'il est privé de sens commun, en recevant pour certain ce dont les maîtres eux-mêmes ne sont pas bien résolus. » Il est clair que si je n'apportais que mes raisons, sans mettre celles des contagionistes en regard, le lecteur ne pourrait bien juger, et il préférerait rester attaché à l'opinion générale.

» Quand je lis ce que Fodéré et même nos modernes contagionistes nous rapportent sur les jongleries de nos lazarets, je suis tenté de les comparer à celles des prêtres du temple de Delphes, dont parle Plutarque. « Vraie caverne de Satan, dit-il, en laquelle la devineresse exerçait son métier avec des impostures incroyables, pendant un long espace d'années, ne se contentant pas de piper ses esclaves avec un scandale ridicule et si apparent, qu'il est étonnant que les yeux de ceux qu'elle abusait, eussent eu si peu de moyens, pour voir la millième partie de ses tromperies épaisses et lourdes comme des montagnes.... Les hommes paresseux se contentent de savoir et entendre seulement le sommaire et l'issue d'un fait ; mais, au contraire, les hommes diligents et amateurs des choses belles et honnêtes » (j'ajouterais : et de haute importance) « prennent plus de plaisir à ouïr les particulières par le menu..... Ne peut-on délivrer le monde d'une vilaine doctrine, sans exciter de troubles, en disputant avec raison et paroles de justice, en contredisant ses adversaires, sans être fâcheux en ses propositions, ni rude en ses réponses ? Socrate s'est servi et a usé de la forme d'enseigner qui est la plus digne d'un philosophe, simple, sans fard, ni fictions quelconques, l'ayant choisie comme la plus franche et la plus amie de la vérité ; ayant rejeté toute vanité et la mine comme fumée aux sophistes, s'attachant aux choses qui sont, et reconnaissant qu'ès-raisons sobres gît la vérité. » Voilà sans doute de belles leçons ; mais qui peut avoir les vertus de Socrate ? Compare donc mes adversaires aux siens ? Qui pourrait plaider de sang-froid contre les contagionistes ?

» Tous les jours, je lis des procès en diffamation. Dans notre siècle de lumière et de liberté, on n'osera donc plus se permettre la moindre critique, sans encourir la prison, ou des amendes ruineuses ; sans être condamné comme un vil détracteur, qui excite la haine, le mépris et la déconsidération ? Qui osera donc maintenant lever le fouet de la satire ? Quel Dieu sera assez puissant pour chasser les marchands du du Temple ? L'esprit aujourd'hui est-il libre ? N'aura-t-on pas sans cesse à craindre de se laisser aller à ses inspirations, et d'être entraîné dans ces piéges innombrables tendus partout autour de l'écrivain ?

» Eh ! quoi, la Bastille a prouvé que Voltaire n'avait pas

les droits que nous donne le septième article de la Charte, et pourtant il a pu écrire impunément avec la plume d'un athée, se faire gloire d'être un détracteur effronté de la religion catholique ; il a pu insulter le chef respectable de l'Église de son pays, il a pu terminer une partie de ses lettres par ces mots impies : *Écrasons l'infâme!* et dans notre siècle de liberté, il ne serait pas permis de combattre une doctrine de mort que ses propres partisans ne peuvent s'empêcher souvent de couvrir de leur mépris! Je ne puis me persuader cela.

« 24 mai. *National.* M. Aubert adresse un mémoire sur l'aboli-» tion des quarantaines, pour les provenances de Constantinople » par l'Autriche et l'Angleterre. »

» Que signifie un tel anticontagionisme? Y a-t-il là une doctrine explicite, une négation franche et absolue de la contagion? A quoi bon une suppression circonscrite des quarantaines? pourquoi ne pas la demander générale ? Pourquoi tromper l'opinion publique et l'amener à se contenter de concessions perfides qui maintiennent un principe faux et dangereux? Un journal anglais dit :

« La France a aussi aboli le commerce des esclaves, [mais elle » n'a pas aboli l'esclavage. Dans leurs chambres, on projette de » fixer la durée de l'esclavage à 15 ans. Quant à nous, nous n'ap-» prouverions pas une loi qui donnât, même pour une heure, une » sanction légale au crime. »

» Et moi aussi, je dis que l'anathème lancé sur les établisse-ments et mesures contre la contagion ne détruit pas le contagionisme, et que les modifications qu'on se propose d'apporter tous les jours à ce système abominable ne seront qu'une sanction légale qu'on va lui donner.

« *Si* tant est que le maintien des quarantaines, en France, donne » à l'Allemagne, pour les provenances de Constantinople, un bé-» néfice de temps de dix à treize jours, et à l'Angleterre un avan-» tage de vingt-cinq à trente jours, et *si* les différences d'argent

» sont dans les proportions de trois cent seize à trois cent dix-huit
» francs, il importe que la France déchire au plus vite le contrat
» sanitaire de l'Europe. »

» Il n'y a jamais eu de contrat sanitaire entre toutes les
puissances maritimes, avec des conditions égales et uniformément exécutées. On sait bien que l'Angleterre, par exemple,
ne fait des quarantaines que par complaisance, et qu'en général la doctrine de la contagion est loin d'être partagée par
tous les peuples, sous les mêmes points de vue. Je suis fâché,
au reste, qu'on ait laissé l'étranger prendre l'initiative sur
nous, même pour de simples concessions que je désapprouve.
MM. les ministres du commerce étaient instruits de mes pensées à cet égard depuis longtemps.

« Les faits énoncés par M. Aubert sont connus depuis longtemps
» et reproduits mille fois avec insistance depuis plus de dix ans. »

» Mais quels faits incontestables peut-on apporter? Que
sont des faits et allégations arbitraires, que la raison n'ap-
prouverait pas? C'est l'histoire du contagionisme qu'il s'agit
de mettre en cause, et pour cela il faut se garder de partir
d'un principe faux et contesté.

» Je ne conçois pas cette haine sourde contre les anticontagionistes. Au lieu de bénir les bienfaits que promet leur
doctrine franchement raisonnée, on semble les maudire
comme des perturbateurs. « Il est pourtant nécessaire, dans
l'intérêt public, qu'il soit permis de dire ce qu'un auteur
a dit, et qu'on soit admis à le prouver. » Ce que je me reproche, c'est d'avoir averti nos ministres et le secrétaire de
l'Académie de mes intentions de publier l'ouvrage dont je
leur avais confié les principaux arguments. J'ai soulevé par
là sans doute mille intérêts et tous les amours-propres engagés
à défendre la thèse contraire. J'ai éveillé les susceptibilités de

l'autorité superieure, qui se trouve compromise dans le contagionisme, et se croit autorisée à prêter les mains à cette
doctrine. Hélas! tu l'as remarqué toi-même! Quelles choses
n'a-t-on pas écrites depuis quelques années, pour paralyser
mes efforts et armer l'opinion contre moi! On s'est adressé à
tous les hommes intelligents, pour captiver leurs suffrages
et les mettre dans le cas de ne pouvoir plus abjurer leur foi et
tout ce qu'ils avaient enseigné. On a flatté dans tous les journaux le préjugé des mauvaises odeurs. Dans toutes les classes de la société, dans tous les partis politiques, on a semé
adroitement et on a flatté les idées erronées que je songe à
détruire, et tu le sais, dans notre siècle, où règne le droit de
la majorité, malheur à celui qui arrive le dernier! Les opinions sont arrêtées; toutes les préventions sont armées contre
lui; il n'y a plus guère d'espoir de se faire écouter. Le pouvoir
même intervient, comme tu le dis, et loin de gêner les efforts
du contagionisme, il est présumable qu'il les favorisera.

« On dit qu'il y a eu des disettes factices organisées avec
une atroce industrie par des spéculateurs infâmes, qui pous-
saient dans la tombe des milliers de victimes sacrifiées à leur
avarice exécrable. » Si le contagionisme a causé encore de
plus grands malheurs, au moins on ne l'accusera pas d'une
préméditation criminelle. C'est assez d'avoir à lui reprocher
son aveugle obstination dans le mal.

» Les animaux sauvages ne meurent point dans les forêts,
pendant les saisons les plus fâcheuses; on ne les trouve point
victimes en masse des épidémies, comme les animaux domestiques. Dieu ne détruit ses créatures que par les lois universelles. La mortalité excessive qu'on remarque quelquefois,
chez celles qui sont assujetties à l'homme, n'est-elle pas
causée par l'esclavage où elles vivent, et par le genre de soins

et de nourriture qu'elles reçoivent? La peste même, chez l'homme, ou plutôt la mortalité très-grande que causent certaines épidémies, entre-t-elle dans l'ordre général établi dans l'œuvre si sage de la Divinité? N'y a-t-il pas là toujours quelque chose de l'homme qu'il faut accuser? Le public aime à verser le ridicule et quelquefois le mépris sur notre belle science médicale. Les versatilités continuelles de nos écoles tendent, je crois, à justifier ce vieux reproche qu'on lui adresse si souvent : « Hippocrate dit oui, et Gallien dit non. » Mais ne peut-on prendre en bonne part cette sentence qui semble commander la déconsidération et dire : *Oportet esse hœreseos*. Le Pape aussi dit oui, et Luther dit non ; et l'ordre aussi dit oui, et le désordre dit non ! Et cependant l'Eglise marche sans cesse vers sa gloire universelle, et les gouvernements réguliers sont l'admiration et l'exemple du monde! Que les accusations graves que je jette moi-même sur des erreurs de la médecine de notre époque, ne dérobent donc rien à la haute idée qu'on doit avoir de cette science. Elle n'est pas responsable des fautes de ceux qui l'exercent ou la professent.

» Il n'est guère possible d'être contagioniste, quand on a lu le xxie chapitre des *Armschaspands* de M. de Lamennais. On y est si pénétré de cette joie sainte du spectacle des harmonies ravissantes de la nature, que l'esprit aurait de la peine à comprendre ces désastres, ces plaies universelles et destructives, telles qu'on nous les a présentées dans le choléra. La nature souvent nous effraie par des phénomènes désolants, par des orages dévastateurs, par des tremblements de terre, des constitutions atmosphériques malheureuses, etc.; mais les contagionistes peuvent-ils s'appuyer de ces conditions nécessaires à la vie générale de la création, pour faire passer leurs fléaux dans les lois du Créateur, qui met toujours le

bien à côté du mal? Non jamais la science ne nous fera croire
à ces pestes infligées, qu'on nous dit avoir presqu'anéanti le
genre humain.

« Que le génie de la destruction répande sur les campagnes sa
» malheureuse haleine; qu'il y flétrisse la vie, et y glace le mou-
» vement ; bientôt tout renaît, reverdit, palpite ; bientôt sont effa-
» cées les traces livides du passage de l'immonde Daroud. »

» (Dans tout cet article, tu dois t'apercevoir que j'emprunte les belles expressions de l'auteur).

« Loin des lieux où fermentent et bouillonnent les passions hu-
» maines, rarement l'aspect du mal vient troubler la joie pure dont
» nous pénètre incessamment le spectacle de la création. Que la na-
» ture est belle, ô Mitra! que ses secrètes puissances sont fécon-
» des et ses industries merveilleuses, et ses harmonies ravissantes !
» L'intarissable vie s'épanche de son sein, revêt des formes dont
» la variété exprime au-dehors les pensées d'Ormutz, inépuisables
» comme elles, incarnées dans son œuvre. »

» Ces bienfaits continuels que la Providence répand sur
nous, ces harmonies, qui ne semblent altérées un instant
que pour reparaître plus merveilleuses, faut-il les reconnaître dans ce choléra qui, pendant plus de vingt ans, a porté
successivement la mort chez tous les peuples et sous toutes
les latitudes ? *Deus creavit omnia suaviter*. Contagionistes,
cessez de nous montrer un Dieu acharné contre l'espèce humaine. Ne nous dites pas que tous les fléaux pestilentiels
sont des peines envoyées par la Providence. Nous disons au
contraire que ces maux, ainsi que les épidémies et les épizooties extraordinaires sont presque toujours amenées par
l'imprudence ou le faux savoir des hommes. « Ah! si un
Dieu intelligent et bon gouverne le monde, des esprits diabo-
liques bouleversent le genre humain. » Si quelquefois l'histoire parle de la nature, n'est-ce pas trop souvent pour ra-

conter des fléaux, et pour mettre sur le compte de la divinité des malheurs qui viennent de notre faute? « Quels soins ne prend-elle pas de notre bonheur, dit Bernardin de St-Pierre! Elle n'a répandu ses biens d'un pôle à l'autre qu'afin de nous engager à nous réunir, pour nous les communiquer. » Il n'y aurait donc plus que les pestes qui nous privent de ce bonheur!

» Je vais te citer ce que j'ai trouvé dans Volney. Je copierai presque textuellement toutes ses pensées :

« Jusqu'à quand l'homme importunera-t-il les cieux d'une injuste plainte? Jusqu'à quand, par de vaines clameurs, accusera-t-il le sort de ses maux? Ses yeux seront-ils donc toujours fermés à la lumière, et son cœur aux insinuations de la vérité et de la raison? Elle s'offre à lui cette vérité lumineuse, et il ne la voit point! Homme injuste, si tu peux un instant suspendre le prestige qui fascine tes sens, et repousser tes préjugés ; si ton cœur est capable de comprendre le langage du raisonnement, interroge ces contrées (l'Egypte), jadis si heureuses ; lis les leçons qu'elles présentent. Et vous, témoins de 20 siècles divers, paraissez dans la cause de la nature même. Venez au tribunal d'un sain entendement déposer contre une accusation impie..... *Accusait-on autrefois cette Egypte d'être un foyer de maladies pestilentielles et contagieuses?* Venez donc confondre les erreurs et déclamations d'une fausse sagesse, d'une doctrine hypocrite, et vengez la terre et les cieux de l'homme qui les calomnie. En quoi consistent ces anathèmes sur ces contrées? où est la raison de cette malédiction de Dieu? Dites, monuments des temps passés, les lieux ont-ils changé leurs lois? Répondez, race de mensonge et d'iniquité, Dieu a-t-il troublé cet ordre primitif et constant qu'il assigna lui-même à la nature? Le ciel a-t-il dénié à la terre, et la terre à ses habitants, les biens que jadis ils leur accordèrent? Si rien n'a changé dans la création; si les mêmes moyens qui existaient subsistent encore, à quoi tient donc que les races présentes ne sont plus ce qu'étaient les races passées? Ah! c'est à tort que vous accusez la divinité. C'est à tort que vous rapportez à Dieu la cause de vos maux. Si ces lieux sont désolés; *si vous assurez qu'il s'en élève des germes de peste*, est-ce Dieu qui en est la cause, ou est-ce le faux savoir, le calcul intéressé de l'homme? et lorsqu'après de mauvaises récoltes, causées par de fâcheuses saisons qui ont attristé telles localités, la famine est survenue, est-ce la vengeance divine qui l'a produite, ou l'imprévoyance de l'homme? Lorsque dans la famine l'homme s'est repu d'herbes ou d'aliments immondes, si la peste a suivi, est-ce la colère de Dieu qui l'a envoyée, ou la malice de l'homme? Si dans l'angoisse de leurs maux, les peuples n'en voient pas les remèdes, est-ce l'ignorance de Dieu qu'il faut inculper, ou celle de l'homme? Cessez donc, ô mortels, d'accuser la Providence; si Dieu est bon, sera-t-il l'auteur de vos calamités? Non, la bizarrerie dont l'homme se plaint, n'est pas la bizarrerie du destin. L'obscurité où la raison s'égare, n'est pas l'obscurité de Dieu. N'appelez point mystères les ténèbres de votre entendement. La source de vos calamités n'est point reculée dans les cieux; elle n'est point cachée au sein de la divinité; elle réside dans l'homme même; il la porte dans son cœur. Le Dieu qui peuple l'air d'oiseaux, la terre d'animaux, le Dieu qui anime la nature entière est-il un Dieu de ruines et de tombeaux? Demande-t-il pour hommage et pour sacrifice le deuil des populations? Veut-il pour hymnes des gémissements, des homicides pour adorateurs, et pour temple un monde désert *ou décimé par des fléaux pestilentiels!* La passion qui méconnaît les lois immuables de la nature, qui n'observe pas les causes, qui ne prévoit pas les effets,

a dit dans la sottise de son cœur : Tout vient d'une fata-
lité aveugle qui verse le bien et le mal sur la terre,
sans que le savoir ou la prudence puissent s'en préserver.
En prenant ce langage hypocrite, les hommes ont dit : Tout
vient de Dieu. Il se plaît à confondre la sagesse et la raison,
et l'ignorance s'est applaudie dans sa malignité. Elle a dit :
« C'est Dieu qui a décreté les malheurs de l'homme ; c'est le
sort qui l'a voulu. » Mais, moi, j'en jure par les lois du ciel
et de la terre et par celles qui régissent le cœur humain ;
l'hypocrite sera deçu de sa fourberie. L'homme rapporte en
vain ses malheurs à des agents obscurs, imaginaires ; il cherche
en vain des causes mystérieuses dans l'ordre général de l'univers. Sans doute sa condition est assujettie à des inconvénients ; sans doute son existence est dominée par une puissance supérieure ; mais cette puissance est-elle donc acharnée
à la perte du genre humain ? Ainsi que le monde dont il fait
partie, l'homme est régi par des lois naturelles, régulières
dans leur cours, conséquentes dans leurs effets, immuables
dans leur essence ; et ces lois, source commune des biens et
des maux, ne sont point écrites au loin dans les astres, ou
cachées dans des codes mystérieux ; inhérentes à la nature des
êtres terrestres, identifiées à leur existence, de tout temps, en
tout lieu, elles sont présentes à l'homme ; elles agissent sur ses
sens, elles avertissent son intelligence, et portent à chaque
action sa peine ou sa récompense. Que l'homme reconnaisse
ces lois ; qu'il comprenne la nature des êtres qui l'environ-
nent et sa propre nature, et il connaîtra les moteurs de sa
destinée. Il saura quelles sont les causes des maux de l'humanité, et quels peuvent en être les remèdes.

» Oui, Dieu influe sur tous les événements du monde ;
mais l'homme est responsable de ses actions. Les résultats
heureux ou malheureux qui se présentent chaque jour à

l'occasion de tel météore ou phénomène de la nature, ne me paraissent pas des récompenses ou des châtiments directement infligés aux hommes. Les années d'abondance ou de disette n'entrent-elles pas dans l'ordre général des choses? C'est pourquoi tu m'as vu condamner la leçon qu'on a faite dernièrement à cette pauvre Irlande affamée. Je crois qu'il eût été plus charitable de ne pas ajouter à son malheur la crainte d'une mort affreuse comme une punition méritée. Eh! mon ami, tire-moi du danger, et tu feras après ta harangue!

» Je vois dans les *institutions philosophiques*, que la Providence gouverne tout dans le monde physique et moral. Je vois qu'elle influe, qu'elle permet, qu'elle étend sa puissance sur les guerres, les traités, les malheurs ou les prospérités des nations ; mais on n'y lit pas qu'elle *ordonne*, qu'elle *commande* ces choses. Il ne faudrait pas, ce me semble, laisser à mes adversaires le droit de rejeter, comme ils l'ont fait souvent, sur le Créateur, des événements qui ne sont, hélas! que l'effet de leur ignorance ou d'une folle *invention*. M. de Bonald dit que, dans son cours le plus régulier, la nature n'est pas affranchie des ravages de quelques météores destructeurs. » Ne sont-ils pas en effet des dissonnances nécessaires dans le grand ordre de ses harmonies? Je suis loin de mépriser la médecine : je veux seulement que la grandeur de la science que j'aime, ne soit pas responsable des vices des savants. Les fautes viennent de l'homme. Je dirai donc tant qu'on voudra : *Deus omnia regit... ex ipso, in ipso et per ipsum sunt omnia* ; mais avons-nous besoin d'un choléra, monstre inouï, et des cent millions de victimes qu'il a faites, « pour nous souvenir que nous avons un maître qui peut tout? »

» Au surplus, j'accorde à mes adversaires que le fléau asiatique nous a été infligé. Mais dans un siècle mauvais, où domine la soif de l'or, où toutes les vertus sont en deuil, où les accusés principaux s'accusent eux-mêmes, n'est-il pas permis de soupçonner une grossière déception, ou quelques vues honteuses dans la doctrine que je mets en cause? Vous voulez, leur dirai-je, faire intervenir la Providence dans le choléra, soit : mais vous croyez-vous bien justifiés en insinuant, comme l'ont fait tant de médecins et d'historiens, et comme on le voit dans un écrit de M. Sue sur le choléra de Marseille, que c'est le Ciel qui envoie les fléaux? N'ai-je pas quelques droits de vous dire qu'ils sont des œuvres de votre *invention?* Ne regardez pas ce mot comme une injure. Ce mot, ne l'avez-vous pas employé pour la maladie de la *morve toujours mortelle pour l'homme?* Je puis donc dire aussi que vous avez inventé le choléra. Si Dieu a permis votre épouvantable création, c'est vous du moins qui l'avez conçue, qui l'avez voulue, qui l'avez acceptée librement. Mais aussi Dieu ne permet-il pas que, dans les disputes de ce monde, la vérité puisse triompher du mensonge ou de l'erreur?

» C'est pourquoi je viens à vous hardiment, et je ne crains ni votre multitude, ni les masses innombrables de vos rangs, ni la puissance de votre position, et je vous dis : Vous étiez libres de nier ou d'affirmer le choléra, de choisir votre doctrine. Vous saviez au moins que la discrétion est une vertu indispensable près des malades. Vous saviez bien que la rassurance et les consolations sont les bases d'un traitement salutaire. Où se trouvent-elles exprimées? N'avez-vous pas exercé une médecine contraire? Vos malades, vos frères sont confiés à la garde de votre sublime ministère : vos paroles les ont-elles raffermis? Dans vos écrits les avez-vous nourris d'espérance? L'homme ne vit pas seulement de pain : lui avez-vous prodigué toutes les nécessités de l'âme? Non, non. Quand vous disiez : La paix ! la paix ! il n'y avait point de paix. Dieu

n'a donc pas gêné votre liberté, et je puis interroger les mystères de votre choléra, et les scènes douloureuses de ce grand
drame de la mort. Eh bien! Y avez-vous rempli tous vos
devoirs? Répondez.

» Ah! si la nature est essentiellement conservatrice de ses
œuvres; si les lois physiques s'opposent à l'idée d'un mal
caché dans l'atmosphère, et parcourant aussi longtemps, sans
altération de ses principes toujours plus mortels, toute l'é-
tendue de la terre; si, d'un autre côté, le contagionisme est
obligé de reconnaître qu'il est une conception absurde et
pleine de danger, par l'effroi seul qu'il jette dans les imaginations; que la science vienne donc de bonne foi confesser
son erreur et dire avec sincérité : « Le combat a cessé. Le
chef de ceux qui n'avaient pas de chef s'avoue vaincu. »

» Autrefois, quand quelqu'un était malade, on disait :
M. un tel a une fluxion de poitrine, une fièvre inflammatoire,
une fièvre putride, un rhumatisme, une affection du foie, de
la poitrine, ou un cancer de l'estomac, etc., etc., et on se faisait ainsi une idée assez exacte de sa situation. On pouvait
mesurer l'espérance, ou la crainte que ces divers cas pathologiques pouvaient faire naître. Aujourd'hui, on ne nous donne
jamais le nom d'une maladie déterminée. Nous ne mourons
plus que *d'une maladie longue et douloureuse*, comme les
gens empoisonnés. Quant aux récits sur la santé publique,
nos journaux ne retentissent que de maladies pestilentielles,
sans dénomination. On n'ose pas dire précisément que tel
pays est affecté de la peste; mais on le prédispose par la terreur d'une annonce indiscrète à subir une mortalité excessive, en lui apprenant qu'il est sous le coup d'une fièvre *typhoïde*, d'une épidémie *typhoïde*, ou de toute autre maladie
étrange; imprudence d'autant plus dangereuse qu'elle in-

quiète, et semble ôter même à ceux qui en sont atteints, jusqu'à l'espérance de la guérison.

» Crois-tu que s'il n'y avait plus de pestes et que si la doctrine des contagionistes était détruite, les gouvernements et la vie des hommes ne seraient plus en sûreté, et seraient livrés à de grands troubles? Au lieu d'un sujet d'agitation des esprits, n'y verrais-tu pas plutôt des motifs d'allégresse générale? Au reste, que deviendrait donc le rôle de l'historien, si l'on ne pouvait revenir sur des jugements iniques? Chaque siècle ne trouve-t-il pas occasion de protester contre de dangereux enseignements du passé? Il faut donc avoir le courage de reviser une matière, quand la prévarication ou l'erreur y ont introduit des conséquences homicides.

» Les contagionistes ne manqueront pas de dire : C'est nous qui protégeons la vie des hommes, contre des maladies terribles et mortelles. Mais leur assertion suffit-elle, pour qu'on les croie sur parole? Ne s'agit-il donc que de dire qu'ils nous ont sauvés de la peste vingt fois, au moyen de leurs lazarets? Ne seraient-ils pas ici juges et parties? Qu'ils nous expliquent du moins, s'ils le peuvent, pourquoi tant de nations commerçantes, qui ne croient point à la contagion, et qui par conséquent ne font point usage de nos réglements sanitaires, ne sont point frappées de la peste? Si depuis l'invention des quarantaines, on n'avait plus jamais entendu parler de ce fléau, il serait alors injuste de leur refuser de la reconnaissance. Mais ont-ils épargné à la France la peste de Marseille, du Dauphiné et du Gévaudan, ainsi que toutes celles qui ont ravagé l'Europe? Malgré tant de mesures, malgré l'éveil donné au monde entier, a-t-on empêché le choléra de visiter toutes les nations? Le contagionisme promet donc des avantages menteurs? Qu'on interroge ensuite ses adversaires. Indépendamment des victorieux arguments qu'ils apportent contre lui, offrent-ils des avantages qui soient contestables? La terreur qu'ils signalent, comme cause de la mortalité, et qu'ils nous épargnent, est-elle un bienfait? La discrétion qu'ils recommandent, dans les calamités épidémiques, est-elle sage et salutaire? Assurément tout cela ne souffre pas le moindre doute. Ce sont les contagionistes eux-mêmes qui nous fourniraient mille exemples des effets miraculeux des consolations. On voit donc, en dernière analyse, que tout milite en faveur de l'anticontagionisme.

» Il ne suffit pas de lancer des accusations foudroyantes contre nos institutions sanitaires, comme l'ont fait Clot-Bey et plusieurs auteurs modernes ; de crier anathème sur les abus de nos lazarets , et de croire avoir satisfait la raison et la santé publique, en accordant des adoucissements aux mesures sévères de ces établissements, en faisant même de larges concessions aux exigences de la doctrine contraire. Il s'agit avant tout de savoir si la contagion des fléaux pestilentiels est une vérité acquise à la science , ou si elle est un faux; enfin si elle a des droits réels à la reconnaissance des hommes. Quoi ! sans avoir songé même à baser les modifications qu'on propose sur les lumières d'une longue controverse , on ose se faire un mérite de cet avantage trompeur! On viendra réclamer, aux prix Monthyon, la part réservée aux bienfaiteurs de l'humanité, sans considérer qu'on va peut-être demander le prix du sang, consacrer, par des précédents honorables, un système décimateur, et décerner à une innovation funeste la couronne due aux services rendus à l'humanité!

« Juin 20. *Débuts*. Dans un article *Hygiène*, on vante beaucoup » l'efficacité du chlore comme désinfectant. On ne craint pas d'a- » vancer qu'un navire allant aux Indes (on se garde bien de nom- » mer le navire) avait des boîtes de substances animales conservées

» à la manière d'Appert. Elles s'altérèrent au point que quand on
» les ouvrait, elles infectaient tout le navire. On versa quelques
» gouttes de chlorure d'oxide de sodium sur ces substances; et dès
» ce moment, elles purent être employées comme si elles n'avaient
» jamais éprouvé d'altération. »

» Cela ne te rappelle-t-il pas le petit bonhomme du *médecin malgré lui*, qui étant tombé du haut d'un clocher, court jouer à la fossette, après qu'on l'eut frotté avec un certain onguent? Tu m'avoueras qu'il n'est pas permis d'en imposer aussi hardiment au public, et que M. Donné a bien tort de signer un tel article. Que dans un lieu où sont répandus des miasmes de matière animale en putréfaction, on jette une solution de chlorure, il est vrai que l'odorat sera trompé, et qu'on ne s'apercevra que fort peu de l'infection. Mais d'abord les poumons gagnent-ils beaucoup à cette opération chimique? N'a-t-on pas dit ailleurs, pendant le choléra, que tous ceux qui se servent de chlore meurent? En effet, est-il possible de vivre longtemps dans une atmosphère où cette substance est en évaporation? Et puis, comment comprendre que quelques gouttes de chlorure dans un vase, puissent pénétrer toutes les matières animales qui y sont renfermées, et rendre des qualités alimentaires à des viandes gâtées et en putréfaction? Ce serait un miracle de création, et l'assertion du chimiste ici n'est point un mensonge, elle n'est qu'une folie. Avec ce moyen d'assainissement on pense peut-être nous faire espérer qu'il n'y aura plus de maladies contagieuses par infection à craindre! »

« Le général Talon émet l'espoir que le contact des harnais im-
» prégnés du virus de la morve, après la désinfection par le chlore,
» ne présentera plus le danger de la contagion. »

» Combien de fois te rappellerai-je donc ces tendances sourdes du nouveau contagionisme!

« 3 1 mai. *National*. M. Aubert écrit qu'il n'a pas prétendu que
» la peste fût ou non contagieuse, ni que la durée de l'incubation
» de cette maladie fût plutôt d'un jour que d'un mois. »

» Quelles tergiversations étudiées! Il me semble pourtant
que ce ne sont pas là les conséquences qu'on peut tirer des
divers articles insérés dans les journaux sur les propositions
de ce docteur.

« Tel n'a pas été son objet. »

» Il est impossible de ne pas remarquer chez tous les écrivains qui se présentent depuis quelque temps, cette obscurité
qu'on croirait calculée. Ils semblent trembler d'avoir une
opinion franche, déterminée, absolue, et ne viser qu'à nous
laisser dans le doute.

« M. Aubert demande seulement à l'Académie de résoudre la ques-
» tion suivante : »

» L'Académie a-t-elle bien le droit de résoudre, à elle seule,
des questions de cette gravité? N'a-t-elle pas l'habitude, au
contraire, de proposer tous les ans des prix pour éclairer les
questions difficiles?

« Les quarantaines sont-elles utiles, oui, ou non?

» Mais c'est demander s'il y a des pestes contagieuses, et
cette question ne peut se résoudre dans une séance académique! C'est un concours qu'elle appelle. M. Aubert d'ailleurs
sait bien que l'Académie est en très-grande partie favorable
au contagionisme, et qu'elle serait accusée de prévarication
dans son jugement. Il ne s'agit pas de savoir ce que l'Angleterre et d'autres puissances font dans leurs établissements
sanitaires. On sait bien qu'il n'y a rien de si aveuglément
fondé et de plus capricieux que ces institutions, où l'intérêt
commercial est exclusivement consulté; M. le ministre, en fai-

sant aujourd'hui des concessions extraordinaires à l'anticontagionisme, peut-il oublier qu'on accuse la doctrine contraire
d'être un faux? Si on n'admet pas la contagion, pourquoi
adoucir, ou supprimer presque entièrement des mesures
jugées si indispensables pendant plus de quatre siècles? Il
n'y a pas un seul article sur cette matière dans les journaux,
qui n'ait un air d'embarras et quelque apparence de dupli-
cité.

« Nous pensons que le Pouvoir ne doit attendre aucune solution
» scientifique, ni de la première, ni de la dernière question. »

» C'est donc parce qu'il n'en aurait pas le désir, et l'on ne
peut lui prêter cette intention sans lui faire injure.

« Ce qu'il y a de mieux à faire, c'est tout d'abord d'imiter l'An-
» gleterre et l'Autriche, et de mettre son code sanitaire en harmo-
» nie avec celui de ces deux puissances, sans se préoccuper de la
» contagion ou de la non-contagion, de l'incubation de la peste et
» de l'utilité ou de l'insuffisance des quarantaines. »

» Voilà bien un formel déni de justice aux anticontagionistes, et un art adroit d'éviter la honte d'une défaite assurée!
Pourquoi fuir les éclaircissements de la question? pourquoi
ne pas les appeler et en donner l'exemple? Est-il naturel et
sage qu'un médecin esquive une difficulté qui se présente,
pour n'envisager que des avantages commerciaux et politiques? Pourquoi semble-t-il établir une fin de non-recevoir,
en invitant les gouvernements à la sanctionner? Quand on les
aura compromis, quand de tels arrangements auront été pris
partout, qui se souciera en effet de savoir où était la vérité?
N'est-ce pas donner artificieusement une complète victoire
au contagionisme?

1843. » En lisant le budget du ministre du commerce, tu
remarqueras avec quelle adresse on insinue, en faveur du choléra, « qu'un fléau insolite *peut quelquefois* venir surprendre

les nations et les décimer. » D'abord pour se faire bien venir, la commission réduit les sommes employées aux lazarets, en ce qui concerne la fièvre jaune.

« Le docteur Chervin, dit-elle, ayant prouvé qu'elle n'était pas
» contagieuse. »

» Il me semble qu'on devrait bien nous donner au moins quelques-unes des *bonnes raisons* du docteur, et nous apprendre par quel miracle un seul homme a pu vaincre le jugement de toute une académie, et faire abroger les lois de 1821, faites contre ce fléau? S'il est prouvé, comme on l'avoue, que la fièvre jaune n'est pas contagieuse, comment ne s'est-il pas trouvé à la chambre une seule voix pour faire observer qu'alors ce n'était pas seulement une simple réduction, qu'il fallait dans les sommes employées contre ce fléau, mais la suppression de l'allocation entière? Et s'il est prouvé que l'endémie d'Amérique n'est pas contagieuse, quel privilége aurait donc l'endémie d'Égypte, ou du Levant; et pourquoi n'avoir pas prié la philanthropie de M. Chervin de vouloir bien achever son triomphe sur l'Académie, et nous délivrer de la peste aussi facilement que de la fièvre jaune? Car si ces deux fléaux ne sont que des produits de l'atmosphère, tous les lazarets demeurent des institutions absurdes; il n'y a rien à prétendre contre les conditions éventuelles du ciel.

« M. Bouillaud parle dans le même sens que la commission.
» M. le rapporteur dit que la commission connaît les travaux de
» M. Chervin, mais qu'elle n'a pas cru devoir se prononcer pour
» ou contre la contagion. »

» A quoi sert-il donc que ce docteur ait prouvé, comme on dit, la non-contagion, et pourquoi cet entêtement à conserver la doctrine contraire?

« A Barcelonne, M. Chervin, sans mission du gouvernement,

» a sacrifié sa fortune et a exposé sa vie, pour confirmer sa doc-
» trine. »

« Un anticontagioniste sait bien qu'il n'expose pas sa vie.

« M. Bouillaud dit que M. Chervin a couché avec les malades
» affectés de la fièvre jaune, et qu'il a avalé leurs excréments. »

» Un médecin ne devrait pas se permettre de réciter à la
tribune, ou au sein d'une commission, de telles invraisemblances. Au reste, ce n'est pas avec des faits aussi dégoûtants
qu'on prouve la non contagion, mais par de fortes et solides
argumentations.

« Je n'hésite pas à dire que si Napoléon a été tant loué pour
» avoir touché un bubon à l'hospice de Jaffa, le docteur Chervin
» doit être placé bien au-dessus de lui. »

» Voilà une indigne adulation que repousserait, j'en suis
assuré, ce docteur célèbre. Comme anticontagioniste convaincu et disposé à tout faire pour convaincre les autres, il
n'avait aucun mérite à braver des dangers auxquels il ne
croyait pas. Napoléon au contraire n'était pas médecin, et ne
trouvait guère dans son armée que Desgenètes disposé à nier
la contagion. Sa vie qu'il exposait était la vie de tous les soldats français qu'il avait à conserver. La morale de son trait
de courage est sublime, et M. Bouillaud a bien tort d'oublier
que le grand général venait à Jaffa pour chasser la terreur,
qui décimait les malades plus que le mal même; qu'en effet
l'histoire, plus juste que l'honorable député, dira éternellement que sa présence a produit le miracle de la rassurance, et
que la peste n'a plus compté de victimes.

« M. Hyde de Neuville, dans les temps, a adressé des témoigna-
» ges flatteurs à M. Chervin... On a bien amélioré le régime sani-
» taire (depuis les écrits de ce médecin), on ne fait plus de quaran-
» taines pour les provenances d'Amérique. »

» Comment comprendre qu'on ne puisse rien changer à l'ordre établi, qu'on ne puisse pas même aliéner un seul petit coin de terre, dans une commune, sans que le maire y soit autorisé par une loi expresse, et que dans les institutions séculaires qui regardent la santé publique, on y porte l'abrogation, la réforme sur les simples vues de quelques savants?

« Le conseil de santé ne cesse de s'occuper d'améliorations nou-
» velles en cette matière. »

» Mais sur quoi se fonde-t-il? on ne le dit pas. On ne propose donc des améliorations, que pour faire taire les prétentions d'un anticontagionisme absolu qu'on redoute.

« M. Mauguin dit que les Anglais comptent le temps passé dans
» le voyage, comme s'il avait été passé au lazaret. »

» C'est nier la contagion; c'est du moins limiter son incubation à la durée d'une traversée, et dans ce cas, on voit que nos institutions sanitaires sont inutiles.

« Il en résulte qu'il n'y a pas de quarantaines en Angleterre. »

» Tu dois voir qu'on insiste bien sur ce fait, mais qu'on n'en dit pas la cause, et qu'on se plaît toujours ainsi à laisser la doctrine des pestes dans l'obscurité!

« M. Jacques Lefèvre dit aussi qu'il n'y a de quarantaines ni en
» Angleterre, ni en Hollande, et qu'on ferait bien de les suppri-
» mer en France. »

» Serait-il sage qu'on en vînt à ce point, sans motiver une telle résolution, surtout après avoir inséré dans nos lois des peines capitales contre la contagion? On a beau assoupir, étouffer tout doucement les griefs qu'on peut élever contre les partisans de cette doctrine insensée; il faudra, tôt ou tard, que la question soit franchement soulevée, et qu'on sache où est la vérité, et pourquoi on abolira entièrement toutes les entraves que le contagionisme apportait dans les relations commerciales!

» Dans *le National*, je lis le même jour ces mots de M. Bouillaud :

» A Dieu ne plaise que la commission veuille discuter ici la théo-
» rie des anticontagionistes, et qu'elle donne l'imprudent conseil
» d'abandonner les précautions sanitaires! »

» N'est-il pas toujours évident qu'un malin génie semble partout caresser le contagionisme, tout en le souffletant et en lui rognant les ongles?

« Le système qui préside à la fixation des quarantaines doit être
» constamment l'objet des *méditations de M. le ministre* et des
» hommes de la science. »

» Voilà donc l'honorable député qui a tracé la limite des devoirs de tout le monde! Ne serait-ce pas là un jeu adroit? Ne serait-ce pas éluder des explications qu'on redoute, et montrer le désir de faire prévaloir une doctrine qu'on veut conserver *quand même?* Je confesserai tant qu'on voudra que nos ministres du commerce, notre académie et tous nos confrères ont été de bonne foi, et n'ont jamais cru admettre et défendre un faux; mais qu'ils confessent donc aujourd'hui qu'ils ont été dans l'erreur, ou que du moins ils n'éludent pas les moyens de s'en convaincre. Je te demande en grâce de me dire si tu ne seras pas bien édifié quand tu sauras, par M. Bouillaud, que ton ami, M. Cunin, très-honorable fabricant de draps, *médite constamment les difficultés de la peste,* et que c'est un confrère, député, qui lui laisse cette attribution!

« Les moindres adoucissements seront autant de bienfaits. Ce
» que nous demandons, c'est que les réglements soient uniformé-
» ment compris et appliqués. »

» Est-ce possible? les doctrines les plus respectables et
séculaires en médecine n'ont-elles-pas à subir chaque jour
des altérations et même des abandons complets? Comment
veut-on qu'uue doctrine que la plupart des nations méprise,
puisse imposer partout des règlements uniformes? Il faut
avouer que le contagionisme est au moins aussi absurde
qu'imperturbable dans ses prétentions. Il est bien à craindre
que notre ministre compromis par la science, ne compromette
de son côté les autres puissances, et ne les engage dans sa
funeste erreur.

« 21 juin. *National*. De nouvelles modifications viennent d'être
» apportées au régime des provenances jusqu'ici suspectes de peste.
» A l'avenir, ces provenances, excepté celles d'Egypte et de Syrie,
» pourront être rangées sous le régime de patente nette. »

» Cela ferait supposer que l'on regarde encore aujourd'hui
l'Egypte et la Syrie, comme les foyers de la peste, et que
cette maladie ne nous vient point de Constantinople, comme
quelques-uns l'ont prétendu.

« La patente sera nette, quand il se sera écoulé un an au moins
» depuis le dernier cas de peste. »

» Je ne voudrais que ces agencements pitoyables et hors
de propos, pour déposer en faveur de l'anticontagionisme
absolu, qu'on veut écarter et mettre hors de cause.

» Elle sera suspecte jusqu'au trois cent soixante-cinquième jour.
» La quarantaine sera de douze jours pour les navires de com-
» merce et les marchandises après le débarquement, et de neuf
» jours pour les passagers et bâtiments de guerre. »

» Je te demanderai toujours d'où part ce droit de nous
apporter ces modifications, sur quoi elles sont fondées réellement, et si c'est ainsi qu'on doit trancher des affaires de
vie ou de mort, quand surtout le ministre sait que la doc-

trine sur laquelle elles reposent, est accusée de faux? N'a-t-on pas évidemment l'air de presser un jugement définitif sur cette affaire, de compromettre et de surprendre les puissances maritimes, les divers journaux, les savants, les hommes les plus respectables et le public lui-même, de manière à étouffer désormais toute controverse, et mettre la question des pestes hors d'appel?

» Le 4 juillet je lisais ceci dans les *Débats* :

« Si par suite d'intrigue ou d'une *oppression du Pouvoir*, un
» homme indigne d'occuper une chaire, ou capable de compromettre
» l'honneur de la science, parvenait à se faire présenter par un corps
» avili et trompé , il serait du droit et du devoir de l'Académie de
» protester contre un pareil choix. »

» Il peut donc y avoir des intrigues, des intérêts cachés, des *oppressions du pouvoir?* On peut donc se tromper, ou compter des hommes avilis, même parmi les membres d'un corps savant ! Tire la conséquence.

» Voilà peut-être un procédé d'embaumement par M. Gaunal qu'on va mettre à la mode et qui nous préservera de la peste. Rappelle-toi que M. Pariset nous a dit que c'était l'art d'embaumer les morts qui avait épargné la peste aux anciens Egyptiens ; cependant en lisant la correspondance de M. Michaud, tu verras qu'il ne croit pas que l'usage d'enterrer les animaux chez les Egyptiens ait eu pour objet la salubrité publique, puisque cet usage ne s'appliquait pas à tous les animaux , et que les bœufs, par exemple, n'étaient enterrés qu'après avoir été consumés par la putréfaction.

» Voici quelques réflexions que j'ai tirées de son ouvrage :

« Caire, avril 1831. La peste et le choléra sont venus après no-
» tre départ, et ont détruit le *cinquième* de la population du Caire
» qui est de deux cent-soixante mille âmes. »

» Ai-je raison de m'élever contre des fléaux qui causent

une telle destruction? On vient de nous dire dans un rapport
que la peste ne sévit en Egypte que tous les dix ans, cependant tu as vu que Bulard et Clot-Bey, depuis ce récit de Michaud en 1831, l'ont observée pendant trois ans de suite.
Voilà comme les contagionistes s'entendent!

« La ville d'Acre, dont les rues sont sales et étroites, a un aspect
» sombre sous le fléau de la peste. Quelque soin qu'on prenne, il
» est bien difficile de ne rien toucher au milieu des bazars encom-
» brés d'hommes et de marchandises. »

» Quels démentis cela donne à la contagion!

« Me voilà obligé de heurter des cadavres, pour arriver à éclair-
» cir un point d'histoire... La plaine d'Acre est marécageuse et ex-
» hale des miasmes funestes à la santé des habitants. »

» Cela se comprend; mais tout cela reste local et n'est pas
transmissible.

« J'ai remarqué dans les chroniques musulmanes que souvent
» la disette avait duré sept ans, comme au temps des vaches mai-
» gres de Pharaon..... L'absence de l'inondation du Nil est une
» cause de famine. »

» Cela ne peut-il aussi expliquer les maladies mauvaises
du pays, aussi naturellement que l'exhalaison des miasmes
des marais après le débordement du Nil?

« Il n'y a pas de pays où la famine soit aussi fréquente qu'en
» Egypte, et aussi terrible. »

» En faut-il davantage pour comprendre la fréquence des
maladies de mauvais caractère que l'histoire nous rapporte,
sous le nom de peste?

« Si la gloire est une monnaie avec laquelle l'humanité paie les
» services qu'on lui rend, il faut convenir que cette monnaie est
» souvent bien mal employée. Du temps d'Hercule, on était dieu
» pour avoir délivré les hommes d'un monstre malfaisant. Aujour-

» d'hui, pour être un héros, il faut se signaler dans la guerre. Un
» monstre terrassé, voilà la gloire des temps barbares! Des villes
» détruites, des royaumes ravagés, des champs de bataille cou-
» verts de morts, voilà la gloire des gouvernements civilisés. »

» Applique ces pensées à notre médecine moderne, et tu
diras avec moi: Des fléaux inventés, des pestes, des maladies affreuses et toujours mortelles, voilà la gloire du contagionisme!

» L'auteur parle assez souvent de la peste, mais il ne semble l'indiquer que pour mémoire, en *post-scriptum*, ou
dans une note de renvoi. Il ne rapporte que ce qu'en disent
les hommes instruits du pays, les consuls, les traditions des
personnages qui vivent dans ces contrées. N'est-il pas étonnant qu'il décrive longuement les choses les moins importantes; qu'il nous rapporte ce qu'a dit un batelier, un drogman, un hôtelier, et que sur une affaire aussi grave que la
peste, il n'ait rien de positif et de scientifique à nous apprendre? C'est ce que tu remarqueras chez presque tous les
voyageurs.

« Qu'il me soit permis d'exprimer une observation que j'ai faite
» en étudiant l'histoire et non la médecine. Comment se fait-il que,
» pendant deux siècles et demi qu'ont duré les croisades, la peste ne
» se soit pas déclarée une seule fois dans une ville de Syrie ou d'E-
    gypte, tandis que maintenant elle revient *chaque année* dans ces
» deux pays? Ce fut sans doute un grand bonheur, car l'Europe
» n'eût pas tardé à se dépeupler. »

» Voilà au moins une réflexion de l'auteur, qui est très-
juste et qui embarrasserait beaucoup les contagionistes. Au
milieu de l'encombrement, du dénûment de toutes les misères,
qui accablent une armée malheureuse, et dans le foyer même
de la peste, qu'étaient devenus les miasmes si subtils de ce
fléau? Où régnait donc la contagion?

» 30 août. *Débats*, article nécrologique. On nous présente le docteur Chervin, comme un anticontagioniste ; mais l'auteur de l'article ne fournit absolument aucune raison, qui motive et appuie sa doctrine. On laisse penser que les voyages qu'il a faits en Amérique où règne endémiquement la fièvre jaune, et en Espagne, étaient indispensables pour pouvoir parler de cette maladie, et qu'il n'est pas permis de raisonner sur les difficultés qu'elle présente, sans l'avoir vue. C'est une manière habile d'écarter de la discussion tous ceux qui n'ont pas voyagé en Amérique.

« Il a fortement influé sur l'opinion publique. »

» Je crois cependant que, hormis quelques littérateurs et plusieurs de nos confrères, personne ne connaît le docteur Chervin.

« Non-seulement en Europe, mais en Amérique, et *partout* il a » converti le public moderne au non-contagionisme. »

» Cela n'est pas. Tu as vu que, dans sa correspondance avec moi, M. Pariset m'a déclaré que la grande majorité de l'Académie était contagioniste. Lequel faut-il donc croire?

« Et si cette opinion se consolide et détermine enfin, comme » tout le fait prévoir, quelques *grandes réformes* dans les *mons-* » *trueux abus* des établissements sanitaires européens, c'est à » Chervin qu'en reviendra la principale part de gloire, et son nom » se trouvera associé à une des plus grandes et des plus utiles » mesures administratives suggérées aux gouvernements mo- » dernes par les lumières de la science. »

» Cet article entortillé est rempli d'une malice mal déguisée. Tu vois que la doctrine de Chervin n'a rien de déterminé, et qu'il ne nie pas *absolument* la contagion, puisqu'on parle toujours de mesures sanitaires, et qu'on ne pense qu'à y établir de *grandes réformes*, malgré l'aveu ci-dessus que :

« En Amérique et *partout,* on est converti au non-contagionisme. »

» J'ai vu ce docteur, comme je te l'ai mandé dans les
temps, et je n'ai trouvé, auprès de lui, aucun encouragement. Ma visite et surtout mes raisonnements ont paru
l'embarrasser beaucoup. Il a fini par me dire qu'il ne niait
que la contagion de la fièvre jaune, et tu penses bien que j'ai
su à quoi m'en tenir sur le rôle gêné du non-contagioniste.
J'ai vu qu'il s'accrochait à des restrictions mentales ; qu'il
ne croyait pas à la contagion, mais seulement dans telles circonstances.

« 29 novembre. *Débats.* Le conseil supérieur de santé, à Con-
» stantinople, a dû au zèle éclairé de Fetti-Pacha d'avoir pu organi-
» ser des quarantaines, et extirper la peste de l'empire Ottoman. »

» Et on aurait la hardiesse d'avancer de telles choses,
quand depuis tant de siècles, dans une administration civilisée, comme la nôtre, on n'a jamais pu, malgré nos établissements sévères, empêcher la peste de Marseille, et toutes
celles qui ont ravagé l'Europe ! Comment de bonne foi a-t-on
pu établir des quarantaines régulières dans un pays où tout
est divisé, où toutes les communications sont hostiles, troublées, sans lois, sans intelligence harmonieuse, où enfin règnent la fraude et la discorde ?

« 29 janvier 1846. *Débats.* M. Henrici, directeur de la santé,
» vient de se rendre à Constantinople par ordre du vice-roi d'E-
» gypte, pour demander à la Porte la suppression des quarantaines
» pour les provenances d'Egypte. »

» Conçois-tu ces arrangements calculés du contagionisme ?
Cela ne voudrait-il pas insinuer que la peste est morte ; qu'on
a trouvé le secret de la détruire ; puisque l'Egypte, foyer du
fléau, vient demander à Constantinople la suppression des
mesures contre son introduction ?

» Quand les contagionistes, de tout temps en faveur, voient le pouvoir envieilli dans le préjugé de la peste, asservi par une longue habitude aux institutions sanitaires , disposé à la partialité et à servir leurs prétentions, comment n'iraient-ils pas jusqu'à la violence, et à tous les moyens les plus iniques, pour empêcher leurs adversaires de mettre leur doctrine au jour? Cela ne t'explique-t-il pas leur influence dans les académies, dans les comités sanitaires, et dans les diverses missions?

» Je ne pourrais me soumettre au jugement de la personne éminente dont tu me parles. La différence entre elle et moi, c'est que, par un certain amour des vues ministérielles, elle abandonnerait mes pensées humanitaires, et les sacrifierait à ses opinions politiques ; au lieu que moi , sans haine contre l'ordre des choses actuelles, où je vois seulement régner une monstrueuse erreur, je cherche à tout prix à la détruire, sans être arrêté par aucune considération étrangère. Si les témoignages sur les pestes contagieuses étaient généralement admis; si tous les auteurs étaient unanimes, dans leur doctrine, nul doute que mon sentiment particulier ne dût s'y soumettre, et qu'il y aurait un orgueil impardonnable à songer à faire prévaloir la mienne. Mais n'ai-je pas assez démontré à nos ministres qu'elle pouvait au moins être prise en considération? Si j'ai tant insisté sur les droits de la raison, ce n'est pas pour faire adopter, sans examen, les produits de la mienne, mais pour montrer qu'ils ne blessent en rien la raison générale, et forcer nos frères séparés à s'y rendre.

» Voilà une contestation sérieuse dans la science, voilà une grande question bientôt soulevée. Aucun côté de la controverse ne voudra céder. Où chercherai-je un arbitre, une autorité qui détermine, sinon la certitude, du moins la vraisemblance en faveur de l'un des sentiments contestés? Je ne

vois que les intelligences cultivées, la masse de nos littérateurs, qui puissent juger les difficultés du procès. Jusqu'à
présent les contagionistes avaient pour eux l'assentiment
général, et n'avaient eu que de faibles adversaires. Aujour-
d'hui, je veux faire passer cet assentiment du côté de la doctrine contraire, parce que, soumise au jury universel des
esprits indépendants, elle va se montrer appuyée de leur
sympathie; parce qu'en un mot tout ce qu'elle enseigne est
incontestable, et que partout ailleurs, on ne trouvera qu'incertitude, motifs de doute et contradiction.

» Je sais bien que le préjugé est infiltré dans l'opinion
publique. Tous mes confrères ont eu à dire à leurs clients,
pendant plusieurs années : *Votre épouse est morte du choléra... Votre père, vos frères ont été victimes de cette maladie;
je vous ai sauvé de ses atteintes; je vous ai guéri d'un typhus
contagieux...* Comment se défendre de croire à des maladies
mille fois confirmées dans l'esprit de tous? Leur confiance
dans leurs docteurs semble les engager à fermer les yeux sur
un passé qui les accuserait; mais auprès des hommes déga-
gés de toute prévention, je n'aurai que la vérité à mettre dans
tout son éclat, pour les convaincre, et ils seront obligés de
reconnaître, dans mon travail, l'accent de la conviction, du
désintéressement et de la charité! Voilà la puissante armée
sur laquelle je compte!

» Ne fais donc pas à mes adversaires un mérite de leurs
concessions. Qu'est-ce que c'est donc qu'une doctrine que
ses partisans eux-mêmes réduisent à une importance aussi
minime? Comment appeler du même nom les contagionistes,
qui autrefois exigeaient 40 jours de séquestre, pour éviter le
danger d'un principe mortel en incubation, et le contagioniste moderne qui ne demande plus aujourd'hui que 24 heures

de quarantaine? Un parti qui se fait si petit est bien près de
sa condamnation.

» Auguste Luchet, dans son *Nom de famille,* croit au choléra, et cependant tu vas voir comme il traite nos savants.
Que dirait-il donc, s'il le regardait comme un faux aperçu
de la médecine? Ecoute un échantillon de ses phrases violentes :

« Paris n'était qu'un immense bûcher toujours enflammé, attisé
» nuit et jour par l'affreuse médecine de trois ou quatre incendiai-
» res assez illustres pour que je n'aie pas besoin de les nommer. On
» eût dit que les furies dictaient leurs ordonnances. Les choléri-
» ques, livrés à ces tourmenteurs, étaient embaumés tout vivants,
» c'est le mot, dans leur abominable injection d'huile camphrée,
» d'extrait de menthe poivrée, d'éther, d'ammoniaque, de quin-
» quina, de cannelle qu'on éteignait quelquefois avec du punch; et
» les meurtriers se portent bien! pas un ne s'est tué de remords
» d'avoir ainsi mis en charbon des milliers d'hommes. Ils sont res-
» tés inviolables! Point de punition, point de vengeance, point de
» lois assez hardies pour déchirer la toge sur leurs épaules d'âne ;
» pour arracher la croix d'honneur sur leur poitrine de sauvage *!*
» Allez voir s'ils ne trônent pas toujours au champ de mort des
» hôpitaux, le fer dans une main et le poison dans l'autre, es-
» sayant, mordant, tenaillant à leur fantaisie la chair vivante de
» l'ouvrier! Allez voir à quel front montent les palmes de la science!
» quels noms suit la renommée, quels conseils le monde implore,
» quels oracles il couvre d'or et d'admiration!... Nous aimons
» qu'on nous trompe; au charlatan nos libertés, notre argent, no-
» tre peau, c'est tout ce que nous méritons..... Je vois toutes ces
» choses déplorables, criminelles; je les condamne, et on appelle
» mon blâme mauvaise humeur ! On dit que je suis un rêveur, un
» fou. C'est donc vrai, hélas! que les préceptes ne peuvent rien
» contre l'entraînement d'une époque. »

» Voilà les réflexions que m'a fait naître l'article *contagion* du Dictionnaire des sciences médicales, par M. Nacquart.

« La dyssenterie et le typhus ne sont pas contagieux... *L'air
» dans aucun cas n'est le véhicule de la contagion*. Des principes
» d'infection forment une atmosphère autour des corps desquels
» ils se dégagent. »

» Des principes qui forment une atmosphère! Il me semble
cependant que pour que ces principes aillent trouver d'autres
corps sains, il faut qu'ils soient déposés dans l'air ambiant,
dans la grande atmosphère qui alors devient le véhicule, le
moyen de transmission; et si cela est incontestable, comment
les principes d'infection que suppose M. Nacquart, ne sont-
ils pas abandonnés, comme tous les fluides, aux lois de la
décomposition, avant d'aller pénétrer chez ceux qui s'en approchent? Comment peuvent-ils conserver, à une certaine
distance, la même activité morbifique que celle qu'ils ont
chez le malade?

« L'origine du virus contagieux est inconnue. La syphilis vient-
» elle d'Amérique? La peste vient-elle de l'Ethiopie? »

» Tu vois que de nos jours encore on ne sait d'où viennent
ces fléaux. D'ailleurs la syphilis est une véritable inoculation,
et ne peut être comparée à la peste, qui nous arrive par des
marchandises infectées, ou par de simples contacts médiats.

« Les miasmes ou germes d'infection qui s'élèvent du corps de
» l'homme frappé de fièvre putride flottent dans l'air, et forment
» autour de lui une atmosphère infecte d'un rayon *fort court*. »

» Comment peut-on mesurer cela? Et d'ailleurs, si court
qu'il soit, voilà le miasme dans l'atmosphère! Voilà l'air,
contre votre propre assertion, conducteur de ce miasme!

« Les bouches des absorbants les absorbent d'autant plus aisé-
» ment que le rapprochement sera plus intime. »

» Alors, ne dites donc pas que le typhus épidémique n'est
pas contagieux; car les amis du malade, le médecin, le prêtre

vont être, à coup sur, exposés à contracter la maladie; et vous vous trouvez en contradiction.

« On évite une maladie miasmatique, en évitant tout contact
» avec le malade; mais on n' évite pas aussi facilement les typhus
» transmissibles par infection, puisque l'atmosphère autour du
» malade est accompagnée de miasmes susceptibles d'être absor-
» bés. »

» Tout cela est bien loin d'être clair et de porter conviction. Voilà donc l'atmosphère ici qui peut causer la contagion,
et plus haut, nous avons vu que l'air n'était pour rien dans la
transmission. M. Nacquart confesse l'obscurité et le vague
des hypothèses élevées à ce sujet, et je suis obligé de te dire
que son article n'avance pas mieux la question, et qu'il est
hors de doute qu'elle ne repose que sur une erreur; puisque
depuis tant de siècles qu'on l'agite, il n'y a rien de consenti
dans nos écoles.

« Dans le typhus des prisons, il y a infection et non contagion. »

» Que nous importe l'une ou l'autre des conditions? Cela
n'éclaircit pas la doctrine des maladies transmissibles. N'a-
t-on pas dit que la peste, par exemple, portait sa contagion,
même en passant au loin, sous le vent d'un bâtiment pestiféré? Elle n'a donc pas plus besoin de contact immédiat que
les maladies contagieuses par infection. Toutes ces doctrines
ne présentent rien de clair à l'esprit.

« Les contagions restent toujours les mêmes, les épidémies au
» contraire changent et ne sont jamais les mêmes. »

» Pourquoi donc le choléra asiatique a-t-il eu le privilége
d'être le même sous toutes les latitudes?

« Toute contagion suppose importation du dehors, et ne peut se
» développer spontanément. »

» Qui donc a donné la peste au premier malade?

« Elle dépend d'un principe identique qui se transporte d'un in-
» dividu à un autre, sans *presque* s'altérer. »

» Ce principe ne s'altérât-il que *très-légèrement*, il ne serait
déjà plus le même sur le second individu, encore moins sur
le troisième; ainsi de suite. Et voilà la doctrine en défaut, à
moins de faire de ce principe un être animé, qui engendre et
propage ainsi sans limites, à la manière des animaux; ce qui
serait une absurdité.

« L'absorption du virus contagieux suppose des conditions fa-
» vorables, telles que l'intégrité de ce virus. »

» Or, comment peut-il conserver cette intégrité, quand on
veut le concevoir attaché à des meubles, et altéré sans cesse
par l'action de l'air, qui décompose tout? L'arme que me
fournit M. Nacquart détruit donc la première condition nécessaire à l'absorption.

« La longue inertie d'un virus l'altère, l'émousse sans doute et
» lui fait perdre la propriété de se propager. On sait que l'air hu-
» mide décompose le vaccin et le virus varioleux. Il doit en être
» de même pour les autres. »

» Alors, comment concevoir qu'un miasme attaché à des
meubles depuis longtemps, exposé à l'humidité, à l'action
incessante de l'air, ne sera pas livré à une décomposition
continuelle, et mis bientôt hors d'état de se transmettre
et de nuire?

« Stoll a dit qu'il fallait bien distinguer les contagions des épi-
» démies. »

» Aujourd'hui, les contagionistes se plaisent dans la confusion de ces deux mots, pour aider au triomphe de leur cause.
L'auteur finit par dire que la peste n'est que la fièvre putride
sans contagion spécifique. C'est une condamnation de nos
institutions sanitaires.

» Avant de clore les dernières pages de mon livre, je suis heureux de lire dans les journaux le billet de faire pàrt du fœtus dont vient d'accoucher enfin une commission au milieu de laquelle figure M. Pariset, astre brillant de la peste, autour duquel gravitent dix honorables confrères. Tu penses bien qu'une société d'investigateurs qui ont à leur tête un personnage aussi influent, un vieillard aussi respectable à tant de titres, et contagioniste *quand même*, il n'est guère possible que l'anticontagionisme ait ses coudées franches.

» Pouvais-tu t'attendre à ce que la vieille contagion se fût avisée de donner à ses grands enfants, âgés de près de cinq cents ans, une nouvelle héritière qui viendrait aujourd'hui les déposséder de leurs droits, au nom d'une morveuse de dix ans, baptisée sous le nom d'*infection ?* Le mot est bien trouvé ! Mais quoi ! mes chers confrères, on a donc trompé jusqu'à présent le public, et c'est seulement en 1835 que la vérité va jaillir de votre rapport, et convaincre tous les gouvernements et tous les peuples ! Oh ! l'infection ! Répétez bien ce mot ! dans l'opinion publique, il vous attirera de nombreux partisans ! Dites-bien sans cesse : Ouvrez vos portes ! donnez de l'air ! ventilez, même en hiver ! Faites-vous traiter dans la rue, ou du moins mettez-vous entre deux vents ! Donnez-vous, s'il le faut, un bon catarrhe, une fluxion de poitrine bien certaine, pour vous guérir d'une peste probable ; et tout le monde bénira ces mesures. Balayez les ruisseaux ; nettoyez les égouts, les cloaques ; percez des croisées dans les greniers et jusque dans les caves. Avec tous ces baumes salutaires, vous pouvez vous moquer de la peste. Nous avons mis toutes nos belles découvertes, non-seulement dans la tête du Grand-Turc et de Méhémet-Ali, qui nous envoyait particulièrement sa vilaine maladie ; mais toutes les nations de ce monde vont reconnaître l'immense vérité de notre doctrine, et bientôt vous ne respirerez plus que l'air le plus pur, et vous vous porterez comme des printemps parfumés. Ne craignez donc plus rien. Nous nous sommes entendus avec les vidangeurs, les fabricants de poudrette, d'asticots, les tripiers, les mégissiers, les tanneurs, les voyers des halles où croupissaient les poissons pourris, les provisions gâtées, les boues infectes, etc., etc. Tout cela sentira désormais la fleur d'oranger. Dans les campagnes, plus de mares, de fumiers, de lieux où l'on rouit le chanvre; plus d'étangs, de marécages! Nous avons pris des mesures! Plus de misère, de saleté chez le pauvre. Nous avons pris des mesures!.. Mais pourtant si ce pauvre vient à tomber malade d'une épidémie pestilentielle, d'une fièvre typhoïde que vous nous avez déclarée contagieuse par infection, nous ne pourrons donc plus aller le consoler, lui offrir nos soins et notre charité!.... Ah! nous sommes loin d'empêcher une si belle vertu! Dieu nous en préserve! Seulement nous vous recommandons de ne pas séjourner dans le foyer infect. Jettez votre pièce de cinq francs au malheureux, et dites-lui, pour son bien : Vous ne voudriez pas que je reportasse chez moi votre mal terrible, et que je devinsse un nouveau foyer de peste. A revoir, mon cher, mais vous feriez mieux d'aller à l'hôpital.

» Je vais te donner une analyse du rapport, avec les idées qu'il m'a fait naître.

« On nous parle des *intérêts politiques et commerciaux récla-* » *més de tous côtés; il faut,* dit-on, *des réformes dans le pacte* » *sanitaire, consenti tacitement par toutes les nations, et bien* » *approfondir les documents anciens et modernes, avant d'en* » *écarter ce qu'il y a de dangereux et d'inutile.* »

» Ne sont-ce pas là les prolégomènes du rapport de Double en 1831? Quoi! il serait vrai qu'on réclamât contre nos institutions sanitaires, précisément quand elles sont réduites presque à zéro! Pourquoi donc la politique et le commerce n'ont-ils pas eu cette pensée, quand les mesures étaient si barbares et si vexatoires? Ne pourrait-on croire que le contagionisme inquiet s'empresse de modifier les conditions de sa doctrine, et de capituler pour son moindre déshonneur?..... Jamais les établissements sanitaires (le dossier des pièces a passé sous tes yeux) n'ont eu de *pacte consenti* uniformément par toutes les nations. Ils n'ont été généralement que des affaires d'in-térêt ou de caprice, sous le prétexte de servir la santé publi-que; et si, de l'avis du rapporteur, la science a toujours dû présider à tout ce qui regarde les mesures contre la peste, quelle foi pouvons-nous donc lui accorder, quand nous la voyons faire table rase de tout ce qu'elle a enseigné jusqu'à ce jour, et prétendre qu'il faut s'en rapporter maintenant aux assertions d'une honorable commission qui vient retourner les idées du vieux contagionisme, comme le compliment du *Bourgeois gentilhomme*, et nous donner une nouvelle inver-sion de sa doctrine, en forme d'article de foi !

» Conçois-tu *la migration d'une influence atmosphérique*, *à la manière des épidémies?* N'est-ce pas là encore une de ces absurdités calculées, d'où ne pourra sortir l'esprit le plus at-tentif et le plus complaisant? On veut, je pense, nous faire croire au voyage *d'un mauvais air* formant une série suc-cessive de foyers épidémiques; c'est encore un service rendu à l'étiologie de notre choléra. On matérialise, on person-nifie un rêve! Tu m'avoueras que le contagionisme d'autre-fois n'était pas aussi absurde que l'infection moderne.

« La commission, disent les *Débats*, s'est *entourée de tous les* » *renseignements possibles* ; enquêtes, contre-enquêtes, *appel* » *dans son sein de tous les hommes qui ont vu et étudié la peste*, » elle n'a rien oublié pour donner à son travail un cachet de *haute* » *vérité.* »

» M. Pariset, qui fait partie de cette commission, et les *Débats* eux-mêmes, savent bien que cela n'est pas, à moins qu'ils n'entendent appeler dans ces enquêtes, contre-enquêtes et ces consultations de médecins, que tous ceux qui pensent comme eux. Tu as pu juger dans mes pièces justificatives, si je suis autorisé à parler ainsi.

« On a vu naître la peste spontanément, non-seulement en Egypte,
» en Syrie et en Turquie, mais encore dans un grand nombre d'au-
» tres contrées d'Asie, d'Afrique et d'Europe. »

» Et pourquoi pas d'Amérique? Vous devriez bien nous donner au moins une explication de cette immunité. Il n'y a donc pas de foyer d'infection dans ce pays-là. Tout ce que nous dit la commission ne semble-t-il pas une invention nouvelle de la science, qui n'a de valeur que celle d'une assertion sans preuve? Ce n'est qu'un démenti donné à toute l'antiquité, et même aux auteurs vivants dont je t'ai rapporté les idées théoriques.

« Dans tous les pays où l'on a observé la peste spontanée, *on*
» *a pu* l'attribuer à des causes déterminées agissant sur une grande
» partie de la population, telles que l'habitation sur des terrains
» marécageux, dans des maisons basses, mal aérées, encombrées,
» un air chaud et humide, l'action des matières animales ou végé-
» tales en putréfaction, une alimentation malsaine, insuffisante,
» une grande misère morale et physique. »

» Cela n'est pas. Vous signalez particulièrement le pauvre, et vous faites mal. Tous les auteurs vous diront que vous vous trompez, que vous composez un traité de la peste absolument contraire à l'observation de tous les siècles, que vous abondez dans les seules idées qui peuvent servir votre doctrine, et que vous cachez toutes les fortes raisons de vos adversaires.

« Toutes ces conditions se trouvent réunies chaque année dans
» la Basse-Egypte. »

» Ces conditions ne se trouvent-elles pas partout?

« La peste y est endémique; elle y est sporadique tous les ans, et
» tous les dix ans elle prend la forme épidémique. »

» Tout cela n'est pas, et ressemble à un cancan de bonnes
femmes. J'invoque contre de telles affabulations le témoignage concordant des auteurs anciens et modernes que j'ai
cités. Depuis cinq cents ans on a appelé la peste une maladie
contagieuse et non une maladie épidémique. L'étymologie du
mot *épidémie* suppose que le mal frappe et *plane dessus toute
la population*, et que par conséquent il ne se communique ni
par contagion, ni par infection.

« L'absence dans l'ancienne Egypte de toute épidémie pestilen-
» tielle, pendant le temps qu'a duré une administration éclairée,
» vigilante, et une bonne police sanitaire, ont lutté victorieuse-
» ment contre les causes de la peste. »

» M. Pariset voudrait bien qu'on laissât passer ses brillantes suppositions; mais l'histoire n'est pas disposée à être
complaisante, ni même polie à son égard. La police n'a rien à
prétendre contre les émanations morbifiques des marais du
Nil, ni contre l'air chaud et humide, ni contre les grandes
causes atmosphériques, ni contre la misère et la saleté du
pauvre.

« Cette bonne police justifie l'espoir que l'emploi des mêmes
» moyen sera suivi des mêmes résultats. »

» Mais pourquoi donc des milliers de nations où l'on ignore
notre belle police ne sont-elles pas exterminées par la peste?
pourquoi donc, dans ces temps d'extrême misère, de saleté, de
dénûment, d'encombrement, pendant les croisades, ne cite-t-
on que des maladies qui accompagnent le sort misérable des
armées, et qu'on ne parle pas de peste épidémique contagieuse? Ah! mes honorables confrères, ne vous obstinez pas

à défendre une doctrine coupable. N'effrayez pas, ne trompez
pas la charité ; on ne trompe pas Dieu ! Vous ne nous parlez
plus de contagion, à la vérité, vous la condamnez sans retour
un peu tardivement ; mais croyez-vous avoir satisfait l'humanité avec votre *infection* ? La bienfaisance ne s'alarmera-t-elle
donc pas davantage en méditant vos enseignements ? Ne sont-
ils pas plus effrayants que ceux du contagionisme ? Car en
évitant de toucher un malade, on pouvait espérer d'échapper
au fléau ; mais avec votre infection, on gagne la maladie dès
qu'on respire l'air du malade. Vous avez beau entourer votre
rapport des mots séduisants, *d'intérêts politiques et commer-*
ciaux ; vous avez beau employer des termes engageants et
mielleux, on ne vous croira pas, parce que vous ne dites rien
à la raison, ni à l'âme. Vous n'avez envisagé que la matière,
la maladie de la chair Ah ! croyez bien que tout ce qui a un
cœur heureux de pouvoir porter des témoignages de bienfaisance ; que toutes les familles qui ne respirent que la vertu
des dévoûments ; que tous les ecclésiastiques qui visitent et
consolent les malades , ne vous écouteront pas ; ils ne brave-
ront pas vos leçons , ils les méprisent.

« L'état de la Syrie, de la Turquie, des régences de Tunis , de
» Tripoli, du Maroc

» Remarque bien qu'on ne nomme pas l'Egypte parce que
probablement on *y balaie maintenant les ruisseaux.*

» est à peu près le même qu'aux époques où des épidémies
» de peste se sont montrées spontanément, et on peut penser
» qu'elles peuvent reparaître encore. »

» Mais vous ne citez là que des points minimes de la terre,
et votre hygiène hypothétique, inobservée dans des millions
de localités, produira donc la peste spontanée, et formera
bientôt des foyers d'autant plus nombreux qu'on ne s'y doute
pas de votre rapport.

« Nous n'avons rien à craindre pour l'Algérie, parce que les Ka-
» byles vivent sous la tente, et sur le sommet ou le flanc des mon-
» tagnes. »

» Je ne dirai pas que vous êtes hors du vrai, cela ne serait
pas poli ; mais tout lecteur intelligent concevra le manque de
justesse de l'assertion. Depuis la longue guerre d'extermination qu'on leur fait, est-il possible que ces peuples ne
soient pas dans toutes les conditions qui causent la peste, et
que vous avez énumérées plus haut ? Ils ne vivent point isolés, ils sont encombrés sous leur tente, avec toute sorte de
privations, la saleté, la misère morale et physique la plus
plus complète, et surtout la crainte continuelle de leur destruction. Quant à notre Algérie, je pourrais demander à
MM. de la commission pourquoi nos soldats y mouraient naguère d'une manière si effrayante, au rapport de nos journaux ? Ne nous racontent-ils pas même encore aujourd'hui
l'état misérable et bien éloigné d'une hygiène confortable,
dans lequel se trouvent les débris de notre armée, et cependant on ne les dit pas pestiférés. Je sais bien qu'on me ré-
pondra qu'on *a pris des mesures*..... à cela il n'y a plus rien
à dire.

« Partout où la peste s'est montrée, elle a sévi sous forme *épi-*
» *démique.* »

» Il me semble que cette déclaration, dont je prends acte avec
empressement, condamne à la fois et la contagion et l'infection. Si la maladie est *épidémique,* plane et s'étend *sur le peu-*
ple par sa propre nature pathologique, ce n'est donc pas moi
qui ai touché ou visité un malade, qui ai respiré l'air de sa
chambre, qu'il faut accuser d'avoir reporté, transmis la
peste chez le voisin. La déclaration du rapport est formelle,
il n'y a pas de peste contagieuse, et la peste par infection est
une folle hypothèse. Il n'y a pour le nosographe et le sage

38

historien que des épidémies plus ou moins graves à reconnaître. C'est l'air, c'est la condition de l'atmosphère *commune à
tout le monde* qui saisit les individus prédisposés. Un pestiféré ne pue pas. Ses excrétions ne sentent que l'odeur fétide
de toutes les évacuations critiques. En un mot, la peste (je
repousse ce mot exécrable), une maladie grave, dis-je plutôt,
peut sévir *sous une forme épidémique ;* mais chassez la médecine sanitaire et les indiscrets, et personne n'aura peur. Il ne
mourra que ceux qui ne peuvent résister aux grandes maladies ; et la terreur, cette cause si funeste, ne nous visitera plus
dans nos maux.

« La peste sporadique (celle qui est née spontanément et qui n'a
» attaqué que quelques individus çà et là) diffère de la peste épidé-
» mique, non-seulement à cause du petit nombre qu'elle attaque,
» mais parce qu'elle n'a pas les caractères des maladies épidémi-
» ques. »

» Cela ne me paraît ni logique, ni conforme à la pathologie
générale. Qu'une peste soit sporadique ou épidémique, elle
doit avoir, pour être reconnue, des symptômes déterminés,
et s'ils ne se ressemblent pas dans les deux catégories qu'indique le rapport, c'est que l'une des deux n'est pas la peste.
Au surplus, est-ce que la peste, selon vous, spontanée, sporadique, ne constitue pas, partout où elle se trouve, *un foyer,*
comme vous dites, qui de suite doit se multiplier par les ap-
proches, les visites, etc., et n'est-ce pas ainsi que votre spo-
radie forme une épidémie? S'il en était autrement, convenez
que la peste spontanée ou sporadique serait une bêtise, ou il
faudrait lui donner un autre nom.

« La peste se propage à la manière des épidémies, par l'air, in-
» dépendamment de *l'influence du pestiféré.* »

» On voit ici le rôle effrayant qu'on veut bien faire jouer au malade. Avec cette doctrine, on se ménage le mérite de diminuer l'action funeste de l'épidémie au moyen de certaines mesures illusoires et intéressées. Je réponds : Mais l'air miasmatique, entraîné par la rapidité des vents, a bientôt porté son influence sur toute une ville. Il n'a pas besoin de l'auxiliaire du pestiféré pour frapper un second, un troisième, etc. Dans l'épidémie la plus mauvaise, il répugne donc d'admettre la complicité du malade pour répandre le mal. L'idée d'un mauvais air absorbé près d'un ami que je visite est ce qu'il y a de plus faux et de plus dangereux dans l'opinion publique, puisque je suis moi-même plongé dans le grand réservoir où est la cause générale. La seule cause qui me rendrait plus apte à contracter l'épidémie, en la supposant réelle, c'est la crainte que j'aurais, et que le préjugé m'a inspirée, c'est l'idée fausse d'une odeur malfaisante, et la vue des objets souvent fort peu ragoûtants qu'on a sous les yeux, près d'un malade dans ses jours les plus critiques.

« Il n'est pas prouvé que la peste puisse être inoculée avec le » pus d'un bubon et les autres excrétions. »

» Si de telles matières délétères peuvent être introduites dans la circulation, sans nuire à aucune fonction, comment concevoir que la seule respiration de l'air de la chambre d'un malade puisse me donner sa maladie? Une telle invraisemblance ne peut trouver place dans une sage pathologie. Rappelle-toi le discours de M. Pariset sur la tombe de Desgenettes : « Il se traîne à genoux dans des égouts où étaient des haillons de pestiférés, sa respiration les absorbe pendant plusieurs heures ; il y tombe souvent dans un état voisin de l'asphyxie, et cependant il n'en éprouve aucun autre mal que le dégoût d'un service auquel il se soumet volontairement. » Je voudrais bien que M. le docteur Pariset nous expliquât ce caprice des miasmes infects qui, réunis en masse asphyxiante, comme ici, ne font aucun mal, et dont un atome ailleurs suffit pour tuer comme la foudre.

« Le contact immédiat de milliers de pestiférés est sans danger » pour ceux qui l'*exercent à l'air libre* ou *dans des endroits bien* » *ventilés.* »

» Ainsi pour traiter et visiter sans crainte un pestiféré, il faut le porter dans les champs, car là seulement est l'air libre.

« Les hardes des pestiférés, les marchandises, etc., ne commu- » niquent pas la peste. »

» N'offre-t-on pas ici cette assertion aux besoins du com- merce, dans quelque vue intéressée? Quoi! des éponges saturées de miasmes pestilentiels ne causeront pas la maladie, et l'air, menstrue si dissolvante, pourra m'infecter à dix pas du malade! tu m'avoueras que mes adversaires me laissent matière à un heureux final!

« La peste est transmissible par les miasmes qu'exhalent les ma- » lades. »

» Vous oubliez ce que vous avez dit plus haut : *La peste se communique par l'air*, etc. Quoi! l'air qui a donné le mal mor- tel au malade que je visite, cet air que je respire, ainsi que tout le monde, n'est pas mis en unique considération; c'est le miasme qu'exhale le malade qui me donnera la maladie qu'il a puisée lui-même dans l'atmosphère? N'est-ce pas là une grosse erreur? et puis l'air pestilentiel qu'a respiré le malade, depuis l'incubation, n'a-t-il pas été mille et mille fois élaboré et décomposé par l'effet des forces vitales? D'ailleurs vous savez bien qu'un pestiféré ne sent pas plus mauvais que tel autre malade.

« La peste peut se transmettre hors des foyers par l'air. »

» S'il en est ainsi, voilà la contagion et même l'infection hors

de cause; car pourquoi, moi bien portant, me rendre complice de la peste, parce que j'aurai visité un malade ; tandis
que vous déclarez que l'air atmosphérique le transmet hors de
son foyer? C'est donc l'air qui est le grand dépositaire et conducteur du mal, et je n'y suis pour rien. En effet, je ne peux
pas, moi atome, être comparé dans mon action à la puissance
immense et mystérieuse de l'atmosphère.

« La peste est plus ou moins transmissible suivant l'intensité de
» l'épidémie, et suivant qu'elle est dans sa première, seconde ou
» troisième période. »

» N'est-il pas pénible d'être obligé de vous dire que des millions de pages de la pathologie et de l'histoire viendraient vous
prouver que vous n'êtes pas dans la vérité? Comment distin-
guez-vous, par exemple, trois périodes dans les trois années
de la peste qu'ont observée Clot-Bey et ses collègues? Comment
expliquez-vous ces exterminations du choléra en Italie, dans
sa période de départ? Une maladie aussi irrégulière que la
peste ou le choléra peut-elle admettre des périodes? Comment
les déterminer? Ici, ces fléaux ont duré des mois, des années;
ailleurs, ils ont été à peine sensibles.

« Les pestes en viciant l'air forment des foyers d'infection qui
» répandent la maladie. »

Mais c'est l'air qui est vicié. Vous venez de le dire, ce n'est
pas le pestiféré qui donne sa maladie à l'air, c'est celui-ci
qui vicie le malade qui n'est lui-même qu'une fraction infi-
nitésimale au milieu de la grande cause atmosphérique.

« Les foyers d'infection peuvent persister après l'enlèvement des
» pestiférés. »

» Vous voilà, ce me semble, en contradiction. N'avez-vous
pas dit que les hardes imprégnées du miasme des pestiférés
étaient sans danger?

« C'est l'air de la chambre, direz-vous peut-être. »

» Mais n'y a-t-il donc pas de l'air dans tous les objets qui ont servi au malade ? et si c'est l'air sorti d'un foyer qui avait empoisonné le malade, pourquoi craindre plutôt celui de son domicile, que celui du dehors ? Tous les peuples qui vivent entassés dans des huttes ou de misérables cabanes, sans autre jour qu'une petite ouverture pour la fumée, ont-ils la peste ?

» Je te fais grâce de quelques articles insignifiants.

« La durée de l'incubation est de deux, cinq ou huit jours au » plus. »

» Je n'ose te dire tout ce qui me semble travaillé habilement dans cette conclusion. C'est une sanction de tout ce qui s'est fait dans nos affaires médicales et dans les bureaux de l'administration, depuis que j'ai eu la faiblesse de leur confier mes pensées. Tu penses bien qu'au moyen des nouveaux arrangements qui seraient pris dans nos institutions, les voyageurs et négociants sont tout prêts à battre des mains, en reconnaissance du bienfait qu'on est disposé à nous accorder. Oui, mais vous n'entrerez pas en libre pratique, leur dois-je faire observer, si dans la traversée il y a eu un cas de peste. Or, on sait qu'il n'y a guère de voyage sans quelques cas de maladie. Qui en déterminera le caractère ? Nous voilà retombés sous la déclaration d'un médecin préoccupé, infectioniste, etc. ! mais passons. Voilà un pestiféré qui a vécu au milieu de l'équipage, et tombe malade la veille de la libre pratique du navire. Il faut nécessairement que celui-ci subisse une nouvelle quarantaine de huit jours ; et si, dans l'intervalle, il se présente un nouveau malade, je ne vois pas quand finira la mesure sanitaire !

« Conclusion : la peste est transmissible dans les foyers épidé-» miques, par les miasmes qu'exhalent les pestiférés et par les » foyers d'infection qui peuvent en résulter. »

» Une peste *d'infection*, transmissible dans un foyer d'infection, par *les miasmes infects qu' exhalent les pestiférés, et
par les foyers d'infection qui peuvent en résulter*, n'est-ce pas
là du galimatias indéchiffrable, et ne puis-je dire avec Charles
Nodier :

« Tout ce qui n'est pas compréhensible à un esprit attentif n'est
» qu'une vérité scolastique et livresque, c'est-à-dire, aberration et
» mensonge ? »

» Un de nos confrères, me dis-tu, prétend qu'il est impossible de déterminer le nombre des victimes qu'a pu causer la
terreur. Il se trompe. Les contagionistes ont beau vouloir
échapper au témoignage de leur conscience ; ils n'y parvien-
dront jamais. Ce chiffre des effets mortels de la terreur qu'ils
ne veulent pas déterminer et qu'ils redoutent avec raison,
parce qu'ils y trouveraient leur condamnation, ce chiffre
accusateur, mais ils le donnent eux-mêmes, sans le vouloir
et sans s'en douter. Leurs écrits n'ont-ils pas déclaré
généralement que la *peur seule* donnait le choléra ; que la
*vue d'un corbillard, l'inquiétude, les nouvelles désolantes, la
terreur des mesures sanitaires* appelaient la maladie et
multipliaient *excessivement* la mortalité; que les *valétudinaires* étaient la première proie du fléau ; que les *logements
malsains*, la *misère*, la *malpropreté*, l'*ivrognerie* étaient des
causes *certaines* du choléra? Voilà donc, d'après ce calcul
qu'ils ne peuvent contester, puisqu'il est extrait de leurs
écrits, plus d'un tiers de la population parisienne affecté de
la maladie. Or, n'ont-ils pas déclaré qu'elle faisait périr les
deux tiers des malades ? Qu'ils calculent alors de bonne foi ;
qu'ils rendent même le total de leur addition cent fois plus
petit, et malgré cette excessive modération, qu'ils concluent
en leur faveur, s'ils le peuvent!

» Quelles sont les victimes que frappent la peste et tous les fléaux dits contagieux ? Ce sont fort souvent les plus belles santés, tous ceux qui doivent craindre de mourir, qui ont de fortes raisons de tenir à la vie, qui jouissent des plaisirs de la jeunesse, qui regretteraient de perdre tous les biens qui les rendent si heureux à cet âge. Le vieillard qui n'a plus des organes propres à résister au choc des causes morbifiques, le vieillard, *conviva satur*, ne devrait-il pas naturellement compter pour le plus grand nombre, parmi les victimes en temps de peste ? Cependant cela ne se remarque pas. Pourquoi ? c'est qu'il lui est à peu près indifférent de terminer sa carrière. Il ne craint, ni n'espère, et le fléau que nous plaçons dans le trouble d'une imagination effrayée, n'a pas de prise sur lui. Cette observation est presque générale. Elle confirme l'immunité des enfants, des aliénés, des prisonniers et de toutes les personnes que la terreur panique ne peut atteindre ; ainsi que celles qui vivent en communauté, dans les colléges, etc., qui sont étrangères au trouble des mauvaises nouvelles, et n'ont pas sous leurs yeux des images désespérantes.

» Regarde où peuvent nous conduire l'ignorance, un faux zèle et une folle précipitation ! D'abord on éveille l'attention publique sur une disette future, près de deux mois avant le temps de la récolte des pommes de terre. On effraie ; on oblige le cultivateur de s'assurer si le malheur est réel. Il va fouiller dans les divers coins de son champ, et en tire des tubercules qui sont loin de leur maturité, et qui seront autant de nourriture perdue. L'inquiétude et la crainte qu'on lui a inspirée, lui font même répéter souvent ses malheureuses recherches. Dès qu'il voudra savoir, dans le temps de la vente, si sa marchandise sera acceptée dans son état défectueux, des gendarmes sur les marchés auront des ordres, comme il est arrivé dans notre département de Seine-et-Oise, de faire jeter tout ce qui présente la plus petite tache sur ces tubercules. La terreur de manger un légume qui a le choléra, comme l'ont insinué nos savants, est si grande et si générale, que l'on ne voit sur le bord des chemins et sur les fumiers que des pommes de terre abandonnées comme un poison. Tout cela , je te le demande, ne peut-il pas produire une famine factice, partout où l'effroi a été ainsi répandu ?

» Ce qui me scandalise dans notre ministère du commerce , ce sont ses profanations dans notre belle science médicale. Quand il veut y introduire tels changements, ou telle idée qui entre dans ses vues, ils sont d'abord présentés presque timidement dans quelques journaux. Si l'opinion publique les laisse passer sans réclame, tu les vois bientôt se glisser dans toutes les presses, enfin dans le *Moniteur*, et voilà des erreurs qui finissent par être converties en ordonnances, et même en lois ! C'est ce que tu as vu pour nos lois sur les aliénés, les enfants trouvés, les filles mères, le système pénitentiaire, etc. Suppose tant que tu voudras que le ministre a consulté, pour tout cela, des médecins illustres, des commissions spéciales, peux-tu admettre, en conscience, qu'il puisse par ces seules lumières arriver à un résultat certain et généralement approuvé ?

» Tu penses que j'effraierais mes lecteurs avec un trop lourd bagage. Je suivrai donc ton conseil. Je réduirai mes 14 volumes en un seul de cinq à six cents pages. Cependant, je regrette dans ce sacrifice beaucoup de choses que j'aurais été bien aise de porter à la connaissance du public. Je ne place pas « mon vaisseau sur le promontoire le plus élevé du rivage, en attendant que la mer vienne le mettre à flot. » Ce serait désespérer de lui. Je le laisse à la grâce de Dieu.

» Je suis docteur en médecine, je ne suis pas écrivain. J'ai dû sans doute pécher contre mille convenances. Style correct ordre dans les matières, plan, marche didactique, etc., tout cela m'a fait défaut. Je n'ai pu, dans le temps, prendre des conseils, et régulariser mon travail. Indépendamment de cela, je pense aussi qu'on me reprochera bien des choses. D'abord, ce ton d'orgueil qui se permet de donner des leçons à nos maîtres, et de braver une opinion générale. On dira que mon outrecuidance m'a fait entreprendre un ouvrage trop disproportionné à mes forces ; qu'il appelait un Fouquier, un Roux, un Marjolin ou telle autre célébrité, pour pouvoir espérer quelque succès ; c'est très-vrai, mais il fallait écrire. Les circonstances étaient impérieuses, et j'ai pris la plume, au risque de compromettre la plus belle des missions. *On critiquera mes sorties trop nombreuses et trop violentes ;* mais dans ma Catilinaire, ai-je pu éviter ces *quousque tandem* que m'arrachaient tant d'erreurs coupables? Au reste, ces déclamations, ne les retrouves-tu pas même dans la chaire de vérité, au barreau, à la tribune ? Et crois-tu que la cause que je traite, n'excuse pas un peu ce genre de style ? Fais-le découler de la plume d'un de nos bons écrivains modernes, et tout le monde battra des mains.

» On dira aussi que je jette le déconsidération sur mes confrères.

» Quelque précaution que j'aie pu prendre, il ne m'était pas possible de trouver qu'une doctrine est vicieuse, absurde, fausse, sans appeler indirectement et involontairement ceux qui la professent ou la suivent, des méchants, des fous, des menteurs. J'avoue que c'est avec regret que je me suis servi du mot contagionistes qui semble désigner tels confrères : mais pourtant il fallait bien que je montrasse tout ce qu'il y a de dangereux dans leurs enseignements. Si je n'appelle pas Rolet un fripon, qu'il me soit au moins permis d'appeler un chat un chat.

» On dira enfin que j'attaque la morale de mes confrères.
Je repousse cette accusation. Que nos médecins soient religieux et gens d'honneur; je le confesse avec empressement et
de cœur. Mais tu conviendras que, depuis le *scalpel* jusqu'à
l'*ordonnance*, notre médecine est souverainement matérialiste.

» J'aurai blessé sans doute bien des docteurs que j'ai nom-
més, parce qu'ils ont écrit. J'ai critiqué amèrement, quand
j'ai cru devoir le faire. C'était je pense, mon droit de défenseur d'une grande cause, et ce droit était d'autant plus légitime que, le plus souvent je n'ai fait usage que des armes avec
lesquelles ils s'attaquent eux-mêmes. Je veux donc bien demander pardon à leur esprit et à leur amour-propre que j'ai
pu offenser; mais ils n'ont rien à exiger pour leur conscience.
J'ai déclaré assez souvent que je la confondais dans la pureté de la mienne.

» J'ai rempli, autant que mes faibles moyens me l'ont
permis, la tâche que je me suis imposée. J'ai voulu placer
dans chaque famille une sentinelle à laquelle j'ai consigné
toutes les maladies épouvantables de nos investigateurs modernes. Avec les armes que je lui ai données, j'espère qu'elle
ne laissera plus passer ces maux, qu'elle comprimera les perturbateurs de la tranquillité publique, et n'écoutera plus que
le médecin discret et consolateur. Oui, il est vrai, souvent je
suis emporté; mais encore une fois, songe donc que j'attaque
une doctrine homicide; que je demande grâce pour la vie des
hommes! peut-on faire entendre cette sainte prière, sans être
ému? Je suis passionné, parce que je suis convaincu, parce
que je sens qu'il me faut des sympathies, et que si j'écris en
étouffant l'ardeur qui m'excite, je semblerai déclarer que je
mets peu d'importance au succès de mes pensées.

» Je ne me repens donc pas d'avoir découvert tous les

vices du contagionisme. Je regrette seulement d'avoir eu à
subir souvent la douloureuse nécessité de flétrir des actes
ou des enseignements qui me paraissaient nuisibles à la société. Mais, je me rends la justice que, tout en disant des
choses dures, je n'ai jamais senti, dans mon cœur, la joie du
détracteur, qui frappe pour le plaisir du mal. Que mes adversaires confessent franchement l'erreur dans laquelle ils se
sont laissé entraîner; qu'ils disent avec une loyale franchise :
« La science d'autrefois nous a trompés ; ses traditions superstitieuses nous ont égarés ; nous abjurons de bonne foi notre
doctrine. » Alors, je m'empresserai de leur tendre la main,
au nom de l'humanité satisfaite, et je leur dirai avec joie ces
paroles de David : *Misericordia et veritas obviaverunt sibi;
justitia et pax osculatæ sunt.*

» A l'appui de notre correspondance médicale, nous allons
rapporter les principaux articles insérés au *Moniteur*, depuis
1831, jusqu'au mois d'avril 1832 , ainsi que ceux des *Débats*
jusqu'en 1835, concernant le choléra, et nous y appliquerons
nos observations critiques.

PIÈCES JUSTIFICATIVES.

RAPPORT AU ROI.

« La profession de médecin n'offre que peu de ressource à ceux qui
» enseignent. »

Et nous avons des millionnaires parmi nos professeurs.

« Il est juste d'accorder des honoraires à ceux qui renoncent à la pra-
» tique pour l'enseignement. »

Comment oser enseigner ce qu'on n'a pas pratiqué? La médecine
est une science qui ne peut se contenter de la seule théorie.

« Jamais les *jeunes médecins* n'ont montré tant de zèle pour l'*avance-
» ment du progrès.* »

Il est évident que le Rapport indique ici les *jeunes médecins*
qui abandonnent la pratique, pour se livrer aux études spéculatives du professorat. Peut-on se permettre de telles choses, et dire
surtout que ces jeunes docteurs font *avancer la science?* Voilà des
flatteries inconsidérées qui ont dû exciter l'inexpérience, et qui
probablement ont préparé nos malheurs! En proposant à ces jeunes docteurs des places, des titres, des honoraires *largement rétri-
bués* ne leur ôte-t-on pas un peu de leur indépendance; et le ministère, déjà prévenu en faveur des bruits venus de l'étranger, en faveur de notre intendance et de nos préoccupations académiques,
ne va-t-il pas leur faire partager l'erreur d'un préjugé que sans
doute il partage lui-même, et qui pourtant n'a pas été débattu?
La doctrine du médecin ne doit pas passer à travers les opinions
d'une administration, si élevée qu'elle soit. Il doit être libre, et
peut-il l'être quand il en attend sa fortune? De son côté, le pouvoir peut-il manquer d'être compromis et trompé, quand il interroge une commission inclinée devant lui? car pour peu qu'il laisse
percer ses préventions, ne sera-t-elle pas tentée de les partager,
dans l'espérance des récompenses qu'on demande pour les *jeunes
médecins* qui se vouent à l'enseignement?

Depuis le 1er janvier 1831, jusqu'au 24 avril, il n'est pas question du choléra à l'étranger, et cependant les Russes étaient censés
l'avoir apporté depuis longtemps de l'Asie. Pourquoi donc les articles de Saint-Pétersbourg ne nous disent-ils pas un seul mot d'un
tel phénomène? Les Polonais en contact continuel avec l'armée
russe n'en parlent pas non plus.

« 10 mai. Seize médecins sont arrivés avant-hier à Varsovie. »

Pourquoi faire? Les habitants les ont-ils appelés? Leur visite un
peu prématurée et leur zèle ne seront-ils pas pour eux un sujet
d'alarmes? Ces beaux airs de dévouement nous semblent copiés
dans les épîtres attribuées à Hippocrate, où l'on voit Thessalus
vanter ses services et son courage à aller au loin braver les périls
de la peste?

Ces docteurs vont étudier le mal à Varsovie, dès les premiers jours
d'avril; mais tout le monde s'y porte bien! Pourquoi choisir tout
justement la situation douloureuse d'un peuple ami, qui est sur le
point d'être subjugué, exterminé, pour venir lui donner des idées
terribles d'un fléau qui va le décimer et auquel il ne pensait pas?

La plupart des articles qui suivent ne respirent que le mensonge, et ne sont presque tous que des extraits de la *Gazette
d'Augsbourg* et de *Berlin*.

« On met les prisonniers en quarantaine sous des tentes. »

Quelle pitié doivent inspirer de si sottes nouvelles! Est-ce qu'ils
ne s'échapperont pas pendant la nuit? D'ailleurs ne faudra-t-il pas
faire faire ensuite quarantaine aux soldats qui les ont gardés?

« Les Polonais disent que ce n'est que le choléra ordinaire; mais les
» Français *soutiennent* que c'est le choléra asiatique. »

Et ils ne l'ont jamais vu! C'est affreux! Voilà donc le service
que nous avons été rendre à des frères malheureux!

« La mortalité est plutôt causée par le typhus que par le choléra, qui
» n'offre d'ailleurs que des symptômes légers. »

Sur le théâtre du mal on joue avec lui; on n'a que de *légers
symptômes*, et chez nous, comme nous le verrons bientôt, dans les
premiers jours d'avril 1832, après huit jours de ses atteintes, ce

sera une extermination. Toutes ces nouvelles , du reste , ne viennent d'aucune source officielle. Le silence même des fréquents rapports des généraux polonais sur cette maladie laisserait penser
qu'elle n'est qu'une fable. Ces rapports en effet n'auraient pu cacher des malheurs de cette nature , et ils en feraient mention, s'ils
étaient vrais. On manque rarement de dire quelque chose de l'état
sanitaire d'une armée, surtout sous le coup d'un fléau qui a déjà
fait tant de ravages.

« Tout manque dans l'armée russe. Le choléra n'a pourtant pas de
» malignité, il est déjà bien diminué. »

Voilà donc le fléau arrivé à sa fin , sans avoir causé des pertes
sérieuses.

« Il a diminué à Varsovie. »

Et plus haut on dit que ce n'était pas le choléra ; d'ailleurs tous
les bulletins officiels de l'armée ne prononcent pas même ce mot.

« Circulaire. Les instructions *émanées du ministère*

(Notons bien ces mots !)

» ont rangé le choléra parmi les maladies contagieuses, ou au moins
» *très-souvent* contagieuses. »

Au nom de qui M. le ministre nous donne-t-il ses instructions ?
Nous avons vu que le rapport qu'il a demandé à l'Académie le
4 mars 1831 n'a été achevé et publié qu'en septembre. Comment se
fait-il qu'en mai il puisse envoyer ses instructions? Une maladie
souvent contagieuse est dans la science, ce nous semble, un contre-
sens inouï ! Considérons surtout qu'au moyen de la circulaire ministérielle des milliers de docteurs sont maintenant aux aguets et
prévenus que nous allons avoir une maladie *terrible* et très-souvent contagieuse, et que c'est d'abord du ministère que part cette
doctrine erronée et funeste !

« Le choléra paraît se renouveler à chaque contact avec les Russes. »

Ne semble-t-on pas vouloir effrayer les pauvres Polonais, en
leur montrant le danger de la contagion chaque fois qu'ils se mesurent avec leur ennemi?

« 4 juin. Le peu d'extension du choléra à Varsovie, bien que toutes

» les circonstances le favorisent, est un événement de nature à tranquil-
» liser. L'armée est presque entièrement délivrée de ce fléau. »

A peine nous en a-t-on parlé. Nous n'avons connu ses atteintes
légères que par quelques *on dit* très-vagues , malgré nos relations
faciles et fréquentes avec ce pays.

« 2 juillet. On ne parle plus que de précautions et de mesures contre
» l'invasion du choléra..... On est effrayé.... On se sauve.... La maladie
» sera affreuse. »

Ces notices ne préparent-elles pas partout des prédispositions
funestes? Nulle réflexion philophique ! Nulle consolation ! Au lieu
de nous donner des détails et les aperçus instructifs de la science,
ce ne sont toujours que des contes romanesques et des chiffres de
la mortalité dans tel pays , qu'on nous présente ; et les jours suivants reviennent les mêmes niaiseries, en changeant seulement le
nom des localités.

« Il paraît que le midi de l'Europe ne sera pas épargné. »

N'est-ce pas nous montrer au doigt ?

« Ceux qui prennent des *précautions et qui se servent du chlore, meu-*
» *rent.* »

Et cependant , le 13 septembre suivant , l'Académie avertie de
ce danger nous a recommandé de nous en laver *fréquemment* et
même de le respirer *sans cesse.*

« On continue à Saint-Pétersbourg les mesures qui ont soulevé le
» peuple. Il a jeté les médecins par les fenêtres. »

Indépendamment de la considération de ce que les lois sanitaires
ont de cruel, peut-on appeler sanitaires des mesures qui presque
partout on soulevé le peuple d'indignation , et l'ont porté à des
actes de barbarie? Voilà donc les déplorables effets de la médecine
politique ! N'avons-nous pas assez des incertitudes de nos illustres
professeurs? Que pourrait-il donc arriver , dans nos calamités épidémiques, quand ce serait l'inexpérience et le génie du mensonge
et de la destruction qui viendraient nous offrir leur orviétan?

« Le 6, les cholériques s'élevaient à cinq cent cinquante. On ne parle

» pas *encore* des morts. Les médecins disent que le fléau n'est pas aussi
» malin à Saint-Pétersbourg que dans les autres endroits. »

Qu'on nous explique donc ce singulier privilége !

« 19 août. Rapport au roi. On est forcé de reconnaître que, depuis
» quinze ans, le choléra s'est propagé en Asie et en Europe par les
» armées, caravanes et communications commerciales. »

Comment s'entendre avec des allégations aussi fausses? Ces
communications n'ont-elles pas existé de tout temps? Pourquoi
n'auraient-elles été suspectes et dangereuses que depuis l'époque
qu'on indique?

« La prudence exige des précautions. »

Il est sûr qu'en flattant ainsi les hommes, en leur parlant dans
l'intérêt de leur santé, on peut leur faire adopter des mesures
même désastreuses, et reconnues inutiles partout ailleurs.
Suit l'ordonnance du roi. Nous la respectons même dans l'erreur qu'elle consacre; mais nous disons que ce rapport organise,
sans le vouloir, la terreur; que les préfets deviennent nos médecins, et que des milliers de commissions, dépendantes du pouvoir,
prévenues, empressées d'aller à la découverte d'un mal, auquel
on attache de si alarmantes idées, vont l'apercevoir au moindre
signe?

« 21 août. Rapport sur les vieux habits qui, dans beaucoup de pays,
» n'ont été ni détruits, ni brûlés; qui sont entrés dans le commerce, ont
» été introduits en Angleterre, en Prusse, en Suisse, et dont l'importa-
» tion a été défendue sous les peines les plus sévères. »

La dérision est à son comble! Est-il permis de penser qu'on
soit venu de la Russie nous vendre les vieux habits de ses soldats,
ou la garde robe des paysans du Nord? N'avons-nous pas raison
de citer les articles des feuilles officielles et ministérielles, pour
prouver qu'on a fait précéder par la terreur de la contagion l'arrivée du prétendu choléra?

« Dans les provinces du Nord, les mesures n'ont pas été bien obser-
» vées, parce que les médecins n'y croyaient pas à la contagion. »

Et qui donc a le droit d'y croire contre l'avis des médecins? On

ne comprend que trop bien cette plainte de la négligence des mesures. C'est une excuse, un prétexte ouvert à notre choléra futur,
et un appel formel aux contagionistes.

« 19 août. Le choléra s'avance vers le cœur de l'Europe : à Jassy, sur
» une population de 2700 âmes, dont la *moitié* avait émigré, il y a eu
» 180 morts par jour. »

Est-il possible d'accumuler plus d'invraisemblances? En supposant seulement que le choléra n'ait duré à Jassy que moitié moins
que le nôtre, cela formerait un total de 16,000 victimes sur 2,700
habitants dont la *moitié avait émigré!*

« Les médecins envoyés de Vienne en Russie ont déclaré que le cho-
» léra n'était que sporadique. »

Au moins ces médecins sont plus consolateurs que ceux que
nous avons envoyés en Pologne, et qui assuraient, contre l'avis des
confrères du pays, que le mal était le fléau asiatique.

« Les paysans hongrois imaginaient que le gouvernement les faisait
» empoisonner; ce qui ajouta à la terreur, ce fut la voiture drapée en
» noir qui conduisait les malades à l'hospice. »

Rend-on en effet un service au malheureux, en le mettant dans
une sorte de corbillard, même avant sa mort? Si le peuple a repoussé les médecins étrangers, n'a-t-il pas eu raison? Ah! nos docteurs familiers ne nous inspireront jamais l'horrible pensée qu'ils
peuvent être capables de nous apporter du poison?

« On dit aussi que les puits sont empoisonnés. »

Nouvelles tous les jours plus inquiétantes; alarmes et mesures
rigoureuses prises sans motifs certains; violence d'une loi brutale,
sans l'ombre d'une application raisonnable; hygiène folle et perturbatrice recommandée au nom de l'administration à tous les citoyens; la terreur enfin à l'ordre du jour : qu'est-ce que tout cela,
si ce n'est la mort?

« Circulaire du ministre qui enjoint l'assainissement. »

Nouvelle occasion, ce nous semble, de préparer les esprits à la
conviction qu'un grand fléau nous menace, et que mille causes, le
plus souvent inévitables, le rendront funeste!

« 28 octobre. L'empereur d'Autriche écrit au comte *** : Lorsque le
» choléra menaça mes états, on était dans le doute sur sa nature. Malgré
» les mesures prises, l'épidémie continua ses ravages. *Ces mesures mêmes*
» *étaient plus funestes que la maladie*, par l'effroi et la consternation qu'elles
» répandaient. Je les ai révoquées. »

Voilà pourtant une leçon de haut lieu qui aurait dû nous profiter. Sa conclusion seulement nous paraît singulière :

« Néanmoins, *je juge* convenable un cordon sur la frontière méridio-
» nale, jusqu'à ce que j'aie des notions exactes sur la propagation du cho-
» léra. »

N'est-ce pas un peu contradictoire? L'article nous semble arrangé pour excuser l'adoption du système des contagionistes, qui
malheureusement est en faveur dans les administrations. Comment
comprendre en effet qu'elles persistent dans des mesures, quand
l'empereur les a déclarées plus funestes que le mal même?

« 19 février. Le choléra ne fait pas de progrès dans la Tamise. On
» *purifie* les lettres. »

Moyen infaillible de nous persuader qu'un mal terrible existe à
nos portes ! Mesure puérile et menteuse! Purifiez donc aussi le
facteur, les navires, les marchandises et les voyageurs, qui tous
les jours arrivent de Londres.

« 22. On dit que, depuis deux jours, il n'y a plus de décès à Londres.
» Les voyageurs disent que ce n'est pas le choléra, et qu'on n'en parle
» plus. »

Excepté ce que nous avons rapporté le 19, on n'a pas encore dit
un mot qui signale la mortalité d'un fléau.

» Du 24. Il y a en tout quarante malades... Deux morts en cinq jours. »

Est-ce là notre choléra de Paris?

» 8 mars. Les nouvelles sont moins rassurantes que dans le courant
» de février. Quarante-neuf cas nouveaux. »

On ne parle pas même des morts.

« En somme, jusqu'ici quatre-vingt-dix décès. »

Encore une fois, ce n'est pas là un fléau.

« 12 mars. Total des morts, deux cent huit. Quelques journaux re-
» prochaient au Conseil de jeter l'effroi en donnant le nom de choléra
» soit au typhus, soit à d'autres maladies. »

Ainsi on voit que le petit nombre des décès qu'on cite chaque
jour, à Londres, depuis un mois, pourrait même être attribué à
d'autres causes qu'au choléra. Nous avons lu dans l'ouvrage du
docteur Halmagrant, que le choléra de Londres avait fait périr peu
de monde. Les académies d'Angleterre ni les administrations
ne nous semblent pas se compromettre, en publiant, comme chez
nous, des instructions pour tout le monde, et en multipliant les
commissions et les rapports les plus alarmants.

« 29 mars. Le choléra est à Paris! Le *Moniteur* contiendra chaque
» jour le bulletin de l'état sanitaire de la capitale. »

On peut publier les nouvelles de la maladie grave et mortelle
d'un roi, d'un grand personnage ; on est bien assuré qu'ils ne les
liront pas, et ne pourront s'affecter des choses de mauvais augure
dont il serait question dans leur bulletin ; mais quand c'est le peuple qui est malade, n'est-il pas cruel de lui apprendre officiellement tous les progrès du danger qu'il court? « Toute la population
» fut troublée, dit l'Ecriture, appréhendant tous les maux qu'on lui
» avait annoncés, et *fut disposée à la mort.* »

» 31 mars. On nommera les malades et les morts par leurs noms et
» prénoms. »

Nouveau et sûr moyen d'alimenter et de doubler la terreur.

« Dès le moindre malaise il faut appeler le médecin du bureau. »

C'est M. Gisquet qui nous fait cette belle recommandation.

« Le duc d'Orléans a visité *diverses* salles de cholériques à l'Hôtel-Dieu. »

Et nous ne comptons encore *officiellement* que deux cents malades ! Répartissez-les dans les vingt hôpitaux de Paris et dans les
ambulances qu'on a créées dans les divers quartiers, et vous en aurez tout au plus *deux* pour l'Hôtel-Dieu, en supposant même que
dans le nombre des deux cents, il n'y en ait pas qui soient restés à
leur domicile.

« Les maires ont demandé des élèves pour porter des secours. »

Des jeunes gens qui font la médecine dans une maladie où le vieux praticien même a besoin de conseils ! C'est plus que de l'imprudence.

Nous nous bornerons à cette analyse superficielle du *Moniteur*. Nous en avons dit assez, pour démontrer la contexture maladroite de la fable que nous poursuivons sans ménagement , et pour convaincre les esprits les plus prévenus, que la science et les administrations, compromises par elle, semblent s'être concertées pour répandre la terreur.

Nous allons donner un aperçu de l'indiscrétion passionnée du *Journal des Débats*, indiscrétion d'autant plus répréhensible à nos yeux que dans les premiers jour d'avril nous l'avions prié de nous en épargner les dangers. Ce journal en effet ne raconte pas simplement les choses, il professe, il dit : « Voilà ce que *nous avons vu... nous dirons toute la vérité..... nous sommes assurés que..... nous avions bien prévu,* etc., etc. » On va juger avec quel aveuglement l'ignorance, l'irréflexion et le faux zèle ont apporté leurs maux irréparables.

« Varsovie, 19 avril 1831. Le collége des médecins ne trouve aucune » trace de choléra parmi les prisonniers russes. Ils disent n'avoir jamais » entendu parler ni de choléra, ni de maladies épidémiques. »

Est-ce là une déposition accablante ? n'est-elle pas un démenti officiel parti du pays même où l'état des choses ne peut être ignoré ? Après de tels aveux des soldats russes, ne devrions-nous pas attendre un peu plus de scepticisme de la part des *Débats ?*

« 19 mai. Notre manière d'envisager le mal nous a réussi. Dès la troi- » sième semaine le mal a tellement diminué, qu'il n'y a pas six malades. »

Voilà un sujet de graves réflexions !

« Prusse, 4 juin. Le peu d'intensité qu'a eue le choléra à Varsovie, doit » tranquilliser Dantzik.... Les médecins polonais disent que la maladie » n'est pas aussi grave qu'on le dit. »

Nous voyons sans cesse les Polonais douter et ne voir aucun fléau parmi eux. Ils n'ont donc pas besoin de nos secours ; ils ne sonnent pas l'alarme. Chez nous, au contraire, on nous rapporte la correspondance très-effrayante de l'un de nos envoyés à Varsovie.

« 30 juin, Saint-Pétersbourg. L'empereur, dans sa *magnanime* solli-
» citude pour le peuple, a voulu qu'il sût tous les mystères des épreuves
» de la Providence. »

Ne dirait-on pas que les *Débats* cherchent à s'excuser des indis-
crétions dont nous allons bientôt l'accuser, et qu'ils se préparent
une justification de la cruelle déclaration qu'ils ont faite de ne rien
dissimuler de la gravité du mal et de ses résultats affreux ?

« 5 septembre, Berlin. Tumulte. Le peuple croit qu'on étouffe les ma-
» lades. La troupe a d'abord tiré en l'air sur les perturbateurs, puis à
» balle, et le calme a fini par renaître. »

Voilà l'utilité des mesures !

« Jusqu'à présent il n'y a eu que neuf malades. »

Quoi ! pas même un mort, et un aussi petit nombre de cholériques aurait porté à la *révolte, au pillage, aux violences envers
les magistrats*, au point d'être obligé de tirer sur le peuple ! quel
amas de contradictions et d'invraisemblances !

« Vienne, 23 septembre. La terreur a cessé dès que le fléau a paru
» dans cette capitale. »

Réflexion *impayable !* Remarquons que toutes les nouvelles que
nous rapportons sont embarrassées dans le continuel malaise du
mensonge qu'on se déguise. Est-il possible de croire que la terreur
disparaisse, quand le choléra se déclare, et nous fait compter le
chiffre élevé de ses victimes continuelles ? C'est par trop se moquer !

» 12 novembre. Le choléra est à Sunderland. Il y a eu deux morts.
« Le 14, les *alarmes* diminuent, pas de morts..... Rapport du Comité :
» vingt-trois cas de diarrhée et un mort. »

Est-ce la peine d'occuper la presse pour des choses de si peu
d'importance? Nous avons eu raison de dire ailleurs que c'étaient
les journaux officiels et semi-officiels qui seraient nos pièces de
conviction les plus redoutables contre nos adversaires qui leur
fournissaient sans doute leurs notices. On peut faire disparai-
tre un ouvrage qui favoriserait notre doctrine ; on peut altérer
des éditions ; *dolus an virtus quis in hoste requirat !* Mais la
presse authentique a parlé ; elle a cité les rapports, les dires de

nos savants. Elle sera toujours là pour déposer à l'appui de notre critique.

« 21 décembre. M. Magendie écrit de Sunderland qu'il n'y a rien à
» rabattre de l'*idée affreuse* du choléra ; en le voyant de près, il est im-
» possible de se créer dans l'imagination une pareille image. On est
» frappé ! on est cadavre ! »

Quelle correspondance ! C'est le pendant de celle de M. Foi à Varsovie. Cependant dans les articles rapportés plus haut, avons-nous vu qu'il y ait sujet de nous inspirer une telle terreur ?

« On pourrait procéder à l'enterrement, du moment où l'on est
» frappé. »

Les médecins anglais ont-ils jamais écrit de pareilles choses ?

« Jusqu'à présent il y a eu quatorze malades et sept morts en Angle-
» terre. »

Cela fait justement, depuis le 21 janvier, le tiers d'un mort par jour.

« La mortalité est très-peu considérable, relativement à la population
» et au *temps de l'arrivée de la maladie.* »

Voilà qui est authentique. Mais c'est qu'on n'oserait trahir par trop la vérité sur un fait qui se passe si près de nous, et chez un peuple qui ne paraît pas s'en émouvoir. La préoccupation de nos adversaires est obligée de se tenir en réserve. Des notices décousues, contradictoires, voilà tout ce que nous saurons d'une peste qui se passe à nos portes, et dans un pays où la médecine compte de si nombreux savants, avec lesquels nous sommes en rapports continuels ! Le plus simple événement pathologique donnerait lieu à des détails instructifs et scientifiques; et sur les ravages d'un fléau insolite, qui va bientôt coûter près de vingt mille victimes à notre capitale, on se contente de nous satisfaire avec des chiffres nécrologiques jetés au hasard et sans garantie ! Ne serait-on pas tenté quelquefois de se laisser aller à des jugements téméraires, si on ne savait que la préoccupation d'une idée donne souvent à l'esprit l'apparence de la mauvaise foi ?

« Nous ne pouvons plus dissimuler, le choléra est à Paris, et nous
» dirons la vérité *entière, quelque triste qu'elle soit.* »

Comment le *Journal des Débats* peut-il s'apprêter à nous révéler les choses terribles de notre situation prochaine? Il les savait donc à l'avance? Il aurait donc eu la prescience que Paris serait violemment maltraité par le fléau? Certes, ce qu'il vient de nous rapporter du choléra de l'Angleterre n'avait pas de quoi nous effrayer, et ne justifie pas sa cruelle prédiction. Son bon cœur ne veut pas que *nous nous laissions aller à des bruits exagérés;* il prétend se faire un trophée de son indiscrétion! Nos docteurs sont-ils donc dans l'habitude de mettre leurs clients dans le secret sur leur véritable situation? Il aime mieux, dit-il, nous révéler le mal dans toute sa laideur, et pourtant il sait bien « que nous sommes dans l'affliction, et qu'il n'y a personne qui nous console. » Ah! si au contraire, au lieu de nous faire subir un martyre prolongé, il se fût occupé chaque jour de donner un généreux démenti à toutes les nouvelles fausses ou exagérées; s'il nous eût apporté constamment de sages consolations; s'il nous eût dit : « Que vos cœurs ne s'affaiblissent pas ; ne craignez pas les bruits qui courent sur la terre, » pense-t-il maintenant qu'il n'aurait pas rempli une mission plus honorable?

  « On se demande si c'est bien le vrai choléra asiatique? Pour qui
» conque a vu les malheureux amenés à l'Hôtel-Dieu, la question n'est
» pas douteuse. On le reconnaît de suite. Ceux qui sont frappés, dit
» M. Magendie, deviennent cadavres en quelques moments. *Voilà ce que*
» *nous avons vu.* »

  Cet article n'est pas signé. Est-il de M. Bertin? Nous n'osons le croire.

  « Quelques individus ont voulu braver un péril *certain.* Amusons
» nous, disaient-ils, car peut-être demain nous n'y serons plus. Ils ne
» savaient guères qu'ils disaient vrai; car du bal ils ont été à l'Hôtel-
» Dieu. Entrés à cinq heures du soir, à neuf heures ils étaient morts. »

N'était-ce pas interdire les joies les plus innocentes de la vie? On ne peut forger de plus abominables fictions?

  « Les employés ne peuvent suffire. »

Et il n'y a, d'après sa statistique, que cent vingt-neuf malades, sur lesquels il faut déduire quarante morts.

« 11 avril. Le choléra s'affaiblit. Quarante-un cas de moins, *trois cent cinquante-six* morts; on *continue* les travaux d'établissement. »

Et le mal, dit-il, s'affaiblit.

« 12 avril. Il y a diminution : *huit cent cinquante malades; trois cent* soixante-un morts. »

Nous n'appellerons pas cela contradiction, mais une sorte de persiflage.

« L'irruption du choléra a commencé en 1830, au *mois de juin*, sur les bords de la Baltique. »

Qu'on ne cherche point à antidater ce fléau. Le Gouvernement n'a pas besoin d'un alibi pour se défendre. Quand il serait prouvé, comme nous le pensons, que le fléau ne date que de Moscou, au mois d'octobre 1830, l'administration peut-elle être responsable des erreurs de la science?

« Le gouvernement a à cœur de faire connaître toute la vérité. »

Non, le gouvernement n'a pu vous faire une telle confidence. Il n'a jamais rien dit de semblable officiellement. La vérité, on la cache toujours à un malade et aux affligés. On n'a jamais effrayé pour mieux guérir.

« Le choléra a commencé, dans son trajet jusqu'à nous, par tuer presque tout le monde. Broussais dit qu'il est la peste noire qui a autre-fois ravagé les deux tiers des hommes de ce monde. »

Nous n'avons pas comparé toutes les autres feuilles publiques avec celle des *Débats*; mais nous sommes persuadé que nous n'y trouverions pas cette crédulité, cette tendance empressée à nous prêcher les nouvelles les plus absurdes et les plus alarmantes, à nous exagérer les malheurs du fléau, et à vanter les mesures admi-nistratives. Nous sommes disposés à croire qu'elles n'ont fait que copier les articles officiels et répéter des bruits qui paraissaient de-voir intéresser leurs lecteurs.

Nous terminerons par nos réflexions sur ses articles en 1835.

« Le choléra sévit à Toulon d'une manière effroyable. Les trois quarts des habitants sont partis et le désespoir s'est emparé des autres. »

Quelle image, bon Dieu! Comment ne pas fuir une ville dont on raconte de telles nouvelles?

« On dit que l'air est empoisonné par Louis-Philippe. »

Peut-on compromettre ainsi le respect qu'on doit à la personne du roi?

« Le peuple entend aujourd'hui la voix de ses magistrats, et livrerait » les fous et les intrigants qui *l'exciteraient au désordre.* »

N'est-ce pas provoquer le peuple à se faire justice lui-même, et à renouveler ces scènes d'assassinats, qui nous ont fait frémir d'horreur à Paris, en 1832?

« Quelques cas se sont observés à Marseille sur les fugitifs de Toulon, » qui *sans doute* avaient apporté avec eux le germe de la maladie. »

Pourquoi insinuer que le mal est contagieux? Pourquoi irriter la population de Marseille contre ces malheureux Toulonnais, et faire croire que ce sont eux qui viennent apporter de nouveau le choléra dans cette ville? Voulez-vous donc leur arracher la charitable hospitalité qu'ils y reçoivent, en les signalant à la défiance, comme un troupeau infecté? Ne les exposez-vous pas à être assassinés? Plein de l'effroi délirant que vous causez au peuple, peut-il balancer longtemps dans sa vengeance aveugle, contre ceux qu'il soupçonnerait l'avoir excité au desordre, et ceux qui, sans *nul doute* pour vous, lui ont apporté le germe de la mort?

« Du 13 au 14, soixante-neuf cas, soixante-huit décès. La décroissance » est notable. »

Quelle dérision! Si ces notices que nous condamnons avec sévérité sont pures dans leur source, il faut convenir qu'elles s'égarent cruellement dans leur direction. Chaque phrase, chaque ligne nous semblent toujours un appel étudié à la terreur.

« Le zèle et le dévouement des élèves en médecine n'a pas peu contri » bué à arrêter les progrès du mal, par la confiance qu'ils inspiraient. »

Des enfants qui inspirent plus de confiance que les vieux praticiens du pays! cela peut-il se comprendre? Quelle légion de néophytes défenseurs futurs du choléra ne va-t-on pas préparer ainsi, en flattant leur amour-propre par cette mission inconvenante?

« La ville prend des mesures contre les malheureux Toulonais ; mais
» on ne dit pas quelles sont ces mesures. »

Jamais récits plus douloureux n'ont affligé le cœur, sous les formes de la charité ! Pourquoi encourager l'egoïsme le plus dur ?
Pourquoi exposer une population qui cherche à sauver sa vie par
la fuite, à périr partout où il plaira à un insensé de sonner le tocsin de la contagion sur elle ?

« Du 25, il y a eu *trente-trois* cas nouveaux et soixante décès. Le jour
» suivant trente-sept cas et trente-huit morts. »

Toujours plus de morts que de malades, et cependant tous les
peureux s'étaient enfuis !

« Quelques journaux ont élevé des doutes sur l'exactitude des chiffres
» donnés jour par jour par l'administration. »

Vous vous trompez. Vous n'avez jamais dit que vous rapportiez
des bulletins officiels.

« Ces doutes, propagés par l'ignorance, ajoutent encore à la terreur.»

N'allez-vous pas insinuer que ce sont ceux qui ne croient pas
aux mensonges de la presse, qui font mourir les malades de peur ?
C'est le médecin qui dit : On se trompe sur la nature de votre mal ;
vous n'avez rien ! C'est ce médecin-là qui serait un ignorant dangereux ! Qui voudra le croire ?

« De sorte qu'on affaiblit le moral des habitants dans un moment où
» le courage est si nécessaire. »

Qui ne serait tenté ici de crier à l'hypocrisie ? Quoi ! c'est celui
qui soupçonne vos chiffres d'exagération qu'il faudrait accuser de
porter le découragement dans les cœurs ? Celui-là au contraire
serait recommandable, en nous consternant, chaque jour, par de
nouveaux tableaux de désolation ? Nous prenez-vous donc pour
des insensés ?

« L'administration croit devoir protester contre de pareilles imputa-
» tions. Puisqu'on persiste à élever des soupçons, elle déclare qu'elle n'a
» ni la volonté ni le pouvoir de déguiser la vérité, quelque fâcheuse
» qu'elle puisse être. »

Cela révolte ! Quoi ! vous n'avez ni le pouvoir ni la volonté de vous taire, de cacher des nouvelles empoisonnées ? Quoi ! vous ne savez pas qu'il y a des vérités douloureuses qui portent la mort, et qu'il faut dissimuler aux malades?

« L'aspect des cimetières est horrible, déplorable; les cadavres gisent » pêle-mêle, sans sépulture. Ils sont entassés dans des citernes, d'autres » sous la chaux. »

L'enfer n'inventerait pas des tablaux plus déchirants ! Jamais nous ne croirons que l'administration approuve de tels articles.

22 août. M. Fulchiron, rapporteur sur le choléra, dit qu'on ne saurait » trop déplorer la stupide fureur de certaines populations qui repoussent » les secours du gouvernement, et qui se portent à des excès de sauvages » contre les médecins qui ont la mission de les soulager.

Est-ce que la confiance se commande ? Pourquoi insister partout à faire accepter cette singulière charité, quand chaque fois que vous l'exercez, vous êtes, de votre propre aveu, assurés d'exciter des actes de révolte ? « Les brebis ne suivront pas un étranger; mais elles le fuient. Le bon pasteur donnera sa vie pour elles. Elles l'écoutent, parce qu'elles connaissent sa voix..... »

« Il faut que la presse remplisse la belle mission d'éclairer le peuple; » car il paraît que des hommes de parti, ou mus par *la méchanceté per-* » *sonnelle*, s'appliquent à irriter les masses, et à leur persuader que le » choléra n'est pas naturel et *qu'on les empoisonne.* »

Nous étions, à cette époque, en relation avec l'administration supérieure, nous n'osons penser que ces singulières apostrophes nous regardent. Au surplus, nous rapporterons comme pièces justificatives un extrait de quelques-unes de nos lettres, et on verra si elles méritaient les épithètes injurieuses du rapporteur. Pourrait-il appeler *malhonnête homme* celui qui penserait avoir découvert que le choléra n'est pas naturel ; que la science a mal observé ce fait et s'est trompée sur sa cause réelle ? S'il était bien vrai que des hommes aient méchamment irrité les masses, les lois n'auraient-elles pas sur-le-champ fait justice d'un tel crime ? Certes, si quelqu'un avait dit hautement *qu'on empoisonne le peuple*, M. Fulchiron n'eût pas manqué de le nommer, et de citer l'article du code pénal qui aurait été justement appliqué, pour punir de tels propos.

« Si ces idées pénétraient dans de grandes villes, elles seraient des
» plus dangereuses. »

Ce qui nous semble dangereux, c'est de prévenir solemnellement
le public contre les idées rassurantes qu'on pourrait lui adresser
contre un fait mal observé ; c'est de repousser toute lumière qui
pourrait éclairer la question. Sommes-nous donc les seuls qui met-
tions le choléra en doute ? Qu'il lise les *Débats*. Partout ce doute
n'a-t il pas été partagé ? N'est-il pas presque général que les populations se refusent à y croire, et chassent les jeunes élèves qu'on
leur envoie ? Le public aurait-il donc un instinct qui lui révèlerait
la vérité , mieux que tous les efforts d'une doctrine de préoccupation ? Non, encore une fois , ce n'est pas être méchant , que de signaler une erreur épouvantable ; et en la voulant détruire par des
raisonnements irréprochables, on ne bouleverse pas le monde ; on
le sauve. Il semble qu'on veuille dégoûter les écrivains qui s'attachent aux grands intérêts de l'humanité, et leur montrer qu'il en
coûte trop cher pour avoir quelques velléités de philanthropie. Nous
pourrions même dire, en parodiant un article des *Débats* du 4 septembre 1842 : « Il s'agit de savoir si on veut nous permettre, oui
ou non, de discuter des questions médicales. Si on dit non, tout
est dit. Mais si on veut nous laisser user du droit qui nous appartient, comme à tout le monde , il faut bien aussi nous passer la
liberté , la franchise , la hardiesse même , sans lesquelles il n'y a
pas de critique, ni de discussion possible, surtout pas de discussions
philosophiques. Nous y tenons et nous maintiendrons nos droits envers et contre tous, contre le despotisme même des gouvernements.
Nous en userons en hommes sages, libres et fermes, sans craindre
que la liberté de nos discussions ne devienne un danger public ,
et n'aille égarer des imaginations faibles. » On nous dira que nous
troublons l'ordre , la conservation de ce qui est. Entendons-nous
bien sur le mot de conservation, que certains esprits nous donnent
comme une consigne sacrée, et qui nous semble cacher des intentions hostiles à la publicité. Soyez conservateurs des grands principes de notre gouvernement, et de tout ce qui est bien ; mais ne
vous posez pas en protecteur absolu des erreurs les plus graves;
laissez signaler des doctrines homicides, et abandonnez-les aux
chocs de la controverse la plus libre. Ne croyez pas que des réfor-

mes, des abrogations même à l'égard des choses mauvaises soient des témoignages de faiblesse, et empêcheraient de gouverner; nous croyons au contraire que la considération du pouvoir y gagnerait beaucoup. On ne conserve pas, sans honte, des abus, des systèmes déplorables. La conservation et le progrès si justement recommandés, doivent au contraire les reconnaître et marcher contre eux, sans crainte que cela n'amène des dangers. Ce n'est pas la déconsidération du pouvoir et le trouble de la paix générale qu'il faut attendre d'une doctrine libératrice, c'est l'accueil empressé de tous les gouvernements et les bénédictions de tous les peuples.

« *Enfin*, le choléra est à Alger ! »

Enfin ! le mot est bon !

« Les navires de guerre refusent tout passage. C'est un demi-moyen » pour empêcher cette émigration. »

N'est-ce pas avoir l'air de se réjouir de ce que personne ne trouvera la possibilité d'échapper à l'atteinte du fléau? N'est-ce pas prêcher une contagion menteuse ?

« A Montpellier, l'épidémie a été si faible qu'on ne croit pas à son » existence. »

Un fléau ne devrait-il pas présenter partout le même caractère dévastateur ? S'il en a été autrement, ne pourrait-on en trouver la raison dans la prudence des médecins illustres de son académie ? Nous sommes assurés que si des rapports ont été faits par ce corps savant, ils n'ont aucune ressemblance avec ceux de Double. Nous voyons que le choléra y est contesté, et qu'il suffit souvent de l'observation et du scepticisme d'un médecin distingué, auprès des administrations, pour les éclairer sur l'usage de leurs mesures-funestes, et empêcher le mal.

« Grâce aux mesures, le choléra a fait *peu de victimes* à Alger. *Six* » *cent cinquante morts.*

Peut-on nous dire qu'il y a eu tant de victimes, dans l'espace de sept jours, et ajouter que c'est peu de chose ?

« Le *Journal de Naples*, 1er septembre, publie un décret qui ordonne » que les crimes sanitaires, qui entraînent la peine de mort, seront » jugés militairement. »

Et des mesures aussi atroces, à l'égard d'un fléau qu'on a déclaré universellement épidémique, ne sont pas couvertes de réprobation par les *Débats* ! Ils ne leur appliquent pas même la moindre réflexion critique ! Quels maux cependant doivent entraîner de telles rigueurs ? Comment nos santés peuvent-elles résister à la double terreur de la maladie et des lois aussi cruelles ? Partout les contagionistes, avec leur singulière philantropie, font-ils donc autre chose que de leurrer la santé publique avec les avantages illusoires de leurs mesures sanitaires ? Ne ressemblent-ils pas à ces marins qui mettent sur leur navire ces belles inscriptions en poupe : « *Heureuse navigation! Prévoyance salutaire! Remède contre tous les dangers !* et qui néanmoins sont tourmentés en mer, et souvent froissés contre les rochers, ou coulés à fond ?

Nous n'irons pas plus loin. Nous croyons avoir démontré que dans la triste publicité du choléra, il n'y a pas une seule notice qui porte le caractère de la vérité ; que rien n'y indique le désir de rassurer ; que tout y est déguisé, sous les agencements d'un amour-propre qui n'ose avouer son erreur, et sous les ruses que nécessite une mauvaise cause, qu'on a pris à tâche de défendre envers et contre tous ; que cent nouvelles, prodiguées et successivement plus alarmantes, nous ont fait subir un martyre prolongé ; que dans les élans d'une vogue douloureuse, des absurdités sans nombre ont été accueillies sous les voiles d'un zèle imprudent et d'une charité apparente ; qu'on n'a cessé de faire l'éloge des écrivains contagionistes, des mesures sévères des réglements sanitaires, de la nécessité des nouvelles alarmantes ; de travailler ensuite, chaque jour, à faire l'apothéose de toutes les sottises qu'avait entraînées cette déception, etc.

Il n'est pas étonnant qu'en occupant ainsi le public d'une idée devenue générale, il ne se soit pas laissé aller à de malheureuses convictions, et qu'on ait pu métamorphoser en crédules les gens mêmes qui raisonnent ? Voilà comment des doctrines fausses, des fougues factices étendent souvent leur influence despotique, jusque sur les éducations les mieux disciplinées !

Extraits de notre Correspondance avec le Ministère du Commerce et M. le Secrétaire perpétuel de l'académie de médecine.

Avant de nous adresser à l'administration supérieure, nous écrivions au journal des *Débats,* dès les premiers jours du mois d'avril. Nous lui exposions nos soupçons sur le choléra asiatique, et nos craintes que des observateurs attentifs ne le regardassent comme une fable odieuse. Nous lui recommandions surtout la discrétion et tout ce qui pourrait calmer les alarmes de la population; car s'il est défendu d'annoncer à un individu que sa maladie est mortelle, à plus forte raison doit-on cacher ce secret douloureux au public? Dans le premier cas vous ne tuez qu'un homme; dans l'autre cas, vous décimez une ville. Nous nous sommes élevé avec les témoignages de la douleur et l'accent de la véhémence contre les malheurs que cause à l'humanité la doctrine des contagions, et contre les imprudents qui ne craignent pas de la défendre. Nous avions espéré que notre voix, s'échappant d'un cœur affligé, serait enfin entendue; que nos avertissements, ainsi que nos supplications réitérées, feraient cesser les nouvelles de terreur qui allaient, à elles seules, causer une excessive mortalité, et que nous montrerions la lumière à ceux qui s'étaient égarés. Mais nos espérauces ont été trompées. On a bravé nos plus vives instances, et le mal a plutôt accru qu'il ne s'est diminué.

Quelques jours après, nous écrivîmes à M. d'Argout. Nous recommandions les feux allumés en temps de peste, comme moyen curatif attribué à Hippocrate. Nous confessions que notre proposition n'offrait qu'une sorte d'amulette; mais nous disions aussi qu'elle nous paraissait l'auxiliaire de la médecine morale sur laquelle nous appelions spécialement l'attention du Pouvoir. Nous regardions cette prescription *surtout* (et nous avions souligné ce mot intentionnellement) comme une diversion qui agirait puissamment par les yeux sur le moral, et pourrait dissiper cette panique funeste dont nous pronostiquions les ravages.

Le conseiller d'État, M. Héli d'Oissel, nous répondit, le 20 avril, « que l'emploi du feu pourrait entraîner de graves inconvénients,

et n'aurait aucun avantage pour la santé publique, selon l'avis de
la Commission. » En 1835, à dater du 25 avril nous écrivîmes deux
lettres au ministre de l'intérieur. Nous blâmions la science de s'être
exposée à compromettre les gouvernements, en les associant à la
consécration d'un fait erroné qui n'avait reçu le choc d'aucune
opposition, et qui pouvait n'être autre chose que la terreur généralement répandue et aggravant nos maux ordinaires sous son influence funéste. M. Duchâtel, à qui elles furent renvoyées, répondit « qu'il se croyait obligé de s'abstenir de prendre part à toute
polémique, et de favoriser surtout, ni d'épouser aucune des doctrines médicales sur le choléra. »

Cette indifférence et cette impartialité apparente ne nous ont
semblé autre chose qu'un éclatant déni de justice et le désir de laisser le triomphe à des adversaires que protége M. le ministre. Ne
se fait-il pas ici une étrange illusion ? A-t-il pu échapper à l'obligation de céder à la préoccupation de la science et de suivre les
lois anciennes et modernes qui sont l'ouvrage des contagionistes ?
Il est donc naturellement placé dans leurs rangs, favorable à leur
doctrine, de manière même à gêner la controverse; soit : mais tout,
en écoutant les savants qui sont faits, nous dit-il, pour lui donner
des conseils, doit-il fermer les yeux sur des erreurs graves, quand
on veut lui démontrer qu'elles portent une atteinte funeste à la
santé publique ? Nous ne le pensons pas. Il montre évidemment
qu'il est loin de s'assurer s'il a embrassé la meilleure cause. Nous
lui observons, dans notre réponse, qu'il n'est pas possible que
toutes les mesures administratives s'exercent, sans que le pouvoir
ne se soit préalablement rangé dans telle ou telle opinion de la controverse, comme le témoigne même sa lettre du 4 mars 1831, à
l'Académie; qu'il est donc de la plus haute importance d'éclairer
au moins la matière, pour qu'il soit assuré de n'être point dans
l'erreur.

31 mai 1835. Lettre de M. Duchâtel qui nous dit « qu'*il ne peut
que s'en rapporter à ceux qui sont faits pour lui donner des conseils*, et que ni les médecins ni les corps savants ne partagent l'o-
pinion que le choléra n'a pas existé parmi nous. »

Cependant M. le ministre doit-il se contenter de se ranger du
côté du plus fort, et croit-il bien pouvoir sauver sa responsabilité

40

en se mettant à couvert sous une majorité apparente, et qui n'a encore répondu à aucune des difficultés de la question?

M. le ministre termine sa lettre en nous invitant à lui envoyer notre manuscrit, pour qu'il soit soumis au jugement de l'Académie. Dans notre réponse, nous le remercions, en lui faisant remarquer que sa lettre précédente nous avertissait d'avance que nous devions nous attendre à une condamnation auprès des juges qu'il nous donnait.

3ᵉ *Lettre de M. Duchâtel.*

« L'objet de vos travaux est de prouver que le choléra asiatique n'a
» pas existé parmi nous, et que la maladie à laquelle on a attribué cette
» dénomination a pour cause principale la terreur occasionnée par les
» publications imprudentes , et pour cause secondaire les indispositions
» maladives des individus. C'est là une opinion que ne partage certaine-
» ment pas l'immense majorité des médecins. Je dois donc m'abstenir
» de prendre part à votre théorie. »

Réponse.

« Nous objectons à M. le ministre que cette majorité n'est que factice et d'entraînement, et qu'elle n'aurait de valeur respectable qu'après discussion de la matière soumise aux intelligences ; que notre manuscrit, qu'on nous demande dans une autre lettre, pour être examiné dans les bureaux du ministère, ne peut y être jugé et bien compris, surtout en notre absence; que nous avons déjà offert assez de développements à notre pensée, pour qu'elle puisse être prise en considération; et que c'est surtout un encouragement moral que nous recherchons près du ministère... Nous voulions bien soumettre notre ouvrage à ses bureaux; au moins nous désirions que M. le ministre nous y appuyât d'une recommandation puissante et franchement exprimée. Notre pensée, présentée à l'Académie par le ministre, se trouvait ainsi en bonne voie. Mais nous nous ne pouvions plus nous dissimuler que, jusqu'ici, l'administration était loin de se prêter à notre prière ; qu'elle refusait de prendre en considération une doctrine qui versait le blâme sur notre Académie. Nous avions donc à redouter ses offres de service, qui d'ailleurs n'avançaient en rien la victoire que nous ambitionnions.

Nous ne voyions dans cette proposition qu'une curiosité à satisfaire, et un moyen de mettre nos adversaires en garde contre les armes que nous apportions cont e eux ; et l'avenir nous a bien appris que nos prévisions étaient bien fondées, et que nos confidences nous avaient fait du tort. Nous remarquions que M. Duchâtel ne répondait nullement à nos lettres longuement explicatives, et qu'il nous faisait dire précisément le contraire de nos pensées. Le voyant si loin de les trouver louables et de nous encourager à les publier, quel avantage pouvions-nous retirer de livrer notre ouvrage à un tribunal, où nous étions assuré de notre condamnation par notre protecteur même ? »

26 avril. M. Passy nous dit que « le Gouvernement a toujours recommandé de s'abstenir de tout ce qui peut répandre l'effroi, qu'il ne peut empêcher la presse de propager des nouvelles *souvent exagérées.* » Nos analyses de diverses notices du *Moniteur* et du journal ministériel prouveraient au moins que ces recommandations ont été bien vaines. Nous venions en effet de lui représenter un article des *Débats*, de juin 1835, dont voici la teneur : « La peste a frappé divers bâtiments voyageurs. Des ballots de coton infectés et *propagateurs subtils* de la peste ont été achetés à vil prix par les Anglais. On est dans les alarmes. Le mal a gagné Scutari... Plusieurs cargaisons de riz sont expédiées *pour Marseille,* etc., etc. » Il nous semble que de telles nouvelles n'auraient pu que jeter la terreur dans cette ville et préparer une grande mortalité, s'il eût existé alors quelque grave épidémie.

L'analyse de toutes les lettres que nous avons successivement écrites aux divers ministres du commerce, jusqu'à M. Cunin-Gridaine inclusivement, prolongerait trop cet extrait de nos manuscrits. On y verrait que, malgré nos explications respectueuses, MM. nos ministres semblaient nous regarder comme un perturbateur qui les offensait dans la dignité de leur position. Nous dirons seulement que partout nos sollicitations ont été vaines, et que la même plume solidaire et inflexible semble avoir dicté toutes les réponses. C'est quand nous caressions la douce pensée que le Gouvernement allait prendre notre doctrine en considération ; c'est quand nous étions enchanté que ce fût de la France que partît le bienfait qu'elle promet aux populations, que nous dûmes sentir toute la douleur des refus ministériels et d'une sorte de sommation d'abandonner une entreprise repoussée ouvertement.

« Hélas ! les révolutions des âges, dit un auteur moderne, souvent ne retrouvent pas une vérité rejetée, et faute de laquelle des nations entières ont à souffrir éternellement. » En général, dans nos contestations scientifiques, quand la conscience n'y découvre rien d'absolument grave qui la compromette, il importe peu de se placer sous tel ou tel drapeau et de le défendre même avec quelque passion ; mais quand on y agite une question vitale, doit-on fermer l'oreille aux propositions d'un adversaire et se renfermer dans une obstination aveugle et insultante ? Peut-on s'exposer à braver le reproche d'avoir manqué à la pitié, à la raison, à la pudeur publique ? Voilà ce que nous pouvions reprocher aux bureaux où MM. les ministres ont puisé leurs résolutions ! Quand nous leur signalions la terreur que nos adversaires les plus fanatiques ne pouvaient s'empêcher eux-mêmes de regarder comme la cause la plus mortelle qu'on puisse redouter dans les fléaux pestilentiels ; quand nous leur écrivions que des millions de preuves attestent que cette terreur respire dans les notices imprudentes de leurs journaux et dans les mesures administratives, il nous semble que de telles considérations devaient au moins les amener dans le doute et dans la voie de l'encouragement que nous sollicitions pour le succès de notre cause. Nos longues insistances ne les engageaient à rien. Notre prudence les plaçait en dehors de la question ; nous éveillions seulement leur attention en les appelant à un acte de justice. Le préjugé, ce grand mal répandu dans les esprits, se taisait et n'empêchait plus le génie de la justice. Dans cette situation alors nous n'avions que notre vérité salutaire à défendre librement ; rien ne pouvait plus gêner nos hostilités. Dans le cas contraire, nous sentions que la partie ne pouvait être égale, dès que nous aurions eu à lutter contre une doctrine qu'embrassait l'administration, contre une majorité immense qu'elle nous faisait redouter. Nous avions donc cru pouvoir surprendre nos adversaires et les saisir, en débouchant par la porte du pouvoir, auquel nous ne demandions qu'une franche neutralité. Mais il ne nous fut plus permis d'espérer.

Lassé de nos vaines démarches, nous priâmes à deux fois Sa

Majesté de vouloir bien faire inviter les Académies à s'occuper du concours que nous désirions. Nous fûmes renvoyé au ministère de l'instruction publique, qui nous renvoya à celui du commerce. Enfin, le 20 mars 1839, M. Martin du Nord nous écrivit que *notre demande d'inviter les corps savants à mettre la question de la contagion à un concours, n'était pas de sa compétence.* Cependant nous croyons que M. le ministre se trompe. Nous avons entre nos mains les lettres de ses prédécesseurs. Nous pouvons voir d'ailleurs, le 14 juin 1843 dans *les Débats*, et dans les nombreux articles des journaux ministériels, que les questions médicales peuvent être présentées à nos académies par l'autorité supérieure. Il nous semble, au surplus, qu'elle n'est pas toujours si humble devant l'Académie, qu'elle ne puisse lui adresser une juste réclamation ; qu'au contraire nous la voyons souvent y porter une influence que nous sommes loin d'approuver ; qu'en définitif nos savants auraient un pouvoir bien extraordinaire et bien dangereux, si un ministre n'avait pas même le droit de les avertir d'une erreur qui compromettrait de grands intérêts : l'Université n'étant que l'intervention du pouvoir dans tous les genres d'instruction, dès qu'il est instruit qu'il a pu s'y glisser un mal grave, n'est-il pas de son devoir d'employer tous les moyens pour arriver à la découverte de la vérité ?

A M. le Ministre de l'instruction publique.

« Monsieur,

» Je me présente devant vous, pour obéir à l'invitation qui m'a été faite. Je suis loin de croire que ces renvois à différents ministères soient en vue de fatiguer un solliciteur qu'on trouve importun. L'affaire est pleine de vues trop sérieuses pour supposer cela. J'ai cru et je crois encore qu'indépendamment de l'esprit sage de conservation solidaire qui assure le maintien de nos institutions, quand tout y est bien, il doit régner dans nos administrations une opinion personnelle sur la plupart des questions philosophiques, et avec cela un désir qu'elles soient éclairées, quand elles présentent un grand intérêt. Le pouvoir me semble avoir des moyens de parvenir à ce but, autant que le permet la raison humaine. (M. Dupin,

en effet, venait de dire tout récemment à la tribune : Nous ne sommes pas venus pour faire exactement la même chose que nos prédécesseurs. Nous nous affranchissons de cette responsabilité
solidaire qui n'est qu'un contre-sens.) Voilà pourquoi nous nous
sommes permis d'insister aussi longtemps auprès des hommes éminents et instruits que le roi a honorés de son choix, dans l'espoir
d'y rencontrer tôt ou tard un protecteur, un ami de notre pensée.
On nous dit qu'il faut craindre de diriger des imputations bles-
santes contre le ministère, en lui supposant des influences étrangères ou des préoccupations contraires à l'intérêt public. C'est
juste ; mais nous ne condamnons que des actes qui ont paru tachés
d'erreur. Nous ne croyons pas que ce soit un crime d'arrêter le
Gouvernement dans un empressement précipité, de lui offrir des
conseils quand on le trompe, et de l'avertir quand il s'égare.
Nous ne nous sommes montré sensible à ses longs refus que
dans la crainte qu'ils ne fissent douter de sa justice.

» MM. Cunin Gridaine et Gouin nous ont répondu dans le même
sens que les autres ministres ; mais cela ne nous a pas mieux fait
comprendre cette omnipotence de l'Académie qui ne peut pas
même recevoir une invitation ministérielle, pour une enquête
scientifique, dont on lui aurait motivé toute l'importance ; car si
le ministre nous mande qu'il va prier l'*Académie d'examiner
notre travail, et d'en faire son rapport,* comment concevoir que
son pouvoir ne puisse aller plus loin, et qu'il lui soit interdit de
solliciter le concours que nous réclamions ? Écoutons les *Débats :*

« Les relations commerciales de l'Algérie avec les ports européens
» tendent incessamment à s'améliorer et à se simplifier. Les provenances
» avaient été assujetties jusqu'ici dans les îles Ioniennes à une quaran-
» taine de 10 jours ; il vient d'être décidé, *sur les observations de notre
» consul à Corfou,* que les navires venant du nord de nos possessions
» d'Afrique avec patente nette, seraient admis en libre pratique dans les
» îles Ioniennes. Il est à désirer que cet exemple soit suivi partout où il
» existe en matière de quarantaines des usages dont rien ne justifie la
» rigueur. »

» Voilà donc un consul étranger à la science médicale qui a le
pouvoir de décider l'administration à changer nos lois sanitaires,
sans que rien ne justifie cette nécessité, sans autre motif que cer-

tains avantages du commerce, et sans qu'on se soit éclairé par les lumières d'un concours académique ! Comment concevoir que l'administration elle-même ait moins de droits qu'un consul ? La résistance qu'on nous a opposée a donc pour nous quelque chose de vraiment inexplicable. Elle doit surprendre tous ceux qui sont à même de juger sans partialité. Elle nous a affecté douloureusement, et nous n'aurons pas de peine à faire imaginer tout ce que peut éprouver d'obstacles et de tribulations, celui qui s'est attiré le mauvais œil d'un ministre, en luttant ouvertement et avec persistance contre une opinion qu'il protége, et que sans doute il partage.

» En définitive, nous pensons cependant que nos instances, depuis 1832, n'ont pas été sans quelques succès. La santé publique nous semble y avoir gagné beaucoup. On avait déclaré que le choléra était impatronisé chez nous ; on avait mis la terreur de ces nouvelles à l'ordre du jour ; on avait accoutumé les esprits à subir en quelque sorte ce fléau sans se plaindre, aujourd'hui on n'ose plus même en parler. C'est une affaire morte pour toujours. Nulle part, même en Asie, il n'est officiellement question du choléra ; les épidémies cessent aussi d'être de mode. Un de nos grands orateurs a donc eu raison de dire « qu'il était bon de crier ; que cela sauvait. »

Sommaire de notre correspondance avec M. le docteur PARISET, Secrétaire perpétuel *de l'Académie de Médecine.*

(Nous pensons qu'un secrétaire de l'Académie ne devrait pas être *perpétuel.* Il devient, ce nous semble, par ce titre et l'influence immense qu'il porte dans cette assemblée, un personnage qui souvent peut gêner son indépendance.)

Dans notre première lettre, nous rendons justice à ses talents distingués, et nous lui demandons la permission de lire à l'Académie nos pensées contre les fléaux pestilentiels. L'anticontagionisme, grâce à votre loyauté, lui disions-nous, deviendra un sujet grave à prendre en considération, et nos corps savants s'empresseront de le proposer à un concours général. « Il faut que je compte bien sur votre bonté et sur le désir que vous devez avoir de laisser la vérité se faire jour, s'il y a lieu, pour oser espérer une telle faveur. La puissance de mes longues convictions me dit que je trouverai des sympathies près de mes illustres confrères, et que votre génie me permettra d'être son franc et respectueux adversaire. Les dissidents, dans toutes les écoles, se tendent la main, et se rendent une mutuelle justice. »

Réponse de M. Pariset.

« Monsieur,

» Je n'ai rien écrit sur le choléra, mais je pense, et j'ai toujours dit,
» et je dis encore que le choléra indien a fait presque le tour du globe,
» comme le ferait une maladie transmissible. Je suis convaincu plus que
» jamais que des corps affectés de certaines maladies s'échappent des
» miasmes qui, reçus dans d'autres corps, y provoquent des maladies
» analogues et même identiques. Il y a toujours le malade A, le sain B ;
» puis quelque chose qui passe de A à B, et qui donne à ce deuxième la
» maladie du premier. Cela est vrai de la variole, et même du choléra,
» entendez-vous? et même de la peste. Vous aurez beau vous évertuer,
» cela est. Du reste, écrivez, mettez vos idées au jour ; si elles sont con-
» formes à la vérité, je serai le premier à les accueillir. »

(Nous allons voir bientôt comment M. Pariset tiendra parole.)

2e *Lettre à M. Pariset.*

« Monsieur et très-honoré confrère, vous avez oublié de ré-pondre catégoriquement à l'objet principal de ma lettre. Je désirais surtout savoir s'il me serait permis de lire à l'Académie un mémoire contre les fléaux pestilentiels. C'est justement parce que j'ai une haute idée de mes illustres adversaires, parce que je pense qu'ils sont plus occupés de la gloire de la science que de l'ambition vaniteuse de garder une vieille victoire ; parce qu'ils cherchent sans doute mille fois plutôt une grande vérité qu'une petite satisfaction de l'amour-propre ; c'est enfin parce qu'ils sont disposés, ainsi que vous, à se rendre à l'évidente clarté des raisons nouvelles d'une doctrine salutaire, que j'ai pris la liberté de vous demander la faveur de leur en exposer les principes. Écrivez, parlez, me dites-vous ; mais vous ne me dites pas : Venez. Vous ne me donnez pas un rendez-vous. Je sais bien que personne ne peut m'empêcher de publier mes pensées. Mais, avant cela, j'étais bien aise d'éveiller des sympathies dans le corps savant dont vous êtes le secrétaire ; de savoir ce que j'avais à redouter de tant de juges honorables, et d'éviter par là toute hostilité ouverte et fâcheuse. Dès qu'on peut produire, avec tous les ménagements de la délicatesse, et sans crainte d'offenser personne, un ouvrage qui a déjà pu se faire de nombreux défenseurs dans le camp ennemi, on est moins embarrassé, et vous comprenez aussi, mon cher maître, combien ma plume serait heureuse de se sentir encouragée par le héros même que j'aurai à combattre.

» J'imagine que ce sont vos meilleures armes que vous avez employées pour la défense de la contagion. Je vous avoue que je les trouve sans force. Permettez-moi donc de croiser les miennes avec les vôtres en toute liberté.

» Citez-moi donc, je vous prie, un seul auteur hippocratique qui nous ait parlé de maladies qui ont fait le tour du globe.

(Viennent la plupart des raisonnements que nous avons exposés dans cet ouvrage.)

» Vous avez dit, article *Cause* du *Dictionnaire des Sciences médicales*, que le même effet pouvait être produit par cent causes diverses, et parmi elles vous avez noté les impressions de la joie, de la tristesse, de la *terreur*. Voilà un aveu qui fait bien du tort à votre système ; car pourquoi ne pourrait-on considérer cette *terreur* comme cause unique des effets désastreux de la peste, sans avoir besoin de les expliquer par l'hypothèse de la contagion ? Vous ajoutez même dans cet article que *ses effets peuvent être produits par une pure sympathie* que communique au cerveau le simple spectacle de mouvements analogues. Pourquoi donc ne voudrait-on pas que le spectacle affreux, que l'*épilepsie* de la peste (passez-moi ce mot), nous laissât froids, et ne fît pas éclater dans notre organisation un état morbifique semblable à celui que l'imaginaton s'est figuré, et qu'elle a embrassé fortement ?

» Encore une fois ne nous égarons pas. Ne confondons pas les pestes d'Asie, d'Amérique et de l'Egypte avec nos épidémies, et ne cherchons pas à aider la doctrine des unes par celle des autres. Ne parlons que des pestes étrangères. C'est sur ce terrain que je veux fixer les contagionistes et les vaincre. Ne venez pas, je vous prie, comparer la peste avec la gale, le choléra, la variole, le vaccin, etc. De telles similitudes seraient absurdes et indignes de figurer dans votre logique.

Ne pensez-vous pas que cette dénomination de pestilentielles qu'on donne aux maladies fâcheuses qu'amènent telles saisons ou telles circonstances, est une sorte de crime pathologique; que cette dénomination imprudente répand la terreur; que cette passion elle seule est une maladie mortelle qui a ses preuves douloureuses, et dans les récits de la publicité, et dans les mesures administratives, et dans les rapports des commissions, et dans tout ce qui constitue le drame de la peste? Vous savez que Chirac est de cet avis.

Réponse de M. Pariset. — 30 juin 1839.

« Venez, parlez, on vous applaudira (quelques-uns); mais vous ne
» convaincrez personne; pas même ceux qui vous applaudiront; *pas*
» *même vous.* Que m'avez-vous écrit que je n'aie des milliasses de fois res-
» sassé dans mon pauvre esprit, tourné, viré dans tous les sens? Raisonner
» sans voir, voir sans raisonner, deux trêmes dangereux! Vous êtes dans
» la première catégorie, je ne suis point dans la seconde. Allez au Caire,
» allez sur le Liban; ou plus simplement courez à Tours, ou dans les en-
» virons; causez avec M. Bretonneau, causez avec M. Gendron; consul-
» tez les médecins d'armée, M. Ribes, entre autres; consultez les écri-
» vains dignes de foi, Diemerbroeck et même Stool; et puis parlez,
» parlez, écrivez, écrivez, imprimez; résultat, zéro. La contagion un
» système! Elle n'est point un système, mais une histoire, une simple
» expression de faits. Ce système croulera! Non, ce n'est point un sys-
» tème. Vous avez beau faire, il y a dans la peste, la gale, la syphilis,
» etc., des particularités qu'on ne voit pas dans les fièvres ordinaires; et
» du reste, mettez-vous bien dans la tête que je sais assez de grec et de
» latin pour ne pas confondre épidémie et contagion; encore un coup,
» parlez, et à vos ordres.

» Pariset. »

3e *Lettre au Même.*

Votre correspondance prend un caractère d'aigreur attristante qui est loin de m'encourager à me présenter à l'Académie. J'ai cru,

en vous demandant la faveur d'y lire quelques pensées contre les
fléaux pestilentiels, trouver des adversaires généreux et empressés
de faire bon accueil à la vérité, si on la leur présentait avec quelques
recommandations. Est-ce que je me serais trompé? Déjà dans votre
précédente, j'avais cru remarquer que, non-seulement vous ne ré-
pondiez pas à l'objet de ma demande, mais que, loin de m'encourager, vous ne trouviez dans mes travaux qu'une présomptueuse
occupation. Vous me traitiez à peu près de fou, ne jouissant pas de
son bon sens. Néanmoins je m'étais attaché à des phrases de bienveillance qui perçaient dans votre mécontentement, et quelques réflexions pénibles ne m'avaient pas empêché de persister dans mon
désir, de rechercher le conseil des sages hippocrates de la France,
avec d'autant plus de confiance, que ma dernière lettre, bien
qu'hostile à vos pensées, n'était remplie que des termes polis que
les gens d'honneur mesurent avec soin dans leurs discussions. Il
m'a fallu la lettre que je reco:s à l'instant, pour m'assurer que, sans
le vouloir, je vous ai conduit à des aigreurs ouvertes. Le commencement et la fin de votre lettre ne me donnent ni le titre de monsieur, ni celui de confrère. Vous m'y traitez vraiment de Turc à
More. Cependant je ne crois pas vous en avoir donné le sujet, ni
vous avoir préparé l'exemple d'une incivilité.

» Vous me dites que je ne convaincrai personne à l'Académie,
pas même ceux qui m'applaudiront. Je crois que vous faites ici un
fort mauvais compliment à vos honorables confrères. Je ne les
crois pas capables d'applaudir à ce qui ne serait pas vrai. Vous
vous oubliez jusqu'à m'accuser moi-même de parler sans conviction.

» Quoi! Monsieur, vous croiriez qu'un vieillard près de la fin de
sa carrière, pût être capable de jouer avec sa conscience! Quoi! vous
prétendez, sans m'avoir entendu, que je ne convaincrai personne,
pas même moi, quand huit jours auparavant, imposant silence à
votre supériorité, vous me disiez que vous n'attendiez que la vérité pour y applaudir et vous rendre? Votre attaque, Monsieur, est
grave et peu fraternelle. Comment voulez-vous que je me présente
aujourd'hui avec courage et confiance devant un adversaire qui
me dit de telles choses, et que je lui serre la main, quand j'ai déjà
tant de témoignages de son animosité?

» Vous me dites que les objections que je vous ai faites, vous les

avez ressassées des milliasses de fois; cela me donne quelque
espoir de vous convertir. L'honnête homme qui a tant de fois
douté, avant de prendre son parti, ne voudra pas rester sourd à de
nouvelles propositions. Vous vous imaginez bien que tout mon ar-
senal n'est pas renfermé dans la correspondance que vous m'avez
accordée jusqu'à ce jour.

» Il ne suffit pas que vous m'envoyiez au Liban, au Caire, etc. ;
que vous m'opposiez l'armée de MM. Bretonneau, Gendron et Ribes,
sous les drapeaux de Diemerbroeck. A ces personnages de mérite,
vous pensez bien que ma mémoire saurait opposer des champions
autrement redoutables : « Parlez, parlez; écrivez, écrivez, imprimez, résultat zéro. » Ce pronostic me semble aussi tranchant que
singulier. Il est même contradictoire, si j'en crois vos premières
lettres; il n'y a donc plus rien à mordre dans votre citadelle! je suis
étonné qu'un génie aussi remarquable que le vôtre ne se soit point
illustré par des écrits *ex professo* sur les pestes en général. Avec
une conviction aussi chaude et aussi fermement arrêtée, avec des
talents si admirés, certes, et je vous parle de cœur, vous ne pouviez
que gagner à toujours la cause de la contagion, et sans doute vos
argumentations auxiliaires de la vérité auraient pu vaincre mon
scepticisme. Votre sentence contre mes écrits, que vous jugez sans
les connaître, ne m'arrêtera donc pas. J'écrirai, puisque je ne peux
rien lire de mon maître, et que je n'ai à lutter que contre des adversaires que je trouve peu redoutables.

» La contagion, dites-vous, n'est pas un système, elle est une histoire! dites donc plutôt, je vous prie, qu'elle n'est qu'un cancan gothique. Quelle histoire digne de foi pouvait nous faire la médecine
au 14e siècle? Cherchez cette histoire, cette invention monstrueuse
dans le modèle des livres, dans la Bible, dans Hippocrate et chez nos
auteurs classiques; y trouverez-vous la contagion d'Orient, d'Asie,
et d'Amérique transmissible de Pierre à Paul, et voyageuse infatigable, comme vous le prétendez? Laissons là vos analogies trompeuses, la gale, la syphilis, la variole, etc., et ne confondons pas dans
un but mal dissimulé, des choses qui sont parfaitement distinctes.
Je vous avoue que je n'entends rien *à ces particularités* et *façons*
d'agir *de la peste, de la gale, syphilis, etc., qu'on ne retrouve point
dans les fièvres ordinaires.* Je ne vois point de fièvre dans la gale

et la syphilis. Cette fièvre même est très-douteuse dans la peste et
le choléra qui tuent presqu'à l'instant, et ne laissent pas à la nature
le temps d'une réaction fébrile. D'ailleurs, est-ce que chaque maladie n'a pas ses *particularités?* Je puis donc vous accorder, sans
compromettre ma thèse, ces *particularités* et façons d'agir que vous
invoquez en votre faveur. Ces expressions obscures ne jettent aucun trouble dans mes certitudes. Ce sont de belles et bonnes argumentations, comme celles qui accompagnent toujours la vérité,
que je vous demande. C'est votre raison de géant que je supplie de
mettre mon pauvre esprit au pied du mur. Ce qu'il y a de respectable dans nos discussions scientifiques, c'est l'âme qui exprime
avec clarté, simplicité et force les aperçus de son intelligence. Dès
que la voix des sens physiques veut la subjuguer, elle se révolte.
Parlez, parlez, dites-vous. Parlez vous-même. Animé des vastes
lumières de votre esprit et du cri de votre conscience, si vous ne
faites pas un converti, vous aurez du moins le mérite d'ébranler chez
moi une religion, où je trouve pourtant les résultats les plus pro-
fitables à l'humanité. Mais ne me catéchisez pas avec des contes,
des histoires, des faits, ni même avec votre expérience, si elle n'est
armée jusqu'aux dents d'une logique irreprochable.

» Si vous avez réellement la bonne volonté que vous m'avez d'a-
bord témoignée, je me présenterai devant vous, sans rancune et
avec reconnaissance. J'attendrai donc une nouvelle invitation sinon amicale, au moins fraternelle.

Réponse. — 5 juillet.

« Mon très-cher et très-honoré confrère, vous ne me connaissez guère
» Je suis tout cœur. Hippocrate reviendrait sur la terre, il serait au ber-
» ceau, je serais à ses pieds. Je serai aux vôtres, si vous me persuadez. Rien
» n'est préférable pour moi à la vérité. Venez, parlez, dissipez mes erreurs,
» je suis tout prêt à les abandonner. Mes erreurs, ai-je dit, mais je ne
» m'y suis attaché qu'après un mûr examen, par conviction, avec con-
» science, sans intérêt, sans esprit de système. Système! arrangement
» d'idées dans des vues personnelles! Quelle folie et quelle honte! La
» vie ne vaut pas, selon moi, un mensonge, ne vaut pas un écu mal ac-
» quis..... Ne craignez pas d'indisposer un homme tout à vous, à vous,
» à vous, à vous.   « PARISET. »

Réponse.

« Voilà, mon cher confrère, une lettre fort aimable, une sorte de palinodie promise à votre adversaire, et cependant je vous ai à peine découvert un petit coin de ma batterie de campagne! puis-je bien croire à une disposition si prompte et si flatteuse? votre lettre désolante du 30 juin me le défendrait, si votre bon cœur n'était venu au-devant de votre affligé confrère. Quand il s'agit de principes, la cause est tout, les hommes ne sont rien. Pardonnez-moi donc, si j'aime encore mieux la vérité que je poursuis, que mon cher Platon. C'est vous qui m'avez inspiré cet honorable sentiment, et sauf sur le champ de la contagion, je vous rendrai partout les armes... Depuis que j'ai eu l'honneur de correspondre avec vous, je vous ai déjà secoué par mes raisonnements; je vous ai colleté, mon cher maître, et vous ne me fustigez pas! vous n'approuvez rien, à la vérité; mais vous ne combattez rien logiquement; cela me semble d'un bon augure pour la victoire que j'attends. »

» J'en étais là de ma réponse, quand je reçus cette nouvelle lettre de M. Pariset :

« Je vous le répète, vous viendrez, vous parlerez. Vos arguments se-
» ront reçus avec faveur par *quelques membres*, le seront froidement par
» *quelques autres*. Une commission sera nommée, et on fera un rapport
» de nature à vous mécontenter..... Je me révolte, je vous l'avoue bien
» net, contre ce ton de hauteur qu'affectent ceux qui me font l'honneur
» de me combattre, de combattre en moi de vieux préjugés, des idées
» surannées, des illusions, des chimères, mots que je traduis par ceux-
» ci : sottises, bêtises, et comme vous le dites vous-même, *cancans gothi-*
» *ques*. Voilà ce qui me choque... préjugés, *cancans*, qu'en savez-vous?
» Vous me dites de me défier de mes idées, défiez-vous des vôtres. Vous
» me dites que vous vous fondez sur l'expérience; mais vos faits sont-ils
» bien prouvés? Avant de me jeter au visage vos dédaigneuses paroles
» commencez par voir, par interpréter de bonne foi, et donnez l'exem-
» ple que vous demandez... Avant 1483, on ne songeait pas à la conta-
» gion; puis on s'en est avisé, on a pris des mesures et on a bien fait.
» Interrogez Venise, mon Dieu! qu'il est singulier d'en être encore à re-
» battre des choses si rebattues! *millies decoctam* KRAMBEM. (Nous écri-
» vons *crambem* par un *k*, selon l'orthographe de M. le secrétaire perpé-
» tuel.)

» Notre vieux préjugé n'a que le mérite, dites-vous, de décimer nos
» cités. Vous croyez, je crois autrement... Si une ville est envahie, que
» faire? Cordon, oui, cordon à larges distances; répandre la population
» dans de grands intervalles, séparer les malades; mais cela est très-dif-
» ficile, mais que vous importe?

» Quand laissant la preuve des faits nombreux et si décisifs, je me
» retourne vers les non-contagionistes; quand j'énumère les falsifica-
» tions, les mensonges (entendez-vous? mensonges, j'y songe bien); quand
» je songe à l'ignorance, à l'orgueil, aux motifs cachés de ces illustres
» adversaires, comprenez-vous maintenant le juste dégoût que me font
» éprouver ces sortes de querelles? Je vous parle à cœur ouvert, les dis-
» positions où je suis sont celles de la *majorité* de l'Académie. On y est
» en grande défiance contre les novateurs rétrogrades. Oui, rétrogra-
» des, ils veulent nous ramener à 1450. Vous me dites que vous êtes âgé,
» je vous demande pardon, je vous croyais très-jeune. »

Réponse.

« *Quantùm mutatus ab illo!* Où est donc ce cœur qui était à
moi, à moi, à moi! ce cœur qui me promettait un encouragement et
l'espoir d'un triomphe? Faut-il donc me voir obligé aujourd'hui de
reconnaître un esprit irrité et offensé de mes naïfs abandons, renfermés toutefois dans les limites des convenances et de la politesse? Que vous ai-je donc fait depuis deux jours, pour me traiter
ainsi? Je commence par vous dire que mes attaques, que vous avez
sollicitées vous-même, étaient d'autant plus sans gêne, que vous
m'aviez déclaré que vous n'aviez écrit aucun traité sur la peste
contagieuse; ainsi ma critique n'a pu vous atteindre.

»Vous m'affectez amèrement; mais vous ne me découragez pas,
en me disant que le rapport qui sera fait sur mon mémoire ne sera
pas de nature à me contenter. Comment pouvez-vous porter un jugement par anticipation et le prêter à l'Académie qui ne m'a pas
encore entendu? Connaissez-vous vous-même le nombre et la puissance de mes armes? ah! mon cher confrère, je crains bien que l'humeur ne vous ait égaré! Vous ne me ferez pas soupçonner que
des juges si honorables et si éclairés se laissent aller à la passion
des prévaricateurs? Je ne demanderai pas grâce à leur conscience;
mais ne me présentez pas l'idée pénible qu'ils ont déjà repoussé
une doctrine, avant d'en avoir connu les développements.

» Vous vous révoltez *contre ce ton de hauteur qu'affectent ceux qui vous combattent.* J'espère que ce reproche ne tombe pas sur moi. Je cherche la vérité pour vaincre une cause que je crois mauvaise, il faut bien que je l'attaque, sans ménagement, par tous ses côtés vicieux. Si vous défendez qu'on appelle la contagion un préjugé, une idée surannée, une chimère, etc., alors vous paralysez toute controverse. Vous conviendrez que si mon expression de cancan gothique vous choque et vous scandalise, il n'est plus possible de nous mesurer avec nos adversaires. J'ai relu attentivement toutes mes lettres, et je n'y vois rien de ce dont vous m'accusez. Je ne vous ai pas dit : « *Il faut vous défier de vos idées.... Je me fonde sur l'expérience, et mes faits sont prouvés.*» J'ai parlé à la contagion et j'ai respecté mon maître, malgré la grande latitude qu'il avait eu la bonté de laisser à mes attaques. Lui ai-je dit des mots aussi acérés que ceux-ci : « Avant de me jeter au visage vos dédaigneuses paroles. » Ah ! mon cher confrère ! à quoi bon avoir excité si généreusement mes hostilités, si dès le début de la lutte, vous vous montrez impatient de la moindre blessure? Relisez mes lettres; vous y trouverez l'assaut vif; mais l'insulte, la grossièreté! fi donc!.. « Si la maladie, dites-vous, n'est pas contagieuse, nos cordons, notre préjugé n'y feront rien du tout. » Je trouve que cette assertion pèche cruellement. Quoi ! vos cordons, vos séparations des familles, dans l'hypothèse même où la contagion serait une chimère, vos coups de fusil sur les fuyards, tout cela ne ferait pas de mal ! Vous savez trop bien votre physio-logie, pour trouver cela innocent, pour peu que vous y réfléchis-siez. « Il faut répandre les populations sur de grands intervalles.» Est-ce que vous pouvez changer nos domiciles, et nous obliger de vivre là ou ici? Pour me battre à votre aise, il ne faut pas me faire dire le contraire de mes pensées. Je n'ai jamais dit : « Les cordons resserrent les hommes, ils les accumulent et rendent le mal con-tagieux. Voilà ce que nous disons, et ce n'est qu'une dispute de mots. » Je n'accepte pas cette gratification. Je rejette toutes ces assertions que vous me prêtez gratuitement.

» J'ai lu très-peu de non-contagionistes, mais je dois vous avouer que je n'ai découvert dans leurs ouvrages ni *falsifications,* ni *mensonges.* Les belles causes n'ont pas besoin de recourir à ce criminel artifice. Je vois bien dans votre lettre des *accusations d'ignorance, d'orgueil, d'intentions cachées*, etc., etc.; je ne puis y répondre, je ne sais à qui cela s'adresse. Vous êtes trop poli, pour que je songe que c'est moi que vous désignez dans ces attaques détournées. Je n'ai trouvé dans mes confrères en opinion que des cœurs honnêtes, vrais et de pauvres martyrs bien injuriés par leurs antagonistes... Quoi! vous appelleriez rétrograde celui qui essaierait de détruire une invention du xve siècle, et vous appelleriez progrès la tendance à pousser en avant un tel héritage! Depuis sept ans que je lutte ouvertement contre des hommes éminents, ne voyez-vous pas déjà que des modifications ont été établies de toutes parts; qu'on persifle vos lazarets; que Bulard, le contagioniste en saillie, fait rétrograder votre doctrine d'une manière honteuse. Ce n'est point à 1485 que je veux amener mes adversaires; c'est à une logique calme, mesurée, sans détour, sans fiel et saisissable par toutes les intelligences. Je ne demande pas une réforme. J'ai trop bien deviné les ruses du contagionisme. Ce que je veux, c'est la destruction *absolue* de leur malheureux système. Le plan de Bulard, que vous m'annoncez comme une merveille, est immoral et impraticable, et bientôt vous le verrez oublié et méprisé comme je le désire.

» Vous demandez un singulier pardon à mes cheveux blancs, en me disant que vous me croyiez *très-jeune*. Je pourrais croire qu'ici votre fleuret est un peu démoucheté. J'accueille, comme je le dois dans un état de défense réciproque, toute sorte de vivacité; mais le persiflage n'est pas digne du supérieur. Il a déjà assez d'avantages, et je suis persuadé que vous n'avez eu aucune intention offensante.

» Je n'ai plus rien à solliciter de votre complaisance. S'il vous est agréable de m'entendre, c'est à votre Grâce maintenant à m'appeler au rendez-vous, et j'irai y chercher, s'il le faut, cet arrêt de condamnation que vous m'avez promis d'avance. »

Au bout de six semaines, M. Pariset crut me devoir la réponse suivante :

« Je vous dois une réponse, elle sera courte. Je n'ai lu de votre lettre » que les deux premiers paragraphes..... nous ne nous entendrons ja-» mais..... Vous avez bien de l'esprit; mais il y a aussi quelqu'un qui a

» bien de l'esprit, et ce quelqu'un-là, c'est tout le monde; je tâche d'être
» de ce quelqu'un. »

Cette lettre, comme on voit, ne fait pas honneur à l'esprit et à
la politesse de M. le Secrétaire perpétuel. « Celui qui fuit le combat
prouve assez qu'il ne peut demander et poursuivre le prix de la
victoire. » Je terminai cette correspondance, en lui rappelant ses
avances affectueuses, en lui faisant un salut d'adieu, et en lui par-
donnant ses injures.

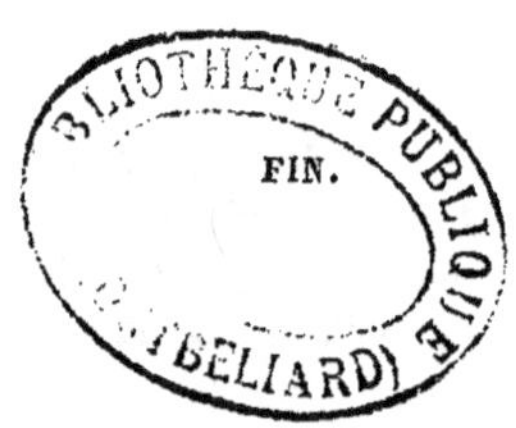

FIN.